协 和
妇产科临床备忘录

MEMORANDUMBOOK OF CLINICAL
OBSTETRICS AND GYNECOLOGY

（第3版）

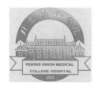

主 编 邓 姗 郎景和

编 者 边旭明 沈 铿 徐 苓 向 阳

范光升 付晨薇 成宁海 陈 蓉

周希亚 张 颖 孙智晶 陈蔚琳

冯凤芝 阮戈冲

科 学 出 版 社

北 京

内 容 简 介

本书内容均来自于北京协和医院妇产科日常查房笔记和上级医师的言传身教，经长期积累、整理、总结和归纳后，以知识条目的形式，呈现给读者，希望初入妇产科室的医师能够一册在手，心中有数。全书共分 6 个部分，分别是：产科、普通妇科、妇科肿瘤、生殖内分泌、计划生育、相关问题。产科部分又又分为：产科花絮、产科遗传掠影、病理妊娠、妊娠合并症、分娩期并发症、专科操作技术。普通妇科部分有子宫内膜异位症、子宫肌瘤、盆底支持结构缺陷和生殖道瘘、异位妊娠、卵巢良性肿瘤、盆腔炎性病变、生殖系统畸形和其他等内容。妇科肿瘤部分有大众科普、肿瘤诊断、有关化疗、有关手术、肿瘤并发症、其他治疗、卵巢癌总论和各论、宫颈病变和宫颈癌、子宫内膜增生与内膜癌、子宫肉瘤、外阴和阴道癌、妇科肿瘤保留生育功能的治疗、滋养细胞疾病、滋养细胞疾病各论等内容。生殖内分泌部分包含异常子宫出血、多囊卵巢综合征、不孕与助孕、绝经前后、闭经、催乳素及高催乳素血症、性早熟、性分化及其异常、特殊检查和用药。计划生育部分包含避孕、终止妊娠、早孕期并发症。最后一部分是相关问题，简述了和妇产科相关的科室知识点，相关科室包括：心脏科、呼吸科、消化科、肾内科、血液科、免疫科、感染科、内分泌科、神经内科、外科等等。书后还附有 9 个附录，将常用词汇、数据表、分型分期和正常值等收集录入，供读者查阅。

图书在版编目 (CIP) 数据

协和妇产科临床备忘录 / 邓姗，郎景和主编 . —3 版 . —北京：科学出版社，2022.10

ISBN 978-7-03-073422-8

Ⅰ .①协… Ⅱ .①邓… ②郎… Ⅲ .①妇产科学 Ⅳ .① R71

中国版本图书馆 CIP 数据核字（2022）第 189138 号

责任编辑：郭 威 / 责任校对：张 娟
责任印制：赵 博 / 封面设计：龙 岩

科学出版社 出版
北京东黄城根北街 16 号
邮政编码：100717
http://www.sciencep.com

三河市春园印刷有限公司 印刷
科学出版社发行 各地新华书店经销

*

第一版于 2004 年在人民军医出版社出版
第二版于 2008 年在人民军医出版社出版
2022 年 10 月第 三 版 开本：889×1194 1/32
2022 年 10 月第一次印刷 印张：17 1/4
字数：638 000

定价：88.00 元
（如有印装质量问题，我社负责调换）

协和妇产科锦言录

◇希腊哲人亚里士多德说："哲学应该从医学开始，而医学最终应该归隐于哲学。"

◇我们可以认为医学是人类情感的一种表达，是维系人类自身价值，并保护其生存、生产能力的重要手段（摘自《一个医生的哲学》）。

◇医学实践的弊端在于"历史洞察的缺乏，科学与人文的断裂，技术进步与人道主义的疏离"（摘自奥斯勒著《生活之路》）。

◇没有错误不等于完美无缺！即使你没有失误，甚至你无可挑剔，也还是可能失败。

◇做医生，要做到"通天理、近人情、达国法"。

◇很多很多聪明的医生在治疗痛苦的患者，也有很多很多聪明的医生治愈了没有病的患者。

◇医生与患者：有时是治病，常常是帮助，却总是安慰。

◇奥斯勒："行医，是一种以科学为基础的艺术。它是一种专业，而非一种交易；它是一种使命，而非一种行业；从本质来讲，是一种使命，一种社会使命，一种善良人性和友爱情感的表达。"

◇临床工作三条基线是：心路清晰、心地善良、心灵平静。

◇医生给患者开出的第一张处方应该是关爱。

◇"风云观测"四字观：血、带、块、痛。

◇肿瘤是可以治愈的，只要我们早期发现它，不必谈"瘤"色变。

◇肿瘤医生应该"惟利是图"，对患者真正有利的工作才要做。

◇卵巢可因为衰老而失去功能，但并不因此而不长瘤子。

◇最好的医疗是预防。

◇疾病不是对人的惩罚，至少医生应该这么看。

◇医生做诊断，就像警察抓凶手，未果是常有的事。

◇典型的事件最不典型。

◇林巧稚："妊娠不是病，妊娠要防病。"

◇林巧稚："医生要永远走到患者床边去，做面对面的工作，要看患者。"

◇妊娠与肿瘤，亦喜亦忧；处理敌我友，难定难夺。

◇只有保护自己，才能消灭敌人；只有消灭敌人，才能保护自己。

◇知己知彼，有的放矢；消灭敌人，保护自己；不同兵种，协同作战。

◇邦尼（英国妇产科学家）："为了半打纯属良性的肿瘤而切掉年轻女性的子宫，意味着一次外科手术的彻底失败。"

◇邦尼："我们好比是裁缝，不能为所有的人定做统一的制服，而是要对不同的人量体裁衣。"

◇没有不破的巧克力囊肿。

◇无论做多少手术，都要注意膀胱。

◇卵巢癌手术的最大失误是不做手术。

◇腹腔镜操作时，患者的安全是最重要的。

◇只有四种原因需行手术：挽救生命，解除症状，纠正严重的解剖畸形和为了生育。

◇一个完美的手术，技巧只占25%，而决策要占75%。

◇In my desire to do a good job, I have done too much; and too much surgery can be as dangerous as too little.

◇Keep in mind that surgical intervention for one problem may creat new weaknesses or worsen existing ones. It's important for the gynecolgist to resist the temptation to fix asymptomatic prolapses.

◇It takes five years to learn when to operate and twenty years to learn when not to.

◇The surgeon is more of gamble than the medical man.

◇A chance to cut is a chance to cure.

◇Interns know everything, but do nothing. Surgeons know nothing, but do everything. Pathologists know everything and do everything, but too late.

第三版序

我们十分高兴，却又有些歉意地把《协和妇产科临床备忘录》第3版呈献给大家。前两版的序也是我写的，在第1版里，我把"备忘录"称为"很有风格特色的书"；在第2版里，我把"备忘录"当作妇产科医生的"袖珍手册"。从2003年的第1版，2008年的第2版，到现在的第3版，虽然它始终是我们心中的神圣园地，但第2、3版间隔时间已久，十多年矣！褒者称为酝酿发酵，贬者称为拖拉滞后。

我想，第3版"备忘录"的特点，有新的承袭和发展，可以概括为四方面：

其一，灵活、实用的叙述方式。

作为备忘录，必须遵循整个妇产科临床的系统性、连贯性，又必须突出"遇到问题，认识问题，解决问题"的实用性与灵活性。便于查阅、对照、作答，有引导、有观点、有方法。所谓有用（处）、有途（径）。

其二，周全、细腻的选题模式。

整个妇产科学很庞杂，亚学科分类很详细，涉及问题很烦琐。这里所谓的周全，不一定是非常全面，而是一种周到的考虑，取舍的艺术。从产科的基本常识到糖尿病患者的饮食管理；从小操作、数据表、英文名称缩写到癌瘤淋巴结清除、生育功能的保护；从异位妊娠的自体输血到卵巢癌的诊断治疗，兼顾壬卯，分清甲乙。关键的问题虽小，也不可漏掉；问题虽大，尽人皆知，却也不必赘述。

其三，独到、特长的掌握程式。

这本书是由北京协和医院妇产科同道们编写的，体现了北京协和医院同道们独到的特长、知识、技术与经验。我们编写了很多经典的著作，如《林巧稚妇科肿瘤学》《宋鸿钊滋养细胞肿瘤学》《葛秦生生殖内分泌学》《子宫内膜异位症的基础与临床研究》等；也翻译了一些名著，如《威廉姆斯产科学》《妇科肿瘤学》《子宫颈学》等。近年，为了普及和推行规范化的诊断治疗，我们也编写了《妇科查房手册》《产科查房手册》《妇科肿瘤手册》等，还有许多面向大众的科普读物，如《子宫情话》等。这些都是我们编撰本书的重要依据。在这本书里，我们突出了具有协和特色的内容，如妇科肿瘤、子宫内膜异位症、女性盆底功能障碍性疾病、女性生殖道畸形、多囊卵巢综合征（PCOS）、绝经期管理及新进推广的单孔腹腔镜、加速康复外科（ERAS）等。力求突显新观念、新技术、新方法，形成协和品牌的备忘录。看似一家所成，却并非仅一家之言；虽没注明旁征博引，实则集思广益。《协和妇产科临床备忘录》可以是"他山之石"，也可以是"抛引之砖"，一定会导引珠玉，闪光发亮，也一定会激起千层浪，推动万里行。

其四，科学、庄重的人文仪式。

推行临床诊断治疗的规范化是我们编写此书的基本观念。规范化是原则，规范化是戒律，必须遵循。但又要强调个体化，个体化是具体事物，具体分析。编写备忘录本身就是要将两者结合起来，而读者们应根据自己医院、科室、个人的状况和经验，患者病情，形成临床决策。这是我们行医处事的基本态度和方法。错综复杂的临床问题，千变万化的患者病情，正如"备忘录"的诸项所提出的，可能看起来是个小问题，却蕴含着大道理；问题可能有一个，答案却并非唯一。每次的临床诊断、决策、处理，都应贯穿"戒、慎、恐、惧"，敬畏生命，敬畏医学；坚持原则，灵活机动。从一次会诊到一场手术，从一篇文章到一部书著，都应视为一个庄重的仪式，是面对神圣的生命，也是深刻的自我感验。

当我们完成此著，把它交到出版社付梓时，并没有感到轻松释然，而是沉重加码。我们和读者一样，期待实践的考验，期待提高与臻善。

感谢近20年全科同仁们编著此书时的齐心协力，特别是一些年轻教授们的辛勤劳作。

正值迎接协和建院百年和林巧稚大夫120华诞，我们愿意把它作为礼物献给协和、献给林巧稚大夫——我们滋生的树根，我们成长的母亲！

以此与读者们分享之，共勉之。

中国医学科学院
北京协和医学院
北京协和医院

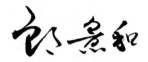

庚子小满

第三版前言

自《协和妇产科临床备忘录》(以下简称《备忘录》)第 2 版出版至今已有 10 余年的光景,在这期间发生了不少变化:自己在专业上又有了新的进步,晋升为高级职称后,逐步开始从事更多的独立工作,也更多独立地承担医疗风险。自 2014 年开始专注于妇科内分泌专业,我更深入地学习了妇科领域的难点问题之一——"激素调节",但也未放弃机遇与挑战并存的生殖外科手术。北京协和医院妇产科于 2019 年正式分为产科与计划生育、普通妇科、肿瘤妇科和妇科内分泌与生殖中心四大行政独立的科室,其中我所在的妇科内分泌与生殖中心根据医院的规划又搬到了西院区,从此感觉上与主院区多少有了些疏离。人民军医出版社因为军改而重组了,跟我合作多年的编辑伙伴也换了单位。家中的父母年事渐高,身体的毛病此起彼伏,但仍然需要依赖他们帮忙照顾未成年的孩子。孩子已从小学步入初中,在拥有疯狂苦学氛围的"海淀区"当家长可是不轻松,搞得我经常焦虑发作……不可否认自己也已进入更年期,本以为凭借内分泌的专业知识和理智的情感类型肯定可以顺利过渡,但现实提醒自己并不容易,这也许就是人到中年吧。

正因为上述种种,《备忘录》的再版工作一拖再拖,拉长的"战线"连自己都不忍心回顾了,终于在去年年底凑齐了所有更新的书稿,没想到春节后又遇到了新型冠状病毒肺炎疫情,所有的行业都脱离了正常的运转轨迹,这也正是人算不如天算吧。

《备忘录》于我而言是一份珍贵的证物,见证着热情洋溢的青春岁月,见证着垂拱包容的师生情谊,见证着并肩成长的同道情谊,见证着患难与共的医患情结。正如郎大夫所说:"这是一种对林大夫精神的传承,亦是对医学实践的一种庄重的仪式!"医学还在不断发展,知识和技术都在不断推陈出新,所谓"备忘录"的内容永远不会有更新结束的尽头,我们这一辈已经从广泛涉猎的年轻医生成长为高年资专科医生,需指引和协助后辈协和妇产科医生做好积累备忘的工作。

感谢为三版《备忘录》审校辛苦付出的各位师长和同道，正是他们的存在让我始终对协和妇产科抱有珍贵的深情厚谊。特别感谢曾经在当实习医生时就读过第1版《备忘录》的内科总值班阮戈冲医生，当年作为学生就曾对我的书稿提出过宝贵的意见，此次更是对新版书稿中内科相关问题做了严谨审读和修改。曾经的师生都将成为医疗"战线"上并肩的"战友"，这种特殊的转变不也是一种动人的传承吗？感谢我最可爱可敬的老爸老妈，从来都给予我最大的关怀和支持！

"备忘录"是一种工具，更是一种态度、一种习惯和一种精神。正如《论语》中曾子曰："吾日三省吾身，为人谋而不忠乎？与朋友交而不信乎？传不习乎？""备忘录"不仅可以落在笔头上，也可以记在寸步不离的手机上，更要镌刻在意识中。

时光静好，与君语，来路珍重！

邓　姗

2020年5月16日

附注：新型冠状病毒肺炎疫情比我们想象的持久，影响了很多人和事，于是前言拟好，又过两年！

第二版序

5年过去了，这本"备忘录"的确成了年轻医师的袖珍手册，可以放在口袋里随时查阅。我也常在门诊或者病房提出一些问题，年轻医师们会清楚地记得书中的记述，朗朗上口，如数家珍。

5年过去了，医学迅速发展，妇产科学也取得了长足进步。回顾协和妇产科近年来的主要进展：产前诊断（作为全国产前诊断中心）受到重视，并开展了深入细致的推广工作，子宫内膜异位症在发病机制研究的基础上，更在提高诊治水平方面建立了诊疗规范；盆底功能障碍性疾病作为亚学科已初具规模；内镜技术已成为各专业组微创技术之首选，占全部手术的60%以上，逐渐成为每个妇产科医师的必备技能；妇科肿瘤的治疗更注重规范化、个体化、人性化和多元化，保留生理、生育功能的治疗是其集中体现；生殖内分泌在性发育异常、绝经相关问题等有了更深入的探索，助孕技术虽然起步嫌晚，但进展迅猛，已成特色。计划生育研究也向纵深发展。门诊关于子宫颈病变，外阴、阴道疾病等诊治已形成独特的门诊妇科学（office gynecology）。所幸，这些新观念、新理论、新技术、新方法、新经验，在第2版中都有所反映。

5年过去了，年轻医师们都长大了，结婚成家生子，似乎什么都没有耽误（也不应该耽误）。可宝贵的是，他们仍然努力不息，勤奋拼搏，不断充实自己，日臻成熟。这次邓姗又联合了几位年轻同事一起对本书进行修订、补充，他们也都是主治医师和副教授，所以其内容也一定会更上一层楼。

第2版较第1版增加了20余万字，本想做成几个分册（本），但又恐不方便。这样虽然厚实了一些，不过放在案头、带在身边，终归还是合适的。修订审阅后，亦不免心存忐忑，因为学科发展太快，观念更新，技术进步，唯恐追赶不及，也难免疏漏，当及时匡正不逮。此外，虽熬成资深，但岂敢懈怠，当应不断摄取习练，勿妄为人师，还应严言谨行。须知，我们的有心用心的年轻朋友们正在看着我们、听着我们、记着我们呢！

中国医学科学院
中国协和医科大学
北京协和医院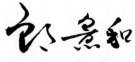

2008年6月

第二版前言

《协和妇产科临床备忘录》（以下简称《备忘录》）面市已5年有余。每当看到有的医师白衣兜里揣着它或是正在翻阅这本小册子查找需要的内容时，便会油然生出一种淡淡的自得。能获得如此多读者的认可令我十分欣慰，同时更感念恩师郎景和教授的鼓励和帮助，以及协和妇产科对我的培养。

承读者惠顾，《备忘录》的销售情况令人满意，人民军医出版社有意推出第2版，也正迎合了我们想对原书进行增补和修订的愿望。但惭愧于自己未能持之以恒的点滴积累，担心自己那点儿"存货"辜负了出版社的初衷和读者的企盼，于是和郎老师商议，邀请了几位年富力强的同事加盟，参与修订工作。与我相比，他们年资更高，而且多半已固定了专业组，有了自己的主攻和专长方向，因此对相应章节的内容把握上能做到更准、更新。非常感谢他们对《备忘录》的支持，在本已繁忙的日常工作和生活中抽出宝贵的时间对第1版进行补充、修订和校正。在整理他们返回的稿子时，真的庆幸当初的选择是正确的，字里行间都能体会到他们那份十分可贵的责任心。许多新增的内容确有令人耳目一新的感觉，原本复杂烦琐的部分经过重新调整也变得清晰明了。我必须说，在他们的帮助下，《备忘录》真的是更好了。

郎老师为《备忘录》题词，直到现在我才有了更深刻的体会。"也许，我们学习得很不少，只是实践得不够；也许，我们实践得也不少，只是思索得不够；也许，我们不是记忆得少，只是忘却得多……"数年后重新审视自己整理的《备忘录》，真的感慨曾经的用心。同事笑称"这家伙，还真没少念书！"自己也恍然发现"这东西不是我写下来的吗？怎么都记不得了呢？！"原来，好些东西我们都曾接触过，如果真能记忆下来并落实应用，便早已转化成自己的知识和力量。事实上，我们常常在不求甚解中得过且过，疏于实践，任其从浅散的记忆中又消失了，难道不可惜吗？《备忘录》正是这样一种工具书，让你时常有所参阅和反思……

在这互联网万能的数码时代，纸质的图书也许已变得不够时尚，但我们诚心地希望您能从中得到帮助和启示。无论何种形式，建立一生的备忘录将会受益无穷。让我们共同努力吧。

邓　姗

2008年5月

第一版序

应该说这是一部很有风格特色的书,作为编著者这样说有点自诩,但至少这是我们的一个追求。

其始由是作为青年妇产科医师的邓姗在繁忙的临床工作中,有心用心,将上级医师在查房及日常医疗活动中的提问和讲解以及科室学术活动时的讨论,认真记录,整理归纳;又参阅书籍文献,丰富内容。尚能坚持不辍,日积月累,集腋成裘,竟能有数十万言的文字,可以敷衍成册了。

把它称为"备忘录"是巧妙而贴切的;书中的章节题录都是妇产科临床常见的,却是重要的问题,每一个问题的表述提纲挈领,言简意赅,数据准确明了,语言生动活泼。读起来,亦庄亦谐;记起来,有条有理。除了妇产科专业本身,还有内外科等相关知识,并有几个附录,便于查阅使用。

此外,读者可以从中体会"教"与"学"的意识与实践的重要。一个年轻医生要有强烈的学习意识,如海绵吸水,渴求而不满足;如夸父追日,勤奋而不懈怠。同样,一个资深医师也要有责任感的教学意识,言传与身教,无论是有心人的聆听观摩,或是潜移默化,影响或感染,都是不可估量的。我们想这便是圣人曰:"学而不厌,诲人不倦";这便是要营造学术氛围,培养科学精神。

因此,我们希望这本书无论对青年医师抑或资深医师都会喜欢而有所裨益。青年医师不妨把它作为备忘的手册,随时翻阅;资深医师也许可以作为查房时的参考,在短促的时间,讲点有意思的问题。学识如海,书籍如林,惟不舍点滴,难分橘枳。

书中的很多内容都是协和妇产科"代代相传"的经典,如是说增加了不少沉重,我们愿意承受这种压力——难得的激励!为此,我们认真地审校了书稿,又特别请了范光升教授、徐苓教授、边旭明教授和沈铿教授对几个部分和章节提供修改意见。本书是全体妇产科教授和医师同仁们共同劳动的一个记录，它的付梓出版亦是对他们的诚挚谢忱。

中国医学科学院
中国协和医科大学
北京协和医院

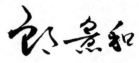

2003年春

第一版后记

从着手录入到酝酿出版，从初稿落定到呈给恩师，心里一直充满着憧憬、忐忑和兴奋。真在梦想成为现实时，却又千言万语不知从何说起……

四年前，在结束了整整一年协和临床实习之后，我留在了妇产科，成了这个被外人视为"妇产科殿堂"里的正式一员。对于学医的人来说，医院的环境和老师十分重要，值得庆幸的是，我在此方面的条件实在是得天独厚。出于对新生活的新奇和未来的希冀，从工作的第一天起，我重拾儿时厌倦的玩意——日记本，将我每日的喜怒哀乐，新知心得一一记录。由于查房时"领导们"时常有提问和小讲课，科里也经常组织业务学习，于是我的本本里就时不常增添一点儿专业内容，渐渐地，日记本用掉了五六个，那许许多多折射"领导"经验和思考光芒的查房语录也就散落在了我零零碎碎的流水账中。忽然有一天，我决定把它们摘出来，重新整理一下，以便日常查阅。但看似简单的电脑录入工作，费时良久，也就在那时，意识到点滴的积累已经足以敷衍成册，才有了将其印制成风格、版式可心的便携式出版物的愿望。好一阵儿，曾踌躇于自己自不量力的嫌疑，但终于鼓足勇气向郎老师吐露了想法。作为著名妇产科专家和科普作家的郎老师给予我和我的"书"的鼓励、关注和帮助，简直令我激动万分，同时信心倍增。通过对本书内容的再三修改和斟定，真的是受益匪浅。

之所以能将笔记汇集成册，首先是出于自己对这类工作的兴趣。整理东西可以说是我的一大爱好，每当能将琐碎的事物收拾得当时，便会油然而生一种幸福和满足感。但作为此前提而且最重要的因素则是，协和妇产科的整体环境使积累资料成为易事。无论哪个专业组，都有取之不尽的病例资源，每日看似普通的查房，蕴含着"领导们"对疾病深刻的理解和简练的概括，即使从他们不经意的言行中也能体味到一些真谛。尽管我没去过其他地方比较，但我十分热爱我的科室，这里有勤劳敬业、孜孜不倦而又循循善诱的上级医师，也有团结合作的青年同道，人人各有所长，自然耳濡目染，总有受益。再者，我确实认为这本小册子对于像我这样的年轻医生、初入协和的进修医生以及准备考协和研究生的外院校学生等而言都会有所帮助。可以说我在借花献佛透露些许"领导们"爱考、爱问、爱讲的问题，由此抛砖引玉，可做深入研读。另外，附录中编辑了各类肿瘤和部分疾病的分期或分度与评分标准，产科指标的实用列表以及本院实验室生殖激素测定的参考值等，也是本着推己及人的原则，希望能对日常工作提供些许便捷。

也许会有许多人认为这本小册子有点"散"，但我想这未必不是它的一个特点。我所做的就像在浩瀚的大海边拾取贝壳，一路走来，虽略有收获，但远不及璀璨壳族的全部。它们或大或小，或粗或精，我都一样珍视，只愿有心人闲来把玩时，能找到适合心意的一款。

感谢为本书付出辛苦劳动，协助审校的诸位恩师——郎景和教授、范光升教授、徐苓教授、边旭明教授和沈铿教授以及所有给予我教诲和帮助的协和妇产科医师。

中国医学科学院
中国协和医科大学　邓　姗
北 京 协 和 医 院

2003年春

目　　录

Section Three 妇科肿瘤 /175

Section Four 生殖内分泌 /299

Section One　产　科

　　尽管人人都说产科风险高，不好干，但在产科的日子总是不缺少快乐……大家各司其职，日夜接力，只为那一个个稚嫩的小生命顺利降生……

　　也许产科是个大喜大悲的舞台，但通常看到的只是拼命"生产"的场面，有两个字形容那里最确切———"热闹"！

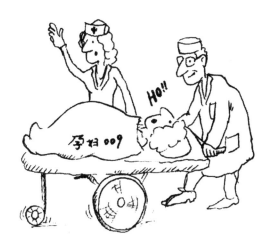

产科花絮

产科基本常识

妊娠早期诊断

◇停经、早孕反应、尿频。

◇乳房增大、胀痛、乳头乳晕色素沉着、出现蒙氏结节。

◇尿或血人绒毛膜促性腺激素（HCG）阳性。

◇超声：妊娠5周阴道超声可见胚芽。

◇宫颈黏液检查见到椭圆体，无羊齿状结晶。

◇基础体温（basal body temperature，BBT）双相，体温持续18日不下降。

◇黄体酮试验：停药后7日仍无阴道出血，妊娠可能性大。

预产期（EDC）的推算（公历）

◇简单推算法　EDC＝末次月经（LMP）的月份-3或＋9；日期＋7。

◇核对的项目

　▷尿妊娠反应（＋）时间：妊娠40天左右。

　▷早孕反应出现时间：妊娠4～6周出现，妊娠9周达到高峰，60%在早孕期末消失，另31%可持续到妊娠20周。

　▷胎动感知时间：妊娠18～20周，最早者妊娠16周。

　▷胎心出现时间：①B超（妊娠7周左右）；②多普勒听筒（妊娠14周左右）。

　▷宫高、腹围。

　▷妊娠20周前B超测量的胎儿头臀长、双顶径、股骨长等指标。

　▷如为人工授精，将取卵日视为末次月经后第14天。

骨盆指标

◇对角径　≥11.5cm。

◇耻骨弓角度　≥90°。

◇骨盆出口横径（TO）　≥7.5cm。

临产标志

　　出现规律宫缩，5～6分钟一次，每次持续30秒以上，伴有宫口开大和先露下降。

产程分期：

◇第一产程

> 潜伏期：从规律宫缩到宫口扩张＜5cm。
> 活跃期：从宫口扩张5 cm到开全。
> ✓ 潜伏期延长：初产妇＞20小时，经产妇＞14小时。
> ✓ 活跃期停滞：破膜且宫口扩张达5cm后：
>   宫缩正常，宫口停止扩张≥4小时，
>   宫缩不佳，宫口停止扩张≥6小时。

◇第二产程　宫口开全至胎儿娩出。
> 初产妇未行椎管内镇痛不超过3小时，行椎管内镇痛不超过4小时。
> 经产妇未行椎管内镇痛不超过2小时，行椎管内镇痛不超过3小时。

◇第三产程　胎儿娩出后到胎盘娩出，不得超过30分钟。

胎儿附属物

◇脐带　30～100cm为正常。
◇胎盘　450～650g，直径16～20cm，厚1～4cm。
◇母体叶　20个左右。

新生儿生理性黄疸

2～3天出现，4～5天高峰，7～10天消退。

阴道助产术的并发症

◇产妇　软产道损伤、出血、子宫或膀胱破裂。
◇新生儿　头皮损伤、颅脑损伤、神经损伤、肌肉损伤。

希恩综合征（Sheehan syndrome）

产后大出血引起低血容量性休克，垂体血管栓塞导致垂体前叶缺血坏死，垂体功能减退，促性腺激素（Gn）分泌明显减少，促甲状腺素及促肾上腺激素也常生成不足，于是出现闭经、无泌乳、性欲减退、毛发脱落等症状，第二性征衰退，生殖器官萎缩，还可出现畏寒、嗜睡、低基础代谢和低血压。

产前检查和妊娠期监测

早孕期

◇确认妊娠、补充叶酸、避免性生活。
◇腹痛、阴道出血时行超声及血HCG检查，及早诊断异位妊娠。
◇妊娠呕吐的相关处理（应行超声检查除外滋养细胞疾病）：约50%的孕妇在早孕期有恶心和呕吐的症状，另有25%单有恶心。35%孕妇的早孕症状可能影响工作和生活。

◇妊娠11～13^{+6}周行早孕期超声检查及早孕期唐氏综合征筛查，双胎确定绒毛膜性。

中孕期

◇妊娠15～20^{+6}周行唐氏综合征血三联筛查。

◇妊娠18～24周行胎儿系统超声，筛查各系统畸形。

◇妊娠24～28周行75g口服葡萄糖耐量试验（OGTT）诊断妊娠期糖尿病。

◇骨盆测量（超声提示胎盘位置低者不做内诊）。

◇补充钙、铁。

◇双胎妊娠增加超声随诊次数。

晚孕期

◇监测血压、尿蛋白等。

◇妊娠30～32周行超声估测胎儿体重。

◇妊娠30～32周复查血红蛋白，及时诊治贫血。

◇妊娠36～38周行阴拭子检查，及时诊治阴道感染。

◇妊娠38～40周行超声检查，了解羊水及胎儿大小等。

◇高危孕妇妊娠32周后行无应激试验（NST）监测。

围生期TORCH筛查的"陷阱"

TORCH

TORCH是一组微生物的缩写。

◇T *Toxoplasma gondii*，弓形体。

◇O others，其他感染，包括衣原体等。

◇R rubella virus，风疹病毒。

◇C cytomegalovirus（CMV），巨细胞病毒。

◇H herpes simplex virus（HSV），单纯疱疹病毒。

风疹

◇一种呼吸道传染病，终身免疫。

◇IgM暴露后很早出现，随之IgG阳性。

◇自注射风疹疫苗后，发病率很低，但妊娠8周内胎儿感染，85%可发生先天性心脏病或其他异常，9～12周感染，52%可出现先天性风疹综合征。妊娠期注射疫苗致畸率约为1.2%。

◇明智的做法是在妊娠前检测血清风疹病毒抗体IgM及IgG，如为阴性应注射疫苗。

◇不推荐妊娠期注射疫苗，但如果在不知道妊娠的情况下注射了疫苗，也不构成终止妊娠的指征。

巨细胞病毒感染

◇妊娠期原发感染率为0.7%～4%，胎儿、新生儿感染率为30%～40%。

◇妊娠期复发性感染更多，为1%～14%，但危害相对小，子代感染率为0.2%～2%。

◇子代感染85%～90%的患儿无临床表现，其中约15%有长期后遗症，而有临床表现的患儿中90%有长期后遗症。

◇目前对巨细胞病毒感染尚无治疗方法。

◇IgM可以持续4～8个月阳性，10%的复发感染甚至可持续达18个月。

◇血清学检查难以鉴别孕妇的感染时间及胎儿是否受累，而大多数感染胎儿是正常的，从成本-效益角度出发，不宜将血清学检查手段作为人群筛查工具。

◇如无确凿证据〔B超提示脑积水、脑钙化、小头畸形、胎儿生长受限（fetal growth restriction，FGR）、肝脾大、腹水等；或羊水、脐带血中分离出病原体〕，不要轻易终止妊娠。

弓形体病

◇通过接触猫科动物含虫卵的排泄物或进食污染的生肉感染。

◇妊娠期感染率为0.2%～1%，母婴传播率平均为40%。

◇妊娠早期感染常导致胎死而流产，中、晚期感染主要侵犯中枢神经系统。

◇不能以孕妇血清学抗体结果来决定是否终止妊娠，需在妊娠20周后做进一步检查综合判断。

◇宫内治疗的效果远较新生儿期治疗为佳，神经系统后遗症和视网膜病变发生率显著下降。

◇欧洲主要用螺旋霉素治疗，世界卫生组织（WHO）与美国推荐妊娠12周后用磺胺嘧啶与乙胺嘧啶治疗。

单纯疱疹病毒感染

◇单纯疱疹病毒分单纯疱疹病毒Ⅰ型和Ⅱ型，Ⅱ型主要累及生殖器。

◇妊娠期生殖道感染率为7%～8%，母婴传播在妊娠20周前感染＜1%，主要发生在分娩期病灶排毒者，其传播率为30%～50%。

◇不能依据母体血清病毒抗体水平判断生殖道有无排毒，而病原学检测尚不能普及，只能靠临床表现判断。

◇原发性与复发性生殖道单纯疱疹病毒感染是否为剖宫产指征在各国指南不

同，可在分娩前4周用无环鸟苷（阿昔洛韦）治疗。

◇剖宫产亦难以避免新生儿感染。

总结

➢ 风疹病毒的血清学检测建议在婚检或妊娠前时做。

➢ 单纯疱疹病毒、弓形体、巨细胞病毒感染后不能获得终身免疫，复发较原发对胎儿、婴儿危害小。

➢ 前述3种病无成熟的筛查方法，血清学抗体检测不能确定是否终止妊娠。

妊娠期用药

◇药物从母血进入胎儿体内，主要以被动转运方式通过胎盘。

◇胎儿及新生儿药动学特点是血−脑屏障功能差，药物易进入中枢神经系统；肝肾功能发育不全，药物代谢和排泄慢。

◇妊娠的前3个月是药物致畸的敏感期，胚胎期（妊娠2～8周）最敏感，其效应还与药物的种类、剂量及在胎盘的通透性有关。

◇根据药物的安全性，美国食品药品监督管理局（FDA）将它们分为A、B、C、D、X五类。

➢ A类：已在人类进行过病例对照研究，证明对胎儿无危害。

➢ B类：动物实验对胎仔无危害，但尚无人类的研究，或动物实验有不良的作用，但在人类尚缺乏很好的病例对照研究。

➢ C类：尚无很好的动物实验，在人类亦未进行研究，或已发现对动物有不良的作用，但在人类尚无资料说明问题。

➢ D类：对胎儿有危害，但妊娠期使用因其利大于弊，有时仍需要使用。

➢ X类：已证明对人类的胎儿有危害，且妊娠期用药弊大于利，可致畸形，或产生严重的不良作用。

◇常用的药物中，维生素B_1、维生素B_2、维生素B_6、维生素E和叶酸，以及左旋甲状腺素为A类，常用的青霉素类、头孢类和抗厌氧菌抗生素均属B类。

◇常用药物中致畸的见表1-1。

表1-1　常用药物中可致畸药物种类

中文药名	英文药名
血管紧张素转化酶抑制剂	angiotensin converting enzyme inhibitor, ACEI
乙醇	alcohol
雄激素	androgen
多氯联苯	polychlorinated biphenyl
环磷酰胺	cyclophosphamide
己烯雌酚（乙底酚）	diethylstilbestrol
异维A酸	isotretinoin
甲巯咪唑	methimazole
青霉胺	penicillamine
放射性碘	radioactive iodine
三甲双酮	trimethadione
氨基蝶呤	aminopterin
卡马西平	carbamazepine
香豆素	coumarin
达那唑	danazol
甲氨蝶呤	methotrexate
苯妥英钠	sodium phenytoin
四环素	tetracycline
丙戊酸	valproic acid
视黄醇类	etretinate
马利兰（白消安，二甲磺酸丁酯）	myleran（busulphan）

◇妊娠期常用抗生素的安全性，见表1-2。

表1-2　妊娠期常用抗生素的安全性

药物名称	安全性
阿昔洛韦	经验有限——仅当利可能大于弊时使用；局部使用吸收有限
齐多夫定和其他抗病毒制剂	若可能，妊娠前3个月避免使用；妊娠中、末3个月中仅在利大于弊时使用

续表

药物名称	安全性
阿莫西林（＋克拉维酸）	无证据证明有致畸性
青霉素（氨苄/苄星青霉素）	无证据证明有害
头孢拉定/头孢曲松	无证据证明有害
氯霉素	妊娠末3个月：新生儿灰婴综合征
环丙/氧氟沙星	避免使用——动物实验有关节病形成
克林霉素	无证据证明有害
四环素/多西环素/米诺环素	妊娠前3个月：动物实验中对骨骼发育有影响。妊娠中、末3个月：儿童牙齿变色；大剂量肠外使用对母体有肝毒性
红霉素	无证据证明有害
庆大霉素	妊娠中、末3个月：听觉或前庭神经损害；危险可能很小，但仅当利可能大于弊时使用（一旦使用，须监测血清药物浓度）
链霉素	妊娠中、末3个月：听觉或前庭神经损害；除非必须使用，一般不用（一旦使用，须监测血清药物浓度）
磺胺嘧啶	妊娠末3个月：新生儿溶血和高铁血红蛋白血症；未发现有增加新生儿胆红素脑病的危险
磺胺异噁唑＋甲氧苄啶	妊娠前3个月：理论上有致畸危险（甲氧苄啶是一种叶酸拮抗剂）。妊娠末3个月：新生儿溶血和高铁血红蛋白血症；未发现有增加新生儿胆红素脑病的危险
柳氮磺吡啶	妊娠末3个月：理论上有致新生儿溶血的危险，孕母须补充足够的叶酸盐
万古霉素	仅当利可能大于弊时使用（一旦使用，为减少对胎儿的毒性，须监测血清药物浓度）
甲硝唑	避免大量使用（＞1g）
氟康唑	妊娠前3个月避免使用——据报道，长期大量使用可产生多种先天异常
制霉菌素	无任何信息，但胃肠道吸收可忽略不计

妊娠期钝伤的处理

定义

所谓妊娠期钝伤，指由交通或意外事故撞及腹部或由纠纷口角等遭人击打或踢踏腹部等所致损伤。

处理

◇应对母儿进行观察。

◇实验室检查：血型、Rh因子、血细胞比容、凝血检查。

◇考虑产科B超检查。

◇妊娠大于20周时，监护子宫收缩情况。

◇子宫收缩少于每小时3次，监护4小时，情况不变可离院。

◇子宫收缩每小时3～7次，监护24小时，情况不变可离院。

离院标准

◇宫缩消失。

◇胎心监测满意。

◇胎膜完整。

◇子宫无压痛。

◇无阴道出血。

注意

◇所有Rh阴性血患者均要注射全剂量的Rh免疫球蛋白。

◇欠谨慎地安慰不必担心是错误的，因为看起来很轻的外伤可导致胎儿受伤或死亡！

胎儿心律失常（fetal arrhythmia）

发生率

　　0.03%～1%，多发生于妊娠晚期。

分型

◇慢速型心律失常　占所有心律失常的15.4%，其中先天性心脏病占10%，最应予以重视。

◇快速型心律失常　占所有心律失常的11.5%，其中先天性心脏病占3%。

◇不规则型心律失常　心率正常但节律失常，占所有心律失常的73.1%，其中先天性心脏病占1%。

　　注：后两者对于无水肿和心力衰竭的胎儿意义不大。

处理

◇胎儿应做心脏超声，评估心脏结构和功能。

◇母亲查免疫指标，尤其是抗SSA和抗SSB抗体。

◇给予吸氧、左侧卧位等期待疗法，根据心律失常具体情况选择是否应用抗心律失常药物，根据产科情况决定是否终止妊娠。

注：已足月的胎儿，可因副交感神经成熟并活跃而表现为心率偏慢（110～120次/分），不一定有心脏病变。

前列腺素在产科的应用

地诺前列酮栓，PGE₂

◇机制　促进宫颈成熟。

◇适用于　足月引产。

◇用法　详见产科药物引产部分。

卡前列甲酯

◇机制及用法　促宫缩，0.5mg/粒，可舌下含服或置肛。

◇应用　用于产后出血；早孕、药物流产。

卡前列素氨丁三醇，PGF₂ₐ

◇机制　作为Ca^{2+}载体，抑制腺苷酸环化酶，刺激缝隙连接形成，促进子宫收缩。

◇适应证　预防产后出血。

◇用法用量

➤ 中期引产：1ml（250μg）深部肌内注射，总量＜12mg。

➤ 难治性产后出血：1ml（250μg）深部肌内注射，间隔1.5～3.5小时可重复，总量＜8mg/d，≤2天。

不起眼的小问题

◇为了最大限度地减少神经管缺陷的发生，叶酸的补充应该在妊娠前即开始进行；无不良妊娠史者每日服0.4～0.8mg，有不良孕产史者则服5mg。

◇对感染性疾病如乙型肝炎、梅毒、艾滋病及泌尿系感染等的产前筛查，可有效减少围生期并发症发生。

◇对妊娠期乙型肝炎病毒感染或携带者，现已不主张在妊娠期给予被动免疫，原因是乙型肝炎免疫球蛋白对于预防母婴传播的价值不大，还可能形成抗原-抗体复合物，对机体形成潜在危害。妊娠期是否使用抗病毒药物根据乙型肝炎病毒DNA的数量来定。

◇破伤风类毒素妊娠期可用。

◇风疹、麻疹和腮腺炎疫苗是减毒的活疫苗，妊娠期避免应用，妊娠前注射也最好间隔3个月以上；流感、乙型肝炎疫苗是灭活的病毒疫苗，若在不知妊娠的情况下使用了，不是终止妊娠的指征。

◇无证据提示诊断性的放射剂量会增加妊娠的不良反应和结局。

◇卡前列甲酯有肾损害的副作用；麦角新碱可致心功能和血压变化。

◇缩宫素主要使子宫上段的纵行肌有节律地收缩，建议肌内给药或稀释后静脉给药，未稀释的缩宫素静脉给药可导致一过性的血管扩张和低血压。

◇麦角新碱主要作用于环形肌，可使平滑肌产生广泛收缩，子宫上段和下段均产生强直性收缩，与缩宫素相比，更容易引发胎盘滞留；同时使血管平滑肌收缩，因此高血压患者是禁忌。

◇有宫缩也不能排除胎盘早剥。

◇血小板不仅要看数量，还要看体积，小体积的血小板功能差。

◇Braxton Hicks 收缩：自妊娠 12～14 周起，子宫不规则无痛性收缩，稀发而不对称，宫腔内压力低。

◇自妊娠 22 周起，胎儿双顶径每周约增加 0.22cm，腹围每 2 周约增加 0.5cm。

◇肝素不通过胎盘，不从乳汁分泌，妊娠期使用非常安全。

◇硬膜外麻醉可能增加产程延长、缩宫素的应用、胎方位异常及需阴道助产的发生率，妇女应在临产前被告知这些危险因素，医生也应个体化选择。

◇初产妇在产程活跃期之前过早住院会徒增产科干预和分娩复杂性的风险。

◇产褥期发热，强调扩宫，尤其对选择性剖宫产者，引流后通常可能改善症状。

产科遗传掠影

遗传咨询（genetic counseling）的对象

◇家庭中有任何一种遗传病史者。

◇不明原因的智力低下者。

◇不明原因的畸形者。

◇任何家庭成员为染色体异常患者。

◇任何家庭成员为先天性代谢病患者。

◇有一个以上家庭成员具有相同畸形者。

◇具有不明原因的异常面容者。

◇表现为多基因的疾病如唇裂、腭裂或脑膜膨出者。

◇生殖器官模糊不清者。

◇特殊体矮者。

◇近亲结婚者。

◇35岁以上的孕妇。

◇有多次不明原因的自发流产或胚胎停育病史的夫妇。

◇任何原因（如接触致畸因素）导致有产出先天缺陷儿危险的正在妊娠或将妊娠的妇女。

产前筛查与产前诊断

妊娠期血清学筛查的主要模式

◇早孕期筛查。

◇中孕期筛查。

◇早、中孕期联合筛查/序贯筛查。

◇孕妇外周血胎儿游离DNA筛查（也称NIPT）。

中孕期唐氏综合征血清学筛查通常采用二联/三联法

◇知情同意原则。

◇需产科医生填写标准化验单，标明孕妇出生日期、抽血日体重、准确孕周等。

◇高危者需行超声检查重新核对孕周后计算风险。

◇根据我国法律要求，预产期年龄大于35岁者，建议行产前诊断。

早孕期筛查

◇妊娠相关血浆蛋白A（PAPP-A）、游离βHCG（free-βHCG）血清学筛查，大多联合NT检查（即胎儿颈部超声测量的厚度）。

◇检出率可达80%以上。

产前诊断的对象

◇35岁以上的高龄孕妇。

◇生育过染色体异常儿的孕妇。

◇夫妇一方有染色体平衡易位。

◇生育过无脑儿、脑积水、脊柱裂、唇裂、腭裂、先天性心脏病患儿者。

◇性连锁隐性遗传病基因携带者。

◇夫妇一方有先天性代谢疾病或已生育过患儿的孕妇，且该疾病有明确的产前诊断方法。

◇有遗传性家族史或近亲婚配史的孕妇。

◇有原因不明流产、死产、胎儿畸形和新生儿死亡史的孕妇。

◇本次妊娠羊水过多、疑有畸胎的孕妇。

◇产前筛查高危者。

产前诊断的方法

◇胎儿外形观察：超声、胎儿镜等。

◇染色体核型分析。

◇染色体微阵列分析（chromosome microarray analysis，CMA）。

◇基因检测。

◇基因产物检测。

NIPT的应用要点

NIPT的目标疾病及检测时间

◇NIPT的目标疾病为21-三体综合征、18-三体综合征和13-三体综合征。

◇目前国内外对NIPT用于其他染色体或微重复/微缺失检测均未达成共识，
主要原因为检出率和阳性预测值不详。

◇我国NIPT推荐检测时间为妊娠12～22^{+6}周，之后依然可以检测，但会延
误产前诊断时间。

NIPT的适用、慎用、不适用人群

◇适用人群

➢血清学筛查胎儿21-三体综合征、18-三体综合征风险介于高风险切割值
与1/1000之间。

➢有介入性产前诊断禁忌证。

➢错过血清学筛查时间，但要求评估胎儿21-三体综合征、18-三体综合征、
13-三体综合征的风险。

◇慎用人群

➢血清学筛查高风险。

➢高龄孕妇。

➢重度肥胖。

➢通过体外受精–配子移植（IVF-ET）方式妊娠。

➢双胎妊娠或多胎妊娠。

◇不适用人群

➢妊娠周＜12周（我国规范，国际上10周后可以进行NIPT）。

➢夫妇一方有明确染色体异常。

➢1年内接受过异体输血、移植、异体细胞治疗。

➢胎儿超声提示结构异常。

➢有基因遗传病家族史或胎儿罹患基因病高风险。

　➢ 孕妇合并恶性肿瘤。

NIPT的假阴性与假阳性

◇NIPT是产前筛查方法，对目标疾病的总体检出率在98%左右。

◇NIPT可能存在假阳性，因此高风险孕妇应建议行产前诊断。造成假阳性的生物学原因包括胎儿胎盘染色体不一致、母亲存在染色体非整倍体嵌合或拷贝数变异等。

◇NIPT可能存在假阴性，因此筛查低风险仍存在残余风险。造成假阴性的生物学原因包括胎儿胎盘染色体不一致、母血胎儿DNA浓度低等。

常用介入性产前诊断技术

介入性产前诊断操作的禁忌证

◇先兆流产。

◇术前两次体温（腋表）高于37.2℃。

◇有出血倾向（血小板≤70×10^9/L，凝血功能检查有明显异常）。

◇有盆腔感染或宫腔感染征象。

◇无医疗指征的胎儿性别鉴定。

羊膜腔穿刺

◇通常在妊娠16周以后进行。

◇操作相关的胎儿丢失率为0.1%~0.2%。

◇Rh（-）孕妇羊膜腔穿刺后应注射抗D球蛋白300μg。

◇双胎妊娠建议采用超声标识对胎儿进行区分。

绒毛活检

◇通常在妊娠10～14周进行。

◇操作相关的胎儿丢失率与羊膜腔穿刺相当。

◇Rh（-）孕妇穿刺后应注射抗D球蛋白300μg。

脐血穿刺

◇脐血穿刺还可用于宫内贫血/溶血的评估及治疗。

◇妊娠18周后可以进行，妊娠22周后更易获得成功。

◇操作相关的胎儿丢失率高于羊膜腔穿刺及绒毛膜穿刺，有文献报道达1%。

◇Rh（-）孕妇穿刺后应注射抗D球蛋白300μg。

胎儿超声异常的处理原则

◇胎儿超声异常大致可以分为胎儿超声软指标和胎儿结构畸形。

◇胎儿超声软指标
> 软指标是胎儿结构存在的非特异性微小变化，它们可能是正常变异，但也可能增加胎儿形成非整倍体的风险。
> 早孕期发现胎儿超声软指标建议进行产前诊断，进行染色体核型和拷贝数变异的检测。
> 中孕期发现胎儿超声软指标应回顾唐氏综合征筛查风险，结合软指标的似然比，决定是否进行产前诊断；NIPT低危则结合软指标的具体情况，个体化决定。
> 存在多个超声软指标时建议行产前诊断。

◇胎儿结构畸形
> 指胎儿大的结构畸形，不是正常变异。
> 大多数结构畸形建议行产前诊断，进行染色体核型和拷贝数变异的检测。
> 某些结构畸形如果在染色体层面未发现异常，可以考虑进行外显子组或基因 *panel* 的检测。
> 某些结构畸形，如唇腭裂、先天性心脏病致病因素复杂，不能都通过遗传学检测明确病因（表1-3）。

表1-3　常见胎儿超声软指标与结构畸形对照表

常见胎儿超声软指标	常见胎儿结构畸形
胎儿颈部透明层（NT）增厚	开放性脊柱裂
鼻骨缺失	无脑儿
早孕期三尖瓣反流	唇腭裂
早孕期巨膀胱	法洛四联症
胎儿颈后皮肤（NF）增厚	大动脉转位
脉络丛囊肿	室间隔缺损
轻度肾盂增宽	小头畸形
侧脑室增宽	膈疝
肠管回声增强	多囊肾
长骨短	胎儿肿瘤等

遗传代谢病产前诊断概况

◇遗传代谢病是由基因变异引起酶缺陷、细胞膜功能异常、受体缺陷等，导致机体生化代谢紊乱，造成底物、中间或旁路代谢产物堆积，或者终末代谢产物缺乏，引起一系列临床症状的一组疾病。

◇常见的遗传代谢病种类

➤ 氨基酸代谢病，如苯丙氨酸羟化酶缺乏症。

➤ 有机酸代谢病，如甲基丙二酸血症。

➤ 脂肪酸β氧化障碍，如中链酰基辅酶A脱氢酶缺乏症。

➤ 糖代谢障碍，如糖原贮积症。

➤ 溶酶体贮积病，如黏多糖贮积症、戈谢病。

◇遗传代谢病的产前诊断 很多遗传代谢病是常染色体隐性遗传或X连锁遗传的。应该先明确先证者的基因诊断和代谢产物检测结果，才能实现产前诊断。如果无法获得先证者标本，则需要在妊娠前对夫妻双方的基因进行检测，看是否能进行产前诊断。因此遗传代谢病的产前诊断需要依赖于酶活性测定、代谢产物检测和基因突变分析等多种手段。

苯丙酮尿症（PKU）

◇类型 遗传性氨基酸代谢病。

◇分类 分为经典型和四氢生物蝶呤（BH4）缺乏型两类。

◇发病率 常染色体隐性遗传，我国的发病率为1/11 400。

◇临床表现

➤ 出生时正常。

➤ 随进食奶，一般在3～6个月时出现症状，1岁左右症状明显。

➤ 神经系统症状：兴奋不安、多动、嗜睡、精神萎靡、肌张力增高、腱反射亢进、惊厥、智能发育落后，80%有脑电图异常。

➤ 外貌改变：毛发、皮肤、虹膜色泽变浅，皮肤干燥、常伴湿疹。

➤ 尿和汗液中排出苯乙酸，有鼠尿臭味。

注：BH4缺乏型神经系统损害更重，症状也更重。

◇新生儿筛查 产后72小时外周血苯丙氨酸浓度测定。

◇产前诊断 基因分析，本病不能通过酶学和代谢物检测实现产前诊断。

◇治疗 低苯丙氨酸饮食疗法。

➤ 低蛋白特殊奶粉。

➤ 避免食用鱼、肉、蛋、奶、豆类食品等。

➤ BH4缺乏型还需补充BH4、5-羟色胺和左旋多巴等。

单基因病携带者筛查

携带者筛查（carrier screening）是一种检测受检者是否携带某单基因隐

性遗传病或X连锁疾病致病变异的检测方法。随着高通量测序技术的出现，携带者筛查已经发展为包含数十种甚至数百种疾病的筛查。

◇适用于有生育计划的育龄夫妇，希望降低生育单基因病孩子的风险，自愿进行。

◇家族史中有遗传病，或本人有遗传病尚未得到明确诊断的，应进行遗传咨询，不应直接选择携带者筛查。

◇孕前及早孕期均可进行，推荐夫妻双方同时检测，但也可以考虑一方检测后另一方再进行检测。

◇对于常染色体隐性遗传病，夫妻双方如果在同一基因上携带致病变异，胎儿有25%的患病风险，建议产前诊断或植入前检测（PGT-M）。

◇对于X连锁遗传，女方如果携带致病变异，男胎有50%的患病风险，建议产前诊断或植入前检测。

◇单基因病携带者筛查检测范围内未发现致病变异的夫妇，生育这些单基因病孩子的风险显著降低，但不能完全排除生育风险。

病理妊娠

早产（premature birth）

发生率

占全部妊娠的11.6%。

定义

妊娠28周到37周前。

原因

早产临产（PTL，50%）和早产胎膜早破（PPROM，30%）是早产分娩的常见原因，医源性早产占比有增加趋势。

危险因素

◇病史
　▷既往早产史。
　▷孕妇的年龄（青少年、高龄）。
　▷吸烟。
　▷种族。
　▷子宫结构异常。

➢外伤。

◇目前妊娠

➢孕妇感染。

➢早产胎膜早破。

➢子宫张力过大（双胎、羊水过多）。

辅助检查

◇超声测量宫颈长度　使用超声测定宫颈长度的方法尚未能证实可以改善新生儿预后，但对于出现症状的孕妇，该方法可有效预测早产。

◇阴道分泌物检测胎儿纤维结合蛋白（fFN）

➢妊娠22～35周在阴道内出现。

➢阴道分泌物中结果阴性则在未来2周内排除早产较为可信，但阳性结果（≥50mg/ml）的临床意义尚未被充分评价。

➢阴道指诊后或合并阴道出血时进行检测，有较高的假阳性率。

处理原则

◇胎儿存活，无胎儿窘迫，胎膜未破，应设法抑制宫缩，完成皮质激素使用及宫内转运。

◇胎膜已破，早产不可避免，应尽力设法提高早产儿的存活率。

方法

◇抑制宫缩

➢β₂受体激动剂。不良反应：心率增快，血压下降，恶心，呕吐，头晕，出汗及血糖增高。利托君（羟苄羟麻黄碱，ritodrine）50～100mg溶于5%葡萄糖溶液（GS）500ml中，以8～10滴/分开始缓慢滴注，根据宫缩情况逐渐加量，最快可达40滴/分，只要孕妇无明显心悸症状，心率在140次/分以下，可维持原滴速。也可以采用输液泵泵入。50mg+5%GS（或生理盐水）50ml，从3ml/h开始，每10～15分钟增加3ml/h，至宫缩减轻消失，维持12～18小时后减量。最大速度不超过21ml/h。糖尿病血糖控制不满意、甲状腺功能亢进、心脏病患者禁用。双胎慎用。用药期间应监测血糖及血钾。用药一般不超过48～72小时。

➢钙通道拮抗剂。硝苯地平：用法尚无指南推荐，参考用法为20mg即刻口服，以后10～20mg，每天3～4次。注意防止血压过低。

➢前列腺素抑制剂，如吲哚美辛。药物可通过胎盘抑制胎儿前列腺素合成与释放，使胎儿动脉导管过早关闭，血液循环障碍。

➢缩宫素拮抗剂，如阿托西班。

①用法：单次静脉负荷量6.75mg，以后300mg/min静脉注射3小时，

100mg/min静脉注射18小时。②副作用：母亲恶心、少数呼吸困难、肺水肿，胎儿心动过速或过缓。

◇应用糖皮质激素　地塞米松6mg肌内注射，每天2次×2天或倍他米松12mg肌内注射，每天1次×2天。

◇转运至有早产儿救治条件的医院。

◇保护新生儿神经系统

➢ 25%MgSO₄ 16ml ＋ 5%GS 20ml缓慢静脉注射（5分钟内）。

➢ 25%MgSO₄ 30ml ＋ 5%GS 500ml静脉滴注（1.5g/h）。

➢ 监测：呼吸≥16次/分；膝腱反射（＋）；尿量≥25ml/h。

➢ 用药时机尚未统一，建议在妊娠32周之前出现早产可能（24小时内）或早产临产后使用，用药不超过24小时。

促胎肺成熟的产前皮质激素治疗

◇1972年首次报道了皮质激素对胎儿肺成熟的良好效果。

◇皮质激素可减少29～34周早产儿呼吸窘迫综合征（RDS）的发病，并且明显降低24～28周早产儿脑室内出血的发病率和死亡率；产前应用皮质激素不一定降低24～28周早产儿RDS的发病率，但可减轻其严重程度。

◇所用激素以地塞米松和倍他米松两种为宜，它们在体内半衰期长达72小时，并以生物活性形式透过胎盘，此外不具有或极少具有盐皮质激素作用。

◇没有确凿的科学证据表明产前皮质激素治疗会增加新生儿感染或肾上腺抑制的危险性。对成长至12岁的儿童追踪研究表明，没有明显的与产前皮质激素治疗有关的神经发育不良后果；胎膜早破的早产妇女用皮质激素后，感染危险小且利大于弊。

◇美国国立儿童健康与人类发展研究所及国立卫生研究院（NIH）的评议小组建议如下。

➢ 所有妊娠24～34周，一周内有早产危险的孕妇，都适合采用产前皮质激素治疗。

➢ 胎儿的种族、性别和有条件用表面活性剂治疗都不应影响产前皮质激素治疗的决定。

➢ 适用于宫缩抑制治疗的患者，当她需要反复多次静脉注射宫缩抑制剂时，适宜产前皮质激素治疗。

➢ 给药方案：肌内注射倍他米松12mg，24小时后再给一次，共2次；或地塞米松每12小时用6mg，共4次，最佳效果出现于开始治疗后48小时。

➢ 由于治疗少于24小时仍然可使新生儿死亡率明显降低，故除非预料即
  将临产，应给予皮质激素治疗。

◇ 美国妇产科医师协会（ACOG）指南已提出如果用药后未发生早产，而一
  周内有早产风险，且孕周小于34周，可以重复给药一个疗程。

呼吸窘迫综合征的防治

妊娠32周前早产

呼吸窘迫综合征（RDS）的发生率为50%。

产前检查胎肺成熟度

◇ 卵磷脂/鞘磷脂（L/S）值　＞32周时＞2，到3～3.5时胎肺成熟。

◇ 磷脂酰甘油（PG）测定　磷脂酰甘油可稳定卵磷脂，一旦检出不会发生
  RDS。

◇ 板层小体的测定。

◇ 泡沫试验　仅具有2个饱和脂肪酸的磷脂才能形成持久的泡沫，未饱和的
  在几秒钟内消失，其他可形成泡沫的物质（如蛋白质、胆盐等）被乙醇
  除去。

促胎肺成熟的药物

◇ 糖皮质激素

➢ 机制：促进成纤维细胞，肺细胞因子作用于Ⅱ型肺泡上皮细胞，使磷脂
  酰甘油合成增加。

➢ 用法：地塞米松6mg肌内注射，每日2次×2天，停药24小时药效最高。

◇ 猪肺磷脂注射液

➢ 机制：胎肺呼吸——100ml/（kg·d），0.5ml/min。

➢ 用法

✓ 羊膜腔内给药：对准胎儿口鼻处，然后用氨茶碱促进呼吸；氨茶碱负
  荷量240mg，维持量0.8mg/（kg·min）。用药后2小时娩出胎儿。给
  药步骤比气管给药简单，但相对少用。

✓ 新生儿气管插管给药。

剂量：出生体重＜1200g，120mg；出生体重1200～2400g，240mg；
出生体重＞2400g，360～480mg。用量按体重一次100～200mg/kg，
间隔6～12小时可以追加1～2次，每次100mg/kg，最大剂量为300～
400mg/（kg·24h）。

注意事项：为防止高氧的危险，有必要连续监测经皮氧分压和氧饱和度。

➢ 规格和贮藏：1.5ml，120mg；3ml，240mg。避光，2～8℃保存。

B族溶血性链球菌（group B hemolytic streptococcus, GBS）感染

病因

15% ～ 40%的人下生殖道和直肠可带菌，是新生儿早期感染的重要原因之一。

发病率

活产中的发病率为1‰ ～ 2‰。

分类

以48小时为界，可分为早发和晚发组，见表1-4。

➤ 早发症状：占70% ～ 85%，由母婴垂直传播，表现为新生儿肺炎、败血症等，其中早产儿占36%，其死亡率为25%，足月儿死亡率为5%。

➤ 晚发症状：可垂直传播或横向传播，表现为菌血症、脑膜炎、肺炎等，其中早产儿占13%，其死亡率为5% ～ 10%。

表1-4　B族溶血性链球菌感染早发组与晚发组并发症发生率

并发症	早发组	晚发组
RDS	50%	13%
败血症	60%	69%
脑膜炎	13%	60%
白细胞下降	38%	21%
死亡率	14%	4%
神经后遗症	0	17%

高危因素（表1-5）

表1-5　高危因素及其OR值

高危因素	OR
28周或36周培养（＋）	9.64/26.7
产时发热＞37.8℃	4.05
早产、胎膜早破	9.74
产程＞18小时	7.28
绒毛膜羊膜炎	6.43

注：25%的孕妇至少占其一

母体并发症

绒毛膜羊膜炎→内膜炎→伤口感染。

合并其他菌感染。

2%～3%下泌尿系感染。

诊断

金标准：细菌培养。取材部位：阴道、外阴、直肠。

其他：基因探针，抗原测定。

防治

参考疾病预防控制中心（CDC）建议方案如下。

◇35～37周筛查，培养阳性者，分娩时给予预防性治疗。

◇若没有既往培养结果，对所有已知存在的危险因素，如孕妇体温超过38℃，妊娠少于37周，既往早产儿曾患B族链球菌感染性疾病，或破膜时间超过18小时者，产间应予以预防性抗生素。

◇先兆早产和胎膜早破者，也予筛查。

◇产前治疗

➤初始时予青霉素G 500万U静脉注射，然后每4小时静脉注射250万U直到分娩。

➤使用氨苄西林，初始2g，然后每4小时1g直到分娩。

➤青霉素过敏者，可有两种选择：林可霉素900mg每8小时静脉注射一次，直到分娩；红霉素500mg每6小时静脉注射一次，直到分娩。

◇分娩方式的选择，参考有无产科指征，B族溶血性链球菌本身不影响分娩方式。

李斯特菌属感染

◇李斯特菌属（*Listeria*）有4个菌种，仅单核细胞增生李斯特菌（*L. monocytogenes*）可引起人类感染。

◇单核细胞增生李斯特菌为革兰氏阳性短杆菌，需氧，无芽孢，一般不形成荚膜。

◇血清分型在流行病学上有重要意义，依据菌体及鞭毛抗原的不同，目前至少有11个血清型。90%的临床感染是由Ⅰa、Ⅰb和Ⅳb型引起的。

◇从水、土壤、尘埃、下水道、鱼、鸟类、哺乳动物及甲壳动物中均能检出本菌，其是反刍动物脑炎和流产的常见病原体。

◇正常人粪便中带菌率为0.6%～16%（实际可能更高）。

◇污染食品（肉类、牛奶、生菜或奶酪等）作为传播媒介已日显重要。

◇多发于夏季，为散发性感染，发病率有逐年增长趋势。近年已有暴发流行，病死率接近30%，多为老年患者。

◇易感者为新生儿、孕妇及40岁以上成人，尤其多发生于恶性肿瘤、结缔组织病、肝硬化、酒精中毒、糖尿病、肾移植后、长期使用激素和细胞毒药物者。

◇本菌不产生内毒素，而产生一种溶血性质的外毒素。

◇属细胞内寄生菌，T细胞对清除本菌起重要作用，体液免疫对其无保护作用。

◇孕妇菌血症可直接累及胎盘、羊水和宫腔，亦可感染胎儿，造成死胎、早产或新生儿感染。

◇直接接触本菌可造成眼和皮肤感染，多见于实验室人员及兽医。

◇在脑、脑膜、肺、肝、脾等处形成实质病变，表现为播散性小脓肿，也可由巨噬细胞形成粟粒样肉芽肿。

◇妊娠感染可发生于任何时期，更多见于后3个月，有畏寒、发热、腰痛表现，不做血培养，通常疑为尿路感染。症状可自限，可不影响胎儿，也可引起早产或死胎。

◇足月分娩经产道感染的新生儿，常可在产后1个月出现症状，多表现为脑膜炎。

◇经胎盘感染，分娩后发病。患儿有多脏器播散性脓肿或肉芽肿，包括肝、脾、肺、肾及脑等，常伴有结膜炎、咽炎，皮肤红丘疹多发于躯干及肢端。患儿可出现呼吸或循环衰竭，病死率高达33%～100%。

◇血白细胞计数及中性粒细胞计数大多增高，仅少数患者的单核细胞超过8%；脑脊液细胞分类变异甚大，可99%为多核细胞或98%为单核细胞。

◇确立诊断须获得阳性细菌培养结果，血培养为"类白喉杆菌感染"时，应进一步鉴定；脑脊液涂片易将本病误诊为肺炎球菌、流感杆菌或类白喉杆菌感染，应予以注意。

◇其他实验室检查包括聚合酶链反应（PCR）和动物接种实验等。

◇氨苄西林或青霉素是治疗本菌感染的最佳首选药物，治疗失败见于给药太晚和严重新生儿败血症性肉芽肿或脑炎患者。

◇氨苄西林或青霉素联合氨基糖苷类有协同作用。

◇本菌对红霉素、利福平、复方磺胺甲噁唑、氟喹诺酮类、克林霉素、万古霉素、氯霉素、四环素、头孢噻吩等敏感。

宫颈功能不全

定义

宫颈松弛不能维持妊娠。通常有无痛性宫颈扩张，进而发生中孕期流产或早期早产。实际上缺乏统一的诊断标准。

治疗

宫颈内口环扎术（经阴道或经腹），近年还出现了经腹腔镜手术的操作方法。

环扎可以预防宫颈的缩短，但50%接受治疗的妇女实际上并不需要该治疗。

强调

◇不可避免的早产不应行环扎术。

◇应充分与患者沟通手术的风险。

◇手术后应卧床休息、充分镇痛、抗感染，必要时抑制宫缩。

◇应同时寻找可导致中孕期流产的其他原因，如子宫畸形、抗心磷脂抗体综合征等，必要时给予治疗。

羊水（amniotic fluid）异常

羊水来源

妊娠早期：主要是母体血清经胎膜进入羊膜腔的透析液。

中期以后：胎儿的尿液成为重要来源。

吸收

50%由胎膜完成，400ml/h。

胎儿吞咽，消化道吸收，足月时500ml/d。

脐带吸收，40ml/h。

性状

中性或弱碱性，pH 7.20。

量

8周：5 ～ 10ml。

10周：30ml。

20周：400ml。

38周：1000ml。

足月：800ml。

过期：可＜300ml。

诊断

38周时羊水量约1000ml，以后羊水量逐渐减少，足月时约800ml，超过预产期后应复查B超。

◇羊水过多（polyhydramnios） 凡在妊娠任何时期内羊水量超过2000ml。

◇羊水过少（oligohydramnios） 妊娠晚期羊水量少于300ml。

◇足月情况下

➢羊水指数（AFI）

✓≥25cm，羊水过多。

✓≤8cm，羊水偏少。

✓≤5cm，羊水过少。

➢羊水浓度（AFD）：测定单一最大羊水暗区垂直深度。

✓≥8cm，羊水过多。

✓≥5cm，羊水偏多。

✓≤2cm，羊水过少。

✓≤1cm，羊水严重过少。

相关因素

◇羊水过多

➢胎儿畸形，以中枢神经系统、上消化道畸形最常见。

➢多胎妊娠。

➢孕妇和胎儿的各种疾病，如糖尿病（20%）、母儿血型不合（40%）、重症胎儿水肿、急性肝炎、孕妇严重贫血等。

➢胎盘脐带病变，如胎盘绒毛血管瘤，脐带帆状附着等。

➢特发性羊水过多，占30%。

◇羊水过少

➢胎儿畸形，如肾脏发育异常。

➢过期妊娠。

➢胎儿生长受限（FGR）。

➢羊膜病变。

羊水过多的危害

◇急性羊水过多 多发生在20周后，＞3000ml，出现压迫症状。

◇慢性羊水过多 28～32周，宫高、腹围增大，易发生子痫前期、胎位异常、早产、胎盘早剥、脐带脱垂、产后出血等。

过期妊娠（postterm pregnancy）

定义

妊娠≥42周尚未临产。

原因

◇无脑儿不合并羊水过多。

◇胎盘缺乏硫酸酯酶。

◇遗传。

◇内源性前列腺素和雌二醇（E_2）分泌不足，孕激素水平上升。

病理

◇胎盘功能正常或减退。

◇羊水过少。

◇胎儿

➤正常生长，巨大儿，颅骨钙化明显。

➤成熟障碍

✓第一期——过度成熟。

✓第二期——胎儿缺氧。

✓第三期——鲜黄染色。

注：FGR可与过期妊娠并存。

诊断

◇核对预产期。

◇判断胎盘功能。

◇了解宫颈成熟度。

治疗

确诊过期妊娠，立即终止妊娠的指征如下。

◇宫颈已成熟。

◇胎儿＞4000g或胎儿生长受限。

◇12小时累计胎动＜10次，无应激试验（NST）无反应型，缩宫素激惹试验（OCT）阳性或可疑。

◇24小时尿雌三醇下降达50%或＜10mg。

◇羊水过少或羊水粪染。

◇合并子痫前期。

注：过期妊娠有足够的储备能力，足以保证产前试验的正常，但临产后

宫缩应激的能力差，可出现胎儿窘迫而导致其死亡。

胎盘早剥（placental abruption）

定义

妊娠20周后或分娩期，正常位置的胎盘，在胎儿娩出前发生剥离。

发生率

1%～2%。

病因

◇血管病变　子痫前期、慢性高血压及慢性肾病，已有全身血管病变者。

◇机械性因素　外伤、外倒转矫正胎位、脐带因素、宫内压骤降，如双胎、羊水过多。

◇子宫静脉压突然升高　仰卧位低血压综合征。

子宫压迫下腔静脉 ➡ 回心血量减少
➘ 子宫静脉淤血

类型

显性。

隐性。

混合性。

病理改变

◇底蜕膜出血，形成血肿，偶有出血穿破羊膜形成血性羊水。

◇子宫胎盘卒中（uteroplacental apoplexy）：胎盘早剥内出血，血液积聚在胎盘和子宫壁之间，局部压力渐增大，使血液侵入子宫肌层，引起肌纤维分离甚至断裂、变性。当血液浸及浆膜层时，子宫表面出现蓝紫色瘀斑，尤其在胎盘附着处最明显，称子宫胎盘卒中。直接后果是肌纤维收缩力减弱，致子宫收缩不良，造成大出血。

◇严重的胎盘早剥可发生凝血功能障碍，一般4小时后可能出现弥散性血管内凝血（DIC）。

临床分型

◇轻型　外出血为主，剥离面积＜1/3，腹痛轻或无，宫缩有间歇。

◇重型　内出血为主，剥离面积＞1/3，持续性腹痛和（或）腰痛/酸、背痛，有休克征象，子宫硬如板状，有压痛，子宫大，宫底升高，胎位不清，偶有宫缩。

鉴别诊断

◇前置胎盘。

◇先兆子宫破裂。

◇边缘窦破裂。

◇帆状胎盘脐血管破裂。

◇宫颈病变。

并发症

◇DIC 与凝血功能障碍。

◇产后出血。

◇急性肾衰竭。

Sher 分类

◇Ⅰ度　轻度，通常是在分娩时发现有胎盘后血块才确诊。

◇Ⅱ度　腹部紧张、有压痛，胎儿存活。

◇Ⅲ度　胎儿死亡。

　　➢Ⅲa：没有凝血功能障碍（2/3）。

　　➢Ⅲb：有凝血功能障碍（1/3）。

处理

◇剖宫产指征

　　➢重型：初产妇短期内不能阴道分娩。

　　➢轻型：胎儿宫内窘迫。

　　➢重型：胎儿已死亡，产妇病情恶化。

　　➢破膜引产后产程无进展。

◇按摩子宫＋缩宫素，必要时行子宫切除。

前置胎盘（placenta praevia）

发生率

在妊娠晚期约0.5%，而在妊娠中期（16～20周）可达5%，其中90%在妊娠30周后复查超声无异常。

危险因素

前次剖宫产、前次宫腔操作、多产、孕妇高龄、吸烟和多胎妊娠等。

有剖宫产史或前置/低置胎盘史的患者，以后妊娠时发生胎盘粘连和胎盘植入的概率增加，且随剖宫产次数增加而增加。

　　与前置胎盘相关的问题：孕妇出血、手术分娩的合并症、输血、胎盘粘连/植入/穿透和早产。

诊断

◇典型的病史　是无痛性出血，尤其是性交后和"警戒性出血"——大的中央性前置胎盘通常会在妊娠26～28周时发生出血。

◇体格检查　可能提示持续的胎位异常，可用窥具轻柔地检查，若非知道胎盘的位置，不可行阴道指诊。

◇超声检查　确定胎盘与宫颈内口的关系。注意应在膀胱半充盈状态下检查，排空膀胱后再重复一次。

　　过度充盈的膀胱可能会造成前置胎盘的假象！

　　后壁胎盘由于先露部的遮盖可能会有一些特殊问题！

　　阴道检查仅适用于边缘性前置胎盘头位者。

孕晚期前置胎盘的治疗原则

◇评估总体状态、循环稳定性。

◇如果是Rh阴性血，给予全量免疫球蛋白。

◇早产可能需要用糖皮质激素和宫缩抑制剂等。

剖宫产指征

◇完全性前置胎盘。

◇胎头未衔接。

◇胎心异常。

◇大量或持续出血。

◇胎儿成熟。

母儿血型不合——新生儿溶血（maternal-fetal blood group incompatibility——newborn hemolysis）

危险信号

◇ABO系统　由于抗原性弱，且新生儿预后好，目前已不建议在妊娠期进行筛查。

◇Rh系统　免疫抗D抗体≥1∶32有意义；≥1∶64可能溶血。

抗体检查时间

◇妊娠16周。

◇妊娠28～32周。

◇妊娠32周以后每月复查一次。

羊水检查

◇胆红素吸光差（△OD450）

> ＜0.03：安全值。

> 0.03 ～ 0.06：警戒值。

> ＞0.06：危险值。

◇胆红素（Bil）

> 正常值为0.51 ～ 1.03μmol/L（0.03 ～ 0.06mg/dl）。

> ＞3.42μmol/L（0.2mg/dl）提示有溶血损害。

◇抗体Rh效价

> 1：16提示胎儿有溶血损害。

> 1：32以上病情严重。

妊娠期治疗

◇"新溶Ⅰ号"。有新生儿溶血史的患者，妊娠3个月后，如抗体效价≥1：64，可一直服用至分娩。配方：木香12g，当归150g，益母草膏500g，白芍150g，川芎150g（口诀：咣铛一勺穷）。

　　注：此为一个月的药量，加工成片剂200片或6 ～ 9g蜜丸，6g 3次/日或2次/日。

◇妊娠期28 ～ 32周时查间接Coombs试验阴性，可予母亲肌内注射抗D球蛋白300μg。

产后处理

◇留脐血查血型、Rh因子、胆红素、直接Coombs试验。

◇适当留长脐带，以备换血用。

◇Rh阴性血母亲，新生儿Rh阳性血，母亲间接Coombs试验阴性，产后72小时内母亲肌内注射抗D球蛋白。

◇新生儿换血指征

> 出生时脐血Bil浓度＞4mg/dl。

> 血Bil每小时增加＞0.5mg/dl。

> 总胆红素（TBil）浓度＞20mg/dl。

> 血红蛋白进行性降低。

　　注：取血，①O型血细胞AB型血浆；②Rh同型或O型血细胞Rh阴性血浆。

妊娠期高血压疾病（hypertensive disorders complicating pregnancy）

分类

◇妊娠期高血压　血压≥140/90mmHg，妊娠期出现，并于产后12周内恢复正常；尿蛋白（-）；患者可伴有上腹部不适或血小板减少，产后方可确诊。

◇子痫前期　妊娠20周后首次出现血压≥140/90mmHg，且蛋白尿≥300mg/24h或（＋）或尿蛋白/肌酐≥0.3。无蛋白尿但伴有以下任何一种器官或系统受累：心、肺、肝、肾等重要器官，或血液、消化、神经系统的异常改变，胎盘-胎儿受到累及，也可诊断子痫前期。

◇子痫（eclampsia）　子痫前期孕产妇抽搐，且不能用其他原因解释。

◇慢性高血压并发子痫前期　高血压妇女于妊娠20周前无蛋白尿，若妊娠20周后出现蛋白尿≥300mg/24h；或妊娠20周前突然出现尿蛋白增加、血压进一步升高，或血小板减少。

◇妊娠合并慢性高血压病　妊娠前或妊娠20周前检查发现血压升高，但妊娠期无明显加重；或妊娠20周后首次诊断高血压并持续到产后12周以后。

重度子痫前期的诊断标准

◇中枢神经系统异常表现。

◇肝包膜下血肿或肝破裂的症状。

◇肝细胞损伤的表现。

◇血压改变：收缩压≥160mmHg，或舒张压≥110mmHg。

◇血小板减少。

◇尿蛋白：>2g/24h。

◇少尿：24小时尿量小于400ml。

◇血肌酐>106μmol/L。

◇低蛋白血症伴腹水、胸腔积液或心包积液。

◇微血管内溶血、贫血、黄疸或乳酸脱氢酶升高。

◇心力衰竭。

◇肺水肿。

◇胎儿生长受限或羊水过少、胎死宫内、胎盘早剥等。

水肿的临床分级

◇隐性水肿　体重增加>0.5kg/周。

◇＋　踝部及小腿凹陷性水肿，经休息不消退。

◇＋＋　水肿延及大腿。

◇＋＋＋　水肿延及外阴和腹部。

◇＋＋＋＋　全身水肿或伴腹水者。

子痫及子痫前期的并发症

◇胎盘早剥（产前子痫中5.5% ～ 26.3%将发生胎盘早剥，而其中45%的胎儿将死亡），肾功能障碍，凝血功能障碍，肺水肿，脑出血，HELLP综合征（溶血、肝酶升高、血小板减少），产后出血，产后血液循环衰竭。

◇FGR，胎儿宫内窘迫，胎儿死亡。

降压

◇经典药物　拉贝洛尔50 ～ 200mg，3 ～ 4次/日，口服。静脉初始剂量20mg，如未有效降压，加倍应用，最大单次剂量80mg。

◇钙通道阻滞药　硝苯地平。

扩容

除非有严重液体丢失使血液明显浓缩、血容量相对不足或高凝状态，通常不建议扩容。

子痫前期与慢性高血压或慢性肾炎合并存在的鉴别

◇慢性高血压　妊娠前即有高血压，无蛋白尿和水肿。

◇慢性肾炎　妊娠前有肾炎史，水肿和蛋白尿显著，肾功能受损，产后不会完全转阴。

注：慢性病程一般不导致头痛。

终止妊娠的指征和方式

◇子痫前期经积极治疗24 ～ 48小时无明显好转（无论妊娠期）。

◇子痫前期，胎龄≥36周，经治疗好转者。

◇子痫前期，胎龄＜36周，胎盘功能下降，胎儿成熟者。

◇子痫控制后。

注：引产适用于宫颈条件较成熟，无产科禁忌证，孕妇和胎儿无危险情况者；剖宫产适用于有产科指征，引产失败，胎儿宫内窘迫和癫痫状态者。

子痫前期并发HELLP综合征

HELLP综合征

溶血、肝酶升高和血小板减少（hemolysis，elevated liver enzymes，low

platelet count，HELLP）。

发病率

国外 4%～12%。

发病机制

小血管痉挛性收缩的基础上出现血小板下降并发微血管病性溶血。

◇血管痉挛性收缩→组织缺血、缺氧，细胞内过氧化物↑→血管内皮细胞受损→前列环素（PGI_2）↓血栓素（TXA_2）↑ TXA_2/PGI_2↑→血小板聚集，减少→血液黏稠度升高，血流缓慢→红细胞不能适应狭窄的微血管管腔而冲撞血管壁→红细胞破碎、变形、创伤性溶血。

◇子痫前期脂质代谢异常，细胞膜饱和脂肪酸的比例失调，饱和脂肪酸、胆固醇升高→细胞膜流动性降低，诱发细胞裂解、变形，棘红细胞和裂红细胞增多及肝酶活性改变→肝细胞受损肿胀→细胞内酶释放入血液循环，肝酶升高。

诊断

◇临床表现

➤血压≥160/110mmHg，占 82%。

➤主诉恶心、呕吐，占 80%～90%。

➤上腹部疼痛和闷胀感占 86%。

➤出血征：牙龈出血、呕血、便血及尿血，以消化道出血为主。

◇实验室检查

➤血红蛋白（Hb）：60～90g/L，与溶血程度相关。

➤网织红细胞计数升高。

➤血小板计数降低。

➤外周血涂片：红细胞破碎，呈异形、三角形、泪滴形、头盔形。

➤乳酸脱氢酶（LDH）>350IU/L。

➤天冬氨酸氨基转移酶（AST）>50IU/L。

➤胆红素水平升高，以间接胆红素（IBil）为主。

对母儿的影响

◇孕母死亡率为 7.7%～60%。

死亡主要原因：凝血障碍、胎盘早剥、肝破裂、急性肾衰竭。

◇围生儿死亡率为 36.7%，早产率为 41%。

26% 的婴儿有血小板水平降低。

处理

◇积极治疗子痫前期。

◇控制出血，纠正贫血，增加血容量。

◇及时终止妊娠。

◇多数HELLP综合征在产后要经历一段临床和实验室检查的恶化期，而后逐渐恢复。产后应严密观察48小时，定期监测LDH和血小板计数。通常产后24～48小时血小板达到最低值，LDH高峰标志着临床康复和血小板上升的开始。

子痫抽搐的紧急处理

发生情况

◇40%产前。

◇20%产程中。

◇40%产后。

处理

◇召集人员协作抢救。

◇保持呼吸道通畅，避免异物及呕吐物吸入。使患者头偏向一侧，防止咬破舌头，用吸痰器及时吸净口咽部呕吐物。吸氧，必要时气管插管，纠正酸中毒。

◇开放静脉通路，立即静脉注射地西泮10mg，根据检查或病情给予其他药物。

◇监测并维持生命体征平稳

➤舒张压高于110mmHg者，给药使之降到90～100mmHg：①肼苯哒嗪（肼屈嗪）5～10mg，静脉给药，每15～30分钟一次。②或拉贝洛尔20mg，静脉给药，每10～20分钟一次。③或硝苯地平10mg，口服，每20分钟一次。

➤扼要了解病史、治疗经过及尿量，检查产科情况，检查尿蛋白，置尿管记尿量。

◇静脉滴注硫酸镁解痉治疗，维持至末次抽搐发作后24小时。

◇抽搐控制后，及时终止妊娠

如存在神经定位体征或抽搐反复发作，应行CT/MRI检查排除颅内病灶。

附：北京协和医院产科拟订处理常规

◇防损伤
◇防吸入
◇防再抽
◇吸氧气
◇记出入量
◇监护胎儿
◇避免声光刺激
◇下病危
◇交代病情
◇完善化验
◇及时终止妊娠

产科硫酸镁的应用

指征

◇子痫前期时解痉治疗——硫酸镁之所以被选为抗惊厥药，是因为与苯妥英钠和地西泮相比，其对防止子痫患者反复抽搐效果更强。

◇早产时保护胎儿神经系统。

注：硫酸镁通过减慢神经肌肉的传导和抑制中枢神经系统的兴奋性起效，不具有显著降低血压的作用。

用法

◇25% 硫酸镁溶液 16ml ＋ 5% 葡萄糖溶液 20ml，静脉注射。
◇25% 硫酸镁溶液 20ml ＋ 5% 葡萄糖溶液 500ml，静脉滴注。
◇25% 硫酸镁溶液 20ml ＋ 1% 普鲁卡因 2ml，分次臀肌内注射。

注：24 小时总量不超过 25 ～ 30g。

血镁浓度监测

◇正常孕妇血镁浓度　0.75 ～ 1mmol/L。
◇治疗有效浓度　1.7 ～ 3mmol/L。
◇中毒血镁浓度　＞ 3mmol/L。

监测指标

◇膝反射必须存在。
◇呼吸频率大于 16 次 / 分。
◇尿量大于 25ml/h（600ml/24h）。

解毒剂

葡萄糖酸钙每3分钟1g静脉给药。

胎儿生长受限

定义

目前国际上缺乏统一定义，国内常用定义：体重＜相应孕周胎儿体重的第10百分位数。

注：＜相应孕周胎儿体重3%为严重生长受限。

发生率

2.7%～15.3%（《中华妇产科学》）；3%（北京协和医院）。

分型

◇对称型（内因型）自妊娠早期即开始。

➤身长、体重、头围和腹围均相称，但与孕周不符。

➤器官细胞数量减少（多见于病毒感染），外表无营养不良。

➤无明显缺氧，轻度代谢不良。

➤部分胎儿畸形。

➤神经元功能不全及髓鞘形成延缓，脑重量低。

➤胎盘小。

➤生长发育异常增加。

◇非对称型 妊娠晚期胎盘功能不良、血管病变引起。

➤头围大于腹围，头围和身长可能与孕周相符，但体重低。

➤常有缺氧和代谢异常。

➤外表营养不良。

➤胎盘体积不小，但存在病理改变。

➤器官细胞数目不少，体积小。

➤肝细胞数目减少。

➤缺氧致神经损害。

➤出生后躯体发育异常。

入院常规

◇核对EDC。

◇测宫高、腹围、体重2次/周。

◇32周起行NST监测。

◇每2～3周做B超1次，专人测胎儿头围、腹围和羊水量。

◇B超评估子宫动脉搏动指数（PI）、胎儿多普勒血流。
◇休息，左侧卧位，必要时可采用营养治疗。

口服肠内营养粉剂，1～2桶/周。
◇临产后监测胎心，注意羊水量，宫口开大后最好行内监护。
◇产后查：脐血血气、甲功、巨细胞病毒（CMV）抗体、免疫球蛋白（Ig）、补体（C3）、血钙、血糖等。
◇产时做好新生儿窒息抢救和检查准备。
◇胎盘送病理检查，有条件可以送胎盘染色体检查。

多胎妊娠（multiple pregnancy）

发生率

1∶89^{n-1}，在美国约为1.5%。

原因

◇胎次越多，年龄越大，发生多胎妊娠的概率越大。
◇有多胎妊娠的家族史。
◇应用促排卵药物。

分类

◇双卵双胎（dizygotic twins）占2/3。
◇单卵双胎（monozygotic twins）占1/3，不受种族、遗传、年龄或胎次等影响，也与促排卵药物无关。
◇根据绒毛膜性分为双绒毛膜双羊膜囊双胎、单绒毛膜双羊膜囊双胎、单绒毛膜单羊膜囊单胎。

注：单卵双胎的胎盘间通常有血液循环相通（动脉 - 动脉，静脉 - 静脉，动脉 - 静脉）。

临床表现

◇妊娠期
➢早孕反应重。
➢妊娠10周后子宫增大明显，24周后尤为迅速。
➢易发生贫血、子痫前期、羊水多、胎儿畸形、前置胎盘、产前出血等。
➢易发生胎膜早破，早产。

注：双胎的平均妊娠天数为260日，比单胎妊娠短20日左右，50%～55%胎儿体重<2500g，10%～15%胎儿体重<1500g。
➢围生儿死亡率为10%～15%，比单胎高7倍。

◇分娩期
  ➢产程延长,易发生原发子宫收缩乏力,一胎娩出后可发生继发子宫收缩乏力,导致第二胎难产。
  ➢胎位异常。
  ➢胎膜早破和脐带脱垂。
  ➢胎盘早剥。
  ➢双胎胎头交锁及双头嵌顿。
  ➢产后出血和产褥感染。

产间处理

◇双头先露最为常见,如有适当监测和应急能力,有望双胎均阴道分娩。
◇为改善胎儿预后,双胎之第二胎非头先露是否采用剖宫产有待进一步论证。
◇双胎之第一胎为非头先露时,为安全起见需行剖宫产。
◇多胎妊娠的剖宫产面临麻醉和外科手术的挑战,当双胎出现不寻常方位或体位交锁时,纵切口更利于快速娩出胎儿。

双胎输血综合征(twin-twin transfusion syndrome)

病因

单绒毛膜双羊膜囊双胎的胎盘间如果存在明显的动静脉间循环相通,则有可能出现此综合征。

临床表现

◇供血儿:贫血、脱水、心脏小、体重轻、羊水量少。
◇受血儿:心脏肥大、肝肾增大、体重增长快、多尿而羊水多。
◇严重时,分别死于营养缺乏和先天性心力衰竭。

典型病例出生时

◇一儿呈贫血貌,皮肤苍白或有斑点、丘疹(由于造血功能亢进),处于休克前状态,体重轻,心脏小,肝脾大,低血压,低血糖,血液中出现有核红细胞,网织红细胞增加。
◇另一儿皮肤潮红,呈多血状态,发育良好,亦可有心脏扩大(淤血性心功能不全),水肿,血液黏稠度高,高胆红素血症,发生胆红素脑病。

超声诊断(妊娠16周后)

◇羊水量有显著差异,一胎羊水过多,一胎羊水过少。
◇一个胎儿出现水肿征,另一胎儿无膀胱显示。

◇多普勒超声血流监测发现胎儿血流异常。

处理

消除胎盘吻合血管，兼顾成熟度，适时终止妊娠。

双胎其一胎死宫内

发生率

◇双胎诊断于妊娠10周前，其一胎的丢失率约为67%。

◇初次B超已发现双胎芽、胎心，其一胎的丢失率降至21%。

◇妊娠中晚期的一胎丢失率为0.5%～6.8%。

发病原因

并不都能明确。

◇常见原因　胎儿畸形，子痫前期，血型不合造成免疫性溶血，子宫畸形等。

◇特异因素

➤脐带：是单羊膜囊双胎中发生一胎死亡的主要因素，围生儿死亡率为40%～60%。

✔脐带绞索或打结。

✔脐带间相互活动受限主要是因为缺乏脐带胶质（Wharton's jelly）。

➤帆状胎盘：双胎中的发生率为29.1%。

➤血管吻合：单绒毛膜胎盘中几乎占98%，而造成临床上较明确的双胎输血综合征的相对少见，为5.5%～15%。

存活胎儿的预后

取决于：

◇死胎的原因。

◇胎儿循环的分流情况。

◇胎龄等。

病理

认为引起第一个胎儿死亡的原因可能也会影响第二个胎儿，如：

◇低血压。

◇低血氧。

◇血栓栓塞，导致存活胎儿多囊性脑软化，肾脏可见到类似病变。

◇少数病例，孕母和存活胎儿发生DIC。

分类

◇妊娠早期 孕囊消失综合征（vanishing sac syndrome），唯一明确的并发症是阴道淋漓出血，枯卵或纸样儿对另一胎儿几乎无影响。

◇妊娠中、晚期 存活胎儿可能在多方面存在缺陷。

> 中枢神经系统（72%），肾脏（15%），消化道（19%），肺，皮肤，面部，肢体等。

母亲并发症

DIC 低纤维蛋白原血症通常发病缓慢，而非暴发性的。死胎残留宫内少于4周不会发生血流动力学紊乱，随时间延长，发生凝血障碍的概率在25%左右。

处理

◇一旦明确诊断，在能够保证新生儿存活的基础上宜尽早终止妊娠，保守观察至妊娠34周，促胎肺成熟，引产；但强调早产并不能预防胎儿宫内DIC造成的脑损伤。

◇剖宫产并不能改善预后。

◇胎儿窘迫或孕母发生DIC，随时终止妊娠。

妊娠晚期出血的常见原因

◇先兆早产/临产（见红）。

◇前置或低置胎盘。

◇胎盘早剥。

◇子宫破裂（总体发生率为0.03%～0.08%，有剖宫产史者为0.3%～1.7%）。

◇前置血管破裂：胎儿的血管穿过先露的胎膜处，常见于低置胎盘、脐带帆状附着或副叶胎盘。

◇宫颈病变（炎症、息肉、外翻和癌）。

◇阴道损伤。

妊娠合并症

妊娠期糖尿病

概述

◇妊娠期母体胰岛素需要量比非妊娠期增加一倍（血液稀释；胰岛素抵抗）。

◇妊娠期糖尿病易发生酮症酸中毒（胎盘催乳素有脂解作用）。

◇妊娠期肾糖阈降低，尿糖升高。

◇分娩期宫缩消耗糖原，易发生酮症酸中毒。

◇产褥期如不及时调整胰岛素用量，极易发生低血糖症（24小时减少 1/3～1/2）。

◇并发症：子痫前期；妊娠期和产时感染；产程延长，宫缩不良致产后出血；羊水过多致胎膜早破引起早产；巨大儿；畸胎。

◇孕妇不能用磺脲类降糖药，如甲苯磺丁脲（D860）、格列本脲、格列齐特等；可用双胍类降糖药，如降糖灵（苯乙双胍，DBI）、二甲双胍，但一般主张使用胰岛素，如饮食控制后空腹血糖（FBG）＞105mg/dl，餐后2小时血糖（PBG）＞120mg/dl，推荐使用胰岛素（ACOG）。

◇妊娠晚期应做到如下2点。

> 定期监测胎动（＞10次/12小时）。

> 每周行NST。

◇终止妊娠的指征：重度子痫前期；酮症酸中毒；严重肝肾损害；恶性、进展性、增生性视网膜病变；动脉硬化性心脏病；FGR；严重感染；畸形，羊水过多等。

◇根据妊娠期糖尿病类型，A1型妊娠40周终止妊娠，A2型妊娠39周终止妊娠，血糖控制不佳或有并发症可提前。

◇注意预防产后出血。

◇新生儿预防低血糖、低血钙、高胆红素血症、喂养不良和呼吸窘迫。

妊娠对糖尿病的影响

◇代谢改变

> 胎盘产生雌激素（E）、孕激素（P）（甾体激素）、胎盘催乳素（HPL）（蛋白质激素）和肾上腺皮质激素等均有致糖尿病（DM）作用。

注：胎盘产生的激素中仅有2种是蛋白质激素：HPL、HCG。

> 外周组织抗胰岛素作用增强。

> 血液稀释，胰岛素相对不足。

注：妊娠期血容量约增加1500ml，其中300～350ml为红细胞，其余均为血浆，且增多出现相对较晚。

> 肝糖原异生减少。

> 脂溶亢进，游离脂肪酸利用率升高，酮体增加。

> 肾小球滤过率（GFR）增加。

◇临床特征

> 空腹血糖降低（不作为主要诊断依据），对胰岛素的敏感性下降。

> 糖尿病加重，胰岛素用量增加。
> 并发症增多：肾病、视网膜病变、神经损害。
> 脂肪分解代谢增强，易发生酮症酸中度。

糖尿病对妊娠和胎儿的影响

◇巨大儿　15%～50%。

　　母体高血糖→胎儿高血糖→胎儿胰岛B细胞代偿→高胰岛素血症→不对称过度生长（"不长骨头光长肉"）。

◇畸形　5%～10%。

　　妊娠7周前血糖异常升高最易造成畸形。

　　注：致畸敏感期为早孕期，最危险是在停经20天（胚胎着床）至妊娠8周（胚胎和胎儿分界）。

> 心血管系统：妊娠20周以上做胎儿心脏超声检查。
> 中枢神经系统：如开放性神经管畸形。

　　注：凡"裂开"的畸形均有甲胎蛋白（AFP）升高，即使是尿道下裂。

> 消化系统：如食管（胃泡缺如，羊水多）、肠管（上段肠管扩张）或肛门闭锁。
> 泌尿系统：肾、输尿管、膀胱缺如，多囊肾，膀胱外翻。
> 骨骼：尾椎退化综合征。
> 肺发育不全：羊水少。

◇流产　15%～30%。

◇死胎危险性增加　①血糖升高→糖化血红蛋白增加→供氧↓→胎儿缺氧和酮症酸中毒；②胰岛素增加→耗氧↑。

　　注：妊娠36～37周最容易发生胎死宫内。

◇早产　10%～25%，羊水过多易致胎膜早破。

◇合并子痫前期增多　13%～30% 可能与免疫有关。

◇羊水过多　10%～30%。

◇感染增加　主要为细菌性，最多见为泌尿系感染。

　　原因：

> 孕激素作用使输尿管蠕动减弱。
> 子宫增大，使输尿管在盆缘受压，引流受阻。
> 女性尿道短，且开放于会阴。
> 尿糖成分高。

　　注：妊娠期无症状菌尿占10%。

◇重症糖尿病合并微血管病变→FGR。

◇手术产和产伤增加。

妊娠期糖尿病对新生儿的影响

◇新生儿呼吸窘迫综合征（NRDS）：高血糖抑制Ⅱ型肺泡上皮细胞产生表面活性物质，延缓胎肺成熟。

➢ 羊水卵磷脂/硫磷脂（L/S）＞2提示胎肺成熟。

➢ 一般保胎的孕周为24～34周，35周胎肺成熟，妊娠期糖尿病则大不同。

◇低血糖，脂代谢增加，高胆红素血症，缺氧→促红细胞生成素（EPO）↑
　→红细胞增多。

◇先天性糖尿病发生率为1%～9%，糖耐量减低发生率为12%～14%。

◇远期对智力等的影响不明显。

妊娠期糖尿病的高危对象

◇尿糖持续阳性。

◇糖尿病家族史，一级亲属患有糖尿病。

◇巨大儿史。

◇死胎、畸形儿史。

◇肥胖。

◇羊水过多或过少史。

◇反复真菌性阴道炎史。

◇新生儿死亡史。血糖≤40mg/dl。

➢ 有以上情况者，妊娠24周前应提前行75g OGTT。

妊娠期间糖尿病的诊断和监控指标

◇诊断

➢ 糖尿病合并妊娠

（1）空腹血糖≥7.0 mmol/L（126 mg/dl）。

（2）75g OGTT，服糖后2小时血糖≥11.1mmol/L（200 mg/dl）。

（3）伴有典型的高血糖症状或高血糖危象，同时随机血糖≥11.1mmol/L（200 mg/dl）。

➢ 妊娠期糖尿病（妊娠24～28周筛查）：

（1）两步法：50g糖筛查≥7.8mmol/L，行75g OGTT。

（2）一步法：75g OGTT，任一点达到或超过标准即可诊断。空腹、1小时、2小时血糖标准5.1mmol/L、10.0mmol/L、8.5 mmol/L（92mg/dl、180mg/dl、153mg/dl）。

◇控制水平

➢ 空腹或三餐前30分钟≤5.3mmol/L。

➢ 餐后 2 小时≤6.7mmol/L。

➢ 夜间不低于4.4mmol/L。

➢ 全天无低血糖表现。

◇应避免频繁的低血糖（≤60mg/dl）和高血糖（≥200mg/dl），前者多发生于夜间，应指导患者及其家属口服糖制剂。

◇禁食阶段偶尔可见酮尿，只要血糖水平适宜，不必担心，一般酮尿当晚即可消失。

妊娠期糖尿病的饮食控制

◇妊娠期糖尿病患者85%仅用饮食控制即可达到治疗目的。

◇饮食控制的原则是少食多餐，富含纤维素、各种维生素和微量元素。

◇热量摄入按现有体重与理想体重的比值计算（表1-6）。

表1-6　妊娠期糖尿病饮食热量参照

当前体重/理想体重	热量［kcal/（kg·d）］
80%以下	36～40
80%～120%	30
120%～150%	24
150%以上	12～15

◇热量的分配

➢ 早餐10%。

➢ 中餐30%。

➢ 晚餐30%。

➢ 其余30%分2～3次加餐。

◇膳食成分的比例

➢ 糖类40%。

➢ 蛋白质20%～25%。

➢ 脂肪35%～40%。

◇食物品种以蔬菜、豆制品、瘦肉、鱼、蛋、奶为主，限制主食、甜食及水果等，避免食用腌制和油炸食品。

妊娠期糖尿病胎儿的监测

◇甲胎蛋白（AFP），畸形筛查。

◇胎儿超声心动图（UCG），22～24周。

◇记数胎动。

◇妊娠32周后行NST，妊娠36周后1次/周，如有合并症应更频繁。

◇胎盘功能。

◇胎儿大小：宫高＞40cm、宫高＋腹围＞140cm或宫高值＞孕周＋4均提示巨大儿可能。

妊娠期糖尿病的分娩时机和方式

◇分娩时机取决于血糖控制情况和有无并发症，注意不应超过预产期。

◇无产科其他并发症的A1型妊娠期糖尿病患者一般在妊娠40周入院，A2型妊娠39周入院引产。

◇需要提前终止妊娠的情况如下。

> 重度子痫前期和子痫。

> 肝肾功能严重受损。

> 进行性增生性视网膜病变。

> 动脉硬化性心脏病。

> 酮症酸中度。

> FGR。

> 严重感染，肾盂肾炎。

> 胎儿畸形，羊水过多。

> 营养不良。

◇妊娠期糖尿病本身不是剖宫产指征，具备下列情况可作为手术指征。

> 糖尿病病史长伴血管病变。

> 合并高血压或FGR。

> 巨大儿。

> 胎位异常。

> 剖宫产史。

> 既往死胎死产史。

> 胎儿宫内窘迫。

> 引产失败等。

妊娠期糖尿病是否发展为真正的糖尿病

◇FBG 105～130mg/dl，43%发展为糖尿病；＞140mg/dl，86%发展为糖尿病。

◇经控制，10年后仅6.4%发展为糖尿病。

◇产后6周，复查OGTT，如正常则2年后复查血糖，异常则开始正规治疗。

妊娠合并慢性肾炎

分型

◇有蛋白尿、水肿而无高血压，肾功能正常，此型发生子痫前期概率约为30%，胎儿预后较好。

◇有蛋白尿和高血压，肾功能容易受损，胎儿死亡率高。

◇有蛋白尿和高血压及明显的肾功能损害或氮质血症，对母儿极为不利，此型患者不宜妊娠。

妊娠对慢性肾炎的影响：不利！

◇肾血流量和肾小球滤过率明显增加。

◇血液高凝状态下，机体易发生纤维蛋白沉积和新月体形成。

慢性肾炎对妊娠的影响

◇易发生流产、FGR、死胎、小于胎龄儿（SGA）等。

◇孕妇易并发子痫前期、胎盘早剥和产后出血等。

鉴别妊娠合并慢性肾炎、子痫前期、妊娠合并慢性高血压的重要特征

◇可有急慢性肾炎病史。

◇典型的水肿为眼睑水肿和下肢凹陷性水肿。

◇尿蛋白出现早、量大（慢性高血压往往先出现肾小管功能损害，如尿浓缩功能减退、相对密度低和夜尿多等）。

◇有管型尿（子痫前期一般无管型尿）。

◇可伴有明显的肾病综合征。

◇肾活检有特定改变。

处理

◇优质蛋白（不超过40g/d，预防氮质血症），低磷饮食。

◇保证充分睡眠和休息，提倡左侧卧位，避免劳累、受凉和感染等。

◇控制血压——是防止本病恶化的关键（高血压加速肾小球的硬化），但降压不宜过快、过低，避免减少肾血流量而加速肾功能损害。

◇纠正水、电解质紊乱，禁用肾毒性药物。

◇不宜妊娠的指征

➤起病呈急性肾炎综合征表现的慢性肾炎。

➤急性肾炎治愈后或未愈但病情稳定的3年之内。

➤尿蛋白≥3g/24h或血压≥150/100mmHg。

➢ 非妊娠时肾功能损害尿素氮＞30mg/dl（10.71mmol/L）或肌酐＞3mg/dl（265.2μmol/L）。

◇ 终止妊娠的指征

➢ 病情加重：血压≥150/100mmHg；尿蛋白持续增加；水肿进行性加重；眼底检查视网膜有棉絮状渗出或出血。

➢ 肾功能损害加重，尿素氮＞30mg/dl（10.71mmol/L）或肌酐＞3mg/dl（265.2μmol/L）且呈动态上升（注意：妊娠期肾功能的代偿性增强，可能掩盖已有的肾功能损害，应结合临床表现和其他实验室指标综合分析）。

➢ 胎儿宫内情况危急：超声检查和胎儿监护提示胎儿胎盘慢性缺氧明显，应尽早使胎儿脱离不良环境。

➢ 有产科并发症。

◇ 围术期适量间断使用白蛋白，促进伤口愈合。

　　附：妊娠期泌尿系统的变化

　　1. 妊娠期肾功能的改变与胎盘激素水平的升高和血浆容量的增加有关。

　　2. 肾负担加重，肾略增大1～2cm，肾小球滤过率约增加50%。

　　3. 代谢产物尿素、尿酸、肌酸、肌酐等排泄增多，其血中浓度低于非妊娠妇女，肌酐的正常上限为0.8mg/dl，尿素氮正常上限为13mg/dl。

　　4. 肾糖阈减低，应与真性尿糖鉴别。

　　5. 妊娠期尿蛋白改变不明显，正常情况下排泄量为20～80mg/24h，临床上＞0.3g/24h视为病理现象。

　　6. 泌尿系统平滑肌张力降低，自妊娠中期肾盂和输尿管轻度扩张，输尿管增粗且蠕动减弱，尿流缓慢还可能有逆流现象，孕妇易患急性肾盂肾炎，鉴于子宫右旋的压迫倾向，病变以右侧多见。

　　7. 妊娠期肾素活性增加5～10倍，血管紧张素水平亦增高，但正常孕妇可抵抗其升压效应，醛固酮增加10倍，促进妊娠期水钠潴留。

妊娠合并心脏病

◇ 约占全部妊娠的1%，为孕产妇主要死亡原因之一。

◇ 妊娠期少见的心脏病还有：高血压、甲状腺功能亢进及脊柱弯曲引起的心脏病，心律失常和心肌病等。

◇ 不宜妊娠的情况

➢ 心功能Ⅲ级或Ⅳ级。

➢ 心脏扩大，有心力衰竭史。

> ➤ 严重的心律失常。
> ➤ 肺动脉高压。
> ➤ 未手术纠正的法洛四联症。
> ➤ 严重的缺血性心脏病。
> ➤ 主动脉缩窄伴瓣膜病变。
> ➤ 马方综合征伴主动脉受累。
> ➤ 孕妇年龄过大。

◇华法林抗凝机械换瓣者，可能产生胎儿畸形，妊娠期需改为肝素治疗。

◇不同类型心脏病造成孕母死亡的危险

> ➤ 房、室间隔缺损，动脉导管未闭，肺动脉或三尖瓣病变，已纠正的法洛四联症，生物瓣膜及二尖瓣狭窄心功能 I 级或 II 级者，孕母死亡率为 $0 \sim 1\%$。
> ➤ 二尖瓣狭窄伴心功能 III 级或 IV 级，主动脉瓣狭窄，主动脉狭窄但瓣膜未受累，未纠正的法洛四联症，以前有过心肌梗死史、马方综合征但主动脉正常，二尖瓣病变伴心房颤动，置入人工机械瓣膜，这组心脏病患者中，孕母死亡率为 $5\% \sim 15\%$。
> ➤ 肺动脉高压，主动脉缩窄伴有瓣膜受累，马方综合征伴主动脉受累，孕母死亡率可达 $25\% \sim 50\%$。

围生期心肌病

◇可能与病毒感染、遗传因素、自身免疫及营养不良有关。

◇发生于产前 3 个月至产后 5 个月。

◇占妊娠期心脏病的 4.25%，发生率为 0.023‰。

◇主要病变在心肌，病理生理表现为心室收缩力减弱，左心室射血分数下降，心脏扩大，似扩张型心肌病。

◇表现为心力衰竭症状，心律失常，体/肺循环栓塞的体征。

◇孕产妇死亡率为 $16\% \sim 60\%$。

◇处理：安静，增加营养，应用维生素类药物，强心、利尿、抗凝，处于妊娠期者终止妊娠。

◇曾患围生期心肌病致心力衰竭且遗留心脏扩大者，应防止再次妊娠。

妊娠期肝内胆汁淤积症（intrahepatic cholestasis of pregnancy，ICP）

◇发病率仅次于病毒性肝炎，占妊娠期黄疸的 1/5。

◇病因：可能由雌激素代谢异常及肝脏对雌激素的高敏感所致；与遗传和环境因素有关。

◇常有家族史或口服避孕药史。

◇病理基础：肝小叶中央区毛细胆管内胆汁淤积。

◇临床表现：先痒后黄，痒重于黄，产后迅速消退，再次妊娠时复发。

◇孕妇可有凝血功能异常，导致产后出血。

◇胎盘也有胆汁淤积，引起血流灌注不足，胎儿缺氧，围生儿发病率和死亡率增加；孕妇有无黄疸与胎儿预后关系密切。

◇血清胆汁酸明显升高，较症状出现早，是主要的特异性证据，其水平与病情严重程度成正比。

◇一般状况好，无肝炎症状，肝酶轻到中度升高（2～10倍），丙氨酸氨基转移酶（ALT）较 AST 更敏感；血清胆红素（TBil）≤85.5μmol/L。

◇处理

➤左侧卧位、吸氧、高糖补液、定期检测生化指标。

➤降胆酸，改善瘙痒：考来烯胺散（消胆胺）、苯巴比妥、熊去氧胆酸。

➤地塞米松：既可减轻胆汁淤积又能促胎肺成熟。

➤加强监护，警惕胎儿宫内窘迫和羊水过少。

➤终止妊娠的指征：出现黄疸、胎龄达36周；羊水进行性减少；无黄疸但已足月或胎肺已成熟。

➤以剖宫产结束分娩为宜，避免阴道分娩加重胎儿缺氧。

妊娠期急性脂肪肝（acute fatty liver of pregnancy, AFLP）

◇少见，估计发生率为1/16 000～1/7000。

◇肝线粒体功能异常，导致脂肪滴在肝细胞内聚集。

◇母婴死亡率高，孕妇92%下降到10%，胎儿约50%。

◇多发生于妊娠36～40周，初产妇居多。

◇急骤发展，呕吐，上腹部疼痛，黄疸迅速加重，可并发DIC和肝、肾衰竭。

◇少数患者仅表现为上腹轻微不适和显著的乏力。

◇尿胆红素阴性，因为肾小球基底膜增厚，胆红素渗透困难；但早期出现尿酸升高。

◇血糖显著降低是其特点之一。

◇凝血功能异常出现得早：凝血酶原时间（PT）延长、纤维蛋白原水平降低和血小板计数减少等。

◇超声："明亮肝"，敏感度达95%。CT：大片密度降低区，但影像学检查均具有较高的假阴性率。

◇终止妊娠是最重要的治疗，如延迟分娩可引起严重并发症。

◇如能早期诊断并及时终止妊娠，一般产后很快恢复，偶有发生多系统衰竭者。

妊娠合并血小板减少性紫癜

分类

◇原发性（ITP）　自身免疫性疾病，脾脏产生抗自身血小板的IgG抗体和血小板凝集因子，血小板仅存活40～230分钟。

◇继发性　继发于感染、药物过敏、DIC、系统性红斑狼疮和血液病等，妊娠期少见。

◇临床表现　出血征，血小板下降，凝血酶原时间、凝血时间延长，毛细血管脆性实验（＋），骨髓-巨核细胞减少。

对妊娠的影响

◇母体　出血倾向。

➢妊娠期：流产、胎盘早剥、胎死宫内。

➢分娩期：产后出血，切口出血和血肿。

注：产后出血率较正常高5倍，严重时可见内脏出血。

➢产褥期：恶露时间长，40～90天淋漓不尽。

◇胎儿/新生儿

➢新生儿血小板减少症→颅内出血。

➢围生期病死率为10%～30%。

注：产后4～6天血小板最低，1～2个月后恢复。

处理

◇一般性处理

➢定期随诊，协作治疗原发病。

➢监测血小板，有条件者检查血小板抗体和骨髓穿刺。

➢加强胎儿监护。

➢无出血倾向，可给予维生素C、维生素B_{12}、叶酸和铁剂等。

➢血小板（PLT）＜$50×10^9$/L，考虑采用静脉注射免疫球蛋白（IVIg）或皮质激素治疗。

➢积极治疗病毒和细菌感染。

◇药物治疗

> 泼尼松 1mg/（kg·d）。
> IVIg总量2g/kg，分2～5天。
> 避免使用细胞毒药物。

◇手术治疗

> 皮质激素、IVIg均无效时，脾切除可能有效。

◇分娩期处理

> 剖宫产指征主要取决于产科指征，但可以根据PLT水平、药物治疗效果、获得血小板的难易程度放宽指征。剖宫产孕妇至少PLT＞$50×10^9$/L。

> 阴道分娩注意事项

✓ 避免滞产及胎头吸引或产钳助产。

✓ 做好输血和血小板的准备，阴道分娩孕妇至少PLT＞$20×10^9$/L。

附：与过敏性紫癜的鉴别要点

◇过敏性紫癜是以皮疹及水肿等过敏性表现为特征的一种非血小板减少性紫癜，真皮层无菌性血管炎是基本的组织学改变，是一种机体对血管壁成分免疫的自身免疫病。

◇1/4～1/2有肾损害，还可累及中枢神经系统。

◇可同时伴有关节肿痛（风湿性紫癜）及胃肠道症状（腹型紫癜：恶心、呕吐、呕血、黑粪等），称为Henoch-Schonlein紫癜。

◇呈出血性皮疹，一般不伴有荨麻疹，束臂试验阳性。

◇无贫血，血小板正常，粒细胞水平可升高。

妊娠与甲状腺功能亢进

妊娠合并甲状腺功能亢进（甲亢）的特点

◇妊娠前半期症状加重［妊娠早期，胎盘分泌的促甲状腺激素释放激素（TRH）和绒毛膜促性腺激素的共同作用，可加重心血管系统症状，易发生心力衰竭和甲亢危象］，而在妊娠后半期自然减轻，产后易复发（免疫抑制解除）。

◇甲状腺过氧化物酶抗体（TPOAb）和甲状腺刺激素受体抗体（thyrotropin receptor antibody，TRAb）在妊娠末几周滴度下降。

甲亢对妊娠的影响

◇如未治疗，死胎的发生率增至8%～15%，早产的发生率将达到1/4。

◇易合并子痫前期、急产或宫缩乏力、产褥感染。

◇甲亢孕妇代谢亢进，不能为胎儿提供足够营养，易发生FGR，晚孕期应行

B超评估胎儿生长情况。

◇TRAb可以通过胎盘，造成胎儿甲状腺肿，TRAb持续阳性者，晚孕期B超应关注胎儿甲状腺。

妊娠期甲亢的处理

◇妊娠期不宜用[131]I诊断或治疗（胎儿甲状腺9～11周浓聚碘，可造成先天性甲状腺功能减退，另外碘有致畸作用），孕前行[131]I诊断或治疗需避孕半年后方可妊娠。

◇正常妊娠可以出现游离四碘甲状腺原氨酸（FT_4）正常而促甲状腺激素（TSH）水平下降的现象，无须治疗。

◇FT_4轻度升高，观察至中孕期，每4～6周复查甲状腺功能。

◇考虑到药物对胎儿的影响，孕前患有甲亢者，一旦发现妊娠建议停药并监测甲状腺功能，根据FT_4水平决定是否需要重新用药。

　➤丙基硫氧嘧啶（PTU）：硫脲类衍生物，有引起粒细胞减少和肝功能异常的副作用，需定期复查血常规和肝功能。

　　✓抑制过氧化物酶，阻止甲状腺激素合成。

　　✓抑制T_4在周围组织中转化为T_3。

　　✓轻度抑制免疫球蛋白生成，甲状腺中淋巴细胞减少，甲状腺刺激受体抗体下降。

　　✓较快控制甲亢，通过胎盘量少。

　➤他巴唑（甲巯咪唑）：与PTU有同样效力，用量小服药次数少，但可能与新生儿皮肤发育不全有关。

◇所有FT_4水平升高的妇女都应该查TRAb。

◇震颤、心动过速和心悸等交感神经活性增高的症状严重时可使用β肾上腺能受体阻断剂，如普萘洛尔，但其可引起心动过缓、低血糖和新生儿一过性呼吸窘迫等，应间断使用。

◇甲亢本身不是终止妊娠的指征，除非伴有甲亢性心脏病及高血压等，一般不考虑终止妊娠。

◇产科处理

　➤妊娠期

　　✓加强监护，避免感染、精神刺激和情绪波动。

　　✓易发生早产，应避免应用β受体激动剂。

　　✓妊娠晚期易并发子痫前期。

　　✓应行心电图检查，了解有无心脏损害，必要时行超声心动图，以便确定分娩方式。

➢产时

  ✔胎儿已成熟,在基本控制甲亢的基础上行择期剖宫产,选用连续硬膜外麻醉加镇静药,预防甲亢危象。

  ✔临产后和围术期应用抗生素预防感染。

  ✔自然分娩者镇静,吸氧,补充能量,缩短第二产程。

  ✔做好新生儿复苏准备。

➢产后

  ✔预防感染、产后出血和甲亢危象。

  ✔知情酌情退奶:PTU可通过乳汁,但量少,约是母亲服用量的0.07%,宜分次、哺乳后服药,定期对哺乳婴儿进行甲状腺功能监测更为理想。

甲亢危象

◇特征是高热(≥39℃)、心动过速(>140次/分)、脉压增大、恶心、呕吐、腹泻、焦虑、烦躁、大汗淋漓,可伴有脱水、休克、心律失常及心力衰竭和肺水肿。感染、酮症或手术及分娩等应激情况常为诱发因素。

◇治疗

  ➢大量静脉补液,纠正水、电解质紊乱及酸碱失衡。

  ➢吸氧

  ➢PTU加倍,阻断甲状腺素合成(如300mg口服,每8小时一次),症状缓解后及时减量。

  ➢碘化钠1g入10%葡萄糖溶液中静脉滴注,迅速抑制与球蛋白结合的甲状腺素水解,减少向血中释放。一般使用3～7天,减量后停药。

  ➢普萘洛尔10～20mg口服,每6小时一次或1～2mg静脉缓滴至脉率低于100次/分。

  ➢地塞米松10～30mg静脉用药。

  ➢物理或药物降温,必要时行人工冬眠。

  ➢广谱抗生素预防感染。

◇妊娠中期恶心、呕吐症状仍持续存在且不减轻,应检查甲状腺功能!

◇遇到非典型子痫前期时,应考虑到重度甲亢的可能!

妊娠合并甲状腺功能减退

◇妊娠时甲状腺处于应激状态,孕前即使甲状腺功能正常,有时也不能满足早孕期的需求。

◇妊娠妇女中约有2.5%患有甲状腺功能减退(甲减),由于无特异性症状,诊断相对困难。

◇甲减对妊娠的影响：不孕、流产、早产、胎儿生长受限、胎儿畸形及死产，孕妇易发生子痫前期、胎盘早剥、糖尿病、贫血等并发症。

◇严重的甲减与新生儿呆小症（严重的精神发育迟缓和步态及运动功能受损）明确相关；妊娠期未诊断的甲减与子代智商轻度下降（4分）相关。（妊娠10～12周胎儿甲状腺形成前，胎儿的甲状腺素完全依赖母体供应）。

◇早期诊断和处理策略：根据有无甲状腺疾病的病史、自身免疫性疾病病史、是否为1型糖尿病，筛查TSH、FT_4、TPOAb。

➤TSH下降，FT_4正常→生理性抑制，4周后复查。

➤TSH 2.5～4.0 mIU/L、甲状腺过氧化物酶抗体（TPOAb）（＋），FT_4正常，建议左旋甲状腺素（LT_4）治疗。

➤TSH＞4.0 mIU/L，FT_4正常→亚临床甲状腺功能减退，LT_4治疗。

➤TSH升高，FT_4下降→临床甲状腺功能减退，LT_4治疗。

◇替代治疗：LT_4是一线药物，妊娠期用药级别为"A类"，其只含有T_4且为最接近生理物质的替代物。其总量适宜时不通过胎盘屏障，不影响胎儿的甲状腺-垂体功能。

◇妊娠前即患有甲减，大多数需要在整个妊娠期增加用药剂量，宜每4周复查一次。

◇产褥期是甲状腺功能快速动态变化的时期，如无症状且近期没有调整用量，可在产后6周复查甲状腺功能。

◇TPOAb阳性者，产后从亚临床状态转为临床阶段的风险明显增加。

◇T_3升高而TSH、T_4正常是非妊娠期碘缺乏的特征，尚缺乏妊娠期的特异性资料，必要时检查碘摄入的最佳方法是尿碘排泄量，＜100μg/L需要补碘。

妊娠合并系统性红斑狼疮

妊娠对系统性红斑狼疮（SLE）的影响

◇妊娠不改变SLE的长期预后，但妊娠可以诱发SLE活动，其风险与受孕时疾病的程度相关，抗ds-DNA抗体水平的升高与疾病活动风险增高有一定相关性。

◇妊娠合并SLE者中15%～50%妊娠前就已存在肾病变，妊娠期间狼疮肾炎的发作风险与妊娠时是否存在活动性肾病有关。SLE并发肾受累者，2/3将发展为子痫前期。

◇妊娠合并SLE的死亡原因常与狼疮肾炎相关，其他原因包括免疫抑制下发生机会感染、多器官衰竭和肺动脉高压等并发症。

◇活动期患者不适宜妊娠，至少病情稳定6个月以后（建议间隔12～18个月）再考虑妊娠。

系统性红斑狼疮对妊娠的影响

不良妊娠结局增加，涉及妊娠期各个阶段。

◇流产率19%～26%，死胎率1%～8%，比正常人群高2.5倍，主要与胎盘功能不全和胎儿生长受限有关。

◇狼疮患者中1/3合并抗磷脂抗体综合征（antiphospholipid antibody syndrome，APS），表现为抗磷脂抗体、狼疮抗凝物（LA）水平高，血栓形成和反复流产。

◇早产率极高，达20%～60%，补体水平低和血清AFP高者发生早产的风险增加；导致早产的因素包括子痫前期、胎盘早剥和胎膜早破。

◇狼疮患者易并发子痫前期，鉴别狼疮活动与子痫前期既重要又困难，因为子痫前期的治疗原则为终止妊娠，而狼疮活动需药物治疗。补体降低、抗ds-DNA抗体水平升高，以及尿沉渣出现红细胞管型更支持狼疮活动。

◇妊娠合并狼疮对胎盘的影响包括蜕膜血管病变如胎盘梗死、血栓形成、慢性绒毛炎和绒毛间纤维蛋白沉积等，总体造成胎盘功能不全。

◇导致不良妊娠结局的最主要因素是既往有不良孕产史，有不良孕产史者再发不良结局的风险增加4倍。

胎儿和新生儿狼疮

◇某些自身免疫抗体［抗Ro（SSA）和抗La（SSB）自身抗体］可通过胎盘导致胎死宫内或新生儿狼疮。

◇新生儿SLE（NLE）的临床表现包括皮疹、贫血、血小板减少、白细胞减少、肝功能指标水平升高和完全性先天性心脏传导阻滞（complete congenital heart block，CCHB）。

◇无症状但有抗Ro和抗La抗体的妇女分娩的婴儿10%～25%出现肝功能指标水平升高，但严重的肝功能障碍（肝大或黄疸）很少见。

◇母亲有抗Ro抗体的婴儿有16%出现特征性皮损，最常见的是脸部的环状炎性皮损或环状红斑。

◇有抗Ro或抗La抗体的狼疮患儿中只有1%～2%患CCHB，常不可逆，60%需要安装起搏器。

妊娠期新发SLE病例

占3%～10%，但通常病情严重，胎儿存活率只有50%～65%。

◇警示症状：关节炎或不能解释的发热、胸膜炎或心包炎，且尿蛋白水平高。

◇抗核抗体初筛，敏感性高特异性低。

◇症状诊断着重病史采集，11条具备4条即诊断成立（表1-7）。

表1-7　SLE症状诊断

症状	描述
1. 颊部红斑	固定红斑，扁平或高起，在两颧突出部位
2. 盘状红斑	片状高起于皮肤的红斑，黏附有角质脱屑和毛囊栓；陈旧病变可发生萎缩性瘢痕
3. 光过敏	对日光有明显的反应，引起皮疹，从病史中得知或医生观察到
4. 口腔溃疡	经医生观察到的口腔或鼻咽部溃疡，一般为无痛性
5. 关节炎	非侵蚀性关节炎，累及2个或更多的外周关节，有压痛、肿胀或积液
6. 浆膜炎	胸膜炎或心包炎
7. 肾脏病变	尿蛋白 > 0.5g/24h 或 + + + ，或管型（红细胞、血红蛋白、颗粒或混合管型）
8. 神经病变	癫痫发作或精神病，除外药物或已知的代谢紊乱
9. 血液学疾病	溶血性贫血，或白细胞减少，或淋巴细胞减少，或血小板减少
10. 免疫学异常	抗 ds-DNA 抗体阳性，或抗 Sm 抗体阳性，或抗磷脂抗体阳性（后者包括抗心磷脂抗体或狼疮抗凝物阳性或至少持续6个月的梅毒血清试验假阳性三者之一）
11. 抗核抗体	在任何时候和未用药物诱发"药物性狼疮"的情况下，抗核抗体滴度异常

妊娠期处理

◇早孕期：除常规检查外还应检测24小时尿蛋白和肌酐清除率，测定免疫抗体和补体。并发APS者应给予预防性肝素和小剂量阿司匹林。

◇增加产前检查密度，检测血压和尿蛋白，30周后即可行NST，36周后每周做两次。利用超声检查估计胎儿生长情况。

◇妊娠期狼疮发作的治疗以增加糖皮质激素剂量及使用免疫抑制剂为主。

◇妊娠期需要使用皮质激素者，在临产或剖宫产时推荐使用应激剂量。

◇预防性或治疗性抗凝者，会影响麻醉方式的选择。

◇常用药物

➤ 肾上腺皮质激素：是治疗的主要药物也是紧急抢救的首选药物，泼尼松在妊娠期广泛使用，对胎儿无明显副作用。

➤ 硫酸羟氯喹：通常对皮肤及关节受累的治疗有效，且不断有研究提示其对胎儿无明显副作用。

➤ 非甾体抗炎药（NSAID）：妊娠早期可用于治疗关节痛，妊娠晚期顾虑羊水过少和胎儿动脉导管狭窄不建议使用。

➤ 免疫抑制剂：除特殊需要外，应尽量避免使用。

  ✓ 环磷酰胺早孕期暴露有致畸作用，妊娠中、晚期暴露可导致产出低体重儿。

  ✓ 甲氨蝶呤有致畸性，并可导致流产。

  ✓ 硫唑嘌呤不致畸，但可以造成新生儿的免疫抑制。

◇肝素：合并APS和有胎盘血管阻塞导致死胎史者可应用，需要监护凝血功能。

◇终止妊娠的方式，除产科指征和胎儿因素外，一般可以经阴道分娩。如抗Ro和抗La抗体阳性，一般在妊娠39周前终止妊娠。

妊娠合并急性阑尾炎

◇妊娠期阑尾位置的变化：向外、向上、向后。

◇妊娠期阑尾炎的特点：炎症不易包裹与局限，穿孔继发弥漫性腹膜炎较非妊娠期多1.5～3.5倍。

◇处理

➤ 妊娠期急性阑尾炎不主张保守治疗，应在积极抗炎的同时，立即手术。

➤ 继续妊娠者，阑尾切除后最好不放置引流管，术后继续抗炎并结合孕周给予相应的保胎药。

➤ 剖宫产同时行阑尾切除术者，适宜做腹膜外剖宫产，有利于保护子宫切口；如阑尾穿孔继发腹腔积脓，则术后应留置腹腔引流，酌情还可留置切口的皮片引流。

妊娠合并急性胰腺炎

◇表现　妊娠合并恶心、呕吐、腹痛，可有发热等。

◇注意　早期及轻者常被忽略，误诊为妊娠反应或先兆早产等，对于这类患者，行血清胰淀粉酶、脂肪酶检查容易诊断。

◇处理 禁食水、补液、抑制胰腺分泌、抗炎治疗。

妊娠合并泌尿系结石

◇妊娠与泌尿系结石的相互影响 妊娠不增加泌尿系结石的发生率，对其病程影响不大，但泌尿系感染的发生率明显增高，且感染不易控制。

◇处理

➢ 多饮水，保持日尿量2000～3000ml以上配合利尿解痉药。

➢ 必要时可以使用超声体外碎石。

➢ 应加强胎儿监护，防止早产。

对于卵巢肿瘤合并妊娠的诊疗意见

◇早孕超声检查有助于早发现卵巢肿瘤。

◇CA125在妊娠期可能升高。

◇临床考虑为良性肿瘤者，在妊娠期可以选择观察，如手术，建议在妊娠中期进行。任何卵巢囊肿剥离后，均要求台下剖视，送病理检查。如为恶性肿瘤，根据恶性程度，考虑保留生育功能的可行性，决定手术范围，继续辅以化疗和放疗。

◇恶性肿瘤者，结合妊娠不同时期的胎儿可活性，肿瘤进展和复发的可能性，权衡处理方案。

◇剖宫产中探查双附件，及时发现肿瘤并处理。

◇在妊娠终止前化疗或放疗，对早期妊娠来说有致畸危险；对中晚期妊娠来说可能造成FGR，远期影响尚待研究。

◇注意妊娠期卵巢和腹膜可能出现的瘤样病变，须借助病理检查予以鉴别，避免不必要切除卵巢或其他大手术。

妊娠合并的卵巢瘤样病变

◇妊娠黄体瘤（luteoma of pregnancy）：多见于临近足月和足月时，常为双侧、多结节外观，镜下主要见充满丰富嗜酸性胞质的大细胞；因常见有丝分裂象，可被误诊为恶性肿瘤。

◇超黄体反应（hyperreactio luteinalis）：妊娠各期均可见，几乎均为双侧、多囊，并伴有HCG异常升高。

◇大型孤立的黄素化的滤泡囊肿（large solitary luteinized cyst of pregnancy and puerperium）：见于足月妊娠，单房巨大囊肿，平均最大直径可达25cm。

◇滤泡下颗粒细胞增生（infrafollicular granulosa cell preliferations）。

◇异位蜕膜（ectopic decidua）。

◇息肉样结节。

策略：术中送冷冻切片病理检查，确诊后再决定手术范围。

妊娠合并卵巢恶性肿瘤

◇极少见，为1/（8000～20 000）（Michael，1989）。

◇妊娠，特别是足月妊娠，对卵巢癌的发生有明确的保护作用，排卵年的增加可使发病危险增加。

◇合并妊娠的卵巢恶性肿瘤，多在早期被发现，预后较好；1000例分娩中0.018例合并卵巢癌。

◇CA125在妊娠早期和产后不久都可能升高，通常在75～150U/ml，多由妊娠引起。但妊娠15周至分娩前的CA125作为上皮性卵巢癌的标志物可能是有参考价值的，因为此阶段CA125一般不会显著升高。

AFP在妊娠期可以显著升高，但当AFP高于1000ng/ml，特别是高于10 000ng/ml时仍应考虑内胚窦瘤；胎儿神经管缺陷者AFP通常低于500ng/ml。

◇上皮性癌

➤约一半为低度恶性潜能，但可能因为细胞核增大、细胞大小不均和多灶性微浸润而被误诊为较高侵袭性癌。

➤妊娠期卵巢恶性肿瘤，即使为早期，手术应以切除附件为宜而不宜剔除。

➤如为Ⅰa期，可保守手术，但应全面探查，术后是否化疗应根据组织学类型确定。

➤如为Ⅱ期以上，应以治疗恶性肿瘤为主，手术以减瘤为目的，但是否切除子宫终止妊娠，可根据患者的实际孕周和胎儿成熟度等综合考虑。也可以在化疗后和成功完成妊娠后实施二次减瘤术。

◇生殖细胞肿瘤：3/4为无性细胞瘤，多数为单侧，10%～15%为双侧。应争取时间，及早进行治疗，手术及化疗后仍有再妊娠的机会；如为妊娠晚期，胎儿近成熟，患者要求保留胎儿，可考虑暂缓手术，但要及早化疗。

注：无性细胞瘤恶性程度较低，如为Ⅰa期，可单行一侧附件切除，继续妊娠，必要时产后进行化疗；如为Ⅱ/Ⅲ期，治疗原则同前。

◇颗粒细胞瘤和Sertoli-Leydig细胞瘤：也见于妊娠，因低度恶性，应尽量行保守治疗，保留生育功能和妊娠。

妊娠合并子宫肌瘤

◇妊娠合并子宫肌瘤通常采取"保守"和"观望"的策略。

◇妊娠合并肌瘤的常见并发症为妊娠期肌瘤红色变性，但保守治疗常可缓解。

◇剖宫产术中同时行肌瘤剔除的平均出血量为340ml，比一般单纯剖宫产增多100～200ml。

◇子宫肌瘤不是剖宫产指征，肌瘤造成产道梗阻时应行剖宫产。

◇妊娠合并子宫肌瘤者，分娩时建议备血。

妊娠合并宫颈病变

◇多数患者在宫颈癌早期就已被诊断。如孕妇近年未行液基薄层细胞学检查（TCT），妊娠期建议行TCT，但先兆流产或胎盘位置较低者暂不检查。

◇妊娠期阴道镜检查的适应证更为严格。有时需要在大手术室进行，术后住院观察。

◇20岁以下女性，人乳头瘤病毒（HPV）感染率高、细胞学检查结果显示ASCUS或低度鳞状上皮内病变（LSIL）的自发缓解率为90%，极少发展为浸润癌，因此可以省略妊娠期阴道镜检查，但产后应再次行细胞学检查。

◇20岁以上的妊娠期ASCUS和LSIL处理可与非妊娠期一致，但可以根据孕周将阴道镜检查推迟至产后至少6周。

◇但对细胞学检查ASC-H和高度鳞状上皮内病变（HSIL）者仍建议行妊娠期阴道镜检查，如果阴道镜检查提示没有宫颈上皮内瘤变CIN Ⅱ～CIN Ⅲ或癌者，应在产后再行细胞学和阴道镜检查，但不宜早于产后6周。阴道镜检查怀疑CIN Ⅱ～CIN Ⅲ或癌的患者应行活组织检查。几乎所有妊娠期阴道镜检查提示HSIL者产后复查时仍存在HSIL，但有约50%病例在产后6个月内病变消退。因此，妊娠合并CIN Ⅰ～CIN Ⅲ，HPV阴性者常可以等到产后42天复查宫颈刮片及HPV再决定下一步治疗。

◇妊娠早期阴道镜检查不满意者，可在6～12周后复查阴道镜，这时移行带外移可有助于诊断。对妊娠女性不宜进行颈管搔刮术。

◇妊娠期因血供增多、未成熟化生上皮对乙酸的反应增大，可能类似非典型增生性病变。也可能早期宫颈病变被误诊为鳞柱交界处外翻或宫颈蜕膜化反应。因此，妊娠期阴道镜检查需要有经验的医师进行。

◇在确诊将会改变分娩时机和分娩方式的情况下，应行宫颈锥切术。切除方法建议为"硬币形"，锥高达1cm即可。

◇妊娠期可疑宫颈浸润癌但没有足够证据证实者，可以继续妊娠，待分娩后

6 ～ 12 周再进行复查。

妊娠合并细菌性阴道病

◇不主张对无症状的早产低危孕妇进行常规的细菌性阴道病筛查和治疗。

◇对于有症状的妊娠期细菌性阴道病在任何阶段均应进行治疗。

◇目前认为，甲硝唑在妊娠期用药属于B类，但也应交代甲硝唑治疗的利弊，做到知情同意。

◇妊娠期可使用阴道益生菌制剂，对改善阴道微环境、预防感染有帮助。

妊娠合并人类免疫缺陷病毒 (HIV) 感染

◇预防HIV从母体到胎儿或新生儿的垂直传播，是HIV感染孕妇保健的主要目标。

◇垂直传播在妊娠早期、妊娠晚期、临产/分娩和哺乳过程中均可发生。

◇危险因素：母体病毒的负荷高（每毫升大于1000拷贝）、临床晚期HIV疾病、CD4$^+$细胞计数少、破膜时间长、早产或低出生体重、有胎儿暴露于母体血液的危险事件发生，以及母体有性传播疾病、绒毛膜羊膜炎、妊娠期无保护性行为和妊娠期静脉使用毒品等。

◇产前抗反转录病毒治疗可明显减少HIV的垂直传播，齐夫多定（叠氮胸苷，ZDA）是目前推荐的预防性药物，按以下方案使用。

➤产前：从妊娠14 ～ 34周开始，口服齐夫多定100mg，一日5次。

➤产时：2mg/kg齐夫多定静脉输注（1小时），以后按每小时1mg/kg输注，治疗后3小时达到有效水平。

➤产后：新生儿出生后立即给予每天4次2mg/kg齐夫多定，共6周。孕周小于34周的新生儿，口服或静脉每12小时给予1.5mg/kg，共2周，然后增加到每8小时2mg/kg，直到产后6周。

◇产后治疗：在发达国家避免哺乳，在发展中国家，哺乳对胃肠道的益处可能超过垂直传播的风险。

◇分娩方式影响HIV的垂直传播率，应考虑的因素包括病毒负荷和患者的愿望。美国妇产科医师协会建议如下。

➤测定血浆HIV负荷的基础水平，并且每3个月复查一次，或随诊治疗后的变化，以最近一次结果来决定分娩方式。

➤对病毒负荷大于每毫升1000拷贝的孕妇，建议进行择期剖宫产，以减少垂直传播的风险。

➤剖宫产安排在妊娠38周，以减少自然临产或破膜的风险。

➤如果发生临产或破膜，剖宫产与阴道分娩相比传播风险不减少。

> ➤ 认真核对和计算孕周，以计算剖宫产日期。要尽可能避免羊水穿刺检查。
> ➤ 所有剖宫产都要预防性应用抗生素。CD4$^+$细胞计数极低的妇女，感染风险尤其大。
> ➤ 术前患者的健康状况影响与剖宫产有关的产妇患病率。决定要因人而异。
◇应对所有孕妇尽早提供妊娠期HIV检查，对有高危因素的妇女，应考虑在妊娠中期到妊娠晚期及哺乳期重复检查。

妊娠期皮肤病

妊娠期皮肤病见表1-8。

表1-8　妊娠期皮肤病

疾病	发病率	发病期	皮疹特征	皮疹部位
妊娠特发性瘙痒性荨麻疹性丘疹并妊娠斑（PUPPP）	1/130	初孕的晚孕期（过快、过度体重增加，皮肤伸展）	红色丘疹（5～10mm）；斑疹；微小水疱（多形性红斑）	妊娠纹→大腿、臀位→乳房、上肢（脐周少见）
妊娠瘙痒症	—	各妊娠期	红斑结节、丘疹	多见于四肢、腹部少见
妊娠瘙痒性毛囊炎（PFP）	—	妊娠中、晚期	无菌红斑；毛囊脓疱和丘疹	全身
妊娠期天疱病（自身免疫性）	1/50 000	妊娠中、晚期（平均21周）	红斑上有大、小水疱，不易破	腹部→躯干、四肢远端（脐周常受累）
妊娠期肝内胆汁淤积症（ICP）	—	妊娠晚期	无特异性皮损，搔抓性擦伤和（或）水疱，可继发感染，胆汁酸升高→瘙痒→黄疸等	手掌、足掌→肢体近端→甚至面部
疱疹性脓疱病（妊娠期脓疱性银屑病）	—	妊娠晚期	脓疱散布在红斑边缘，易破，可有全身症状：恶心、呕吐、腹泻、低钙血症等	腹股沟、腋窝、颈部→外周扩散

◇尽管症状明显，除ICP外，通常与孕妇和胎儿的妊娠结局不良风险无关。
◇可引起瘙痒但无原发皮肤病变的全身疾病还包括甲状腺疾病（甲减或甲

六)、缺铁性贫血和肾脏疾病等。

◇请皮肤科会诊的"绝对"指征

➢皮肤出现"水疱"。

➢黏膜病变。

➢日光灼伤样红斑。

➢皮肤剥脱。

◇治疗：定期和频繁应用局部糖皮质激素，对于严重病例（包括大部分天疱病和脓疱病）考虑全身用药［0.5mg/（kg·d）］。

◇大多数皮肤外用糖皮质激素很少被吸收，妊娠期应用总体上是安全的，但应注意其潜在的使皮肤变薄和引起伸展性皮纹的作用，尤其是腋窝、乳房下等部位。

◇超强效0.05%丙酸氯倍他索可引起可逆的下丘脑–垂体轴抑制，使用应受限：<50g/周，疗程<2周。

◇糖皮质激素的孕期用药分级为"C类"，其中泼尼松和氢化可的松容易受胎盘11β-脱氢酶的作用而失活，对胎儿影响小，在妊娠期被广泛应用，而地塞米松只适用于促胎肺成熟。哺乳期可服用可的松，其仅微量入乳。

分娩期并发症

胎膜早破（premature rupture of membrane）

◇发生率为2%～17%（平均为8%），早产胎膜早破者占20%～40%。

◇急诊入院待产，胎头未衔接者绝对卧床，未足月者尤其注意抬高臀部，以侧卧为宜。

◇每日监测体温和血常规，及早发现感染征象。

◇定期胎心监护，及早发现由羊水减少、脐带受压引起的胎儿宫内窘迫。

◇破膜12小时无临产征象，给予预防性口服抗生素，产后仍应用药。

◇若有羊膜炎，应设法尽早终止妊娠，不考虑孕周。

◇如无感染征象

➢足月破膜者，破膜后2～12小时仍无临产迹象，缩宫素静脉滴注引产。

➢未足月破膜者

✓≥36周，按足月胎膜早破原则处理。

✓34～36周，估计胎儿体重和肺成熟情况，给予相应处理。

✓≤34周。

- ■胎儿可活，用药促胎肺成熟，在无感染的情况下延长孕周。
- ■胎儿可活性差，经产科和儿科医师共同咨询，知情选择。
- ■给予双联抗生素：建议头孢菌素＋阿奇霉素（静脉用头孢菌素2天、口服5天）。

脐带脱垂（prolapse of cord）

◇真正的产科急症！
◇发生率
  ➢头先露占0.4%。
  ➢单臀位占0.5%。
  ➢完全臀位占4%～6%。
  ➢足先露占15%～18%。
◇快速识别和处理步骤
  ➢快速阴道检查，以目视或触诊来诊断，唯一的线索可能是破膜后出现的不同程度的胎心减速。
  ➢评估宫颈扩张和分娩状态，如阴道分娩比剖宫产更快更安全，可迅速采用产钳或胎吸或臀位助产结束分娩。
  ➢如不能马上行阴道分娩，应准备剖宫产，立即将产妇置于过度的Trendelenburg位（垂头仰卧位）或膝胸卧位，将胎儿先露部用力而小心地上推出骨盆，以减少脐带受压；如已临产，可用宫缩抑制剂。
  ➢切不可尝试将脐带再塞入宫腔内，此做法是徒劳的。
  ➢在持续尽力托住先露以免压迫脐带的同时，马上行剖宫产。
◇预防
  ➢先露高时，不要做人工破膜！
  ➢非做人工破膜情况下，应在双重准备下行针刺破膜！
  ➢院外破膜后如确认脐带脱垂，应在转运途中采取并保持膝胸卧位，抬高臀部！
  ➢促宫颈成熟治疗、引产、羊膜腔灌注及破膜术本身并不增加脐带脱垂的风险！

胎位异常

枕后位（occipito-posterior position）

◇5%～10%的枕后位不出现自发旋转，导致持续枕后位。
◇持续枕后位与枕前位的分娩过程无显著区别，围生期死亡率和新生儿评分无大差别，但会阴撕裂和外阴侧切伤口延长的发生率增加。

◇临床特点

➢ 背痛，或"背部临产"是枕后位的临床标志。

➢ 不对称扩张，宫颈前唇持续不消失。

➢ 阴道检查胎儿囟门位置可帮助诊断。

◇持续性枕后位阴道分娩的五种可能性

➢ 自然分娩，占45%。

➢ 徒手旋转。

➢ 负压助产。

➢ 产钳分娩。

➢ 产钳旋转，很少使用。

臀先露（breech presentation）

◇分类

➢ 单臀位占45%～50%。

➢ 完全臀位占10%～15%。

➢ 足位占35%～45%。

◇臀位经常和早产有关，随临近预产期，臀位的发生率下降到3%～4%。

◇姿势处理

➢ 膝胸卧位15分钟，一天3次，连续5天。

➢ 抬高臀部，头低仰卧位10分钟，一天1～2次，其间建议孕妇摇晃骨盆。

◇外倒转术（external cephalic version）

➢ 是公认的臀先露产前处理的方法。

➢ 成功率平均为58%，37周后成功率大大降低。

➢ 禁忌证：多胎妊娠、胎心监护异常、子宫 – 胎盘功能不全、子宫畸形、前置胎盘或无法解释的出血及母体疾病，如心脏病或子痫前期。

➢ 较普遍的并发症是胎儿心动过速或减速，占40%，通常自行缓解或停止操作后改善。

➢ 在行外倒转术前，必须做好紧急剖宫产的准备。

◇阴道助产的指征

➢ 单胎，单臀或混合臀位。

➢ 孕龄≥36周（早产儿的胎头相对较大且脆弱，不宜阴道助产）。

➢ 胎儿体重2500～3500g。

➢ 无胎头仰伸。

➢ 母体骨盆，特别是内骨盆无异常，估计胎儿能顺利通过。

> ➢ 无其他剖宫产指征。
◇ 臀位分娩的并发症
> ➢ 胎儿手臂上举,妨碍胎头分娩。
> ➢ 后娩的头被宫颈卡住。

面先露 (face presentation)

◇ 胎儿必须旋转成颏前位方有可能娩出,持续颏后位需剖宫产。

◇ 试图用手法将面先露转为顶先露或将颏后位转为颏前位的做法已经过时且很危险。

◇ 绝对禁止使用胎吸和头皮电极内监测,以免伤及面部。

◇ 使用缩宫素应格外谨慎,通常认为其是禁用的。

◇ 建议开大会阴切口。

◇ 应使父母有新生儿可能有面部淤伤和水肿的思想准备,但告知其恢复很快。

肩难产 (shoulder dystocia)

发生率

新生儿出生体重2500 ~ 4000g,为0.3%;4000 ~ 4500g,为5 ~ 7%。其中≥50%发生于正常体重儿。

高危因素

◇ 肩难产史。

◇ 妊娠期糖尿病。

◇ 过期妊娠。

◇ 巨大儿。

◇ 母亲身材矮小。

◇ 妊娠前及妊娠期超重或体重增加过多。

◇ 骨盆解剖异常。

◇ 第一产程延长或产程停滞。

◇ 第二产程长。

◇ 第二产程胎头原地拨露。

◇ 阴道器械助产等。

并发症

◇ 新生儿
> ➢ 臂丛神经损伤。
> ➢ 锁骨骨折。

> 肱骨骨折。
> 胎儿酸中毒。
> 缺氧性脑损伤。

◇母亲

> 软组织损伤。
> 肛门括约肌损伤。
> 产后出血。
> 子宫破裂。
> 耻骨联合分离。

预防

◇控制血糖。

◇控制妊娠期体重。

◇改变体位或McRobert位分娩（可减少40%的肩难产）。

◇借助胎头的冲力娩前肩。

识别

◇胎头在会阴部伸缩（"乌龟征"）。

◇轻轻牵拉不能娩出。

◇规范操作——HELPERR口诀。

H（help）：呼救求助。

E（evaluate for episiotomy）：评估是否侧切。

L［legs（McRobert's maneuver）］：抬高双腿，使其尽可能接近腹部。

P［pressure（suprapubic）］：手法同心肺复苏，30～60秒。

E（enter the vagina）：手进入阴道。

a.Rnbin 操作法，胎前肩的后部推肩胛骨使肩内收。

b.Woods 操作，从胎前肩的后方顺时针将胎肩推至斜径。

c.反向Woods旋转。

R［roll the patient（two hands and knees）］：指导产妇翻转身体（双手和膝盖着地）。

R（remove the posterior shoulder）：移出后肩。

最后几招

◇断锁骨。

◇Zavanelli手法

> 胎头复位后紧急剖宫产。
> 需要麻醉、手术人员并给予宫缩抑制药。

➢ 如果脐带已钳夹或剪断，不可施行！

◇松弛肌肉。

◇经腹子宫切开；经腹解脱嵌顿后从阴道分娩。

◇耻骨联合切开。

子宫破裂

病因

瘢痕子宫、胎头下降受阻、缩宫素使用不当、产科手术损伤。

分类

自发性破裂、损伤性破裂；完全性破裂、不完全性破裂。

临床表现

◇先兆子宫破裂　病理缩复环、产妇烦躁、下腹剧痛、排尿困难、血尿。

◇子宫破裂

➢ 完全性：产妇剧痛、宫缩骤然停止、产妇休克。

➢ 不完全性：多见于剖宫产瘢痕裂开。

➢ 子宫后壁破裂诊断更为困难。

处理

◇先兆子宫破裂　立即抑制宫缩、吸氧、备血、尽快剖宫产。

◇子宫破裂　积极抗休克的同时，尽快手术。

产后出血（postpartum hemorrhage）

概况

产后出血占孕产妇死亡率的首位（据美国资料）。

◇"4T"记忆法——导致产后出血的特异性原因见表1-9。

表1-9　"4T"记忆法

4T	特异性原因	相对频度
张力（tone）	宫缩乏力	70%
损伤（trauma）	宫颈、阴道及会阴撕裂	20%
	盆腔血肿	
	子宫内翻	
	子宫破裂	
组织（tissue）	组织残留；胎盘植入	10%
凝血酶（thrombin）	凝血机制异常	1%

预防措施

◇产前纠正贫血。

◇只在胎心异常或会阴过紧影响分娩时才考虑会阴侧切。

◇第三产程以"主动处理"代替"期待处理"。

　　"主动处理"包括在娩出前肩时即给予缩宫素，胎儿娩出后积极地、有控制地牵引脐带。这一方法可将产后出血量减少2/3，还不会增加手法剥离胎盘的需要！

◇完成分娩记录后，重新检查产妇的生命体征和阴道出血情况，旨在发现第三产程可能会被忽略的慢性、持续的出血。

需要手术干预的主要原因

◇DIC：手术以部分切除子宫为佳。

◇子宫血管畸形或瘘"开关式"反复发作，栓塞的成功率为50% ～ 80%。

◇胎盘因素：以全子宫切除为主。

◇子宫肌瘤。

◇子宫裂伤。

　　注：子宫动脉栓塞除胎盘残留外治疗产后出血无绝对禁忌，在无把握确认外漏部位的前提下，主张双侧栓塞。

产科子宫切除

◇急症　最常见原因为胎盘植入。

　　注：争取部分切除。

　　产后出血的治疗步骤（图1-1）：

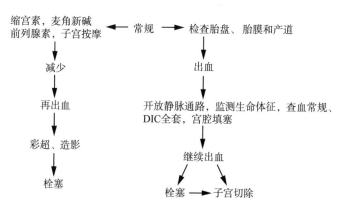

图1-1　产后出血的治疗步骤

附：北京协和医院产科拟订的产后出血性休克紧急处理常规

◇建立快速静脉通路，尽量做大静脉穿刺，必要时做静脉切开。

◇准确估计出血量。

◇扩容治疗：首选含钠液等，配血，依出血量输血。

◇导尿、心电监护。

◇止血治疗

➤加强宫缩：按摩、缩宫素、卡前列素氨丁三醇/卡贝缩宫素。

➤药物：巴曲酶、氨甲环酸等。

➤剖宫产术中

✓宫缩乏力：B-Lynch缝合。

✓前置胎盘：缝合出血点、宫腔填塞、血管结扎。

➤阴道分娩：宫腔填塞，必要时行子宫动脉栓塞。

➤部分子宫/全子宫切除。

◇出血性休克纠正的指标

➤出血停止。

➤收缩压＞90mmHg。

➤中心静脉压回升至正常。

➤脉压＞30mmHg。

➤脉搏＜100次/分。

➤尿量＞30ml/h。

➤血气分析正常。

➤一般情况良好，皮肤温暖红润、静脉充盈、脉搏有力。

◇其他：头低位、保暖。

◇通知家属，交代病情。

羊水栓塞（amniotic fluid embolism，AFE）

◇发生率虽低（1/20 000），但死亡率极高（70%～80%），其中约有一半死于发病1小时之内。

◇相关因素

➤经产妇较初产妇易发生。

➤多有胎膜早破或人工破膜。

➤常有使用宫缩剂引产或加强宫缩史。

➤急产或宫缩过强、过密。

➤胎盘早剥。

> 胎儿宫内窘迫或胎死宫内。

> 早产或过期产者。

> 有子宫破裂或手术产史。

> 羊水浑浊有胎粪者。

> 双胎分娩（无论是阴道分娩还是剖宫产）。

◇往往先表现为一过性的呼吸窘迫，突发心力衰竭，而后主要表现为来势汹涌的出血；30%发生抽搐。

◇羊水栓塞的处理主要是支持治疗，应用积极的强化处理手段后，总体死亡率为26.4%。

◇应急处理原则

> 纠正呼吸循环衰竭

✔ 加压给氧。

✔ 纠正肺动脉高压应用阿托品、氨茶碱等。

✔ 防止心力衰竭，"扩冠状动脉→强心肌→营养心肌"。

> 抗过敏：地塞米松、异丙嗪等。

> 抗休克："建通路→升血压→纠正酸中毒"。

> 防治DIC：应用肝素等。

> 防止肾衰竭。

> 产科处理。

注：缩宫素在产妇休克情况下失去药效，且可能加重羊水成分进入血液循环；及时切除子宫，术后确保引流（因为休克手术中可能不出血，待纠正后创面可能广泛渗血，另外抢救中的大量补液使组织迅速水肿，术后将一过性大量渗出，所以阴道残端、腹腔和切口均应留置引流）。

> 正确使用抗生素。

附：北京协和医院产科考虑羊水栓塞情况下的临床处理建议

临产前、产时或产后出现呛咳、发绀或苍白、出血甚至休克，应首先考虑诊断为羊水栓塞。宜一边诊断，一边组织抢救，分秒必争。哪怕是过度诊断，也不能忽略任何一个可能为羊水栓塞的患者。疑诊时应立即做以下处理：

◇病情报告

> 心电、血压、氧饱和度监测。

> 向上级医师、科领导报告病情，并开启院内抢救应急预案。

> 向患者家属交代病情。

> 请麻醉科、内科、ICU大夫会诊并协助抢救。

◇第一阶段抢救措施（10分钟内）

> 面罩加压给高浓度氧，或维持正压给氧。如果患者昏迷，即刻行气管插管。

> 迅速建立至少两条静脉通路，至少有一条为套管针。同时取血样配血1000ml，查血常规、凝血功能和3P试验。

> 降低肺动脉压可选择以下其一：

　✓ 酚妥拉明：20mg静脉滴注，速度为0.3mg/min。

　✓ 乌拉地尔：25mg静脉滴注。

　✓ 氨茶碱：250mg加入5%葡萄糖溶液20ml中缓慢静脉注射。

　✓ 罂粟碱：首剂为30～90mg/d，加入5%葡萄糖溶液250～500ml中静脉滴注。可直接作用于平滑肌，缓解肌张力，降低肺动脉压力。

> 氢化可的松：500mg加入5%葡萄糖溶液静脉滴注。

> 毛花苷C：0.2～0.4mg加入5%葡萄糖溶液20ml静脉注射或加入茂菲滴管内。

> 肝素：宜尽早使用，0.5～1mg/kg，50mg加入葡萄糖溶液100ml中迅速滴注，而后100～200mg缓慢滴注或每4～6小时给药一次。

> 多巴胺：10～20mg加入葡萄糖液中静脉滴注，根据血压调整剂量。

> 晶体液：根据血压调整补液量。

◇第二阶段抢救措施（10分钟至1小时）

> 有条件的情况下，请ICU医生配合行血流动力学监测。从中心静脉导管中获取血样标本准备行羊水成分的检查。

> 查血气，重复检查血常规、凝血功能和3P试验。

> 宫口未开或不全，准备行急诊剖宫产（产房中），迅速终止妊娠。

> 联系新鲜血，新鲜冰冻血浆、血小板、纤维蛋白原等备用。

> 碳酸氢钠：5%溶液200～300ml静脉滴注，根据血气分析结果调整用量。

> 抗纤溶治疗，用于DIC晚期。

　✓ 抑肽酶：8万～12万U，静脉注射，以后每2小时注射1万U。

　✓ 氨甲环酸：0.5～1g，每日用2～3次。

　✓ 6-氨基己酸和氨甲苯酸。

◇第三阶段抢救措施（1小时后）　防止肾衰竭。

> 呋塞米：40～100mg静脉注射。

> 甘露醇：250ml静脉滴注，0.5小时内滴完。

> 依他尼酸：50～100mg静脉滴注。

专科操作技术

药物引产

◇适用于宫颈条件未成熟者（Bishop评分＜6分）。

◇禁忌证

> 已经开始分娩时。

> 已经破膜者。

> 正在使用缩宫素者。

> 当患者不能耐受持续性强宫缩时，如子宫大手术史、宫颈手术史。

> 可疑胎儿宫内窘迫。

> 经产妇。

> 正患有盆腔炎性病变者。

> 对前列腺素（PG）过敏或存在前列腺素禁忌证者。

> 多胎妊娠等。

◇以下情况应取出药物

> 出现每3分钟一次的规律宫缩。

> 自然或人工破膜。

> 出现子宫过度刺激或强直性宫缩的迹象。

> 胎儿宫内窘迫。

> 出现明显的前列腺素副作用。

> 静脉给缩宫素前。

> 用药12～24小时无效。

◇取药时再次评估宫颈条件。

缩宫素应用程序

◇缩宫素：

缩宫素也称催产素，是一种肽类激素，由垂体后叶分泌。产科缩宫素应用包括引产、产程中加强宫缩、产后促进宫缩。

◇缩宫素引产及产程中加强宫缩

> 开始点滴前，先检查患者血压、心率、宫缩、胎心、宫颈条件，并记录。

> 目标为宫缩频率达到10分钟内3次，每次宫缩不超过1分钟。宫缩过

频（10分钟内达到5次以上）或过强，应减少滴速或浓度，甚至停用缩宫素。

➤5%GS 500mL ＋缩宫素1 ～ 2IU，从1 ～ 2mIU/min（8 ～ 10滴/分）开始，每15分钟增加1 ～ 2mIU/min，直至规律宫缩。合并糖尿病的孕妇使用生理盐水。

➤宫缩不满意可以增加浓度，至2.5IU，40滴/分。

➤缩宫素点滴过程中每15分钟检查宫缩及胎心情况，高危孕妇可持续胎心监护，第二产程应缩短检查间隔。

缩宫素引产的孕妇，如临产，按临产观察处理。

器械助产的指征和前提条件

产妇指征

◇产妇衰竭，不能用力。

◇药物引起的痛觉缺失（硬膜外麻醉）。

◇产妇疾病，需缩短第二产程（心脏病或颅内病变）。

◇出血。

母－胎指征

◇相对头盆不称。

◇胎位异常（枕后位或枕横位）。

◇先露异常（面先露——产钳）。

胎儿指征

◇第二产程中任何提示胎儿宫内安全受到威胁的情况。

◇胎心监护结果异常。

前提条件

◇头顶先露。

◇宫颈充分扩张。

◇破膜。

◇没有绝对头盆不称。

◇如果进展不顺利愿意放弃助产。

胎头吸引术（vacuum extraction）

◇最好先露在＋3以下。

◇术前常规听胎心，导尿。

◇查胎方位、囟门位置。

◇放置吸引器时，避免吸入宫颈或阴道壁。

◇负压从100mmHg开始，注意逐渐上升，不得超过480mmHg。

◇应按产轴方向牵引，与宫缩同步，不宜用力过猛，避免滑脱。

◇牵引时间不宜过长，15分钟不成功时，应考虑其他方式分娩。

◇新生儿并发症：胎儿头皮水疱，皮下出血，10% ～ 30%头皮血肿，新生儿黄疸加重，视网膜出血，帽状腱膜下血肿，头骨骨折，颅内出血等。

◇产妇并发症：主要是软产道损伤等。

◇禁忌证

➢早产——孕周小于34周的胎儿，脑室内出血的危险性大。

➢臀先露、面先露、颏先露和横位。

➢宫颈扩张不全。

➢头盆不称。

➢胎头未衔接。

➢需要额外的牵引力——吸引器的牵引力有限。

◇使用方法——ABCDEFGHIJ

A（ask/address/anesthesia）：请求帮助，告知患者，麻醉是否够（通常局部麻醉即可）？

B（bladder）：排空膀胱。

C（cervix）：确认宫颈扩张完全。

D（determine）：确定胎位，考虑有无肩难产的可能，回顾HELPERR原则。

E（equipment-extractor）：确认器械和负压吸引器准备就绪，并有助手在场。

F（fontanel）：根据后囟位置，放置吸引器头于矢状缝上。

注："俯屈点（flexion point）"在矢状缝上后囟前方约3cm处。

G（gental）：轻柔牵拉，持续沿产轴方向用力。

H（halt）：宫缩间期暂停牵引。

注：如果吸引器滑脱3次或三阵宫缩产程无进展，应停止吸引器助产。

I（incision）：判断是否需要外阴切开。

J（jaw）：当可触及胎儿颌骨时放松负压装置，撤下吸引器。

优点

◇应用简便。

◇自动顺应产轴。

◇胎头受力小。

◇宫颈和阴道裂伤小。

◇胎头位置不明确时也能应用。

产钳术（application of obstetric forceps）

低位产钳

胎头骨质部最低点已达会阴部，矢状缝在骨盆出口前后径。

中位产钳

胎头骨质部已达坐骨棘水平或稍下方。

Dennen：低中位产钳（特指一种低中位产钳）。

胎头双顶径已达坐骨棘水平或低于此平面，胎头在无宫缩时距会阴仅一指宽，即胎头下降位置约＋3。

注：手指伸入阴道，触查胎头骨质部距阴道口2cm左右，一般行产钳术不会遇到困难。产力不佳，产妇和胎儿情况均好，胎头双顶径已达＋1、＋2，可慎重滴注缩宫素，宫缩加强后，一般胎头会下降而短期内经产钳顺利分娩。如本身宫缩良好，胎头短期内不进展者，即使胎头已达＋1、＋2，也最好行剖宫产，尤其对于使用产钳经验较少者，更应当机立断。

高位产钳

现已不用。胎头双顶径在骨盆入口以上，胎头骨质部完全在入口以上或仅以小部分通过入口平面。

1988年美国妇产科医师协会修订产钳分类如下。

◇出口产钳　无须分开阴唇即可见到胎头，头颅已达盆底，矢状缝为前后径或枕前/后径，旋转＜45°。

◇低位产钳　头颅已达＋2以下，胎头旋转＞45°。

◇中位产钳　胎头已衔接，颅顶在＋2以上。

"衔接"指胎头双顶径进入骨盆入口平面，颅骨最低点接近或达到坐骨棘水平。

操作规范

初学者可采用"ABCDEFPFSGHIJ"缩写记忆。

A（ask for help，address the patient，anesthesia adequate）：寻求帮助，告知患者，充分麻醉。

B（bladder empty）：排空膀胱。

C（cervix must be completely dilated）：宫颈充分扩张。

D（determine position of fetal head，think of shoulder dystocia）：确定胎头位置，警惕肩难产。

E（equipment ready）：准备好器械。

F（forceps ready）：产钳到位。

确定"安全位置"：

P（posterior fontanelle）：后囟应位于两杆之间，杆平面上1cm处。

F（fenestration）：缝隙不应超过一指尖。

S（suture）：人字缝应在两叶片上缘之上，并与之等距。

G（gental traction）：轻柔牵拉。

H（handle elevated to follow the "J" shaped pelvic curve）：按骨盆"J"曲线路线上提产钳把手。

I（evaluate for incision or episiotomy，when the perineum distends）：当会阴紧张时，考虑是否侧切。

J（remove forceps when the jaw is reachable）：当可触到胎儿下颏时，撤除产钳。

优点

◇快速。

◇可用于先露异常。

◇可实施旋转。

会阴侧切（episiotomy）与会阴裂伤（perineal laceration）

与重度会阴裂伤有关的因素

◇常规侧切（正中切开＞旁正中切开）。

◇脚蹬位分娩（产床，截石位）。

◇手术助娩（产钳＞吸引器）。

◇医生处理分娩的经验。

◇第二产程延长。

◇初产。

◇枕横或枕后位。

◇麻醉（局部麻醉或硬膜外麻醉）。

◇孕妇年龄（小于21岁）。

◇使用缩宫素。

预防性措施

◇给予时间使会阴适当变薄。

◇把握手术助产适应证。

◇把握侧切指征。

◇使用油性物质按摩会阴。

◇在分娩过程中保护会阴。

◇会阴热敷。

手术修复

◇会阴阻滞麻醉：通过对阴蒂背部神经、阴唇神经和直肠下部神经的阻滞，对会阴正中和阴道下部产生良好的镇痛效果。

◇通常使用的麻醉药是利多卡因、氯普鲁卡因和布比卡因。

> ➤利多卡因：迅速向胎儿传输，分娩前必须限量应用。

> ➤氯普鲁卡因：在孕妇和胎儿体内迅速代谢，且不易通过胎盘。

> ➤布比卡因：易与蛋白质结合，向胎儿传输率较低，但容易对孕妇产生心肌毒性。

◇修补的顺序：直肠黏膜→直肠阴道筋膜→肛门括约肌→阴道黏膜→会阴体缝合。

　　注：采用聚乙醇酸或聚乳酸缝线皮内缝合会阴皮肤，与间断经皮缝合相比，患者近期的痛苦小。

重度会阴裂伤修复的并发症

　　总发生率15%左右。

◇包括肛门功能不全、裂开、性交困难、血肿、感染（浅表蜂窝织炎、坏死性筋膜炎）、会阴脓肿、直肠−皮肤/阴道瘘。

◇相关因素：感染、血肿、组织对合不佳（外科缝合技术不恰当）、肥胖、会阴部不卫生、营养不良、贫血、便秘、钝性或穿透性损伤、性交用力过大、吸烟、肠道炎性病变、结缔组织病、既往盆腔放疗史、血液病、子宫内膜异位症。

分娩镇痛

◇减轻和消除产痛是文明产科的重要标志之一。

◇分娩镇痛的历史长达一个半世纪，目前国外的分娩镇痛率高达80%以上，国内开展不足，但已得到重视。

分娩疼痛的原因

◇子宫肌纤维缺血、宫颈管进行性缩短、宫口进行性扩张，以及子宫韧带、腹膜牵拉造成内脏痛，在第一产程活跃期尤为剧烈。

◇精神紧张、恐惧、焦虑和对胎儿的担心，使痛阈降低，神经递质分泌增加。

分娩镇痛的必要性

适当的镇痛措施，使疼痛和应激–内分泌–免疫失衡减弱或消失，改善母体和胎儿的氧供需平衡，对母子有益。

理想的分娩镇痛技术

◇显著减轻分娩疼痛。

◇易于给药、显效快。

◇对胎儿、产程的影响小。

◇产妇清醒无运动阻滞。

◇满足整个产程的需求，必要时可满足剖宫产或器械助产的需要。

目前常用的分娩镇痛方法

◇精神预防性镇痛法——"导乐"。

◇针刺和经皮电刺激。

◇全身药物镇痛法。

◇椎管内阻滞——最佳选择。

> 包括硬膜外阻滞、蛛网膜下腔阻滞（腰麻）及腰硬联合麻醉。

> 给药方式包括一次性给药、间断推注、持续输注、产妇自控镇痛泵（PCA）、持续背景输注加PCA等。

椎管内阻滞的并发症

◇增加宫缩剂用量、延长产程、增加助产率和产妇发热发生率，不增加剖宫产率。

◇麻醉固有并发症包括低血压、神经损伤、麻醉药中毒、出血、全脊髓麻醉等。

◇蛛网膜下腔给阿片类药，容易增加胎心率减慢和产妇皮肤瘙痒的发生率，还可导致子宫过度收缩，产前对胎儿不利。

椎管内阻滞的适应证和禁忌证

◇适应证　主动要求镇痛的产妇。

◇绝对禁忌证　产妇拒绝接受、穿刺部位皮肤局部感染、全身感染、凝血功能异常、颅内压增高等。

◇相对禁忌证　血容量不足、中枢神经系统疾病及慢性腰背痛等。

椎管内阻滞的时机

可提前放置硬膜外导管，初产妇宫口开到 3 ～ 4cm、经产妇 2 ～ 3cm 时，开始硬膜外给药。

产科医师行为对分娩结局的影响

◇椎管内阻滞对第一产程宫缩的抑制可通过宫缩剂的使用进行干预。

◇配合分娩镇痛的产科积极管理有助于降低剖宫产率，相应措施包括适时阴道检查、早期诊断处理异常分娩、早期人工破膜以刺激宫缩，以及防治麻醉不良反应等。

有关产科麻醉

产科麻醉的陷阱（pitfall）

◇妊娠期血容量增加，存在稀释性贫血，血红蛋白和血小板水平降低，但凝血因子增加。

◇妊娠期耗氧量增加，肺残气量减少，氧的代偿能力下降，对麻醉医生而言需尽快控制呼吸道。

◇妊娠期神经系统受抑，最低肺泡有效浓度下降60%，按普通用量容易麻醉过深。麻醉药的需要量减少。

◇肌酐、尿素氮水平下降，常人的正常水平已预示该孕妇存在肾功能损害。

◇子宫血管无自主调控机制，血压下降将直接危及胎儿。

◇过度通气导致的碱中毒，可刺激子宫收缩而危及胎儿，产科麻醉中应避免发生过度通气。

◇子痫前期的患者存在凝血机制异常，血镁离子浓度升高，肾衰竭等合并症，对麻醉的考验更大，针对此类患者的低血容量，补液应慢给但量足。

◇去甲肾上腺素和肾上腺素可抑制子宫收缩。

分娩过程中疼痛的神经支配

◇第一产程　宫缩和宫颈扩张的疼痛→腰丛→椎旁→T_{10} ～ L_1。

◇第二产程　阴道和会阴扩张的疼痛→骶神经根 S_2 ～ S_4。

可选择的麻醉方式

◇硬膜外阻滞（黄韧带和硬膜之间）　第二产程的用量比第一产程要大。

◇腰麻（蛛网膜下腔）　起效快，用量小，用量是硬膜外阻滞的 1/10 ～ 1/5。

◇局部麻醉（会阴神经阻滞）　可经皮或阴道操作。

◇全身麻醉（吸入性）　切皮到胎儿娩出应＜10分钟，切子宫到胎儿娩出应＜3分钟。

◇腰硬联合麻醉 起效快，可持续给药，但可增加中枢神经系统感染的机会。

无痛分娩、术后镇痛和患者自控硬膜外麻醉

◇无痛分娩的术后恢复快，产妇生活质量好，亦不增加手术产的概率。

◇一旦进入活跃期，硬膜外阻滞不影响第一产程，第二产程可延长，但对母儿无不良影响。

◇无痛分娩"火候"的掌握，取决于麻醉医生的经验。

◇国外常于剖宫产术后硬膜外给予吗啡 0.1 ～ 0.3g 镇痛，常见的副作用是皮肤瘙痒。

◇患者自控硬膜外镇痛（patient control epidural anesthesia，PCEA）：类似于术后镇痛泵患者自觉疼痛时可自己控制间断用药。

腰麻后头痛

◇可能的原因 脑脊液外漏，炎性物质刺激使脑血管扩张，空气进入等，与年龄、麻醉用针的大小和性状有关。

◇处理 留管 24 小时，使"假道"形成，嘱多喝水，咖啡因也有刺激脑脊液生成的作用。

围死亡期剖宫产（perimortem cesarean section）的指征和条件

◇要有掌握该项技术的人员及有关设施。

◇经过 4 分钟的复苏，母体不能恢复有效循环。

◇胎儿有潜在存活能力。

◇术后有合适的设备及医护人员照料母儿。

◇在必须开始围死亡期剖宫产前，产科人员有 4 分钟时间允许用于恢复母体血液循环，称"4 分钟原则"——母体无呼吸及心跳时，胎儿有 ≤2 分钟的氧储备。

◇有些病理情况需要同时进行心肺复苏和剖宫产，即二尖瓣及主动脉瓣狭窄、心肌病、心包病、中心体温低于 34℃、心及肺外伤或疾病、一氧化碳中毒等。

◇围死亡期剖宫产有可能挽救两条生命！

产中胎儿监护（intrapartum fetal monitoring）

连续胎儿电子监护（continuous electronic fetal heart rate monitoring，CEFM）的指征

◇产妇 高龄，有内科合并症、既往不良孕产史。

◇胎儿　多胎妊娠、宫内发育受限、早产、胎位异常。

◇产科指征　引产或催产、产程延长、阻滞麻醉、宫缩异常、羊水粪染、听诊胎心率可疑、入院时胎心率曲线异常、产程中阴道出血。

将CEFM作为一种筛查手段

◇局限性　特异性低——曲线不正常预后不一定差。

◇优越性　敏感性较高——曲线正常时预后良好。

胎心率图形

图形的变化是迷走神经、主动脉弓处及颈动脉体的化学感受器和压力感受器对血氧、二氧化碳、氢离子及动脉压力改变产生的反应所引起的，胎心率图形是检测胎儿酸碱平衡的一个间接方法。

D CBVADO——系统解释胎心率曲线的记忆方法

D（determine risk）：风险确定（根据临床情况）。

C（contraction）：宫缩。

B（baseline rate）：基线心率，必须持续10分钟以上。

注：基线心率可受下列因素影响：早产，胎儿状态的改变，母体发热、位置改变和使用药物等。

V（variability）：变异性。

A（accelerations）：加速。

D（decelerations）：减速。

O（overall assessment）：总体评估。

◇变异性　变异性的消失是最能说明胎儿危险的一个标志，这可能是此前各种不安全因素的累积结果，胎儿出现了失代偿。变异性降低同时合并晚期减速或可变减速，需及时处理！

◇正弦曲线　正弦型胎心曲线——平滑、波动的正弦曲线以每分钟2～5个周期出现，振幅为10次/分，持续至少2分钟，其可能是严重受损胎儿的最终表现，需要马上处理！它与严重的胎儿贫血和水肿有关。真正的正弦曲线缺乏变异，而常见的假性正弦曲线间断出现，且变异正常。

◇导致胎心率突然减低的原因

  ➤羊膜穿刺术。

  ➤脐带脱垂。

  ➤阴道检查。

  ➤胎儿头皮取样。

  ➤子宫高张。

  ➤产妇低血压或体位改变。

异常胎心率图形需要做以下处理

◇改变监护方法。

◇评价产妇的生命体征。

◇阴道检查（有无脐带脱垂、阴道出血、胎头迅速下降和宫颈扩张）。

◇停止缩宫素滴注。

◇声刺激或头皮刺激。

◇有条件时，胎儿头皮取血检查。

◇改变产妇体位，给氧（6 ~ 10L/min），静脉补液。

◇抑制宫缩。

◇准备尽快分娩。

胎儿头皮血pH测定

◇pH＜7.20，异常，应立即分娩。

◇pH 7.20 ~ 7.25，临界，如胎心曲线无改善，30分钟后复查。

◇pH＞7.25，正常，如胎心曲线不可靠，1小时后复查。

◇碱剩余（BE）＜-12mmol/L 反映胎儿储备。

◇在高危产妇分娩后或发生新生儿窘迫时均应留取脐血进行血气分析和pH
测定，完整的脐血血气可提供有关酸中毒类型和病因的重要信息。

◇不管采用何种技术，医患关系在产程中是最重要的，在整个产程中，医护
人员不能用任何一种监护手段来代替人对产妇和胎儿的关心。

Section Two 普通妇科

普通妇科冠以"普通"二字，也许是因为其所涉及的常见病种，如子宫肌瘤、子宫内膜异位症和异位妊娠等，像脸上的粉刺一样司空见惯，但其中仍然有着无数解不清的谜，加之内镜手术技术的拓展深入和各类生殖器官的修复和整形手术具有创意性和挑战性，普通妇科一直是诸多英才争相施展才华的热门之地……

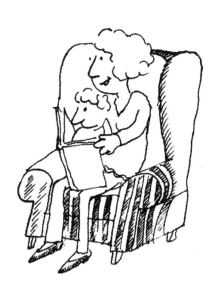

子宫内膜异位症

有关子宫内膜异位症（endometriosis，EM）的数字

◇不孕的发生率为50%以上。

◇保守手术后的复发率约58%，亚根治术后的复发率约26%，根治术后复发率几乎为0。

◇恶变机会为1%。

◇巧克力囊肿（巧囊）破裂占子宫内膜异位症的3%～10%。

◇慢性盆腔痛（chronic pelvic pain，CPP）80%有EM；而EM患者中80%有CPP。

治疗子宫内膜异位症的28字方针

◇减灭和消除病灶。

◇减轻和消除疼痛。

◇促进和改善生育。

◇减少和避免复发。

子宫内膜异位症的发病机制

经典学说

◇经血逆流种植。

◇体腔上皮化生。

◇经血液/淋巴转移。

在位内膜决定论

  子宫内膜在宫腔外的种植、生长，发生病变，在位内膜的特质起决定作用。

其他热点

◇免疫异常。

◇炎性病变。

  ➢细胞因子。

  ➢基质金属蛋白酶及其抑制剂（MMPs & TIMPs）。

  ➢新生血管形成。

◇激素及其合成酶的变异。
◇环境因素 二噁英（dioxin）。
◇遗传因素 遗传易感性可能是发病的重要背景因素。
  ➢杂合子缺失（loss of heterozygosity，LOH）占40%。
  ➢肿瘤抑制基因失活。
◇黄素化未破裂卵泡综合征（luteinized unruptured follicle syndrome，LUFS）
  学说发生率据文献报道为29%～79%。
◇流行病学高危因素。

不同类型的子宫内膜异位症发病机制可能不同

◇腹膜型EM 经血逆流种植。
◇卵巢型EM 种植学说及卵巢间皮化生。
◇阴道直肠隔EM 米勒管残迹化生。
◇瘢痕EM、腹膜外EM 种植或血液、淋巴转移。
◇远处EM 血液、淋巴转移或化生。

子宫内膜异位症的临床病理分型

◇腹膜型子宫内膜异位症（peritoneal endometriosis，PEM）。
◇卵巢型子宫内膜异位症（ovarian endometriosis，OEM）。
◇深部浸润型子宫内膜异位症（deep infiltrating endometriosis，DIE）：病灶
  浸润深度≥5mm，包括宫骶韧带、直肠子宫陷凹、阴道穹隆、阴道直肠
  隔、直肠或结肠壁的内膜异位灶，也可侵犯至膀胱壁和输尿管。
◇其他部位的子宫内膜异位症（other endometriosis，OtEM）
  ➢瘢痕类（S）：包括腹壁（A）和会阴（P）。
  ➢肺和胸膜类（L）。

子宫内膜异位症在腹腔镜探查手术中的病变特点

◇腹膜型EM多分布在腹腔后半部。
◇巧克力囊肿和腹膜型EM的分布左侧多于右侧。
◇输尿管EM的分布左侧多于右侧。
◇蓝色病变最常见，然后依次是白色病变和红色病变，最后是混合病变。
◇腹腔镜诊断的EM并非都能得到病理学的确认。
◇蓝色病变的病理阳性率最高，然后依次是白色病变和红色病变，最后是混
  合病变。
◇宫骶韧带部位的病理阳性率最高，然后依次是膀胱腹膜反折、阔韧带。

◇肉眼正常的腹膜，镜下病变的阳性率仍有 18.5%，提示术后用药的必要性。

◇利用荧光或窄带腹腔镜可以增加对不典型 EM 病灶的识别率。

腹膜型子宫内膜异位症的病变类型

◇红色病变（早期病变）。

◇棕色/蓝色病变（典型病变）。

◇白色病变（陈旧病变）。

◇混合病变。

腹膜型子宫内膜异位症的治疗方式

◇可以选择手术治疗、药物治疗，或者期待疗法。

◇手术可以选择冷刀切除术、单极或者双极电凝、激光或者超声刀烧灼术。

◇手术能够有效缓解疼痛症状，术后一年疼痛复发率仅为10%，而期待疗法
的疼痛复发率为89%。

◇无包块或不合并不孕的患者，也可以先用药物治疗，效果不好再考虑手术。

卵巢子宫内膜异位囊肿的分类方法

根据囊肿大小和粘连情况分为两型。

◇Ⅰ型　囊肿直径多小于2cm，囊壁有粘连，层次不清，手术不易剥离。

◇Ⅱ型

　➢ⅡA型：内膜种植灶表浅，累及卵巢皮质，未达囊肿壁，常合并功能性
　囊肿，手术易剥离。

　➢ⅡB型：种植灶已累及巧克力囊肿壁，但与卵巢皮质的界线清楚，手术
　较易剥离。

　➢ⅡC型：异位种植灶穿透到囊肿壁并向周围扩展。囊肿壁与卵巢皮质粘
　连紧密，并伴有纤维化或多房改变。卵巢与侧盆壁粘连，体积较大，手
　术不易剥离。

卵巢巧克力囊肿首选手术治疗的原因

◇卵巢是EM最常见的发病部位，巧克力囊肿约占盆腔良性肿瘤的1/3。

◇可能发生巧克力囊肿破裂，类似急腹症，多因和周围组织粘连，少有扭转
发生。

◇药物治疗不敏感。

◇手术能够获得充分的标本进行病理学确诊。

◇巧克力囊肿和卵巢子宫内膜样癌、透明细胞癌关系密切，巧克力囊肿恶变率约为1%，手术可以清除巧囊恶变。

◇手术清除盆腔包块，疼痛缓解率高，术后妊娠率高。

卵巢巧克力囊肿的手术方式

◇巧克力囊肿剔除术。

◇巧克力囊肿穿刺或者切开＋囊内壁烧灼术。

◇卵巢病灶消融术。

◇附件切除术。

巧克力囊肿穿刺或者切开＋囊内壁烧灼术的优缺点

◇理论基础　卵巢巧克力囊肿并非真正的囊肿，而是逆流和种植到卵巢表面的子宫内膜细胞向卵巢皮质内陷形成的假囊肿。

◇优点

> 手术操作简单，医生容易掌握。

> 可以在局部麻醉条件下完成，适合基层医院开展。

> 术后卵巢创面活跃出血少见，形成卵巢血肿的发生率低。

◇缺点

> 不能完全破坏囊肿壁。

> 术后复发率高。

> 激光的烧灼深度有限（0.3mm）。

> 电凝的烧灼深度不易控制，过浅造成病灶残留，过深则过度破坏卵巢组织。

> 手术标本少，或者没有标本，可能遗漏早期肉眼难辨的巧克力囊肿恶变。

巧克力囊肿剔除术的优缺点

◇理论基础　巧克力囊肿是卵巢良性病变，是卵巢间皮的化生，是囊肿，而非肿瘤。

◇优点

> 完全剥除巧克力囊肿的囊壁。

> 术后疼痛缓解率高，复发率低，再手术率低，妊娠率高。

> 有病理标本，不会遗漏恶变的诊断。

◇缺点

> 造成卵巢组织的破坏和丢失。
> 越容易剥除的巧克力囊肿壁，可能造成越多的卵泡丢失和卵巢组织的破坏。
> 有功能的卵巢组织丢失多出现在卵巢门部位。

巧克力囊肿手术的要点

◇巧克力囊肿切除"四步曲"

> 游离/活动囊肿（freed/mobile）。
> 抽吸/冲洗内容（suction/irrigation）。
> 确认/切除病变（identified/dissection）。
> 控制出血/修复卵巢（controlled bleeding/repaired ovary）。

◇具体要点

> 必要时行脐上切口，加深腹腔镜的视野。
> 在保证心肺功能正常的情况下，采用充分头低足高位。
> 必要时剪开乙状结肠在左侧骨盆入口附近的生理性粘连，游离上推肠腔，充分暴露术野。
> 分离囊肿和子宫、阔韧带后叶、侧盆壁，以及直肠子宫陷凹之间的粘连，恢复正常的解剖学结构关系。
> 找对解剖学层次，剥除囊肿，尽量减少层次不对、过度手术撕扯可能造成的严重出血，一旦处理不当，势必会影响卵巢的血供，毁损卵巢功能，个别病例甚至需要进行卵巢切除术。
> 邻近卵巢门部位时，手术应该趋于保守，减少对有功能卵巢组织的毁损。
> 修剪已经被EM侵袭破坏严重的卵巢皮质，通常是巧克力囊肿和周围组织形成粘连的部位，或者剥除过程中自发破裂的部位。
> 冲洗卵巢创面后找到活跃的出血点，针对性止血，避免大面积灼烧。
> 尽量使用双极电凝止血，减少对周围卵巢组织的热损伤。
> 处理好两个容易出血的部位
>   ✓ 卵巢固有韧带部位。
>   ✓ 卵巢门部位。
> 分离粘连后的盆腔侧后腹膜可能出现活跃出血，切勿盲目钳夹、电凝止血，应该充分辨认和避开输尿管，必要时解剖游离输尿管。
> 巧克力囊肿多同时合并其他部位的EM，注意探查并做相应处理，做到充分彻底的治疗。

巧克力囊肿剥除术对辅助生育技术的影响

◇手术后不利于辅助生殖的报道认为
　➢卵巢体积缩小。
　➢促排卵效果差。
　➢获卵数减少。
◇手术后不影响辅助生殖的报道［870个体外受精（IVF）周期的回顾性研究］认为
　➢手术侧卵巢对促排卵的反应和非手术侧相似。
　➢妊娠率和因卵管因素进行体外受精的人群相同。
◇巧克力囊肿剥除术本身并不提高人工助孕的妊娠率，首选手术是为了明确病理诊断、降低取卵后感染风险、提高获卵数，同时减轻囊肿相关疼痛。
◇手术前应评估卵巢储备功能，已有下降者，慎重手术。
◇注意手术方式和技巧，术中尽量分离粘连，保护卵巢功能，这样可能有利于术后辅助生殖的成功。
◇复发的巧克力囊肿无盆腔痛、不影响取卵（含穿刺后）不建议再次手术。

巧克力囊肿破裂的特点

◇无停经史，可追问出子宫内膜异位症病史。
◇急腹症多发生在月经期前后。
◇症状重，有急性腹膜刺激症状。
◇但生命多尤大碍，无血压下降和休克。

深部浸润型子宫内膜异位症

◇英文：Deep infiltrated endometriosis，DIE
◇EM病灶浸润深度超过5mm。
◇主要浸润部位：阴道直肠隔和双侧宫骶韧带。
◇其他浸润部位：膀胱、阴道穹隆、直肠子宫陷凹（又称道格拉斯窝）、直肠、结肠壁。

DIE的发病机制

◇尚存在争议。
◇Donnez认为：DIE可能来源于米勒管遗迹化生的腺肌瘤。

◇另一类观点认为：逆流经血中的子宫内膜细胞种植在道格拉斯窝，继而出现直肠窝封闭以及病灶向深部浸润。

DIE病灶的分布特点

◇膀胱子宫陷凹
  ➢膀胱（7.5%）。
◇直肠窝
  ➢宫骶韧带（65.5%）。
  ➢直肠子宫陷凹。
  ➢阴道直肠隔和阴道穹隆（17.5%）。
  ➢直肠壁（9.5%）。
  ➢结肠壁。
◇盆腔侧壁
  ➢输尿管（＜1%）。

DIE的临床分型

Koninckx分型法
◇Ⅰ型 圆锥形浸润病灶。
◇Ⅱ型 深部病灶，表面有广泛粘连，可能为肠道受牵引所形成。
◇Ⅲ型 大部分病灶位于腹膜下方，侵犯阴道直肠隔。

Martin分型法
◇宫颈后型
  ➢阴道直肠陷凹前部分。
  ➢阴道后穹隆。
  ➢宫颈后方的后腹膜区。
◇阴道直肠陷凹型
  ➢阴道壁。
  ➢直肠壁。
  ➢直肠子宫陷凹。
◇阴道直肠隔型 指腹膜内没有明显病灶，病灶位于腹膜外的孤立病灶。

Chapron分型法（现最多采用）
◇前部（A） 膀胱反折和膀胱病变。
◇后部（P）

> ➤ P1：宫骶韧带病灶。
> ➤ P2：阴道病灶。
> ➤ P3：肠道病灶。
>   ✓ 无阴道浸润（V⁻）。
>   ✓ 有阴道浸润（V⁺）。
>   ✓ 多发肠道病灶。

DIE典型的临床症状和体征

◇痛经。
◇性交痛。
◇大便痛。
◇CPP。
◇阴道后穹隆或者子宫后方有触痛结节。

DIE的辅助检查方法

◇双合诊和三合诊是最好的查体手段。
◇经阴道超声检查的诊断价值有限。
◇经直肠超声检查和MRI的敏感性和特异性较高。
◇血清CA125检测对DIE的诊断有一定的参考价值。
◇腹腔镜诊断受到一定限制，镜下器械的触诊联合阴道检查和直肠检查，有
　助于了解病变的深度和广度。
◇必要时行膀胱镜和直肠镜检查。

阴道直肠隔子宫内膜异位症的两种发病情况

◇假性　因为直肠子宫陷凹粘连，病灶位于粘连的下方。
◇真性　病灶位于腹膜外，阴道直肠隔内，直肠子宫陷凹没有粘连，或者仅
　轻度粘连。

腹腔镜下处理阴道直肠陷凹型DIE的要点

◇如果同时存在盆腔粘连和巧克力囊肿，应该先行处理，以保证术野清晰。
◇分离解剖输尿管，并向外侧推开，有时候粘连严重，输尿管难辨，可以在
　较高位置（骨盆入口处）开始寻找输尿管。
◇分离直肠结肠侧窝，将直肠和结肠推开。
◇切除宫骶韧带结节。

◇钝锐结合分离阴道直肠隔，可在阴道内放置纱布卷将阴道后穹隆顶起，同时在直肠内放置纱布卷或者探子将直肠向后推开。

◇如果阴道穹隆有病灶，可以经腹腔镜切入阴道，切除部分阴道壁及其上方的病灶，之后缝合阴道壁。

◇如果直肠壁浸润较浅，可以直接切除病灶。

◇如果直肠壁浸润较深，可行直肠前壁病灶切除及缝合术。

◇如果肠壁全层浸润，合并肠腔狭窄，可行病变肠段切除及吻合术（是否切除肠管还有争议，术中可请外科医生协助，可以使用肠道吻合器）。

◇手术完成前，进行阴道和直肠检查，判断病灶是否切除干净。

◇可以进行直肠充气试验或者亚甲蓝试验，检查肠道的完整性。

腹壁子宫内膜异位症切除

时机

◇不必用促性腺激素释放激素类似物（GnRHa）。

◇不是希望它"小"，而是希望它"大"，界线更清晰。

◇月经期前后。

术前检查和准备

◇确定部位，估计深度和阔度。

◇准备"补片"：超声提示 3cm 以上的病灶需要补片的可能性大。

◇警惕"恶性"。

手术技法

◇逐层进入。

◇病灶外 0.5cm：先从一侧深入到"最底"部（筋膜、腹膜或腹腔）。

◇注意底部肠管粘连，低位还要注意膀胱，除腹壁下动脉外无重要血管。

◇缝合、引流：注意"减张"。

子宫内膜异位症与不孕的关系

◇盆腔粘连导致解剖层次变形，卵巢包壳形成，阻碍卵巢和输卵管相互作用。

◇排卵功能障碍：包括无排卵、未破裂卵泡黄素化（LUF）和黄体功能不足。

◇促性腺激素分泌异常，合并或不合并高催乳素血症。

◇$PGF_{2\alpha}$介导的溶黄体效应、卵细胞成熟障碍、子宫活动性增加、输卵管纤毛活动障碍，以及排卵障碍等。

◇黄体期缺陷和内膜局部巨噬细胞活性增加导致临床妊娠或生化妊娠流产率增加。

◇精子运输减弱。

◇由于性交痛导致同房频率和性交深度减低。

子宫内膜异位症合并不孕患者的治疗

◇首先应进行腹腔镜诊断并处理EM病灶。

◇对年龄较轻、病情较轻、病灶切除较彻底的患者，子宫内膜异位症生育指数（EFI）≥7分，术后可继续试孕3～6个月，如未孕则应行辅助生育治疗。

◇根据术中评估的病变程度，决定术后是否使用GnRHa。

◇对病情较重或年龄较大者，术后应尽早进行辅助生育治疗。

> ➤ 控制性超促排卵（COH）。
> ➤ 配子宫腔内移植（IUI）。
> ➤ 体外受精-配子移植（IVF-ET）。

DIE与不孕

◇DIE可能导致不孕，机制尚不清楚。

◇腹腔镜手术能够提高DIE合并不孕患者的妊娠率，年龄及是否合并子宫腺肌病是影响腹腔镜手术决策和治疗效果的重要因素。

◇DIE患者如果合并子宫腺肌病，并且疼痛可以忍受、无明显肠狭窄的症状、超声检查未发现大的卵巢子宫内膜异位囊肿，尤其是年龄大于35岁，直接行IVF治疗更加合适。手术治疗可以作为IVF失败后的选择。

◇肠道DIE的侵袭性最强，对生育的影响也更明显，其手术治疗风险大，要求的技巧高。

◇肠道DIE合并不孕的手术治疗存在两种术式：肠管部分切除吻合术和肠管表面病灶切除术。

◇肠管切除术适用于有明显消化道症状（便血、肠梗阻）、严重的盆腔痛及有强烈手术意愿的患者。

◇术后并发症与受侵犯肠管狭窄的程度、部位、术中是否打开阴道壁、异位病灶浸润的深度、术者的经验有关。

◇机器人辅助腹腔镜手术对提高DIE患者术后妊娠率更加有益。

◇与输卵管性不孕和男方不育因素相比，DIE合并不孕患者接受辅助生

殖技术（assisted reproductive technology，ART）治疗后的妊娠成功率
较低。

◇ART治疗前进行前期腹腔镜手术对妊娠结局的作用尚不明确。

子宫内膜异位症的疼痛机制

◇血清及腹腔液中前列腺素的升高。

◇盆腔血管充血。

◇痛阈降低。

◇经血刺激腹膜。

◇子宫收缩。

◇粘连。

◇巧克力囊肿破裂。

◇DIE病灶侵犯感觉神经末梢。

针对子宫内膜异位症疼痛的问诊要点

◇痛经开始的时间　原发性还是继发性，有无进行性加重。

◇痛经和月经日历的关系　月经第几天最痛，持续多少天。

◇痛经的特点　持续性还是间断性？下坠感？钝痛还是锐痛？

◇痛经的程度　能否坚持日常工作和学习，是否需要服用镇痛药，镇痛药是
否有效？

◇进行主观疼痛评分。

◇经期是否有以下伴随症状　稀便、里急后重感、肛门坠胀感、排便痛、便血。

◇有无深部性交痛、慢性盆腔痛（经期以外的疼痛）。

疼痛与子宫内膜异位症病灶分布的关系

◇70%～80%的患者合并盆腔疼痛，但是并非所有的EM都有疼痛。

◇痛经的程度和宫骶韧带部位EM病灶的范围和浸润深度正相关。

◇痛经的程度和直肠子宫陷凹的封闭程度正相关。

◇慢性盆腔痛与宫骶韧带结节的侧别、深部浸润型EM及阴道直肠隔EM
有关。

◇大便痛与宫骶韧带结节的侧别、深部浸润型EM及阴道直肠隔EM有关。

◇阴道直肠隔EM是性交痛的独立危险因素。

◇慢性盆腔痛、性交痛和大便痛与盆腔EM的部位和浸润深度有关。

◇位于盆腔后部的深部浸润性病灶与疼痛关系密切。

子宫内膜异位症相关疼痛的治疗原则

◇总的原则
  ➤合并不孕及附件包块者，首选手术治疗。
  ➤无合并不孕及附件包块者，首选药物治疗。
  ➤药物治疗无效者可考虑手术治疗。
◇根据患者的具体情况选择保守性手术、半保守性手术或根治性手术。
◇常用药物
  ➤轻中度疼痛可先用非甾体抗炎药对症处理。
  ➤口服避孕药为一线用药，建议连续用药，观察 2 ～ 3 个月有效，可继续使用，否则改二线药物。现也可选地诺孕素，其是治疗子宫内膜异位症的新型孕激素。
  ➤二线用药包括其他高效孕激素、孕三烯酮和 GnRHa，以 GnRHa ＋反向添加治疗为最常用。
◇术前用药　病变较重，估计手术困难者，可短暂用药 2 ～ 3 个月，但治疗费用增加，手术剥除巧克力囊肿时会有层次欠清感。
◇术后用药　盆腔病变严重或不能彻底切净病灶者，可用药 3 ～ 6 个月。另外，为预防和延缓复发，强调术后的药物长期管理。

手术对治疗子宫内膜异位症相关疼痛的价值

◇慢性盆腔痛、性交痛和大便痛与盆腔 EM 的部位和浸润深度有关。
◇位于盆腔后部的深部浸润性病灶与疼痛关系密切。
◇切除盆腔 EM 病灶，特别是后半部位的结节能够有效缓解疼痛。
◇手术解除了结节性病灶对神经的压迫。
◇手术减少了病灶负荷。
◇手术减少了相关炎症因子的产生。

治疗子宫内膜异位症的药物

◇复方口服避孕药。
◇孕激素　假孕疗法，抑制促性腺激素（Gn）和卵巢类固醇激素分泌，使内膜蜕膜化并萎缩。
  ➤甲羟孕酮（MPA）：17α-羟孕酮衍生物。
  ➤醋酸甲羟孕酮：高效纯孕激素。
  ➤炔诺酮：19-去甲基睾酮衍生物，具有孕激素作用和 1/6 睾酮样作用。

> 地诺孕素（dienogest，DNG）：2mg/d，可长期服用。

◇孕三烯酮 19-去甲基睾酮衍生物，与雌激素受体/孕激素受体/雄激素受体结合/拮抗。

> 抑制促卵泡素（FSH）、黄体生成素（LH）释放，无排卵。

> 直接作用于异位内膜，使其退化、萎缩。

> 血浆激素结合蛋白（sHGBP）水平下降，总睾酮水平下降，游离睾酮水平上升。

◇米非司酮（RU486） 19-去甲睾酮衍生物，受体拮抗剂孕激素。

> 抑制排卵，诱发黄体溶解，拮抗内/外源孕酮。

> 减少子宫动脉血流，长期使用可使内膜消失而闭经。

◇达那唑（danazol） 17α-乙炔睾酮衍生物。

作用于中枢，抑制 Gn，出现低孕激素和雌激素状态，内膜萎缩而闭经。

◇他莫昔芬（tamoxifen，TAM） 非甾体类雌激素拮抗剂，也有弱的雌激素作用，不抑制排卵，抗雌激素抑制内膜异位灶生长，刺激孕激素作用。

◇GnRHa 可逆性药物去势，出现绝经后症状。

常用治疗 EM 的药物，见表2-1。

表2-1　常用治疗 EM 的药物

药物名称	作用机制	血清 E_2 水平	剂量	副作用
孕激素	①抑制垂体，不完全抑制卵巢 ②抑制内膜雌激素受体 ③激活 E_2→雌酮（E_1）	早卵泡期水平	MPA 30～50mg/d DNG 2mg/d	突破出血；乳胀；体重增加（不明显）
达那唑	①抑制 FSH/LH 峰，不排卵 ②抑制卵巢产生甾体激素 ③直接结合内膜孕激素受体与雌激素受体，抑制内膜增生	早卵泡期水平	400～800mg/d	男性化；体重增加
孕三烯酮	与内膜孕激素受体结合，耗竭细胞内雌激素受体而抗雌激素	早卵泡期水平	2.5mg　2次/周	男性化；体重增加
GnRHa	对下丘脑-垂体进行调节而抑制卵巢	绝经后水平	亮丙瑞林3.6mg皮下注射，每28天重复一次（Q28d）；醋酸曲普瑞林 3.75mg皮下注射 Q28d	绝经期症状；骨质疏松

重度子宫内膜异位症术后应用GnRHa的目的

◇抑制残存子宫内膜异位灶及防止复发。

◇免疫调节。

◇抑制假囊形成。

反向添加治疗（add-back）

◇适应证 用于GnRHa过度抑制卵巢功能时，适量加用雌激素以缓解绝经后症状和体征。

◇理论依据 雌激素的窗口学说。绝经后雌二醇水平约为20pg/ml，而抑制子宫内膜异位灶的水平约为40pg/ml。

◇用药时机 用GnRHa的第二个月至停药后1个月。

GnRHa治疗的联合调节管理

◇3个月内的GnRHa短期应用，为缓解症状，可以采用植物药，如黑升麻异丙醇萃取物、升麻乙醇萃取物，每日2次，一次一片。

◇黑升麻萃取物作用于下丘脑5-羟色胺受体，稳定体温和情绪调节中枢，可有效预防绝经症状。

◇其应用不影响雌激素水平，但有利于保证GnRHa的药物依从性。

联合调节下的更年期症状评分（Kupperman menopause index，KMI）得分变化如图2-1。

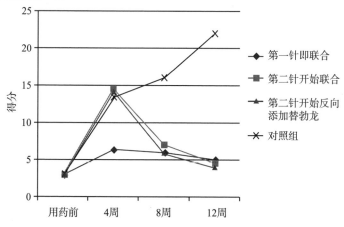

图2-1 联合调节下的KMI得分变化

子宫内膜异位症复发和未控

◇EM经手术和（或）药物治疗后症状缓解，临床症状再次出现且恢复到治疗前水平，甚至较前加重，或者再次出现巧克力囊肿。

◇治疗基本遵循初治的原则，但应个体化。巧克力囊肿复发可行手术或超声引导下穿刺，术后行药物治疗。

◇痛经复发

➤药物治疗复发者，应行手术治疗。

➤手术后复发者，可先予药物治疗，如仍无效考虑再次手术，必要时考虑根治性手术。

◇合并不孕者

➤巧克力囊肿复发可行手术或超声引导下穿刺后注射GnRHa 2～3个月，继之行IVF-ET。

➤无巧克力囊肿予GnRHa 3～6个月后进行IVF-ET。

子宫内膜异位症恶变

◇发生率　0.7%～1.5%。

◇诊断标准

➤同一卵巢中，EM和癌并存。

➤EM和癌的组织学关系相类似。

➤除外转移性恶性肿瘤。

➤有良性EM向恶性过渡的组织学形态。

◇临床特点

➤恶变的发生以卵巢EM为主。

➤合并EM的卵巢癌以子宫内膜样癌和透明细胞癌为多。

➤患病年龄较为年轻。

➤很少有浆液性和黏液性癌。

➤卵巢外癌以腺癌为主，位置包括腹壁子宫内膜异位灶、阴道直肠隔、阴道、膀胱、输尿管等，但均较少见。

➤EM恶变与外源性雌激素的应用无明显关系。

◇警示征象

➤卵巢内膜异位囊肿直径大于10cm或有明显增大的趋势。

➤EM于绝经后复发，疼痛节律改变，痛经进展或呈持续性腹痛。

➤影像学检查发现卵巢囊肿内有实质性或乳头状结构，或病灶血流丰富。

> 血清CA125水平过高（＞200 IU/L）。
> 腹壁子宫内膜异位灶多次手术，反复复发；广泛、深部浸润；E_2水平不高，对芳香化酶抑制剂无反应。

不典型子宫内膜异位症

◇系组织病理学诊断。

◇异位内膜腺上皮细胞存在不典型或核异型性改变，但不突破基底膜。

◇可能为癌前病变。

◇诊断标准：异位内膜腺上皮细胞核深染或淡染、苍白，伴有中到重度异型性；核/质值增大；细胞呈密集、复层或簇状突。

子宫腺肌病要点概述

◇子宫腺肌病（adenomyosis，AM）是一种常见的子宫良性、慢性疾病，可导致痛经、异常子宫出血和生育力下降，据报道患病率为5%～70%。

◇症状表型存在差异性和部分隐匿性。

◇定义是以病理学特征为核心，指子宫内膜腺体及间质异位到子宫肌层组织中，根据深度和范围的不同，表现为影像学上的"功能区"增厚，弥漫性肌层病灶和（或）局限性腺肌瘤等。

◇起源和发病机制尚不完全明确。"子宫内膜基底内陷理论""经血逆流成体干细胞分化理论""米勒管残留组织化生"是目前最主流和重要的假说和理论，但它们都只能解释部分临床类型或表型。

◇子宫内膜基底内陷理论
  > 高雌激素（局部雌激素的合成增多及代谢下降）
    ✓ 孕激素拮抗作用减弱（PR-B表达下降）。
    ✓ 促进缩宫素介导的交界区微创伤。
  > 组织损伤和修复导致的内膜基底层内陷，即TIAR（Tissue injury and repair）机制。

◇影像学检查，尤其是磁共振，对不同程度/范围病变的识别能力的提高进而细化分型的研究进展最显著。

◇AM占异常子宫出血病因的27%～65%，月经量多的发生率为40%～60%，痛经的发生率为15%～30%，慢性盆腔痛的发生率约为77%。

◇经量增多、月经异常及不孕的患者中，AM发病率可高达50%。

◇终身不孕患者尸检的AM发病率为43%。

◇AM患者的流产率增加2倍。

◇IVF失败的患者平均结合带（JZ）＞7mm，最大可＞10mm，往往存在AM。

◇治疗手段

➢药物治疗：内生型（左炔诺孕酮宫内节育系统）/外生型（Gn）、弥漫型。

➢宫腔镜治疗：内生且局限。

➢腹腔镜或开腹病灶切除：外生型。

➢介入治疗：夹层实性病灶。

子宫腺肌病的分型

◇根据病灶受累组织的主体不同分为

➢腺体受累型（多为内生型），宫腔镜下可有血管增生、草莓样改变、内膜缺失、黏膜下血肿性囊肿和栅栏样分隔的特异结构。

➢肌肉受累型，宫腔镜下无特异改变。

◇根据病灶位置分为内生型、中间型和外生型（图2-2）。

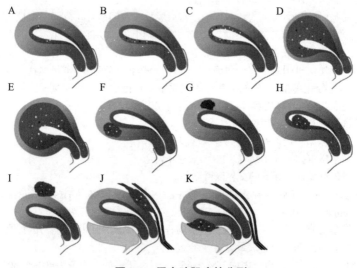

图2-2 子宫腺肌病的分型
A～E.内生型；F～I.腺肌瘤；J～K.外生型。

◇根据肌层受累的程度，又可分为局限型-弥漫型和对称性-非对称性。

幼年型囊性腺肌病

◇多见于年轻女性。

◇是十分少见的腺肌病。

◇囊性结构中充满血性液体，不与宫腔相连，囊腔由内膜覆盖、子宫肌层包裹。

◇年轻女性中痛经出现早，严重且药物疗效不好。

◇老年女性中则表现为盆腔痛，囊腔多大于5cm。

◇建议行腹腔镜切除术。

非典型腺肌瘤样息肉

◇一种特殊的内生型腺肌病。

◇不常见的内膜病变。

◇表现为子宫异常出血、腺体形态异常、鳞状上皮化生。

◇内膜组织中有平滑肌。

◇病理上和浸润性腺癌或恶性的混合性米勒管瘤接近。

◇良性病变，高复发率（30%）。

◇可并发子宫内膜癌。

磁共振对于诊断子宫腺肌病的价值

◇二线检查方法。

◇可区分腺肌病类型。

◇与组织病理相比，MRI 诊断腺肌病的敏感性为70%～93%，特异性为86%～93%。

◇比较 MRI 和超声的 meta 分析：MRI 敏感性为77%（95% CI：67%～85%）、特异性为89%（95% CI：84%～92%）、阳性似然比为6.5（95% CI：4.5～9.3）、阴性似然比为0.2（95%CI：0.1～0.4）。

◇有肌瘤时，MRI 比超声好。

◇直接指标：与异位内膜有关的小的肌层内囊腔（＜3mm，肌层内，常在内侧肌层，T_2WI 高信号，T_1WI 低信号；仅50%患者可检测到，主要与 MRI 分辨率有关）。

◇间接指标

➤结合带增厚，$JZ_{max} \geqslant 12mm$ 是 MRI 诊断腺肌病的重要标准，敏感性为93%，特异性为91%，单独用 JZ_{max} 诊断内生型腺肌病，应该慎重；

20% ～ 50%JZ不可测量。

➢ $Ratio_{max}$：JZ_{max}/同部位子宫肌层全层厚度，阈值40%，敏感性为65%，特异性为93%。

➢ JZ_{diff}：JZ最厚处厚度－最薄处厚度＞5mm，敏感性为70%，特异性为85%。

➢ 均匀增大的子宫：敏感性为23%，特异性为98%。

子宫肌瘤

子宫肌瘤的治疗方法

子宫肌瘤（hysteromyoma）治疗方法如下。

非手术

◇药物　主要用于手术前准备和围绝经期过渡治疗。

➢ 米非司酮12.5 ～ 25mg，每天1次。

➢ GnRHa：用药3 ～ 6个周期后，80% ～ 90%出血减少，瘤体缩小，但停药12周后瘤体又增大。

➢ 选择性孕激素受体调节剂（SPRM）：醋酸乌利司他（ulipristal acetate），可明显缩小肌瘤体积，改善肌瘤相关症状。

◇栓塞　80%出血减少。可能引起卵巢早衰，不适合未生育患者。

◇高频超声聚焦消融术。

手术

◇肌瘤剔除

➢ 开腹手术。

➢ 腹腔镜手术。

➢ 宫腔镜手术。

➢ 阴式手术。

◇子宫切除

➢ 开腹手术。

➢ 腹腔镜手术。

➢ 经阴道手术。

子宫肌瘤的手术指征

◇有压迫症状。

◇月经量大继发贫血。

◇怀疑恶变。

◇绝经前后发现或绝经后增大。

◇不能排除合并卵巢肿瘤。

◇是造成不孕的原因。

◇特殊部位肌瘤：宫颈肌瘤、黏膜下肌瘤、浆膜下肌瘤蒂扭转等。

子宫肌瘤剔除术

早卵泡期施术

◇子宫肌瘤剔除术（hysteromyomectomy）适宜在早卵泡期施行。

◇月经期禁手术

◇月经中、晚期不应手术的原因

> ➤出血多。

> ➤内膜种植可能性大。

> ➤感染。

> ➤妊娠。

肌瘤剔除的注意事项

◇全面探查肌瘤的位置。

◇合理选择切口。

◇先剔除特殊位置的肌瘤，如宫颈和阔韧带处的肌瘤。

◇严密止血，不留死腔。

◇术后避孕：进宫腔者6个月；未进宫腔者3个月。

◇术前置双腔管。

◇术后放置碘仿纱条，支撑防粘连。

切除子宫肌瘤的步骤

◇探查。

◇安放子宫血管止血带；垂体后叶素、缩宫素10U注射。

◇切开肌瘤表面的子宫浆肌层。

> ➤最好取纵切口，以最少数的切口剔除尽量多的肌瘤。

> ➤最好不在后壁做切口，避免肠管粘连。

> ➤还可在子宫底部输卵管进入子宫处的后面做横切口。

> ➤可切开前壁经宫腔切开后壁的肿瘤。

> ➤后壁切口可用圆韧带包盖，放入中分子右旋糖酐＋异丙嗪。

◇挖除肿瘤，需挖多个肌瘤时，应用温热湿纱布填塞已挖除肌瘤的腔体。

◇缝合瘤腔。

◇缝合浆肌层。

◇松解止血带，缝合阔韧带穿孔的前后腹膜。

◇分层缝合腹壁切口。

术后妊娠率及复发率

◇子宫肌瘤剔除术后的妊娠率可达60%，多发生在术后3年内，3年内的肌瘤复发率仅为15%，但3年后复发率为80%。

子宫肌瘤剔除术的禁忌证

◇在除外肌瘤非恶性的前提下，不存在剔除的绝对禁忌证。

须交代的风险

◇年龄超过45岁，已无生育要求的多发子宫肌瘤患者强烈要求肌瘤剔除，需交代的风险如下。

➤ 术中及术后出血多。

➤ 输血的风险增加。

➤ 继发感染的风险增加。

➤ 肌瘤复发的可能性大。

➤ 发生子宫恶性肿瘤的机会不能除外。

阴式大子宫切除术

◇小于14周的子宫，平均400～500g者相对安全。

◇缩减子宫体积是关键：可先剔除阻碍视野的关键肌瘤（key myoma）或分碎、去核、对半切开等。

◇并发症包括损伤、出血和改开腹手术等。

◇不能除外恶性肿瘤，或有粘连等情况，不宜采用此术式。

◇优点是腹部没有伤口，术后恢复快，术后发病率低和住院时间短等。

◇是一种微创手术观念。

子宫肌瘤异常出血的原因

◇宫腔大，内膜面积大。

◇子宫收缩差。

◇合并内膜增生，或息肉样改变（17%）。

◇黏膜下肌瘤感染（10%～15%）。

◇围绝经期。

◇慢性盆腔炎、充血。

◇肌瘤压迫子宫内膜静脉，致内膜充血。

子宫肌瘤变性（degeneration）的类型

良性变

瘤组织缺血，营养不良。

◇透明变性（玻璃样变，hyaline degeneration）。

◇囊性变（cystic degeneration）。

◇钙化（calcification）。

◇红色变性（red degeneration），多见于妊娠期或产后，机制不清，腹痛和发热是主要的临床症状。

◇脂肪变性。

◇黏液性变。

恶性变

肉瘤变发生率为0.4%～1.4%。

交界性子宫平滑肌瘤

定义

介于普通平滑肌瘤和平滑肌肉瘤之间的交界性肿瘤，病理表现为细胞丰满、异型和分裂象增多。

ABC 三类型

◇细胞型（cellular leiomyoma，CL）

➤肿瘤细胞丰富、密集，也称生长活跃。

➤无细胞异型。

➤核分裂象少（1～5/10HPF）。

◇奇异型（bizarre nuclei leiomyoma，BL）

➤肿瘤细胞异型，奇形怪状，可见瘤巨细胞。

➤核分裂象很少或无（0～3/10HPF）。

◇核分裂活跃型（mitotically active leiomyoma，mAL）

➤肿瘤细胞轻度异型或无异型或坏死。

➤核分裂象较多（5～9/10HPF）。

处理

交界性子宫平滑肌瘤与普通平滑肌瘤临床特征相同，预后良好，处理也相同，有生育要求者可行肌瘤剔除，但需严密随诊。

恶性潜能不肯定的平滑肌瘤（smooth muscle tumor of uncertain malignant potential，STUMP）

◇细胞异型性和核分裂象2～4/10HPF。

◇核分裂象＞15/10HPF，但无细胞密集和异型性。

◇核分裂较少，但有坏死瘤细胞。

◇与平滑肌肉瘤的区别在于，后者兼备核分裂象≥10/10HPF，细胞异型性显著，伴有凝固性坏死。

子宫肌瘤生长方式的变异

◇弥漫性子宫平滑肌瘤病。

◇播散性腹腔内平滑肌瘤病。

◇脉管内平滑肌瘤病，静脉内/淋巴管内。

◇转移性平滑肌瘤病，肺、淋巴结转移等。

静脉内平滑肌瘤病（intravenous leiomyomatosis）

◇多见于45岁左右，表现为不规则出血、腹部不适、盆腔包块；瘤栓可见于下腔静脉，肺内等。

◇来源：血管平滑肌或平滑肌瘤。

◇治疗：全子宫＋双附件＋子宫外肿瘤切除。

◇预后：好，复发不多见，即使复发仍可切除。

◇此类肿瘤属雌激素依赖性，保留卵巢可促进残余肿瘤浸润性生长，绝经后不主张激素替代治疗（hormone replace therapy，HRT）。

盆底支持结构缺陷和生殖道瘘

盆底解剖要点

盆底支持结构

◇骨性成分 耻骨、坐骨、髂骨、尾骨和骶骨。

◇盆筋膜

➢盆壁和盆膈筋膜，后者分为上（内）和下（外）两层。

➢盆脏筋膜。

➢血管神经束鞘或韧带：①主韧带；②宫骶韧带；③圆韧带；④膀胱支柱

（膀胱宫颈韧带）；⑤直肠支柱（直肠宫颈韧带）。

◇盆底肌群

　➢浅肌层：①球海绵体肌；②坐骨海绵体肌；③会阴浅横肌；④肛门外括约肌。

　➢中肌层：①会阴深横肌；②尿道内、外括约肌。

　➢内肌层

　　✓肛提肌：髂尾肌；耻骨阴道肌；耻骨直肠肌；耻尾肌。

　　✓尾骨肌。

盆底亦可分为三层

◇外层　浅肌层＋会阴浅筋膜（又称Colles筋膜）。

◇中层　即泌尿生殖膈（涉及骨盆前三角）：中肌层＋上、下两层筋膜。

◇内层　即盆膈：内肌层＋盆膈内、外筋膜（最重要）。

盆底防止脏器脱出的独特解剖系统（三部分）

◇盆腔内筋膜（endopelvic fascia）　将盆腔器官连至盆壁。

◇宫旁组织（parametrium）　主韧带、宫骶韧带。

◇阴道旁组织（paracolpium）　悬吊子宫和阴道顶端（三个水平）。

　➢水平1（suspension）：主要包括子宫主韧带和宫骶韧带，将子宫和阴道上1/3悬至骨盆侧壁和骶骨。

　➢水平2（attachment）：中段阴道周围的韧带等结构，将阴道固定于腱弓。

　➢水平3（fusion）：主要将下段阴道附着于会阴体和会阴膜。

参与正常女性控制排尿的组织和器官

◇膀胱（逼尿肌和膀胱颈）。

◇尿道（内、外括约肌）。

◇阴道（以阴道为中心形成"吊床"）。

◇盆底支持结构。

尿道闭合不全的原因

◇肌性控尿机制缺陷

　➢不随意的内括约肌

　　✓膀胱三角肌环（trigonal ring）。

　　✓后环（posterior loop）。

　　✓Heiss环（loop of Heiss）。

　➢随意的外括约肌

- ✓尿道括约肌（sphincter urethrae）。
- ✓尿道阴道肌（urethrovaginal muscle）。
- ✓尿道收缩肌（compressor urethrae）。

◇解剖损伤　盆底支持结构损伤，膀胱和尿道近端超出腹腔内压影响范围。

◇尿道黏膜封闭不全　尿道黏膜下组织使尿道自然关闭，提高尿道静压。

盆底支持结构缺陷（defects or dysfunction of pelvic supportive structure）诊治概述

盆腔脏器脱垂和女性真性压力性尿失禁

盆腔脏器脱垂（POP）和女性真性压力性尿失禁常同时存在，50%的POP患者伴有压力性尿失禁，80%的压力性尿失禁患者伴有POP。在病理生理方面两者均存在盆底支持结构的缺陷，亦有某些共同的病因危险因素。

危险因素

阴道分娩尤其是手术助产、肥胖、年龄大、雌激素缺乏、腹腔内压力增高（慢性咳嗽或习惯性便秘）。

POP的三个区域（冠状面）

◇前部　阴道前壁膨出、膀胱膨出、尿道膨出。

◇中部　子宫脱垂、穹隆膨出、小肠疝。

◇后部　阴道后壁膨出、直肠膨出。

治疗的三种方法

◇盆底功能训练（pelvic floor muscle exercises，PFME）

　➤Kegel运动：收缩肛门或憋尿的动作。

◇药物或物理治疗（排序：盆底肌锻炼、子宫托，再其他）

　➤HRT（仅缓解因激素缺乏造成的泌尿生殖道症状）。

　➤电磁神经刺激、生物反馈治疗等。

　➤子宫托。

◇手术治疗　方法百余种之多

　➤封闭术/半封闭术：经阴道，适用于各种部位、程度的脱垂。

　➤重建术

　　✓按盆腔前中后分类：前/后盆腔脱垂修补术（阴道前后壁修补术，阴道旁修补术，前、后盆腔网片植入重建术等），中盆腔脱垂修补术（阴道骶骨固定术、宫骶韧带悬吊术、骶棘韧带固定术、髂尾肌筋膜固定术等）。

　　✓ 按手术路径分类：经阴道、经腹（开腹/腹腔镜）。

　　✓ 按应用辅助材料分类：自体组织修补、植入网片。

手术的三个指征

◇行走或站立时负重或压迫感。

◇性交困难或性交痛。

◇腰痛（减轻或还纳脱垂后可缓解）。

　　　注：无症状的脱垂不需要手术！

手术的三个基本要求

◇解剖和功能概念的正确理解。

◇正确检查和诊断。

◇缺陷状态的评估和定位。

手术治疗的三个基本原则

◇解剖的维持或缺陷的修补。

◇结构重建。

◇替代物（mesh，补片）。

手术治疗的三个平面

◇加强主韧带及宫骶韧带复合体。

◇加强肛提肌和膀胱阴道筋膜或直肠阴道筋膜。

◇修复会阴体等软组织附着物。

手术治疗的三个目的

◇解剖恢复。

◇功能恢复。

◇手术微创。

强调两点

◇阴式手术有更多优点：手术较快，并发症少，疼痛轻，住院时间短，恢复快等。

◇理想的补片应是无菌、不吸收、无过敏及炎症反应、无致癌性、保持一定的张力和缩复力，以及易于使用，价格便宜，普通人群容易承担。目前补片的最大问题是侵蚀（erosion），约占3%，多发生在术后6个月，与个人反应、包埋深浅和排异作用有关，严重者需拆除。此外，价格也较昂贵。

尿失禁概述

尿失禁的常见症状和原因及尿流动力学特点

见表2-2。

表2-2 尿失禁的常见症状、原因及尿流动力学特点

基本类型	常见症状	常见原因	尿流动力学特点
压力性尿失禁	在咳嗽、打喷嚏、笑、体位改变和重力活动等腹压增加的情况下出现尿失禁	盆底支持结构松弛,膀胱颈和尿道近端过度下移,尿道内括约肌功能障碍	膀胱测压各项正常功能性尿道长度缩短;最大尿道关闭压下降;最大尿道压下降
急迫性尿失禁	尿频、尿急、尿痛、夜尿、排尿间隔＜2小时;不能拖延和控制排尿	逼尿肌过度兴奋或反射亢进,常合并泌尿系或中枢神经系统疾病,如膀胱炎、尿道炎、肿瘤、结石、憩室、尿道梗阻、脑卒中、痴呆、帕金森病、脊髓损伤等。有些患者病因不明	尿道压力正常逼尿肌无抑制性收缩
混合性尿失禁	同时存在压力性尿失禁和急迫性尿失禁症状	膀胱颈尿道高活动性、逼尿肌不稳定和反射亢进共同存在,或合并尿道内括约肌功能障碍	逼尿肌不稳定收缩功能性尿道缩短;控制带缩短;尿道内压力下降
充溢性尿失禁	尿流细弱、中断、淋漓不净,残余尿、排尿困难	糖尿病、脊髓损伤、出口梗阻等导致的膀胱收缩乏力	膀胱顺应性低;逼尿肌充盈压上升;大量残余尿
功能性尿失禁	如厕能力降低,不能及时到达卫生间相关的漏尿	认知障碍或机体运动功能障碍;如厕环境不良	正常

尿失禁的分类

按功能分类见图2-3。

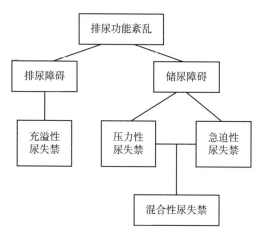

图2-3　尿失禁按功能分类

按解剖学分类　见图2-4。

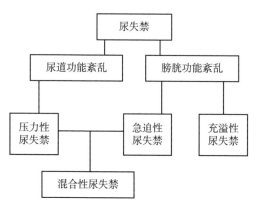

图2-4　尿失禁按解剖学分类

尿流动力学检查

基本内容和指标

◇膀胱压力容积测定（CMG）

➤ 最大膀胱测定容量。

➤ 功能性膀胱容量。

➤ 膀胱顺应性。

➤ 残余尿。

◇ 尿道测压（UPP） 膀胱静止状态下，测量尿道全长各段的压力；与膀胱同步测压，意义更大。

◇ 尿流率（uroflowmetry，ml/s）

最大尿流率。

➤ 排尿量。

➤ 平均尿流率。

➤ 尿流形式。

➤ 尿流时间。

◇ 尿道外括约肌肌电图（EMG）。

常用方法

◇ 膀胱压力/尿流率/尿道外括约肌肌电图联合测定最常用。

有意义的指标如下。

➤ 排尿前压力。

➤ 开放压。

➤ 开放时间。

➤ 逼尿肌压力。

➤ 膀胱最大压力。

➤ 最大尿流率压力。

➤ 最大尿流率收缩压。

➤ 逼尿肌括约肌肌电图。

◇ 影像尿流动力学 与造影或B超结合。

优点：①直观；②可显示膀胱颈口的位置；③可观察膀胱输尿管反流。

压力性尿失禁

定义

盆底组织松弛、膀胱和尿道的解剖位置改变及尿道阻力减低，致使排尿自禁功能障碍，表现为正常状态下无遗尿，而在腹压突然增高时尿液自动流出，称为压力性尿失禁（stress urinary incontinence，SUI）。

病因

产伤是其主要原因，其次还有尿道及尿道周围组织改变、阴道及尿道损伤和盆腔肿物等因素。

诊断标准

◇尿液分析正常，尿培养阴性。

◇神经检查正常。

◇解剖学支持薄弱（棉签试验，X线或尿道镜检查）。

◇证实在有压力情况下存在溢尿（压力试验或尿垫试验）。

◇膀胱内压测量图或尿道膀胱内压正常（残余尿量正常，膀胱容量及感觉正常；没有非自主性逼尿肌收缩）。

临床类型

临床类型见表2-3。

表2-3　SUI临床类型

分类	分型	近端尿道下移	阴道前壁及膀胱膨出	主要表现	近端尿道闭合压力
解剖型（90%）	I	有，轻	无或轻	尿道膀胱后角消失，尿道倾角<45°	>20cmH$_2$O
	II	有，重	常有	尿道膀胱后角消失，尿道倾角>45°	>20cmH$_2$O
尿道内扩约肌功能障碍（10%）	III	无	无	尿道近端闭合不良，闭合压下降	<20cmH$_2$O

临床评分和分度

临床评分和分度见表2-4。

表2-4　临床评分和分度

	1分	2分
发生尿失禁的诱因	咳嗽、打喷嚏、举重、跑步等	爬楼梯、行走、大笑、性交
发生尿失禁的频率	每周	每日
使用尿垫的数量	≤1张/天	≥2张/天

注：分度标准，1～3分为轻度；4～7分为中度；≥8分为重度。

尿垫试验

SUI 的客观分度标准。

◇国际尿控学会推荐方案　1小时尿垫试验。

➤ 0时间：患者不再排尿，预先放置称重过的尿垫。

➤ 前15分钟：患者喝500ml白开水，卧床休息。

➤ 以后的30分钟：患者行走、上下楼梯。

➤ 最后15分钟：患者坐立10次、用力咳10次、跑步1分钟，拾起地面5个小物品，再用自来水洗手1分钟。

➤ 60分钟结束时，称重尿垫，患者排尿并测尿量。

◇分度标准

➤ 轻度：尿垫试验有漏尿，但＜2g。

➤ 中度：尿垫漏尿2～10g。

➤ 重度：尿垫漏尿＞10～15g。

➤ 极重度：尿垫漏尿＞50g。

治疗原则

SUI ➜ 分度 ➜ 轻、中度 ➜ 非手术治疗。

　　　　➜ 中、重度 ➜ 尿流动力学检查后手术治疗。

治疗方法

◇非手术治疗

➤ Kegel运动，或称盆底肌肉锻炼（pelvic floor muscle exercise，PFME）。

➤ 膀胱训练。

➤ 药物治疗：主要针对逼尿肌过度活动，包括β_3肾上腺素激动剂、抗毒蕈碱药物等，代表药为米拉贝隆和索利那新。

➤ 佩戴止尿器。

➤ 盆底电刺激。

➤ 磁场刺激治疗。

➤ 生物反馈治疗。

➤ 尿道周围填充物注射：可供选择的填充物有胶原、自体脂肪和聚四氟乙烯等。

◇手术治疗

➤ 悬吊带术。

➤ 耻骨后膀胱尿道悬吊术。

➤ 人工尿道括约肌置入术。

注：微创治疗SUI的金标准术式为无张力尿道中段悬吊术和腹腔镜下Burch手术。

◇预防

> 产褥期生殖健康指导。

> 处理好产程和阴道难产。

> 戒烟。

> 减肥。

> 避免强体力劳动。

> 加强盆底肌训练。

子宫脱垂矫治术

解剖概要

◇膀胱子宫陷凹的变化：正常情况下，膀胱子宫陷凹与阴道前穹隆距离约2cm，脱垂时，此距离增加至4.5cm或更长。

◇直肠子宫陷凹的变化：正常情况下，阴道后穹隆距直肠子宫陷凹腹膜很近，脱垂不伴有直肠子宫陷凹疝的情况下，可延长至2～3cm。

"直肠子宫陷凹疝"，由于肛提肌及会阴体失去支持功能，直肠子宫陷凹有不同程度的下降，突出于阴道壁和直肠之间。

◇膀胱、尿道及输尿管的变化：膀胱膨出发生于与阴道密切相接的部分，在子宫颈前侧形成一狭长的袋形。

输尿管下移，弯成钩状再进入膀胱，受子宫动脉压迫，易发生输尿管积水或肾盂积水的变化，尤以Ⅲ度明显。

◇阴道壁的变化：受摩擦而角化，筋膜层组织增厚，扩张血管多，易出血。

术式选择的依据

◇脱垂的部位及程度。

◇子宫位置、大小，宫颈有无肥大或延长及其程度。

◇肛提肌裂孔的宽度及弹力性。

◇年龄和身体一般情况——年老体弱不适合复杂手术。

◇是否保留生育功能。

◇是否保留性生活功能。

◇有无合并压力性尿失禁。

手术治疗的目的

◇消除症状。

◇修复缺陷的盆底支持组织。

◇纠正子宫形态的异常——切除部分宫颈。

手术方法和适应证

◇阴道前后壁修补术：适用于Ⅰ、Ⅱ度阴道前后壁脱垂的患者。

◇Manchester手术：适用于年龄较小、宫颈延长，希望保留子宫的Ⅰ、Ⅱ度子宫脱垂伴阴道前后壁脱垂的患者。

◇经阴道全子宫切除及阴道前后壁修补术：适用于Ⅱ、Ⅲ度子宫脱垂伴阴道前后壁脱垂，年龄较大，不需保留子宫的患者。

◇单纯子宫切除术对盆底修复的改善已被证实无任何意义！

◇阴道纵隔形成术，又称LeFort手术：适用于年老体弱不能耐受较大手术，不须保留性交功能者。

◇自身组织或网片置入重建术。

非手术治疗方法

子宫托。

阴式子宫切除＋阴道前后壁修补的大致步骤

两个间隙

◇膀胱子宫间隙。

◇直肠子宫间隙。

钳夹的韧带

◇膀胱支柱（膀胱宫颈韧带）。

◇宫骶韧带*。

◇主韧带*。

◇子宫动、静脉。

◇圆韧带*。

◇卵巢固有韧带*。

注：①*部位和前后腹膜均留置标记线。②关闭阴道顶端时将上述结构依次缝合，对残端有一定悬吊作用，同时应注意使直肠子宫陷凹消失，防止日后阴道后疝的发生。

修补阴道前后壁的两种方法

◇Kelly法。

◇Kennedy法。

缝扎肛提肌

Cooper韧带悬吊术

◇将膀胱颈缝吊于耻骨后间隙的髂耻韧带，即Cooper's韧带，用以纠正压力性尿失禁。

◇Burch将术式改良，将膀胱颈两侧组织各2～3针缝吊于Cooper's韧带，这是备受欢迎的耻骨后膀胱阴道悬吊术的术式之一，被称为Burch术式。

◇腹腔镜开展此手术始于1991年，有效率90%，与开腹手术相当。

◇并发症

➢持续性下腹痛27%，其中6%需拆除缝线。

➢排空障碍10%，少于开腹手术的15%～20%。

➢膀胱损伤8%。

注："火候"难掌握。术后应常规行膀胱镜检。

治疗压力性尿失禁的金标准微创手术

◇经阴道的无张力尿道中段悬吊术（tension-free vaginal tape，TVT）。

◇TVT是类似于悬吊带术的一种特殊方法。

◇其吊带为特殊的无刺激、不吸收，有倒钩的编织网带。

◇通过三个小切口（耻骨上中线旁2cm各一及阴道前壁尿道下方），将网带托吊于尿道中段，从两侧耻骨上引出，适度调整，剪去多余网带。

◇局部麻醉下进行，10余分钟即可完成，出血甚少。

◇有效率90%以上，是治疗SUI的微创金标准术式。

◇1996年瑞典Ulmsten医生首次报道。

◇适用于各型SUI。

◇增强了尿道紧缩力，膀胱颈抬高，膀胱尿道后角恢复正常，特别是在腹压增强时，加强了尿道下方支撑，起到抬高和关闭尿道的作用。

◇注意事项：吊带需无张力、平放、不扭曲。需要做膀胱镜及早发现有无膀胱损伤。

经闭孔无张力尿道中段悬吊术（tension-free vaginal tape obturator，TVT-O）

◇de Leva在TVT基础上改良形成的。

◇使用的吊带与TVT中的相同。

◇三个小切口（股内侧皱褶外2cm各一及阴道前壁尿道下方），将网带经闭孔置入，支撑尿道中段。

◇吊带经耻骨降支的闭孔穿出，远离膀胱、尿道和耻骨后间隙，减少器官损伤和血肿等并发症。

中盆腔悬吊经典术式

骶骨固定术（sacral colpopexy）（图2-5）

◇将子宫或阴道顶端借助网片缝吊于骶前的棘间韧带上。

◇应注意骶前区的骶中动、静脉和输尿管、肠管等，避免损伤。

◇需关闭后腹膜，防止术后疝的形成。

> 保留子宫的优点

　✓ 术后阴道维持正常轴向，保留阴道功能更趋生理状态。

　✓ 保留子宫使患者在心理、生理上增加了对性生活的满意度。

　✓ 效果相对持久可靠。

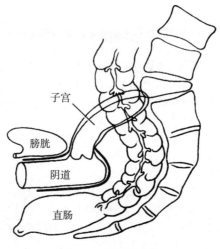

图2-5　骶骨固定术

> 保留子宫的适应证

　✓ 年轻或无不规则阴道出血和绝经后出血的病史。

　✓ TCT结果正常及无宫颈溃疡。

　✓ 无子宫病变。

骶棘韧带固定术（sacrospinous ligament fixation，SSLF）

◇通过阴道后壁的切口，将阴道残端固定于直肠阴道间隙的骶棘韧带上（图2-6）。

◇辅助Deschamps针和Capio缝合器可使操作更简便。

◇手术时间短（20～30分钟），出血少（约30ml），术后恢复快（day surgery），术后无性交困难。

◇有坐骨神经（3%～41%，多数自限性）、阴部神经、阴部动脉、骶前血管丛损伤和直肠周围血肿的可能。

◇术后复发率20%～33%。

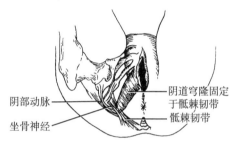

图2-6　骶棘韧带固定术

经阴道后路悬吊术（图2-7）

◇自肛门旁下3cm，经穿刺锥穿至坐骨结节，绕过直肠，导入聚丙烯吊带加强宫骶韧带，将阴道顶固定在正常的解剖位置上。

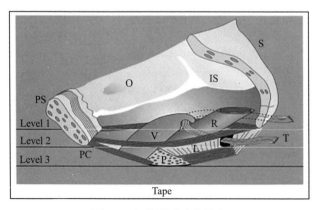

图2-7　经阴道后路悬吊术

◇同时加强肛提肌的支持，修复直肠阴道筋膜并修复会阴体，从三个层次修复盆底。

◇治疗阴道穹隆膨出的有效率为91%。

◇创伤小，术后24小时内可出院。

盆底重建术

　　是一种真正意义上的治疗盆底缺陷的解剖修复方法。通过经阴道置入不可吸收的聚丙烯网片（图2-8），对盆底的缺陷或薄弱部位进行无张力修补。

◇重建材料

➤网片是聚丙烯压制的材料编织而成，持久性强，具有双向弹力，组织很容易长入网片的孔中，易于网片在组织中的固定。

➤网片是由较小直径的单根纤维以特殊方式编织而成，柔软，并且可以任意修剪切割成手术所需要的形状，而不会松解。

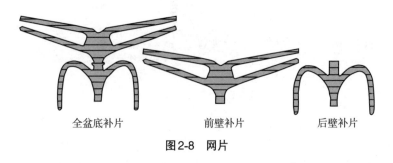

全盆底补片　　　　　　前壁补片　　　　　　后壁补片

图2-8　网片

◇手术步骤

➤经阴道切除全子宫。

➤修补阴道前壁。

➤经闭孔穿刺引导和固定前壁补片的4条固定带，完成前盆底的重建。

➤缝合阴道残端。

➤经臀部或者经阴道穿刺引导后壁补片2条固定带，修补阴道后壁，将补片固定于骶棘韧带和修补后的阴道后壁，完成阴道顶端和后盆底的重建。

◇手术并发症

➤可能会出现与其他外科置入物相似的不良反应，如感染、粘连、瘘管形成、压疮、瘢痕引起的置入物收缩等。

➤使用导引器穿刺时可能会误穿或损伤血管、神经、膀胱、尿道或肠道，甚至需要外科手术修补。

子宫脱垂的经典术式——Manchester手术

Manchester手术

宫颈部分切除术＋阴道前后壁修补。

适应证

Ⅰ度、Ⅱ度子宫脱垂，宫颈延长，并发阴道前后壁膨出。

禁忌证

◇有生育要求者，可能造成宫颈或阴道性难产或流产和早产。

◇Ⅲ度脱垂效果不佳。

◇宫体和附件有病变者，不宜采用。

手术步骤

◇扩宫和刮宫，目的：

> ➢除外宫腔内病变。

> ➢利于操作。

> ➢推迟月经，避免感染。

◇宫颈缩短。

◇宫颈成形。

◇阴道前后壁修补。

脱垂子宫悬吊术

供选择的方案

◇利用宫骶韧带，可以将子宫恢复至最为正常的解剖位置，可以使宫颈达到坐骨棘水平，宫骶韧带的最大可承受的拉力能够达到17.0kg（37.5lb）。

◇利用骶棘韧带，缺点是阴道轴偏向悬吊侧且向后，增加了前盆腔缺陷的风险。

◇利用骶前间隙的前韧带，骶骨固定术缺点是使阴道轴偏向前，增加了后盆腔缺陷的风险。

◇利用圆韧带的悬吊术成功率不到50%，目前临床上已经基本不用。

高位宫骶韧带悬吊术（uterosacral ligament suspension，US）

◇适应证

> ➢盆底第一水平（level one）支持组织缺陷，表现为单纯子宫脱垂，要求保留子宫的年轻患者。

➢ 手术同时可视情况行宫颈截除术，以提高手术成功率。

◇手术步骤

➢ 可以选择经腹，经阴道，或者在腹腔镜下完成。

➢ 首先探查双侧输尿管走行。

➢ 重点是分离出双侧宫骶韧带。

➢ 用不可吸收线（Burch缝线）折叠缝合双侧宫骶韧带各3～4cm，缝至宫颈后部骶韧带起始部位。

➢ 如直肠子宫陷凹深，可用2-0Dexon线环形缝合双侧宫骶韧带及直肠浆膜层，封闭直肠子宫陷凹。

◇手术并发症

➢ 输尿管损伤：除了注意对输尿管的机械性损伤，还应注意缝合宫骶韧带时可能造成的输尿管扭曲、打折等情况，必要时需要拆除缝线。

➢ 子宫动脉损伤：在缝合至近宫颈部位靠近子宫动脉走行时需要小心。

➢ 神经损伤：多见于阴式高位宫骶韧带悬吊术。

阴道穹隆膨出（prolapse of vaginal vault）

常合并小肠疝

术式

◇阴道封闭术。

◇骶棘韧带悬吊术。

◇坐骨棘筋膜固定术。

◇宫骶韧带悬吊术。

◇Mccall后穹隆成形术

◇骶前固定术等。

　　有小肠疝注意关闭疝囊。

生殖道瘘

临床表现

　　泌尿生殖道瘘（fistula）除临床表现为阴道流液外，也有表现为SUI者，需警惕。

手术原则

　　手术原则取决于瘘的部位、大小、成因及手术史。

途径

◇低位——经阴道。

◇高位——开腹。

8条原则

◇充分暴露瘘孔。

◇完全切除瘢痕。

◇严密层次缝合。

◇彻底消灭死腔。

◇审慎止血补血。

◇积极预防感染。

◇良好营养补充。

◇合理排便管理。

异位妊娠

异位妊娠概述

部位（图2-9）

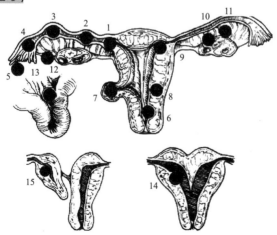

图2-9 不同部位的异位妊娠示意图

1.间质部；2.峡部；3.壶腹部；4.漏斗部；5.伞端；6.宫颈；7.憩室及子宫囊；8.肌壁内；9.宫角；10.卵巢；11.宽韧带内；12.输卵管卵巢；13.腹腔；14.双角子宫的角；15.残角子宫

部位发生率顺位

◇输卵管 95% ～ 97%。

> ➤ 壶腹部 70%。
> ➤ 峡部 12%。
> ➤ 伞部 11%。
> ➤ 间质部/宫角 2% ～ 4%。

◇其他 3% ～ 7%。

> ➤ 腹腔 1% ～ 1.3%。
> ➤ 宫颈 0.15%。
> ➤ 卵巢 0.15% ～ 3%。
> ➤ 子宫瘢痕 6%。

◇宫内外同时妊娠：1/3 万（过去）～ 1/3800（现在），1/100（IVF）

发病率

◇1.5% ～ 2%（约 2%），有增加趋势。

◇助孕（ART）中，为 2% ～ 5.6%。

◇一次异位妊娠（ectopic pregnancy，EP）后，再次 EP 的风险为 15%。二次或二次以上 EP 后，至少 25% 会再次 EP。

危险因素

◇输卵管手术史（如输卵管开窗术或结扎术）。

◇性传播疾病。

◇盆腔炎性疾病：最常见的原因。

◇子宫内膜异位症。

◇吸烟。

◇单一孕激素成分的避孕药。

◇人工助孕技术（如 IVF）。

临床表现

◇典型表现　停经、腹痛、阴道出血。

◇陷阱　最典型的异位妊娠临床表现不典型！

警戒体征

◇晕厥。

◇咳嗽痛。

◇腹膜刺激征。

◇宫颈举摆痛。

◇移动性浊音阳性。

治疗

　　取决于EP的活性。

◇期待治疗。

◇药物治疗。

◇手术治疗。

EP的活性

◇极低活性EP　选择期待治疗的成功率约59%，甲氨蝶呤（MTX）可作为二线治疗药物。

> HCG＜1500mIU/ml，或呈平台期。

◇低活性EP　药物治疗或手术治疗取决于患者的意愿。

> HCG＜5000mIU/ml。

> 无胎心。

> 血流动力学稳定。

◇活性EP　手术治疗，保守或根治应结合患者的EP病史、对侧输卵管的情况及出血情况考虑。

> 血流动力学不稳定。

> 大量的腹腔积血。

> 破裂症状（如疼痛和晕厥）。

> HCG水平高。

输卵管妊娠（tubal pregnancy）

高危因素

◇胚胎因素

> 异位妊娠中胚胎畸形比例高。

> 异位妊娠中染色体异常比例高。

> 男性异常精子数高。

◇母体因素

> 炎症85%。

> 与盆腔炎性病变（PID）发作次数呈正相关。

> 性传播感染（STI）。

◇卵管因素

> 整形手术的开展。

> 结节性峡部输卵管炎（SIN）（峡部肌层肥厚，其中有腺体和内膜样间

质，为炎症后的形态）。

◇黄体期缺陷　黄体酮↓→向子宫方向蠕动↓。

◇受精卵游走。

◇诱发排卵。

◇助孕技术。

◇宫内节育器（IUD）。

◇异位妊娠自溶的早期诊断　过多干预和治疗。

诊断

◇HCG测定

➢异位妊娠的特点：种植早，阳性早；水平偏低；动态监测增长慢。

➢正常妊娠：早期HCG的倍增时间为1.4～2.2天。

异位妊娠：间隔48小时，HCG升高小于50%。

◇孕酮测定

➢异位妊娠的水平低于正常妊娠。

➢孕酮<5ng/ml提示为异位妊娠或流产，诊刮对干扰正常妊娠无顾虑。

◇超声

➢5/6/7周的胎囊能见率分别为76%/96%/98%。

➢β-HCG>2500mIU/ml，阴道超声未见宫内胎囊，异位妊娠可能性大。

◇诊刮　宫内/外同时妊娠的概率为1/3800。

◇后穹隆穿刺

➢阳性率：破裂型85%，未破裂型65%。

◇腹腔镜

期待疗法

◇适应证

➢50%～70%的异位妊娠可自愈，但此法对要求生育者不见得是好办法。

➢临床症状无或轻微。

➢包块<3cm。

➢β-HCG<2000mIU/ml或持续下降。

药物治疗

MTX的细胞毒性取决于血药浓度和作用时间，用药后β-HCG恢复正常的天数为（35±11）天。

◇适应证

➢无活跃腹腔内出血，无明显腹痛，生命体征平稳。

➢包块<3cm。

➤ β-HCG ＜ 3000 ～ 5000mIU/ml。

➤ 保守手术失败：开窗术后4%～10%残留绒毛组织，过于干净可能导致输卵管损伤。

➤ 宫角或宫颈等特殊部位妊娠。

◇禁忌证

➤ 腹痛。

➤ 可见胎心，胎芽。

➤ β-HCG介于5000～6000mIU/ml，相对禁忌。

➤ 肝、肾或血液病。

◇用药方法

➤ 0.4mg/kg，口服，5天。

➤ 0.4mg/kg，肌内注射，5天。间隔1周可行第二疗程。

➤ MTX 1mg/kg肌内注射（单日），用4次；四氢叶酸 0.1mg/kg肌内注射（双日），用4次。

➤ 单次肌内注射MTX 50mg/m^2。

注射后4～7天β-HCG下降＜15%或继续上升，可重复用药，最多用药次数为3次。

注：注射后1～4天β-HCG略有升高者占85.8%。

➤ 腹腔镜下局部注射。

➤ B超引导下局部注射。

➤ 宫腔镜下插管注药。

➤ 子宫动脉插管注药。

➤ 宫颈妊娠时局部注药效果好。

◇预测失败的指标或参数

➤ 可见胎心。

➤ 初始HCG水平：大于5000mIU/ml。

➤ 包块大小：超过4cm。

➤ 腹腔有积血。

➤ 药物治疗前，HCG在48小时内升高超过50%。

➤ 治疗期间，HCG快速持续上升。

腹腔镜手术

输卵管开窗或输卵管切除术。

宫角妊娠和输卵管间质部妊娠的鉴别要点

宫角妊娠和输卵管间质部妊娠的鉴别要点见表2-5。

表2-5 宫角妊娠和输卵管间质部妊娠的鉴别要点

	宫角妊娠	输卵管间质部妊娠
英文	cornual pregnancy	interstitial/tubal pregnancy
实质	宫内妊娠	异位妊娠
位置	宫腔侧上方	输卵管走行于宫角肌层的部分
破裂孕周	＞12周	＜12周（平均6.9周） 20%＞12周
超声标准		（1）宫腔空虚 （2）偏离宫腔最侧壁＞1cm （3）孕囊周围肌层＜5mm 此标准特异性（Sp）90%，敏感性（Se）40%
		矢状斜位间隙线征
	二维超声鉴别准确率低，建议利用三维超声或MRI	

异位妊娠自身输血（autotransfusion）的条件

◇妊娠＜12周。

◇胎膜未破。

◇出血小于24小时。

◇血液未污染。

◇镜下红细胞破坏率＜30%。

　　风险：羊水栓塞和滋养细胞肿瘤播散。

持续性异位妊娠（persistent ectopic pregnancy，PEP）

定义

　　保守手术后，残留妊娠组织持续存活引起的临床综合征（目前尚无统一定义）。

发病率（文献报道）

◇开腹手术3%～5%。

◇腹腔镜手术3%～20%。

◇输卵管切除术＜1%。

◇输卵管造口术约7%。

诊断标准

◇术后HCG升高。

◇72小时内，HCG下降少于20%。

◇HCG下降后在高于正常的水平呈平台期或反向升高。

◇再次出现腹痛、内出血，甚至需要再次手术干预。

预测

◇妊娠天数越少（＜42天）包块越小（＜2cm），越易发生此并发症。

◇术后第一天内，HCG下降＜50%，则PEP风险增加，如HCG下降≥77%，则几乎没有PEP风险。

预防

保守性手术后单次MTX注射（1mg/kg）。

治疗原则

个体化，手术→药物→期待。

容易混淆的概念

陈旧性异位妊娠：HCG已降至正常，而原异位妊娠的部位，包块持续存在，经手术证实排除其他情况。

卵巢妊娠（ovarian pregnancy）

原发性

卵子未排出，受精于早期的黄体内，或在卵巢表面受精。

继发性

输卵管妊娠流产，种植于卵巢表面。

◇病因

➢排卵障碍：①卵巢周围有粘连；②卵泡内压力降低；③颗粒细胞和卵丘紧密粘连。

➢使用宫内节育器：改变前列腺素合成，卵管反蠕动；输卵管炎；经血逆流；孤雌生殖。

◇发病率　占异位妊娠的0.3%～3.6%。

◇临床表现　停经（仅半数有）、流血、腹痛（早）、腹块、休克。

◇病理诊断依据

➢输卵管包括伞部必须完整，无妊娠痕迹。

➢妊娠囊必须占据卵巢正常位置（在卵巢内）。

➢卵巢和妊娠囊以子宫-卵巢韧带与子宫相连。

➢组织学检查妊娠囊壁中有卵巢组织。

宫颈妊娠（cervical pregnancy）

定义

受精卵着床于宫颈内口以下的宫颈黏膜。

致病因素

◇刮宫术史（最重要）。
◇孕卵发育和游走与内膜发育不同步。
◇宫腔内环境不良等。

临床表现

◇有停经和阴道出血，而无子宫收缩痛。
◇宫颈扩张、膨大，变软，宫体正常大小，整个子宫呈葫芦状。

治疗

◇颈管刮宫：有大出血的可能！
◇介入治疗：血管栓塞。
◇MTX等药物治疗。
◇无生育要求者可考虑切除子宫。

剖宫产瘢痕妊娠（cesarean scar pregnancy，CSP）

临床特点

◇是异位妊娠中的少见类型，发生率为1/（1800 ～ 2216）次正常妊娠。
◇占异位妊娠的6.1%。
◇临床表现缺乏特异性。
◇发病早期容易误诊误治。
◇严重时可能发生致命性大出血。

发病机制

◇可能是由于剖宫产术可破坏子宫壁，使子宫肌层的连续性中断，可能会形成通向宫腔的窦道，当再次妊娠时孕卵种植于该窦道中形成剖宫产瘢痕妊娠。

诊断

◇有剖宫产手术史。
◇超声和MRI可以提供可靠的影像学诊断。
◇典型表现为子宫前壁下段肌层变薄或连续性中断，前壁下段肌层内或近切口处无回声或见到妊娠囊。

◇不典型表现如子宫前壁下段处有混合回声包块、伴有较丰富的血流信号。

治疗

◇切勿贸然清宫，可能会导致令人措手不及的致命性大出血。

◇强调个体化。

> ➤ 注意发病的部位。
> ➤ 注意孕囊侵入子宫壁的深度。
> ➤ 注意病灶大小。
> ➤ 注意血清HCG水平。
> ➤ 注意患者的生育要求。
> ➤ 注意患者的经济状况。
> ➤ 注意医院自身的诊疗优势。

◇当孕囊侵入较表浅，且大部分突向宫腔时，可在超声或腹腔镜监视下进行清宫术，必要时先进行子宫动脉栓塞术，24小时后再清宫。

◇当孕囊完全位于瘢痕的肌壁间时，如病灶小于3cm，血HCG水平不高，可在超声引导下穿刺孕囊，并局部注射MTX。

◇如孕囊侵入肌层很深或者几乎穿透瘢痕全层，病灶较大且超声提示血供丰富，可直接选择手术治疗，或开腹或腹腔镜下病灶局部切除＋子宫下段修补术，或者直接选择子宫切除术。

多部位妊娠（见生殖内分泌部分）

卵巢良性肿瘤

卵巢肿瘤概述

共同临床表现

◇下腹不适感：消化不良、恶心、上腹隐痛不适。

◇腹部肿物，膨胀。

◇压迫症状：压迫横膈、下腔静脉、髂静脉、膀胱、输尿管、直肠。

◇疼痛：破裂、扭转、出血、感染、浸润所致。

◇月经紊乱及内分泌症状。

发病率与病死率

◇每70个新生女婴中有一人会在一生的某个时期罹患卵巢癌（发病率

1.4%）；卵巢肿瘤中，良、恶性之比为7：3。

◇卵巢恶性肿瘤，70%就诊时已属晚期，病死率也为70%。

恶性卵巢肿瘤的鉴别

实性的，双侧性的，不规则的，多结节不光滑的，粘连固定不活动的，增大迅速的，伴有腹水，尤其是血性腹水者，进食状态不佳、消瘦等均为恶性征象。

病理性卵巢肿瘤

◇青春期前出现附件包块。

◇生育年龄，附件区的囊性包块大于5cm，经2～3个月经周期不见缩小，甚至增大。

◇附件部位的实性包块。

◇妊娠期间并发存在的附件包块，至妊娠16周（4个月）仍不缩小。

◇绝经后卵巢不萎缩，仍可于检查时摸到。

◇卵巢上皮性肿瘤约占卵巢良性肿瘤的50%，占恶性肿瘤的70%。

卵巢肿瘤的性质、种类与年龄的关系

◇青春期前卵巢增大都是不正常的，以生殖细胞肿瘤为多见，要注意恶性情况。

◇青春期后可有卵巢生理性增大，也多见瘤样病变。

◇生育年龄之后的实性肿瘤要考虑到性腺间质肿瘤，有胃肠道和乳腺癌瘤的妇女要警惕转移瘤。

◇更年期后的卵巢肿瘤基本上是上皮性瘤，双侧或实性为恶性征象。

◇卵巢囊肿有实性成分，不宜保留该侧卵巢（皮样囊肿除外）。

◇卵巢肿瘤大体可见囊内乳头的：良性20%；交界性62%；恶性92%。

◇绝经前，单房、无回声、＜5cm，良性可能极大；意外发现卵巢癌的风险为0.9%～13%。

卵巢囊肿（ovarian cyst）

卵泡囊肿的发生机制

◇垂体FSH升高，FSH、LH失衡，卵泡持续生长不排卵，颗粒细胞仍分泌液体，可表现为异常子宫出血。

◇卵泡闭锁缓慢，颗粒细胞持续存在→萎缩→单纯囊肿。

◇卵巢周围炎→血供障碍→白膜纤维性增厚→不能破裂排卵→囊液潴留。

◇卵泡膜层血管破裂，血肿吸收。

绝经后期囊肿的注意事项

◇过去认为　绝经满一年以上，持续存在的囊肿均为病理性；不论大小均有手术指征；手术范围为全宫＋双附件。

◇目前认为　小于5cm的纯囊性包块，CA125正常的情况下也可密切随诊（随诊项目包括盆腔检查、B超扫描和血清CA125检测）。

合并情况

　　妊娠合并卵巢囊肿扭转中畸胎瘤占50%，而卵巢囊肿扭转中合并妊娠的占20%。

卵巢囊肿的鉴别诊断

◇卵泡囊肿：卵泡不破裂，持续增长，直径多不超过5cm，无症状。

◇黄体囊肿：黄体血肿被吸收后形成，直径多不超过5cm，可使月经周期延长，持续或不规则出血。

◇黄素化囊肿：常见于滋养细胞疾病，HCG刺激卵泡膜细胞黄素化而形成，多为双侧，直径一般10cm，大者可达20cm，多无症状，病愈后自行消退。

◇浆液性囊腺瘤：多见于育龄妇女，无症状，肿瘤中等大小，单纯性呈单房，壁光滑；乳头状常呈多房，多见于双侧，镜下可见砂粒体，X线片见钙化影。

◇黏液性囊腺瘤：多见于育龄妇女，可巨大，多为单侧，多房，囊比较厚，表面光滑，内无砂粒体，可有乳头向外生长，引起破裂。

◇皮样囊肿：80%见于生育年龄，多为中等大小，80%单侧，包膜光滑。

◇巧克力囊肿：多粘连。

◇输卵巢脓肿：高热、腹痛、触痛性包块。

◇陈旧性异位妊娠：HCG正常。

◇输卵管积水或积脓。

◇盆腔脓肿。

◇阔韧带囊肿：起源于副中肾管，10～15cm，单房，可压迫引起盆腔淤血，输尿管积水。

卵巢成熟囊性畸胎瘤（mature teratoma）的几个数字

◇占卵巢良性肿瘤的50%。

◇占妊娠合并卵巢肿瘤的50%。

◇50%在X线片上可显影，8%～10%呈蛋壳样改变。

◇为良性肿瘤，恶变率仅在5%以下，恶变的平均年龄约为50岁。

◇双侧发生率为20%～25%。

◇一侧卵巢为皮样囊肿，另一侧外观正常，但剖探的阳性率约为7%（可记忆为5%左右）。

皮样囊肿（dermoid cyst）的常见并发症

◇蒂扭转。

◇囊肿破裂。

◇溶血性贫血。

◇恶变：鳞癌变、类癌变等。

盆腔炎性病变

盆腔炎性病变（pelvic inflammatory diseases，PID）概述

概念

女性上生殖道的一组感染性疾病。

◇子宫内膜炎（endometritis）。

◇输卵管炎（salpingitis）。

◇输卵管卵巢脓肿（tubo-ovarian abscess，TOA）。

◇盆腔腹膜炎（peritonitis）。

临床分类（表2-6）

表2-6　PID临床分类及病原体

临床分类	病原体
急性PID（病程≤30天）	宫颈病原体（淋病奈瑟菌、沙眼衣原体、生殖支原体） 细菌性阴道病病原体（消化链球菌、拟杆菌、奇异菌、纤毛菌、解脲支原体、梭状芽孢杆菌） 呼吸道病原体（流感嗜血杆菌、肺炎链球菌、A族溶血性链球菌、金黄色葡萄球菌） 肠道病原体（大肠埃希菌、脆弱类杆菌、B族溶血性链球菌、弯曲杆菌）
亚临床型PID	沙眼衣原体，淋病奈瑟菌
慢性PID（病程>30天） 盆腔炎后遗症	结核杆菌，放线菌 —

感染途径

◇沿生殖道黏膜上行蔓延。

◇经淋巴系统蔓延。

◇经血液循环传播。

◇直接蔓延。

1/4导致慢性远期并发症

◇慢性盆腔痛。

◇异位妊娠。

◇不孕症。

　　10%～15%转变为盆腔脓肿（PA）

危险因素

◇STI，60%的PID与之有关：淋病奈瑟菌、衣原体为主。

◇PID史，1/4复发。

◇性活跃、多性伴。

◇细菌性阴道病（BV）。

◇年龄：年轻妇女，15～25岁。

◇宫腔内手术操作后感染。

◇性卫生不良。

◇邻近器官炎症直接蔓延：阑尾炎等。

最低诊断标准（具备一条即可）

◇宫颈举痛。

◇子宫压痛。

◇附件区压痛。

PID诊断附加标准

◇体温＞38.3℃（口表）。

◇宫颈或阴道异常黏液脓性分泌物。

◇阴道分泌物生理盐水涂片见到白细胞或线索细胞。

◇红细胞沉降率升高。

◇C反应蛋白升高。

◇实验室证实的宫颈淋病奈瑟菌或衣原体（＋）。

特异诊断标准

◇子宫内膜活检：证实子宫内膜炎。

◇阴道超声或磁共振检查：显示输卵管管壁增厚、管腔积液，可伴有盆腔积液、输卵管卵巢包块。

◇腹腔镜检查：发现PID征象。

治疗

◇抗生素疗程总计达2周以上，症状消失后静脉用药维持24小时以上可改为口服。

◇取环并非绝对必要。

> ➢与IUD使用有关的PID主要发生在放环的头3周内。

> ➢如携带IUD者确诊为PID，不需要取出IUD，但需密切临床随诊。

> ➢治疗48～72小时后，如症状不改善，建议取出IUD。

> ➢一项系统性回顾研究表明，IUD是否取出，治疗结局相同。

盆腔炎性病变的处理原则

◇排除妊娠。

◇有意过重诊断可预防后遗症。

◇尽早使用广谱抗生素。

> ➢所有的治疗方案都必须对淋病奈瑟菌和沙眼衣原体有效，即使微生物检查无阳性发现。

> ➢推荐的治疗方案抗菌谱应覆盖厌氧菌。

> ➢选择治疗方案时，应综合考虑安全性、有效性、经济性及患者的依从性等因素。

> ➢给药方法：根据疾病的严重程度决定静脉给药或非静脉给药，以及是否需要住院治疗。

◇开始治疗48～72小时后重新评估。

◇确认并治疗或向患者性伴了解情况。

◇筛查并治疗男/女性下生殖道感染。

◇提倡使用屏障性避孕工具和杀精子剂。

盆腔脓肿（pelvic abscess）的治疗策略

脓肿未破裂

静脉滴注抗生素72小时，如无效考虑手术治疗。

注：保守治疗对双侧包块或直径＞8cm的包块效果差。

脓肿破裂

应立即手术，伍用广谱抗生素。

◇手术指征

　➢双侧包块及直径＞5～8cm的包块。

　➢广谱抗生素72小时无效，感染中毒症状加重。

　➢抗生素反应虽好，但包块持续存在。

　➢脓肿破裂。

◇手术方式

　➢引流：经腹壁或阴道后穹隆切开。

　➢腹腔镜：分离粘连，吸出脓液及坏死组织，冲洗盆腔。

　➢视年龄和生育要求，行保守或根治手术。

　➢B超引导下穿刺：直径＜3cm无回声，抽净后冲洗囊壁，局部注射氨基糖苷类药物，一周内可重复穿刺，抽吸后复发率约10%。

概括流程

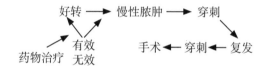

生殖道结核 (genital tuberculosis)

发病率

◇肺外结核占结核总数的0.5%～1%。

◇生殖道结核占肺外结核的11.9%。

传播方式

◇结核杆菌血行播散，由于左侧附件直接由动脉供血，结核杆菌首侵输卵管，然后扩散至内膜，可直接影响生育。

◇经淋巴系统扩散，可侵入盆壁甚至宫颈旁淋巴结，此类较为少见，可与生殖道结核共存。

◇直接传播：结核性腹膜炎波及盆腔器官。

◇由男性生殖道传播较少见。

临床表现

◇不孕，结核性输卵管炎在我国女性不孕器质性病因中占第二位，约15.4%，且在原发性不孕中的比例（22.3%）明显高于继发性不孕组（7.0%）。

◇盆腔疼痛，月经异常，量多占7%（感染早期），量少占50%～60%（多因内膜受损），非生理性闭经患者应高度警惕！

◇肺部表现占20%～30%。

◇全身症状：典型表现为低热、盗汗；常常仅为易疲乏、体质差等。

注：非典型的临床表现，常误诊为恶性肿瘤或一般的盆腔炎症，可有腹水、包块和CA125升高。

大胆的分型

◇一般粘连型。

◇假囊型。

◇癌瘤型。

诊断方法

◇结核菌素试验（PPD）：不可靠，强阳性可作为辅助指标之一，一般阳性不作为盆腔结核的指标。

◇淋巴细胞混合培养＋干扰素测定或结核感染T细胞免疫斑点试验（T-SPOT.TB）：①与抗酸染色、免疫胶体金法IgG型抗结核抗体检测、结核PCR、结核分枝杆菌特异性细胞免疫反应检测（QFT）相比，对活动性结核的检出率最高，达86.8%。②不仅对肺内结核，对肺外结核也具有敏感、特异的诊断价值，可为临床提供可信的依据。③对免疫功能低下的患者仍可维持较高的检出率。④对潜伏性结核的诊断不受卡介苗的影响，为结核病的控制和预防带来希望。⑤无法鉴别结核活动或潜伏（效应T淋巴细胞和记忆T淋巴细胞均能分泌干扰素）。⑥是否用药不能取决于其结果。⑦阴性不能完全排除诊断。

◇超声。

◇腹部X线片：钙化的淋巴结核灶。

◇CA125：缺乏特异性。

◇子宫输卵管碘油造影（HSG）：①输卵管僵硬如铁丝样；②输卵管显影断续如串珠样；③输卵管阻塞，伞端少量积水；④输卵管间质有小瘘管；⑤造影剂溢出间质及输卵管周围；⑥宫腔狭窄、变形、不规则；⑦造影剂进入血管或淋巴管。

◇内膜活检：阳性率＜50%。

◇腹穿：阳性率64%。

◇腹腔镜：探查＋活检＋培养，同时注意探查上腹腔。结核性腹膜炎的病理基础为腹膜组织纤维化、肉眼组织形成和干酪样坏死。

治疗

◇针对慢性消耗性疾病，主要从增强机体抵抗力及免疫功能入手，加强营养，适当运动。

◇抗结核治疗：时间应坚持1年半，多药联合为好。

◇手术：获取病理证据，恢复解剖结构。

◇结核合并不孕的治疗

> 90%的不孕归因于输卵管梗阻或变形。

> 治疗后的期待妊娠率为10%，而异位妊娠的发生率高达50%，有必要跟患者交代这一风险。

> 如果内膜无结核，IVF是最佳选择。

> 一般抗结核药对胎儿无明显副作用，但结核活动期应避免妊娠。

盆腹腔假囊（pseudocyst）

◇是一种特殊的弥漫性病变，多见于生育年龄妇女。

◇常涉及盆腔、上腹部和腹膜后腔。

◇易患因素有手术史、盆腔炎、子宫内膜异位症和结核病等。

◇强调"对因治疗"。

◇手术治疗适用于反复复发或不孕的患者。

◇有报道，假囊囊液由卵巢产生，切除卵巢后可避免复发。

生殖系统畸形

正常的生殖道发育胚胎学

◇女性生殖道的发育始于胚胎第3周，持续到妊娠中期。

◇在胚胎发生的最初3个月，男性和女性的生殖道始基（中肾管和副中肾管）并存，并且同时发育。

◇性腺的发育源于原始生殖细胞向生殖嵴的移行，而生殖道本身的发育来源于米勒管（副中肾管）、尿生殖窦、阴道板的形成和重塑。

◇内胚层、中胚层和外胚层都参与了女性生殖道的形成。

◇约在妊娠第5周，输尿管芽从中肾管长出，并且诱导后肾的分化，中肾在第10周开始退化，后肾最终发育成为有功能的肾脏。

◇约在妊娠第6周，内陷的化生上皮形成成对的米勒管，沿着中肾管纵向生长，最后延展到泄殖腔附近。

◇第7周形成尿道直肠隔，把直肠从尿生殖窦中隔离出来。远端米勒管相近的部分融合形成子宫阴道管，在米勒结节部位插入到尿生殖窦中。

◇第12周，两条米勒管完全融合成一条原始的子宫阴道管，并且在米勒结节的远端形成两个实性的外翻组织：窦阴道球。

◇在窦阴道球的近端，米勒结节部位米勒管向外生长形成阴道板，在妊娠第5个月阴道板出现管腔化，形成阴道。

◇米勒管的上段形成输卵管。

◇米勒管的中、下段形成子宫，末段形成阴道上2/3段。

◇尿生殖窦形成阴道下1/3段和处女膜。

◇出生前，处女膜发生贯通，形成处女膜裂孔。

胚胎发育过程中未完全退化的中肾管残迹

◇在正常女性经常可以发现中肾管（午非氏管）衍生物的残留，这些残存物可能发生扭转或者破裂，导致疼痛、盆腔包块，甚至需要手术。

◇卵巢冠囊肿。

◇马氏囊肿，也称卵管系膜囊肿、水泡样附件、卵巢旁体，英文为Morgagni cyst。

◇宫颈和阴道壁的Gärtner囊肿：常位于阴道侧壁，囊内液清亮如水。

女性生殖系统畸形（malformation）概述

◇女性生殖道发育异常的C、A、F、E
  ➢管腔化（canalization）。
  ➢发育不全（agenesis）。
  ➢融合（fusion）。
  ➢胚胎静息（embryonic rests）。

◇分类
  ➢纵向融合异常→管腔化异常→阴道横隔或无阴道。
  ➢横向融合异常→双器官。
  ➢发育不全：米勒管单侧成熟，对侧不完全发育或不发育→伴有上泌尿系异常的畸形。
  ➢再吸收异常→纵隔。

◇美国生殖医学协会（American Society for Reproductive Medicine，ASRM），原来的美国生育协会（AFS）已经采纳了有关米勒管发育异常的分类系统，见表2-7。

表2-7　ASRM分类系统有关米勒管畸形的分类方法

Ⅰ 米勒管发育不全	Ⅱ 单角子宫	Ⅲ 双子宫

Ⅰ 米勒管发育不全
a.阴道发育不全*
b.子宫颈发育不全
c.子宫底部发育不全
d.输卵管发育不全
e.以上多种畸形合并

Ⅱ 单角子宫
A1a.两侧子宫腔相互连通
（存在内膜腔）
A1b.两侧子宫腔不连通
（存在内膜腔）
A2.残角子宫没有内膜腔
B.未发育的单角子宫

Ⅲ 双子宫

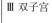

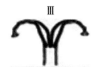

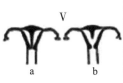

Ⅰ

a　b
c　d　e

Ⅱ

A1a　A1b
A2　B

Ⅳ 双角子宫
a.完全性（分离达宫颈内口）
b.部分性

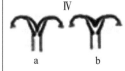

Ⅳ

a　b

Ⅴ 纵隔子宫
a.完全性（纵隔达宫颈内
口）**
b.部分性

Ⅴ

a　b

Ⅵ 弓形子宫

Ⅵ

Ⅶ 己烯雌酚药物相关畸形
a.T型子宫
b.T型子宫宫角处扩张

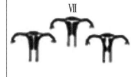

Ⅶ

◇欧洲人类生殖及胚胎学会（ESHRE）/欧洲妇科内镜学会（ESGE）分类系统（表2-8和表2-9）。

表2-8　子宫发育异常的主分类及其次级分类

	主分类	次级分类
U0	正常子宫	—
U1	异常形态子宫	a.T型 b.幼稚子宫 c.其他类型

	主分类	次级分类
U2	纵隔子宫	a.部分性 b.完全性
U3	双角子宫	a.部分性 b.完全性 c.有纵隔的双角子宫
U4	单角子宫	a.有始基宫腔（残角始基宫腔与宫腔连通或不连通） b.无始基宫腔（残角子宫无宫腔/无残角）
U5	发育不良的子宫	a.有始基宫腔（双侧或单侧残角） b.无始基宫腔（双侧或单侧子宫残迹/发育不良的子宫）
U6	未分类型	—

注：U2级，宫腔内凹陷＞50%宫壁厚度，子宫外部平坦或凹陷＜50%宫壁厚度；U3级，子宫外部凹陷＞50%宫壁厚度；U3c级，宫底中线向内凹陷深度＞150%宫壁厚度

表2-9 宫颈/阴道发育异常的分类

分类	同时合并异常的级别	宫颈/阴道发育异常
宫颈	C0	正常宫颈
	C1	宫颈纵隔
	C2	"正常"双宫颈
	C3	单侧宫颈残迹
	C4	宫颈发育不良
阴道	V0	正常阴道
	V1	非梗阻性阴道纵隔
	V2	梗阻性阴道纵隔
	V3	阴道横隔和（或）无孔处女膜
	V4	阴道发育不良

临床特征

◇有功能的梗阻性生殖道畸形：多有疼痛症状，发现早。

◇无功能的梗阻性畸形：多无疼痛症状，发现晚，个别甚至终身未能诊断。

诊断与鉴别诊断

◇女性生殖道先天性畸形是较为常见的妇科问题，特别是青少年女性，在遇到"原发性闭经"、痛经、月经紊乱、阴道感染、溢脓流脓、盆腔包块的时候，都应进行全面详细的检查，除外畸形的可能。

◇应从染色体、性腺、激素三方面做相应的检查和测定，不仅应做到准确进行畸形诊断，还应做到准确进行病因诊断。

◇全面检查性腺的存在和异常、性别选择、性腺切除及性激素替代都是治疗决策的重要内容。

◇外阴及阴道的发育畸形可能是生殖道发育畸形的一个部分，应进行全面的检查评估，如子宫畸形等。

◇生殖道、泌尿系的畸形常合并存在，均应进行检查评估。超声、MRI及必要的造影检查可提供重要诊断材料。

◇考虑阴道畸形时，应在征得患者及家人同意下，做必要的阴道检查，以防漏诊、误诊。

◇生殖道畸形常并发子宫内膜异位症（如卵巢内膜异位囊肿）。

◇宫颈和子宫畸形的诊断。

◇超声诊断特异性为98%，敏感性为43%。

◇常伴有同侧泌尿系统畸形，1/3以上米勒管缺陷者有听觉缺陷，以高频区域中到重度感觉神经性听力缺陷为特征性表现。

治疗

◇生殖道畸形矫正及重建手术不仅涉及疾病的消除，还关系到青少年的生理、心理及未来的生活、工作，应更为审慎，并应考虑美学。这是一个富于艺术性的工作。同时注意隐私的保护。

◇外阴阴道手术容易引起尿道、膀胱、直肠、肛门损伤并发症，应精心设计、悉心操作，并予以良好的围术期处理。

◇切勿贸然开腹探查，必要时腹腔镜检查可方便提供盆腔情况，或在腹腔镜监视下手术。

子宫发育异常

纵隔子宫

➢美国生殖医学协会分类（图2-10）。

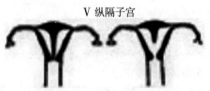

Ⅴ 纵隔子宫

a.完全性　　　　b.部分性
（纵隔达宫颈内口，可能有两个宫颈）

图2-10　纵隔子宫分类（1）

➢ ESHRE/ESGE分类系统（图2-11）。

U2级/纵隔子宫

a.部分性　　　　b.完全性

图2-11　纵隔子宫分类（2）

宫腔内凹陷＞50%宫壁厚度，子宫外部平坦或凹陷＜50%宫壁厚度

➢ 纵隔子宫者既往无不良孕产史，可以先试孕。有不良孕产史（含不孕）
则行纵隔切除术，首选宫腔镜手术。

双角子宫

➢ 美国生殖医学协会分类（图2-12）。

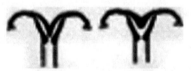

Ⅳ 双角子宫

a.完全性　　　　b.部分性
（分离达宫颈内口）

图2-12　双角子宫分类（1）

➢ ESHRE/ESGE分类系统（图2-13）。

U3级/双角子宫

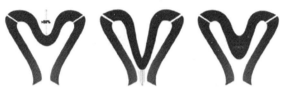

a.部分性　　　　　　b.完全性　　　　　c.有纵隔的双角子宫

图2-13　双角子宫分类（2）

U3级，子宫外部凹陷＞50%宫壁厚度；U3c级，宫底中线向下凹陷深度＞150%宫壁厚度

➢ 有生育要求的不良孕产史者，可行宫腹腔镜联合手术（宫底部横切纵缝）。但此术式对生育力的帮助有争议。

单角子宫

➢ 美国生殖医学协会分类（图2-14）。

Ⅱ单角子宫

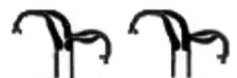

A1a.两侧子宫腔相互连通　　　　A1b.两侧子宫腔不连通
（存在内膜腔）　　　　　　　　　（存在内膜腔）

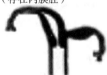

A2.残角子宫没有　　　　　B.未发育的
内膜腔　　　　　　　　　单角子宫

图2-14　单角子宫分类（1）

➢ ESHRE/ESGE分类系统（图2-15）。

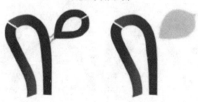

U4级/单角子宫

a. 有始基宫腔　　　　b.无始基宫腔

图2-15　单角子宫分类（2）

➢ 治疗取决于单角子宫有无功能性内膜。

➢ 影像学提示有功能性内膜，有症状者，需行单角子宫及同侧输卵管切除术。

T型子宫

➢ 美国生殖医学协会分类（图2-16）。

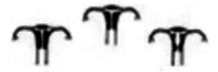

Ⅶ己烯雌酚药物相关畸形

a.T型子宫　　　　b.T型子宫宫角处扩张

图2-16　T型子宫分类（1）

➢ ESHRE/ESGE分类系统（图2-17）。

U1级/异常形态子宫

a.T型　　　　b.幼稚子宫　　　c.其他类型

图2-17　T型子宫分类（2）

➢有不良孕产史者可以行宫腔镜下T型子宫矫形术。

先天性宫颈发育不良

四种不同类型

◇宫颈体是完整的，宫颈内口梗阻，宫颈腔可有各种不同程度的缩减。

◇子宫体由不同直径的纤维腺体组成，还可能包括子宫内膜腺体。

◇呈片段状的宫颈和子宫体不发生连接。发育不良的子宫腔可能和宫颈索或者宫颈片段同时存在。

◇中线部位的宫颈呈一个发育不良的球形末端，没有宫颈腔的发育。

治疗和预后

◇一旦诊断宫颈发育不全，通常建议手术切除梗阻的子宫，因为该种畸形很难通过重建手术获得良好的预后。

◇也有通过特殊的宫颈和阴道模具以及皮肤和黏膜移植物，重建上皮化的宫颈内管通道和阴道的报道。

◇重建一个"阴道子宫瘘管样通道"之后，意味着可能将患者置于一个严重的、不断感染、反复发作性梗阻、化脓，甚至因脓毒败血症而死亡的境地之中。

◇然而，已经有术后成功妊娠的报道，还有一例先天性宫颈闭锁，在进行造瘘引流后通过合子输卵管内移植（zygote intrafallopian transfer，ZIFT）成功受孕的报道。

◇根据已有经验，以及脓毒败血症和死亡的风险，编者建议，宫颈发育不良的年轻女性最好接受激素抑制治疗，或者是联合激素疗法，或者是GnRHa联合反向添加疗法。通过长期的激素抑制疗法，制造药物性闭经，可能保留住有功能的子宫内膜，以备将来通过辅助生殖技术，通过剖宫产计划分娩胎儿。

阴道畸形的分类

阴道畸形分类见表2-10。

表2-10　阴道畸形分类

分类	特征
Ⅰ类	横向
	a.梗阻性
	b.非梗阻性

续表

分类	特征
Ⅱ类	纵向
	a.梗阻性
	b.非梗阻性
Ⅲ类	狭窄和医源性畸形

阴道横隔

机制

双侧副中肾管会合后的尾端与泌尿生殖窦相连接处未贯通，或部分贯通，形成阴道横隔。

部位

阴道横隔可位于阴道内任何水平，最常位于中部或上 1/3 部。

分型

◇完全性（无孔）。

◇不完全性（有孔）。

临床表现

◇多数横隔为不完全性横隔，中间有孔，部位较高，不影响性生活及月经流出，一般无症状。

◇横隔较低时可能影响性生活，阴道分娩时可影响先露下降。

◇隔上孔小，经血引流不畅，淋漓不净，易继发感染。

◇完全性横隔出现原发性闭经伴周期性下腹痛。

体征

◇盆腔检查：阴道较短，见盲端或小孔。

◇肛诊可及宫颈及宫体。

诊断

◇当横隔无孔且位于阴道顶端，接近宫颈时，应了解有无宫颈先天性闭锁。

◇B超或磁共振检查可有助于诊断。

治疗

◇横隔可能影响分娩，分娩第二产程进展慢，应仔细进行阴道检查予以确诊，然后手术切开。

◇若影响生育，诊断后应手术切开。

◇完全性横隔后腔积血，处理同处女膜闭锁。

阴道纵隔

◇双侧副中肾管融合时，其纵隔未消失或消失不全所致。

◇分为完全性和不完全性。

◇常合并各种类型的子宫及宫颈畸形，如双宫颈双子宫、单宫颈双子宫或正常宫颈正常子宫。

◇一般无症状，多在妇科检查中发现，或在分娩过程中胎儿先露受阻时发现。

◇妇检初诊阴道纵隔后，明确是否合并子宫和泌尿系统畸形，可行子宫造影和B超检查。

◇完全性阴道纵隔不影响性生活，可不手术。

◇部分阴道纵隔影响性生活或分娩，可切开后以肠线缝合创面。

阴道斜隔

机制

阴道纵隔末端偏离中线向一侧倾斜与阴道侧壁融合，形成双阴道，一侧与外界相通，另一侧为阴道腔盲端。

分型

根据解剖特点，分三型。

◇有孔型：引流不畅，易感染形成隔后积脓。

◇无孔型：子宫和斜隔后积血，常发病较早。

◇宫颈瘘管型：引流不畅，亦常有脓肿。

阴道斜隔综合征

◇发育良好的双子宫、双宫颈。

◇阴道斜隔将一侧宫颈遮掩。

◇常合并患侧的肾缺如或其他泌尿系畸形。

治疗

◇经阴道切开斜隔，沟通隔后腔，切口应"顶天立地"。现可经阴道内镜完成。

◇充分暴露宫颈。

◇切缘创面缝合止血。

◇防止再次粘连。

阴道闭锁

定义

阴道完全或部分闭锁，但有子宫发育，子宫内膜有功能。

分型

根据发生学和解剖学特点分为两型（表2-11）。

◇下段闭锁型（Ⅰ型）　主要是泌尿生殖窦发育异常引起的，其闭锁位于阴道下段，长2～3cm，其上仍为正常阴道。

◇完全闭锁型（Ⅱ型）　合并有不同程度的米勒管发育异常。

表2-11　不同分型阴道闭锁的比较

	Ⅰ型	Ⅱ型
临床表现	出现较早，症状重，病程短，就诊早；多表现为阴道上段及子宫积血。由于就诊及时，经血及时得到引流，合并子宫内膜异位症较少	出现较晚，症状轻，病程长，就诊时间较晚；经血易反流，引起子宫内膜异位症的机会较多；青春期，第二性征乳房发育好。可有周期性下腹痛。患者常因原发闭经或性生活失败就诊
体征	阴道积血包块较高，且阴道口无蓝紫色膨隆。肛检包块与阴道口有一定的距离	盆腔检查可见外阴发育正常，但无阴道开口，或在阴道开口处有一陷凹或盲端，常伴发育不良子宫。45%～50%患者合并泌尿系畸形，10%合并脊柱畸形
手术	阴道下段切开术，术后即放置阴道模具	保守手术：阴道宫颈接通术子宫切除术
预后	手术切除闭锁，月经恢复好；有阴道狭窄的可能，主要与前次手术瘢痕及未坚持带模型有关术后坚持带模型是保持手术效果的关键坚持带模型，治疗效果好	可行阴道成形和切除子宫保留子宫的手术，尚有争议，根据盆腔情况酌定保留子宫有近50%患者可有月经，但生育的机会很少

先天性无阴道（congenital absence of vagina）

◇1572年始有描述，1/4000的发生率。

◇通常无子宫或仅有未发育的始基子宫。

阴道成形的方法

◇机械顶压法

> 非手术方法，以模具在发育较好的外阴舟状窝向内顶压（坐凳）。

> Vecchietti法："扣线"缝穿膀胱直肠间黏膜（外阴舟状窝或假性处女膜组织）自腹壁引出，每日向上拉升，以造成穴道。

◇生物膜法

> 羊膜法：是最简便而效果较好的一种方法。

> 腹膜法：经腹或腹腔镜。

◇结肠或回肠代阴道（开腹或腹腔镜）：手术较复杂，术后肠液分泌较多，但可免带阴道模具。

◇皮瓣移植法

> 小阴唇皮瓣法。

> 游离皮瓣法。

> Williams法：以两侧大阴唇和后联合做成一"袋管"，向外延伸阴道。

阴道成形术的注意事项

不可粗暴、不可勉强；层次对则易，不对则难。

◇找好层次，避免副损伤：在前庭黏膜正中做1～2cm长浅横切口，再以弯钳向上分出小腔，继以手指钝性分离；一手指在直肠，导尿管在尿道膀胱做指示。

◇腔道适中，不必求其宽长：腔道以直径3cm，长度8cm为宜（模型）。

◇减少出血，压迫可奏效。

◇人工阴道成形术的关键是必须一次成功。

◇手术时间应选择在婚前6个月手术。

腹腔镜下阴道成形术的优点

◇解剖更为清晰。

◇游离前后腹膜更加宽阔。

◇腹腔镜下"监视"造穴：准确、安全。

◇微创：失血少、恢复快，住院时间短。

◇满意的阴道长度与性生活与开腹手术效果相同。

先天性处女膜发育异常

分类

◇处女膜闭锁（无孔处女膜）。

◇处女膜过小。
◇筛状开口处女膜。
◇有隔膜的处女膜。

治疗

可以通过切除过多的处女膜组织，重塑一个有功能的处女膜环。

需要注意

有报道处女膜发育异常具有家族性发病的特点，有处女膜异常的母亲应该警惕她们的女儿可能也会发生同样的问题。

处女膜闭锁

定义

当阴道末端未能形成孔道而未与前庭相通时，可遗留一层膜，即成为无孔处女膜，也称处女膜闭锁。

临床表现

◇青春期第二性征发育后，无月经初潮，伴有周期性下腹痛，进行性加重。
◇尿频、排尿困难和肛门坠胀。
◇外阴视诊：一层蓝紫色黏膜膨突在阴道口。
◇直肠指诊：盆腔较低部位触及张力大的囊性包块。
◇腹部触及子宫位于囊性包块之上，压痛明显。

治疗

P（puncture，穿刺）→C（cut，切开）→D（drainage，引流）。
◇以粗针穿刺处女膜膨隆处，以冷刀行"X"形切口切开处女膜，排净阴道内积血。
◇检查宫颈。
◇薄膜切开后伤口切缘需以可吸收线缝合止血及预防粘连、闭合。
◇术后抗感染治疗。

外阴整形术

◇外阴阴唇融合的分离。
◇阴唇性腺的切除。
◇阴唇整形。
◇阴蒂肥大的缩短
　➤保留阴蒂头，或只是缩小。

> 保留阴蒂血管及血供。
> 保留阴蒂神经及敏感性。
> 切除过长的海绵体。
> 最后，将有血管神经的阴蒂头"栽种"到阴蒂根部，重建外阴。

阴唇肥大症

◇小阴唇单侧或双侧性肥大，肥大到何种程度是"有病"尚无定论。

◇可能导致外阴刺激症状、慢性感染、疼痛、性生活受限或者使外阴受挤压的活动受到影响，如不能骑马，国人更因不能骑自行车而苦不堪言。

◇解剖结构的异常还可能导致心理问题。

◇对于没有症状的患者，应该耐心解释，这种不对称或者肥大并不算什么严重的发育畸形，无须手术矫正。

◇对于有症状的患者，应该指导其注意局部外阴卫生，穿宽松棉质透气的衣物。

◇如果症状持续存在，或者这种外观上的异常已经令年轻女性非常尴尬，可以建议患者进行阴唇成形术。

◇手术可以切除过于肥大的部分阴唇组织，成形后使之成为对称、大小合适的阴唇。郎景和教授在其《妇科手术笔记》中曾对该术式进行过详细和巧妙的探讨。

◇国外还巧妙设计了一种可以让患者穿在内裤里的塑料运动支撑杯，可以在术后保护阴唇部位，加速伤口愈合。

外生殖器发育畸形的手术时机

◇外阴阴道发育不全伴有功能的子宫内膜发育时，患者多因初潮时经血潴留就诊，即所谓的梗阻性畸形，应该尽快手术。

◇外阴阴道发育不全，患者没有有功能的子宫内膜发育时，即所谓的非梗阻性畸形，多主张至少等到青春期后或婚前再做阴道和阴唇的成形术。

◇完全性雄激素不敏感综合征患者的性腺发生恶性无性细胞瘤的风险很高，应该在青春期发育完成、身高足够、乳腺发育良好后进行预防性性腺切除。46，XY的性腺在儿童期发生恶变的情况罕见，因此，建议在青春期前通过超声显像监测盆腔包块。保留性腺的患者乳腺通常会比那些在儿童期即切除了性腺的患者发育得好。

◇不完全性雄激素不敏感综合征患者一旦确诊，考虑到可能会发生进一步男性化的问题，主张性腺切除不宜拖延到青年期后施行。

◇先天性肾上腺增生患者的阴蒂异常增大，需等到内科药物治疗控制了雄激素的过度分泌后，再行阴蒂整形术，否则残留的阴蒂头或者海绵体还可能进一步增大。

阴道口异常

◇阴道口异常通常发生在新生儿和少年儿童。

◇在新生儿或者儿童，有必要进行阴道口的视诊，以明确整个前庭和远端阴道的情况，包括发育性异常和非发育性异常。

鉴别诊断包括

◇尿道膨出。

◇异位输尿管。

◇膨出的输尿管疝。

◇处女膜皮赘。

◇横纹肌肉瘤。

◇尖锐湿疣。

◇尿道旁囊肿。

◇阴道囊肿。

◇梗阻性阴道斜隔。

◇处女膜闭锁。

其他种种

腹腔镜（laparoscope）的应用

适应证

◇诊断性

➢不明原因的下腹疼痛。

➢了解盆、腹腔包块性质、定位、范围和活检。

➢恶性肿瘤的术后二探。

➢子宫内膜异位症。

➢不孕症。

➢内生殖器畸形。

➢评估闭经及月经失调者的卵巢情况。

➢ 腹水性质及病因探索。

➢ 生殖生理科研。

◇手术性

➢ 异位妊娠手术。

➢ 多囊卵巢楔形切除。

➢ 内膜异位灶的电凝、穿刺或剥离。

➢ 粘连分离。

➢ 子宫穿孔或其他盆腔脏器损伤。

➢ 不能手术的恶性肿瘤：吸腹水、定性活检、留置导管、注入抗癌药物。

➢ 非肿瘤性囊肿。

➢ 计划生育手术：绝育。

➢ 试管婴儿。

　　注：当今，腹腔镜大有无所不能之势，治疗方面几乎涵盖了所有妇科良性和恶性肿瘤、尿失禁的治疗，以及盆底重建手术，但作为一种"年轻"的工具，仍需严格掌握其应用的适应证，否则"微创"有可能变"巨创"。

禁忌证

◇心肺代偿功能不全者，因检查时腹压升高，不能耐受。

◇巨大腹块超过脐水平者。

◇弥漫性腹膜炎及腹腔大量出血者。

◇肠粘连者，穿刺针易损伤肠管。

◇晚期妊娠或有脐疝、膈疝者。

◇有腹部手术切口瘢痕者，其腹腔内常有粘连。

◇脐部或其周围有感染灶者。

◇过度肥胖者，穿刺较难成功。

并发症

　　发生率为 1.24%～10.4%，病死率为 0.03～0.14%。

◇心肌缺氧和心搏骤停。

◇高碳酸血症：心律失常或酸中毒。

◇气体栓塞。

◇腹膜外气肿和网膜气肿。

◇纵隔气肿（皮下气肿）。

◇血管损伤。

◇肠管损伤。

◇膀胱和输尿管损伤。

◇切口感染、伤口渗液。

◇脐孔疝，切口疝。

◇断针。

◇癌种植。

单孔腹腔镜手术（laparoendoscopic single-site surgery，LESS）

◇为了贯彻并推进微创的理念，提高腹腔镜手术的优势，单孔腹腔镜手术应运而生。

◇将所有器械通过单一孔道进行操作，替代原来的多孔道手术（图2-18）。

◇经脐部入路方式最适合妇科手术。

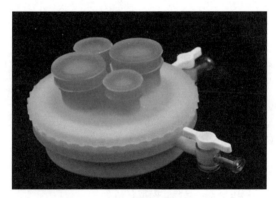

图2-18　单孔腹壁套管示意图

◇开放式＋脐部单一切口（22～25mm），减少多切口导致的腹壁血管、髂外血管损伤，切口疝的形成，以及穿刺孔部位术后粘连等风险，减少切口及全身感染的机会。

◇标本取出相对容易，肌瘤等可以牵至操作孔套管开口处处理。

◇难点：①操作精准度下降：以入路平台为中心的同轴操作，违背了传统的三角分布原则，在一定程度上影响术者对深度和距离的判断准确。②操作稳定性下降：在体外操作手柄相互干扰，在腹壁套管中操作杆拥挤牵绊，在腹腔内难于展开，即所谓"筷子效应"。③"雾霾效应"：5mm镜头光源亮度较10mm镜头低，电凝器械产生的烟雾排出冲向镜头，且烟雾产生处距离排烟孔距离远，排烟速度慢。④"弯器械"不同于传统的直器械，需要学习和适应。

经自然腔道内镜手术（natural orifice transluminal endoscopic surgery，NOTES）

◇1998年，由Moran提出。

◇不经体表皮肤切口，利用内镜通过人体自然孔道，如胃、阴道、膀胱、结肠、直肠等到达腹腔，建立操作通道和气腹，在内镜下完成各种腹部外科手术。

优势

◇腹壁无瘢痕。

◇术后疼痛轻。

◇无腹壁切口感染。

◇无切口疝。

◇住院时间短。

经阴道的妇科腹腔镜手术（transvaginal NOTES，tNOTES）分为

◇纯式　只在阴道后穹隆重置入单孔多通道平台。

◇混合式　先经腹部置入微小监视探头，再经阴道置入单孔多通道平台。

经阴道NOTES在妇科手术中的优势

◇全腹腔和双附件的探查（与阴式手术相比）。

◇可切除双附件（与阴式手术相比）。

◇阴道黏膜完全无瘢痕。

◇阴道无明确疼痛感。

经阴道NOTES的禁忌证

◇既往有盆腔手术史者。

◇体型过胖或过高者。

◇阴道感染者。

加速康复外科（enhanced recovery after surgery，ERAS）

◇于20世纪90年代在丹麦提出。

◇ERAS理念的核心：也是病理生理学的核心原则——减少创伤及应激。

◇减少应激的干预措施

　➤合理充分应用镇痛药物。

　➤手术切口最小化。

　➤缓解疼痛。

➢ 给予营养物质。

➢ 调节合成代谢/分解代谢。

➢ 防止低体温。

➢ 减轻炎症反应（药物）。

◇2007年，黎介寿院士首次将ERAS理念引入中国，并在全世界率先开展了胃癌手术随机对照临床研究。

◇《中国加速康复外科围手术期管理专家共识》在2016年发布。

◇实施EARS是一项系统工程，涉及诊疗活动的各个环节，提倡建立外科医师、麻醉师、护士、理疗师，甚至心理专家共同参与的规范化管理团队，制订明确、标准化目标。

输卵管再通显微手术（microsurgery for anastomosis of tube）

最理想的部位

峡部和壶腹部交界处。

术前准备

◇取内膜活检：排除结核病。

◇子宫输卵管造影。

◇阴道冲洗3天。

◇置双腔管：宫腔标记；通液。

◇带造影片子。

◇准备显微器械。

◇既往吻合口处放置螺旋支架，统计学结果表明与预后无关，现已不用。

◇术后月经恢复后即可妊娠，妊娠率70%（包括异位妊娠）。

显微手术的4个基本要求

◇T（tender）："请你不要损伤"。

◇W（wet）：保持湿润。

◇S（slow）：请把手术慢下来。

◇F（finger）：两手10指变6指。

注意事项

◇尽可能保证输卵管血供。

◇避免损伤浆膜，严格施行无创技术。

◇保证输卵管长度≥4cm。

残存卵巢综合征〔residual ovary syndrome，ROS〕

定义

　　子宫切除患者，术中保留双侧或一侧卵巢，日后出现持续性卵巢增大，慢性下腹痛和（或）性交痛者，称为ROS。

发生率

　　0.88% ~ 8%。

主要病因

　　术后并发盆腔或卵巢周围炎症或粘连，干扰卵巢正常生理功能，卵泡发育障碍或不排卵。

预防

◇术中将保留的卵巢与盆腔侧壁腹膜缝合固定1 ~ 2针。

◇预防感染，积极抗感染。

◇改良子宫切除术——保留宫角部分浆膜，不切断卵巢固有韧带和输卵管。

治疗

◇药物：口服避孕药、甲羟孕酮、甲睾酮。

◇物理治疗。

◇手术。

子宫动静脉瘘

类型

◇直接型。

◇间接型——存在瘤壁，易破裂出血。

◇先天性：50%见于肢体，其他见于脑、肺、颈、肾等。

◇后天性：见于外伤、肿瘤和医源性损伤等。

病理生理改变

◇心排血量增加、心率增加、血容量增加、心室增大、慢性心力衰竭。

◇舒张压下降、外周阻力下降。

◇Branham bradycardiac reaction（＋）——按压瘘管处心率由90次/分降至60次/分。

◇局部：静脉压上升、猫喘性杂音、温度升高、缺血、缺氧、侧支循环增多。

临床表现

◇阴道出血，腹痛，性交痛，局部搏动性肿块，连续性杂音。

◇B超见动静脉瘘波谱。

◇动脉造影。

治疗

◇暂时性治疗——内膜萎缩法。

◇子宫动脉超选择栓塞，一般为双侧。

　　注：如栓塞髂内动脉，24小时后便有侧支循环形成，失败率10%，可用于术前的暂时止血。

◇手术治疗。

宫体部囊肿

鉴别诊断

◇子宫肌瘤囊性变：临床多无痛经表现，血CA125水平一般不升高。

◇囊性腺肌病或子宫内膜异位囊肿。

◇先天性子宫囊肿：通常来源于中肾管或副中肾管的胚胎残迹。Sherrick和Vega曾提出先天性子宫囊肿诊断的5条标准：

> ➤囊肿不与宫腔相通，并且无子宫内膜。

> ➤囊肿不与宫颈管腺体相连，且囊内壁与宫颈管上皮不同。

> ➤囊肿位于子宫肌层，在中线（米勒管来源）或一侧（午非管来源）。

> ➤囊腔内衬有纤毛或无纤毛的立方或柱状上皮，为类似于副中肾管的低乳头状或类似于中肾管的平滑形。

> ➤囊壁应部分由子宫肌层构成（可见最终诊断需要病理依据）。

◇米勒管发育异常：如Robert子宫、单角子宫等。

◇寄生虫性囊肿如包虫病。

◇妊娠相关病变。

根据囊肿被覆的上皮性状进行分类描述

◇腺肌瘤性囊肿（adenomyotic cyst）　部分或全部被覆子宫内膜样上皮和间质。

◇非腺肌瘤性囊肿（non-adenomyotic cyst）　被覆其他类型的上皮细胞。

◇子宫肌瘤囊性变（cystic degeneration of a leiomyoma）　没有被覆上皮。

◇未分类囊肿（unclassified cyst）　囊肿上皮没有组织病理学检查证据的情况。

MUSCLE 描述系统（表2-12）

表2-12　MUSCLE 描述系统

相对肌层定位 （Myometrial location）	1- 肌壁内 2- 黏膜下 3- 浆膜下	
所处子宫部位 （Uterine site）	1- 中线 2- 中线外 3- 侧方（包括圆韧带连接部）	
结构 （Structure）	1- 囊性 2- 囊实性 3- 囊肿伴息肉样生长	
内容物 （Contents）	1- 清亮液体 2- 血性液体	
所处子宫水平 （Level）	1- 宫底部 2- 宫体 3- 子宫颈	宫底部 宫体 子宫颈
内衬上皮 （Endometrial or inner lining）	1- 子宫内膜 2- 输卵管内膜 3- 化生性上皮 4- 其他 5- 未知	

盆腔淤血综合征（pelvic congestion syndrome）

解剖因素

盆腔血管静脉多于动脉，且血管壁薄。

临床特点

三痛：盆腔坠痛，低位腰痛，性交痛。

两多：白带多，月经量多。

一少：阳性体征少。

发病机制

同精索静脉曲张。

最新的诊断手段

逆行卵巢静脉造影。

卵巢静脉＞1cm，另可见充盈的静脉网。

治疗

◇弹簧圈栓塞卵巢静脉。

◇圆韧带悬吊术。

◇经腹全子宫＋双附件切除。

◇阔韧带筋膜横切修补术。

细菌性阴道病（bacterial vaginosis，BV）

◇传统 Amsel 诊断方法

➢线索细胞＞20%。

➢pH＞4.5。

➢胺试验（＋）＋氢氧化钾→鱼腥味。

➢灰白色均质分泌物。

◇现用BV-Blue快速检测试剂盒，其含有唾液酸酶特异底物，如分泌物中含有BV病原体，因其可产生唾液酸酶，37℃温育10分钟，消化底物可产生蓝色反应。

◇线索细胞　阴道脱落的表皮细胞，在细胞边缘黏附大量颗粒状物，即加德纳杆菌，细胞边缘不清。

前庭大腺囊肿（Bartholin gland cyst）手术

袋形切开缝合术要点

◇在黏膜和皮肤交界处切开囊肿，切口与囊肿等长。

◇囊壁与皮肤/黏膜间断缝合。

囊肿切除术

◇皮肤与黏膜交界处稍偏黏膜侧行纵切口。

◇钝性剥离囊肿。

◇间断闭合囊腔基底层，不留死腔。

◇剪除多余皮肤/黏膜，间断缝合。

脓肿切开的术后处理

◇引流油纱条48～72小时后取出。

◇撤油纱条后改盐水纱条，隔日换一次并冲洗外阴。

◇术后5日拆线，以后用高锰酸钾（1∶5000）溶液坐浴。

宫颈炎及相关疾病

◇好发于20～40岁育龄期女性的常见妇科炎症。

◇随着病理生理学不断深入研究，临床医学对宫颈炎的理解和诊断也发生了一系列变化，从急-慢性宫颈炎（后者包括宫颈息肉、宫颈糜烂、宫颈肥大、宫颈纳囊）到后来的黏液脓性宫颈炎，再到现在的宫颈炎及相关疾病。

◇国内对宫颈炎的诊治尚无统一共识，美国疾病预防与控制中心对其的诊治规范代表最新理念。

◇2006年美国疾病预防与控制中心制定的《性传播疾病（STD）诊疗指南》中，将"黏液脓性宫颈炎"更名为"宫颈炎"。

◇导致宫颈炎的病原微生物最典型的是沙眼衣原体和淋病奈瑟菌，同时大多数宫颈炎患者不能分离出病原体。

◇2010年美国疾病预防与控制中心推荐的宫颈炎诊断标准如下。

➤肉眼可见宫颈管流出或棉拭子有脓性或黏液脓性分泌物（通常被称为黏液脓性宫颈炎或宫颈炎）。

➤持续的宫颈管出血，易由棉棍轻柔地通过子宫颈口而诱发。

➤两个体征可单发或同时发生。

◇诊断流程（表2-13）

表2-13 宫颈炎的诊断流程

	诊断流程
症状与体征	（1）宫颈管棉拭子肉眼可见黏液脓性分泌物 （2）宫颈管接触性出血

续表

诊断流程	
实验室检查	（1）宫颈管脓性分泌物涂片行革兰氏染色，中性粒细胞＞30个/高倍镜视野 （2）阴道分泌物湿片检查白细胞＞10个/高倍镜视野（排除阴道炎症）
病原体检查	
淋病奈瑟菌	（1）分泌物涂片行革兰氏染色，查找中性粒细胞有无革兰氏阴性双球菌 （2）淋病奈瑟菌培养：诊断金标准 （3）核酸检查：核酸杂交及核酸扩增，核酸扩增的敏感性与特异性较好
沙眼衣原体	（1）衣原体培养：方法复杂，临床少用 （2）酶联免疫吸附试验：检测沙眼衣原体的常用方法 （3）核酸检查：核酸杂交及核酸扩增，核酸扩增的敏感性与特异性较好
生殖支原体	尚无检查生殖支原体的特异方法

◇宫颈炎的规范化治疗
➤对于宫颈炎的治疗，主要是针对病原体进行局部或者全身药物治疗。
➤对于性传播疾病的高危人群（包括①小于25岁。②多性伴或新性伴。③无保护性行为等），特别是没有随访条件或非敏感方法（非核酸扩增技术）诊断的患者，应给予经验性治疗，阿奇霉素1g单次顿服；或多西环素100mg，每日2次，连服7日。
➤对所有感染沙眼衣原体或淋病奈瑟菌的患者，建议在治疗后3～6个月进行重新筛查。
➤患者及其性伴在治疗期间均禁止性生活（即采用单剂量疗法治疗7天内或7天疗法治疗结束前）。
◇宫颈上皮外移：单纯的宫颈上皮外移是女性宫颈的一种生理现象，无须进行药物或者物理治疗，特别是对于未生育女性。建议行宫颈细胞学检查和HPV检测，以及病理活检等排除宫颈癌前病变后再决定是否需要采用局部物理治疗。
◇宫颈息肉：有接触性出血可能，总体恶变率很低，但应予以摘除，并进行病理组织学检查。
◇宫颈腺囊肿：是宫颈转化区生理改变的结果，一般无须治疗，如囊肿过大患者出现腰腹部胀痛不适等症状时可予以微波或者激光治疗。

◇宫颈肥大：目前尚无具体数值标准，且随绝经后宫颈萎缩变小，故无须治疗。

宫颈功能不全

即宫颈内口松弛症（incompetence of internal orifice of uterus）。

病因
◇先天性　宫颈纤维和肌肉的比例失调，肌组织＞15%。
◇后天性　产伤等损伤。

发生率
◇占妊娠的0.05%～1%。
◇占流产的0.2%。
◇占中孕期流产的16%～20%。
◇占习惯性流产的12%。

临床特点
◇习惯性晚期流产或早产。
◇无宫缩，先破膜。
◇很少出血或出血不多。
◇破膜后很快流产。
◇胎儿正常。

病史特点
◇二次以上，中孕期后自然流产或早产史，胎儿发育正常。
◇既往有宫颈或宫腔手术史，如宫颈扩张刮宫、宫颈锥切术、宫颈电熨、急产、产钳助产史和宫颈裂伤史等。

诊断
◇非妊娠期诊断
　➢Hegar扩张器试验：8号无阻力。
　➢牵引试验：Foley导尿管插入宫腔，水囊注入1ml水，小于600g的外力即可牵出。
　➢子宫输卵管造影：排卵期宫体宫颈角度消失，颈管宽度异常，内口水平颈管宽度＞8cm，诊断的正确率为71.5%。
◇妊娠期诊断
　➢B超：宫颈管缩短≤2cm，颈管柱状扩张，内径≥1.5cm，宫颈内口直径≥1.5cm，胎囊楔形嵌入宫颈内口达颈管，子宫下段过度伸展并出现应激性轮状收缩。

➢ 妊娠期B超（表2-14）

表2-14　妊娠期B超参考指标

正常值	早孕	晚孕
宫颈宽度	2.5cm	4.5cm
颈管宽度	0.4cm	0.55cm

治疗

◇非手术治疗　大剂量孕激素。

➢ 17α-羟孕酮500～2000mg，每周一次。

➢ 成功率92%。

➢ 机制：宫颈管关闭，抑制宫缩，降低子宫对缩宫素的敏感性。

◇手术治疗　宫颈环扎术。

手术时机

◇妊娠期16～20周

➢ 排除胎儿畸形，了解宫颈管长度、内口宽度和胎囊嵌入情况。

➢ 术前3～5天臀高位静卧，抑制宫缩。

➢ 阴道清洁。

◇非妊娠期经后3～5天，宫颈内口菱形切除再缝合。

常见的外阴良性疾病

正常的外阴解剖变异（normal vulvar anatomic variations）

◇皮脂腺增生（异位症）（sebaceous hyperplasia）

➢ 见于75%～95%的正常育龄期妇女。

➢ 常见于小阴唇内侧，可融合成鹅卵石样的黄色丘疹。

➢ 病理为成熟的皮脂腺小叶。

◇外阴乳头样瘤病（vulvar papillomatosis）

➢ 见于8%～48%的育龄期妇女。

➢ 常见于前庭，呈对称性、叶状或丝状、柔软的突起，即假性湿疣。

◇小阴唇肥大（labia hypertrophy）　小阴唇长度＞4cm。

常见的外阴感染

◇非特异性细菌感染。

◇萎缩性外阴阴道炎（atrophic vulvovaginitis）

➤雌激素低水平为首要原因，外阴阴道屏障受损，对刺激物和感染易感。

➤除自然或手术绝经患者外，也可见于产后、服用避孕药或雌激素调节剂如他莫昔芬等患者。

◇外阴阴道假丝酵母菌病（vulvovaginal candidiasis）

➤除原发感染（高危人群为糖尿病、使用抗生素、免疫低下者）外，尤其应注意因外阴其他病变使用局部激素治疗的患者。

➤可呈现湿疹样、单纯苔藓样外观，伴痛性龟裂。

➤诊断可借助于氢氧化钾试验和真菌培养。

◇单纯疱疹病毒感染

➤80%由HSV-2引起，HSV-1引起者正在增加。

➤表现为急性、痛性外阴溃疡，呈水疱、脓疱，进而糜烂成溃疡。

➤诊断的金标准为HSV培养（起病48小时内），血清学抗体检查也有一定帮助。

➤警惕HSV感染可并发于局部使用激素的慢性外阴病患者。

➤罕见反复发作外阴烧灼痛而无皮肤改变，称单纯疱疹无疹猩红热（herpes simplex sine eruption）。

外阴接触性皮炎（vulva contact dermatitis）

◇临床表现　差异较大，可与原已存在的外阴病变，如HSV感染、白色苔藓样病变，甚至外阴癌等重叠存在。

◇常见的刺激物（irritants）

➤肥皂和各种清洗剂。

➤汗液、尿液、粪便。

➤膏剂（含乙醇）。

➤灌洗液。

➤药物：三氯乙酸、氟尿嘧啶。

➤杀精剂。

➤裤子的衬里。

◇常见的过敏物（allergens）

➤苯唑卡因。

➤防腐剂。

➤新霉素。

➤乳胶避孕套。

➤氯己定（醋酸洗必泰）。

➢羊毛脂。

➢香水。

➢指甲油。

➢卫生巾。

　　治疗上强调停用任何可疑接触物，压力性尿失禁的干预也至关重要。

外阴白色病变（white vulvar conditions）

◇硬化性苔藓（lichen sclerosus）

➢发病率1/300 ～ 1/1000。

➢最常见于30 ～ 40岁女性。

➢皮损："白、硬、干、粗"。呈象牙白斑丘疹，边界清楚，有玻璃纸样的光泽，伴有小阴唇萎缩，阴蒂萎缩或粘连；有时外阴和肛周鹅白色萎缩区可形成特殊的"8"字形图案。

➢病理：早期为表皮萎缩，钉突消失；充分发展后为角化过度，真皮胶原纤维均质性变性，共有的特征是真皮浅层有密集的淋巴细胞和组织细胞浸润。

➢治疗：丙酸倍氯米松软膏，规律应用12周后，建议改为1 ～ 2次/周复方维生素A软膏或鱼肝油软膏维持。

➢不累及阴道。

➢不长期治疗（85%）以及手术后容易复发。

➢4%癌变。

◇扁平苔藓（lichen planus）

➢50 ～ 60岁发病。

➢可广泛累及皮肤、口腔、肛门、阴道、食管黏膜等。

➢除瘙痒外，多数表现为烧灼痛伴尿痛、性交痛。

➢95%有外阴糜烂，50% ～ 60%累及阴道，60%累及口腔。

➢皮损：为略隆起的有光泽的糜烂红斑，边缘为白色或呈污秽状或烟灰色；阴道炎症表现为"脱屑性（desquamative）"、糜烂、萎缩伴恶臭的脓性白带，可形成瘢痕性梗阻。

➢病理：表皮有胶样小体，真皮浅层有带状淋巴细胞浸润，鉴别诊断常有困难。

➢治疗：可使用激素软膏、环孢素、维A酸、他克莫司（免疫抑制剂）、MTX等。

➢2% ～ 3%癌变。

◇慢性单纯性苔藓（lichen simplex chronicus）

➤ 难以忍受的瘙痒，夜间尤甚。

➤ 皮损：表皮增厚，呈灰白色、浸渍肥厚，边界不清，粗糙、皲裂但无瘢痕形成。

➤ 病理：明显的角化过度，颗粒层、棘细胞层增厚，真皮层有不同程度的炎症浸润，但无均质性变性。

➤ 易合并接触性皮炎和继发感染，诊断和治疗要考虑全面。

➤ 治疗：避免接触刺激物、应用激素软膏、控制感染、应用镇静药（尤其是睡前）。

➤ 10%左右癌变。

◇外阴白癜风　界清、不痒、皮肤无改变，周围色素反而多，身体其他部位也有。

◇外阴神经性皮炎　一般为苔藓样增厚伴色素沉着，若为色素减低者与慢性单纯性苔藓极相似。

尖锐湿疣

◇尖锐湿疣是世界范围内最常见的STI。

◇是由HPV引起的丘疹样外阴病变，也可累及阴道和宫颈。

◇在100多种HPV型别中，约40种亚型与肛周生殖道感染有关。

◇尖锐湿疣主要与低危型HPV6、HPV11等相关。

◇HPV在自然界普遍存在，促使其感染的危险因素包括过早性交、多个性伴侣、免疫力低下、高性激素水平和吸烟等。

◇传播途径

➤ 性交直接传播为主：性伴中60%发生感染。

➤ 母婴垂直传播。

➤ 污染物品间接传播。

◇潜伏期平均为3个月（3周至8个月）。

◇以20～29岁的年轻女性为多见。

◇50%～70%的外阴尖锐湿疣伴有宫颈、阴道病变，应仔细检查以免漏诊。

◇10%～30%病变可自然消退。

◇治疗分为四类

➤ 抗增生药：包括鬼臼毒素和氟尿嘧啶。

　　注：鬼臼毒素含有两种致突变物。

➤ 破坏或切除治疗：包括冷冻、三氯乙酸（TCA）、电凝、CO_2激光治疗和手术切除。

➤ 抗病毒药：如西多福韦和干扰素（尤其是重组IFN-α）。

➢ 免疫调节剂：如咪喹莫特。

◇对妊娠期患者，建议使用冷冻、TCA 或手术治疗，其他药物缺乏妊娠期安全性资料或已存在不安全记录。

◇由于存在同时感染高危型 HPV 的危险，发现尖锐湿疣的患者及其性伴应接受全面的生殖道和肛门检查，女性还应做宫颈脱落细胞学检查。

慢性盆腔痛

需要采集的病史

◇她能否准确描述感觉疼痛的部位？

◇月经周期怎样，是否规律，有无经量过多？

◇是否有痛经或性交痛？如果有，这些症状是否是新发的？病理性的原发痛经较为少见，通常不需要转诊。

◇她是否担心性传播疾病？是否有阴道分泌物异常从而提示感染？

◇询问癌症家族史。其他家庭成员疼痛和月经的信息常常也有所帮助。

◇是否有性交后或经期出血提示宫颈病变？

◇是否有生殖道外伤史？外伤可能由性虐待、强奸或分娩所致。如果有，是否需要性心理咨询，或侧切瘢痕修复手术？仔细考虑如何问这些敏感问题。

◇疼痛是否和月经、排便和性活动有关？疼痛日记有助于澄清周期疼痛性质，监测症状进展。

◇是否有其他相关症状提示其他可能的诊断？但是要记住子宫内膜异位症可以导致下述任何症状之一：

➢ 肠道症状，如腹胀和多屁，提示肠道激惹综合征或炎性肠病。

➢ 泌尿系症状，如尿频、尿痛，提示间质性膀胱炎。

➢ 肌肉关节症状，如行走或举重时的疼痛。

◇患者是否有提示需要考虑精神疾病诊断的症状？她抑郁或焦虑吗？

◇患者在使用什么避孕方式？最近放置的宫内节育器也许和症状有关，而宫内缓释系统可以作为一种治疗手段。

◇患者是否有不孕、手术史或盆腔炎性疾病的病史，从而提示盆腔瘢痕或粘连？不孕的病史也可增加子宫内膜异位症的风险。

◇她的症状对她的生活有何影响？她能否有正常的性生活？她是否需要请假？严重的症状更提示子宫内膜异位症。

检查

◇检查腹部有无包块或既往手术的瘢痕组织。

◇检查外阴有无皮肤病变。

◇检查宫颈有无异常，如接触性出血或组织增生或溃疡。如果需要，就进行机会性宫颈细胞学检查。

◇用宫颈管内拭子进行性传播疾病的检查。感染可能也会导致触痛。

◇检查子宫和附件的大小、形状、位置和活动性。子宫包块提示子宫肌瘤或子宫腺肌病。附件包块可能是卵巢囊肿或输卵管积水。年轻女性恶性病变少见，但并非不可能。盆腔器官触痛或活动欠佳可能提示子宫内膜异位症。盆腔炎性疾病或既往手术的粘连也能导致类似症状。

◇骶髂关节或耻骨联合的触痛提示肌肉关节病变。

处理

◇只要能排除严重的病理情况或症状加重，绝大部分患者可以在初级保健的情境下以镇痛药治疗。

◇抑制排卵（如果患者不需要妊娠）的药物可能会对于与月经周期相关的症状有效，如复方口服避孕药或仅含孕激素的药物（口服，皮埋或注射）。

◇如果临床发现都是正常的话，经阴道超声可能帮助患者和医生进一步确定是否正常。如果体检发现子宫增大或发现任何盆腔包块，都需要进行经阴道超声检查，它对于诊断子宫肌瘤和卵巢囊肿的特异性和敏感性都很高。超声检查正常也不能排除粘连或子宫内膜异位症。

◇有些患者可能会受益于局部热疗、饮食改变、补充维生素、经皮电神经刺激（TENS），甚至自助小组，尽管这方面证据并不充分。

◇宫内缓释系统是种很好的选择，对于子宫内膜异位症治疗有指征，特别是对于主要症状是痛经的患者。

◇如果症状严重并提示子宫内膜异位症，或者无法以药物治疗缓解，建议转诊进行腹腔镜检查。有证据说明30% ～ 50%的腹腔镜没有任何病理发现，且很多发现的病理结果并非确实为疼痛的原因。

需要引起严重警惕的、提示严重病理情况的问题

◇持续的性交后出血或非经期流血。

◇盆腔包块。

◇宫颈异常外观。

◇直肠流血或排便习惯改变。

◇突然出现的体重下降。

Section Three 妇科肿瘤

　　我一直觉得只有意志坚定，性格乐观，体格健壮，头脑清醒且有爱心和耐心的医生才能做好肿瘤科医生。整天面对面晦发稀的患者，做着漫长艰苦的手术，处理没完没了的合并症，真的是难以轻松……

　　癌组是个苦地方，但也绝对是个学东西的地方，做好卧薪尝胆的准备，不虚此行……

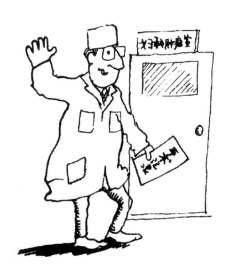

大众科普

妇科肿瘤的三联征 (trilogy)

子宫内膜癌三联征

◇肥胖。

◇高血压。

◇糖尿病。

卵巢癌三联征

◇40 ～ 60 岁高危年龄。

◇消化功能障碍。

◇有卵巢功能失调的历史。

输卵管癌三联征

◇包块。

◇排液。

◇腹痛。

绝经后出血 (postmenopause bleeding)

发病率

内膜源性40%，阴道源性40%，宫颈及其他源性20%。

原因

◇创伤：骑车不小心，跨越栏杆、椅凳等；老年人阴道干涩、萎缩，性交亦可出血。

◇阴道炎、子宫内膜炎。

◇子宫颈炎、糜烂或息肉。

◇子宫颈癌（平均年龄45 ～ 50岁），子宫内膜癌（比前者晚5 ～ 10年）。

◇卵巢肿瘤，如颗粒细胞瘤、泡膜细胞瘤等。

◇外源性雌激素—绝经期激素治疗（MHT）。

◇原因不明。

忠告

遭遇绝经后出血，不论出血多少，哪怕就是一点点；不论出血几次，哪怕只是一次；不论出血持续时间多长，哪怕只有一天，都一定要去做检查。

对乳腺癌、白血病等年轻女性患者的忠告

◇癌瘤未得到有效的、彻底的治疗，或处于未控制状态，不宜妊娠，应严格避孕。

◇怀疑癌瘤而施行放射线核素等检查有致畸之虞，如正值妊娠早期，应行人工流产。

◇处理以治疗恶性肿瘤为主，手术或化疗、放疗，在妊娠早、中期，只能终止妊娠。

◇若在妊娠晚期，胎儿已可成活，病情也还稳定，可考虑延后治疗，完成足月妊娠。

◇癌瘤患者在完全缓解至少3～5年后，方可建议妊娠。

青少年妇科肿瘤特点

◇30岁前的卵巢肿瘤中，生殖细胞肿瘤占75%，上皮性肿瘤和性索间质肿瘤各占10%，其余的5%为异源性肿瘤，包括淋巴瘤、白血病等。

◇良性肿瘤中，皮样囊肿较常见。

◇初潮前期是滤泡囊肿的高发期，另一小高峰在新生儿期，受宫内雌激素刺激所致，可表现为包块、压迫或扭转等症状。

◇成人常见的子宫颈鳞癌、子宫内膜癌、卵巢上皮癌等在少女中极少发生或不发生。

◇阴道或宫颈的葡萄状肉瘤及透明细胞癌罕见于成人，但在少女妇科肿瘤中不少见。

◇青少年的卵巢转移瘤总体罕见，但10～20岁相对比10岁前多见，曾有库肯勃瘤和神经母细胞瘤转移的报道。20岁后，还可见乳腺癌转移瘤。

◇最多见的恶性生殖细胞肿瘤

➤对化疗敏感。

➤预后较好。

➤手术要考虑保留生育功能。

➤发育前期的卵巢间质、卵泡和卵细胞处于安静状态，受化疗影响小。

➤因恶性生殖细胞肿瘤行单侧卵巢切除并接受化疗的患者日后的生育率大约为75%。

肿瘤诊断

妇科恶性肿瘤分期的两大类型

◇取决于肿瘤的治疗方法和倾向
- ➤临床分期：如宫颈癌、滋养细胞肿瘤。
- ➤手术－病理分期：如卵巢癌、子宫内膜癌。

◇临床分期要求经验丰富的医师来证实，手术后无论是否相符均不改变临床分期。

◇子宫内膜癌兼有临床分期和手术病理分期两种系统，更新的手术－病理分期强调手术与病理相结合，并将分化程度 $G_{1\sim3}$ 综合进去。

盆腔包块良、恶性的鉴别诊断

◇实性——50%为恶性。

◇双侧——良性肿瘤仅5%为双侧，恶性双侧性可达70%，转移者双侧性达30%。

◇肿瘤不规则，结节不平。

◇包块粘连，固定，不活动。

◇腹水，特别是血性腹水。

◇直肠子宫陷凹结节——90%为阳性。

◇生长迅速。

◇恶病质，晚期可有大网膜肿物、肝脾大、消化道梗阻等表现。

肿瘤标志物 (tumor marker)

卵巢恶性肿瘤

◇上皮癌
- ➤CA125是用于诊断、监测和评价预后的最常用指标，其灵敏度与国际妇产科联盟（FIGO）分期相关，浓度水平也与FIGO分期和肿瘤大小相关，对非黏液性瘤的指示性好于黏液性瘤。
- ➤CEA主要用于黏液性癌的诊断和监测，与肿瘤分化程度和临床分期相关。
- ➤TPA（组织多肽抗原）用于诊断浆/黏液性癌，与分期和病情吻合。

> CA19-9存在于消化道肿瘤、黏液腺癌、透明细胞癌。
> HE4（人附睾蛋白4）是美国FDA批准用于监测上皮性卵巢癌患者疾病复发或进展的指标之一。HE4还作为卵巢恶性肿瘤风险模型的检查项目，用于评估附件包块恶性的概率。

◇性索间质肿瘤
> 颗粒细胞瘤：抑制素、抗米勒管激素（AMH）、雌二醇、睾酮。
> 支持-间质细胞瘤：睾酮、雌二醇、抑制素、AFP。
> 环管状性索肿瘤（SCTAT）：雌二醇、孕酮。

◇生殖细胞肿瘤
> AFP：内胚窦瘤、未成熟畸胎瘤。
> HCG：绒癌和胚胎癌。
> 神经系统特异性烯醇化酶（neuron specific enolase，NSE）：未成熟畸胎瘤、小细胞/大细胞神经内分泌癌。
> LDH：无性细胞瘤。

滋养细胞肿瘤

HCG。

宫颈癌

SCC（鳞状上皮细胞癌抗原）：Ⅰ期的灵敏度＜30%，不适合筛查；与肿瘤大小、腹腔淋巴结转移、临床分期相关；＞10ng/ml是预后差和远处转移的警示指标。

CA25：腺癌/腺鳞癌。

子宫内膜癌

CA125（＞20U/ml应警惕病变较重或宫外转移）。

CA系列

CA125

◇存在于下列组织
> 间皮细胞组织，包括腹膜、胸膜和心包膜。
> 米勒管上皮，包括输卵管、子宫内膜和宫颈内膜。
> 自间皮细胞和米勒管衍生物发生的肿瘤，包括卵巢上皮癌、输卵管癌、子宫内膜癌、宫颈腺癌和间皮细胞瘤等。
  正常值：＜35U/ml。
◇其血清检测值的干扰因素

➢ 腹部手术。

➢ 多次进行肿瘤的放射免疫显像。

➢ 大量胸腔积液、腹水。

➢ 合并子宫内膜异位症或腺肌病。

◇临床意义　CA125升高见于下列情况。

➢ 正常人1%。

➢ 妊娠3%。

➢ 良性病变

　✓ 卵巢囊肿7%。

　✓ 结核病、炎症7%。

　✓ 内膜异位症60%～70%（一般小于200U/ml）。

　✓ 肌腺病（可大于500U/ml）。

➢ 卵巢癌、输卵管癌80%～90%。

➢ 子宫内膜癌20%～70%。

CA19-9

结肠癌细胞株产生的单抗所识别的抗原。

正常值：＜39U/ml。

主要对黏液性和透明细胞癌较敏感。

其敏感性顺序：腹膜黏液瘤＞良性黏液性肿瘤＞恶性黏液性肿瘤。

良性畸胎瘤中也不少见CA19-9升高者。

CA72-4

乳腺癌细胞株产生的单抗识别的抗原。

正常值：＜38U/ml。

对黏液性癌较敏感。

预测卵巢肿瘤良恶性的诊断模型

◇恶性肿瘤风险指数（risk of malignancy index，RMI）。

◇卵巢恶性肿瘤风险模型（risk of ovarian malignancy algorithm，ROMA）。

◇哥本哈根指数（Copenhagen index，CPH-I）。

　　三种模型比较见表3-1。

表3-1 预测卵巢肿瘤良恶性的诊断模型

	年龄	绝经状态	超声	CA125	HE4
RMI	−	+	+	+	−
ROMA	−	+	−	+	+
CPH-1	+	−	−	+	+

◇RMI = U×M×CA125（U/ml）＞200，有恶性风险；敏感性为75% ～ 80%，特异性为85% ～ 90%。

◇超声影像U特征：多房、实性区域、双侧包块、腹水、转移。

> ➤U = 0：都没有。
> ➤U = 1：有1个。
> ➤U = 3：2 ～ 5个。

◇M（绝经状态）= 1：绝经前；M = 3：绝经后。

宫颈细胞学分类系统

1988年宫颈细胞学分类系统（the Bethesda system，TBS）被提出，1991年被修改，2001年重新评估、修改和完善。

鳞状细胞

◇不典型鳞状细胞（ASC）

> ➤意义不明确的不典型鳞状细胞（ASCUS）。
> ➤不除外上皮内高度病变的不典型鳞状细胞（ASC-H）。

◇鳞状上皮内病变

> ➤低度鳞状上皮内病变（LSIL）：包括HPV感染和CIN-Ⅰ。
> ➤高度鳞状上皮内病变（HSIL）：包括CIN-Ⅱ ～ CIN-Ⅲ和宫颈原位癌（CIS）。

◇鳞状细胞癌（SCC）（浸润癌）。

腺细胞

◇取消不明确意义的不典型腺细胞（AGUS）分类。

◇分为

> ➤不典型腺细胞（AGC）。
> ➤倾向于肿瘤的不典型腺细胞（AGC-favor neoplasia）。
> ➤颈管原位癌（AIS）。
> ➤腺癌（GCC）。

TBS的内容

◇说明标本量对诊断评价的意义（满意、基本满意或不满意）。

◇诊断总的范围（在正常范围内或其他）。

◇描述性诊断

> 感染。

> 反应性和修复性改变。

> 上皮细胞异常。

> 激素的评价。

细胞学检查（cytological examination）的注意事项

◇1周内免应用阴道霜剂，48小时内免阴道冲洗，24小时内免性交。

◇窥具不能用润滑剂或碘伏。

◇先用棉球轻擦宫颈表面过多白带，尽量避免或减少出血。

◇毛刷尖端伸入颈管内，从外部刷取全部宫颈表面。

◇反复上下、旋转毛刷将细胞全部浸于固定液中。

阴道镜检查（colposcopy）的基本常识

试剂的应用

◇2%～3%乙酸　使柱状上皮呈葡萄状水肿突起。

◇碘溶液　与正常鳞状上皮内糖原结合呈深棕色。

◇去甲肾上腺素　使正常血管收缩。

◇3%～5%硝酸银　使溃疡性肉芽组织表面形成白色薄膜。

阴道镜下转化区类型描述

◇转化区完全位于宫颈外口以外，完全可见。治疗深度应为7～10mm。

◇转化区部分位于宫颈外口以内，借助工具完全可见。治疗深度应为 10～15mm。

◇转化区部分位于宫颈外口以内，不能全部可见。治疗深度应为 15～25mm。

阴道镜下可疑宫颈癌的特征

◇碘着色试验不着色或着色极淡。

◇结构不清，呈云雾状、脑回状、猪油状。

◇局部血管异型增生。

◇乙酸或肾上腺素涂抹后血管反应差，收缩不明显。

◇上皮表面高出健康组织或稍凹陷。

阴道镜图像的三要素

◇上皮颜色　移行带改变。

◇表面轮廓　白色上皮。

◇终末血管　异型血管。

　　有阴道镜检查指征的患者应该取活检，但不应只关注活检病理而应同时注重阴道镜检查的镜下表现，特别是有经验的医师对镜下病变的判断，警惕因活检取材不足而造成的漏诊。

正电子发射断层显像（PET）

◇以氟代脱氧葡萄糖（^{18}F-FDG）为示踪剂。

◇除了能显示组织器官的形态外，还能反映组织的糖摄取和利用率。

◇无创手段，成像清晰，定位准确。

◇价格昂贵。

◇手术创伤、盆腹腔炎症、放疗及局部化疗等可能影响非肿瘤组织的糖摄取率，上述情况下不宜短期内进行此项检查。

◇PET的临床应用

　➤良、恶性肿瘤的鉴别——最主要的意义，对于5mm至2cm的病灶诊断特异性较高。

　➤肿瘤部位——早期转移或不易发现的远处转移的首选评价方法。

　➤疗效的评价。

　➤坏死物与肿瘤的鉴别。

　➤PET属于"功能性检查成像"，其意义更多在于"定性"，而不在于"定量"，比CT、MRI能提供更多关于病变功能性改变的信息。但它的缺陷在于解剖分辨率较CT、MRI低，尽管现在PET-CT和PET-MR诊断准确度超过单纯PET，但它们仍不能代替增强CT和MRI。如需较精确判断病灶与周围组织的关系或准确测量病灶大小时，仍应以增强CT为准，故临床上不宜"滥用"。

　➤SUV值＞3，提示卵巢恶性病变，而＜2.7则通常认为是良性。但有生理性摄取增高情况，如乙状结肠、直肠及肛门可有生理性摄取；子宫、血管可有血池样摄取；月经期可见子宫放射性摄取增高灶；卵巢于排卵期可有局灶性生理性摄取；黄体期卵巢及子宫内膜可有灶性摄取。以上情况可能引起误诊或邻近肿瘤的漏诊。假阴性结果常见于交界性肿瘤。

妇科肿瘤治疗方法介绍

◇手术治疗　适用于多数妇科肿瘤（内膜癌、卵巢癌、宫颈癌、肉瘤等）。
◇化疗　滋养细胞肿瘤、部分生殖细胞肿瘤的主要治疗方法。
◇放疗　宫颈癌、内膜癌的主要或辅助治疗方法。
◇靶向治疗　卵巢癌、部分肉瘤已有临床应用证据。
◇免疫治疗　较新，可能更广泛适用于多种肿瘤类型。
◇内分泌治疗　如Ⅰ型雌激素受体、孕激素受体阳性子宫内膜癌等。
◇综合治疗。

有关化疗

化疗的种类

◇治愈性化疗　指仅通过化疗使肿瘤无复发，生存期在5年之上。如恶性滋养细胞肿瘤。
◇手术后辅助化疗（adjuvant chemotherapy）　指对仅依靠手术不能治愈的肿瘤或对不可切除的恶性肿瘤进行以延长患者生存期为目的的化疗。如卵巢癌、部分特殊类型的子宫内膜癌、宫颈腺癌或其他有远处及全身转移的肿瘤。
◇新辅助/先期化疗（neoadjuvant chemotherapy，NACT）　指辅助以治愈为目的的治疗手段（主要为外科治疗）的化疗，多指术前降低分期化疗。如卵巢癌术前、宫颈癌术前或放疗前的化疗。
◇同步放化疗（concurrent radiochemotherapy）　见于宫颈癌放疗过程中增敏。
◇复发肿瘤的解救性化疗（salvage chemotherapy）　以延长无铂间期及生存期为目的的化疗。
◇晚期肿瘤姑息性化疗（palliative chemotherapy）　以控制腹水、疼痛、延长生存期、提高生活质量为目的的化疗。

化疗的途径

◇静脉化疗　最常用，适用于所有恶性肿瘤。
◇动脉介入化疗　适用于病灶局限且重、血供丰富的肿瘤。
◇腹腔化疗　适用于大量腹水、盆腹腔广泛转移且静脉化疗效果不佳者。

◇口服　晚期复发患者的姑息治疗、延长无铂间期。

抗肿瘤药（antineoplastic）

旧的分类方法

◇烷化剂　环磷酰胺、白消安。

◇抗代谢药　氟尿嘧啶（FU）、巯嘌呤（6-MP）、甲氨蝶呤（MTX）。

◇抗生素　放线菌素D、丝裂霉素、多柔比星（阿霉素）。

◇植物类药　长春新碱（VCR）、依托泊苷（VP16）、紫杉醇、拓扑替康、喜树碱。

◇激素类　他莫昔芬。

◇杂类　铂类、米托蒽醌。

新分类

◇干扰核酸合成
  ➤二氢叶酸还原酶抑制剂：MTX。
  ➤胸苷酰合成酶抑制剂（抗嘧啶）：FU。
  ➤嘌呤核苷酸互变抑制剂（抗嘌呤）：6-MP。
  ➤核苷酸还原酶抑制剂：羟基脲（HU）。
  ➤DNA聚合酶抑制剂：阿糖胞苷（Ara-C）。

◇干扰蛋白质合成
  ➤影响微管装配：使细胞停滞于有丝分裂中期：VCR、VP16、紫杉醇（促聚合）。
  ➤干扰核糖体功能，阻止蛋白质合成：三尖杉酯碱。
  ➤影响氨基酸供应，阻止蛋白质合成：L-门冬酰胺酶。

◇直接与DNA结合
  ➤烷化剂：氮芥、环磷酰胺、塞替派。
  ➤破坏DNA的金属化合物：铂类。
  ➤DNA嵌入剂：抗生素类、米托蒽醌。
  ➤破坏DNA：博来霉素（BLM）可使DNA单链断裂。
  ➤抑制拓扑异构酶，使DNA不能修复：喜树碱。

◇改变机体激素平衡　激素类。

细胞周期特异性药物

◇G_0　休止期。

◇G_1　L-门冬酰胺酶、多柔比星。

◇S　DNA合成期，Ara-C、FU、6-MP、MTX。

◇G_2　DNA合成后期，博来霉素、平阳霉素。

◇M　有丝分裂期，VCR、VP16、紫杉醇。

细胞周期非特异性药物

抗生素、亚硝胺、烷化剂、铂类、喜树碱。

常用化疗药物的不良反应（side effect）

表柔比星（表阿霉素）

◇心脏毒性：心肌损害，收缩功能→射血分数（EF）下降，定期监测超声心动图。

◇骨髓抑制。

◇口腔溃疡（抗代谢药和植物碱类明显）。

◇脱发。

◇胃肠道反应。

◇软组织血管损伤等。

注：选择通畅、避开关节的血管快速输入。

脂质体多柔比星：毒性反应尤其心脏毒性明显减弱，但对于既往有多柔比星治疗史或基础心脏疾病者仍应警惕；起效较慢，初始治疗1～2个疗程CA125可有上升，多于2～4个疗程后显效。

长春新碱

神经毒性、神经痛。

氟尿嘧啶

◇腹泻，坏死性小肠炎。

◇单药剂量28～30mg/m²，每日最大不超过1750mg。

◇联合用药26～28mg/m²。

注：输注时间越长，肠毒性越小。强调"8小时匀速"。

紫杉醇

◇过敏反应，需地塞米松预处理。

◇心律失常，传导障碍，定期监测心电图。

◇骨髓抑制。

◇神经毒性等。

注：24小时用药，神经毒性减弱，但骨髓抑制增强。

顺铂

◇胃肠道反应：局部刺激和中枢反应。

◇肾功能损害：肾小管受损，排钾排镁增加。

◇听神经损害：高频听力丧失。

◇外周神经损害。

◇骨髓抑制。

　　注：用药速度1mg/min。

平阳霉素

◇肺间质纤维化占5%～10%，致死率为1%～2%，可迟发0.5～2年，一旦发生不可逆且进行性加重。

◇中枢性发热。

◇骨关节痛。

拓扑替康（topotecan）

◇拓扑异构酶Ⅰ抑制酶。

◇骨髓抑制，Ⅳ度白细胞下降率为43%，血小板下降率为13%，可逐渐减轻，故允许逐渐加量；另有轻度的胃肠道反应。

　　注：细胞周期特异性药，作用于DNA合成期。

　　$1.25～1.5\ mg/m^2$，1次1天，用5天，加入100ml盐水中1小时输注完。

化疗对卵巢功能的影响

◇明确影响卵巢功能的药物：环磷酰胺（CTX），依托泊苷（VP16），氮芥；可能影响：顺铂（DDP），多柔比星（ADM）。

◇化疗期间可出现闭经、月经稀发等异常，停化疗后一般3个月左右均能恢复。

◇青春期前卵巢对化疗有自我保护机制，所受毒害比生育年龄要小。

◇化疗能引起卵巢功能早衰；化疗期间可出现闭经、月经稀发等异常，停化疗后一般3～6个月均能恢复，亦可见到至化疗后1年甚至更久才恢复者。

◇化疗期间FSH上升多见，甚至可达绝经后或更高水平，并不一定说明卵巢功能不恢复。

◇化疗对卵巢功能的影响主要与患者的年龄、治疗时间的长短，以及化疗的方案有关（表3-2）。

表3-2　化疗药物对卵巢功能的影响

毒性	药物
高毒	环磷酰胺、异环磷酰胺、白消安、VP16
中毒	顺铂和卡铂的低蓄积性剂量、多柔比星
低到无毒	博来霉素、放线菌素D、长春新碱、MTX、FU
不清楚	某些新药，如紫杉醇、单抗等

◇应对措施：适当选择药物，酌情使用GnRHa。

腹腔化疗（peritoneal chemotherapy）

优点

◇局部药物浓度提高。
◇药物与肿瘤广泛接触，适于腹腔脏器表面或腹膜表面的广泛病灶。
◇毒副作用减弱，顺铂腹腔用药，可以通过静脉应用硫代硫酸钠进行解救，减少顺铂的毒副作用。
◇对控制恶性腹水增加、肝脏表面转移更为适宜。

理想的腹腔内药物应具备的条件

◇吸收缓慢。
◇腹膜渗透性低。
◇对腹膜刺激性小。
◇能直接杀死肿瘤细胞，而无须经过肝脏代谢后发挥药理作用。
◇无毒性作用，无须肝脏解毒。
◇能从血浆迅速清除。

禁忌证

◇腹腔严重粘连。
◇全腹放疗史。
◇全身（包括腹腔）的感染。
◇肠梗阻未缓解。

并发症

◇感染。
◇化学性腹膜炎。
◇肠穿孔。

◇脏器损伤。

◇腹痛。

血管介入性局部化疗

目的

多用于治愈性化疗（滋养细胞肿瘤及部分生殖细胞肿瘤）、新辅助化疗（大块的宫颈癌）和辅助化疗（肝实质等血供丰富器官的转移）。

原理

根据恶性肿瘤细胞增殖动力学，采用冲击化疗和保留导管持续化疗两种方法，使抗癌药物对肿瘤细胞各个周期发生作用。

优点

◇保持药物与肿瘤长时间接触。

◇局部药物浓度比全身用药更高，有效药物浓度提高 2 ～ 6 倍。

◇减少血浆蛋白结合率，提高疗效 2 ～ 10 倍。

盆腹膜外置管化疗

置管位置

髂血管分叉处。

重要意义

◇对于淋巴结无转移的病例，化疗无明显副作用。

◇治疗淋巴结转移的同时，保留完整的淋巴免疫系统。

◇腹主动脉旁已有转移，意味着更高或其他部位可能也已有转移，淋巴清扫意义不大，而放疗的副作用又大，但仍可行腹膜后淋巴化疗。

◇成团或固定的淋巴结手术困难，但腹膜后淋巴化疗有一定疗效。

优点

◇腹膜后各组淋巴结和腹主动脉旁淋巴结内的药物浓度是全身或腹腔用药的 10 ～ 100 倍，对恶性肿瘤的淋巴转移作用明显。

◇保持正常淋巴系统的完整性，少数转移的淋巴结接受高浓度药物化疗后，药物可以起到有效杀灭肿瘤细胞的作用，并使无转移的淋巴结呈反应性增生，淋巴细胞数增加，化疗停止后可恢复正常功能。

◇避免晚期肿瘤淋巴转移手术创伤、出血和其他并发症的发生，转移灶接受高浓度化疗有一定疗效。

◇渗透腹主动脉旁甚至腰淋巴结，这些是手术不能到达的部位。

◇高效低毒：药物在淋巴结中保留的时间长，而在血液中药物浓度极低，且清除率快。

◇操作简便，安全易行。

鞘内注射化疗

◇用于脑转移患者（绒癌较多见）。

◇化疗药极少能通过血-脑屏障，因此针对脑转移患者可进行鞘内注射。

◇多数化疗药不能用于鞘内注射，如植物碱、烷化剂等可致严重后果甚至死亡。常见应用MTX进行鞘内注射。

WHO骨髓抑制的血液学分度标准（表3-3）

表3-3 WHO骨髓抑制的血液学分度标准

	0	I	II	III	IV
血红蛋白（g/L）	>110	95～109	80～94	65～79	<65
白细胞（×10⁹/L）	>4.0	3.0～3.9	2.0～2.9	1.0～1.9	<1.0
中性粒细胞（×10⁹/L）	>2.0	1.5～1.9	1.0～1.4	0.5～0.9	<0.5
血小板（×10⁹/L）	>100	75～99	50～74	25～49	<25
出血	无	瘀点	轻度出血	严重出血	出血致衰竭

化疗后骨髓抑制（arrest of bone marrow）的特点

◇大多数抗癌药在用药一周左右，白细胞开始下降，用药后7～14天达最低点，21～28天完全恢复，白细胞在最低点的时间一般持续2～3天，呈"U"字曲线。

◇血小板下降时间稍晚，但下降速度快，达最低水平通常第二天即回升，且回升速度也快，偶尔出现高于原有水平的反跳现象，历时几天才恢复，呈"V"字形曲线。

◇红细胞系最晚受累，持续时间最长。

◇骨髓抑制的轻重与化疗药物种类、剂量、疗程有关，也与患者的治疗历史、营养状态相关。

骨髓抑制的处理原则

◇单位隔离。

◇营养支持——不可忽略，必要时须静脉营养支持。

◇预防性抗生素——仅针对严重中性粒细胞降低伴发热患者。

◇小剂量新鲜输血或成分输血。

◇粒细胞集落刺激因子（G-CSF）。

◇血小板生成素（TPO）或IL-11。

◇血小板减低时，还应：①卧床、减少活动、避免受伤。②进软食。③输血小板。

重组人粒细胞集落刺激因子

◇重组人粒细胞（巨噬/单核细胞）集落刺激因子 [recombinant human granulocyte/macrophage colony stimulating factor，rhG（M）-CSF]。

◇剂型

（75μg、150μg、300μg），（50μg、100μg、250μg）/支。

◇机制

➢ 刺激骨髓造血干细胞向粒系分化。

➢ 刺激粒系增殖。

➢ 促使新生成的中性粒细胞释放入血。

➢ 促使外周储存池释放粒细胞入血。

◇用法

➢ 当骨髓抑制按上述规律及特点出现且无临床并发症出现时可观察不处理。但当骨髓抑制出现过早、过低或不能按时回升时可以给予G-CSF。

➢ $5 \sim 7μg/（kg \cdot d）$（中国患者的实际用量与此有一定出入）。G-CSF与化疗药之间至少间隔 $24 \sim 48$ 小时用药。

➢ 当出现Ⅲ～Ⅳ度骨髓抑制时用药为治疗性用药，应用至中性粒细胞连续2次超过 $10 \times 10^9/L$ 或满14天停药。

➢ 当上次化疗出现严重骨髓抑制，此次停药后48小时后即给药为预防用药，有利于帮助患者度过血常规最低的危险期。预防性用药可采用连续短效 G-CSF [小儿2 ～ $5μg/（kg \cdot d）$]，当前次化疗后出现过Ⅳ度骨髓抑制或应用短效G-CSF较多（超过3支）时，可考虑下疗程停药后48小时应用长效升白细胞药物（如聚乙二醇化重组人粒细胞刺激因子注射液100μg/kg或6mg固定剂量单次注射）。

➤周疗患者更应注意预防性用药，但应该应用短效G-CSF而不宜用长效升白药。

➤前次出现过中性粒细胞减少性发热者，下次化疗后再次出现的概率为50% ～ 60%。

◇不良反应　骨痛、发热、白细胞栓等，少见有皮疹、恶心、水肿、腹泻、低血压，以及血尿酸、乳酸脱氢酶（LDH）、碱性磷酸酶（ALP）升高等。

化疗后感染的特点

◇症状、体征不典型。

◇感染灶不易发现。

◇极易休克。

◇白细胞计数和中性粒细胞变化与病情不平衡。

◇药物敏感性检测和临床的符合率为60% ～ 70%，主要取决于临床症状和体征。

◇警惕外周中心静脉导管（PICC）或输液港所致感染，可以先停用，必要时拔除。

止吐药

化疗后呕吐的急性期：化疗后0 ～ 24小时；延迟期：化疗后25 ～ 120小时。

常见高度致吐风险药物（HEC）：顺铂 $>$ 50mg/m^2；环磷酰胺 $>$ 1500mg/m^2；AC（蒽环类＋CTX）。

常见中度致吐风险药物（MEC）：卡铂；顺铂 $<$ 50mg/m^2；伊立替康；多柔比星及表柔比星；环磷酰胺口服；异环磷酰胺；VP16；放线菌素D；MTX 250 ～ 1000mg/m^2。

常见轻度致吐风险药物：紫杉醇；吉西他滨；培美曲塞；VP16静脉应用；FU；脂质体多柔比星。

◇昂丹司琼

➤高选择性5-羟色胺受体拮抗剂，拮抗外周和中枢5-羟色胺受体，阻断迷走传入神经兴奋而导致的呕吐反射。

➤每日用量限制在32mg之内。

- 半衰期5～6小时（药物说明书上写消除半衰期为3小时，老年人可延长至5小时），可酌情重复给药。
- 化疗前配伍应用地塞米松10～20mg可增加疗效。
- 为防止延迟呕吐，可采用口服制剂维持治疗。
- 不良反应：便秘，少数人头痛，头部、上腹部发热感或温暖感。
- 儿童按5mg/m² 给药，每12小时加用4mg（编者认为也应该按照5mg/m²给药）。

◇格拉司琼
- 作用机制与昂丹司琼一致。
- 大多数患者只需3mg静脉给药一次，对恶心呕吐的预防作用即可超过24小时，但必要时也可一天内重复1～2次（最高剂量9mg/d）。

◇阿瑞匹坦
- 2013年中国获批。
- 可通过血–脑屏障，是"高选择性NK1受体拮抗剂，通过中枢机制强效预防化疗引起的恶心呕吐，被美国国家综合癌症网络（NCCN）、欧洲肿瘤学会（ESMO）等推荐为预防化疗后急性、迟发性呕吐的一线用药。
- 推荐与糖皮质激素及其中一种5-羟色胺受体拮抗剂共用的3天法（表3-4）：

表3-4　阿瑞匹坦推荐用法

	D1（第1天）	D2（第2天）	D3（第3天）	D4（第4天）
阿瑞匹坦	125mg 口服	80mg 口服	80mg 口服	—
地塞米松	6mg 口服	3.75mg 口服	3.75mg 口服	3.75mg 口服
格拉司琼	3mg 静脉用药	—	—	—
昂丹司琼	8mg 口服 qd/q12h	8mg 口服 qd/q12h	8mg 口服 qd/q12h	—

◇地塞米松
- 单纯性止吐效果不佳，主要用于加强以上两类药物的止吐效果。
- 对迟发性呕吐有肯定效果。
- 其他止吐药　在药物的消除半衰期内，重复给药并不能达到增强镇吐的效果，而应考虑应用作用机制不同的药物，如地西泮、苯甲二氮䓬＋甲氧氯普胺或1/3量的冬眠合剂。

伪膜性肠炎 (pseudomembranous enteritis)

◇常见于长期应用抗生素和化疗药物引起的菌群失调。

◇临床表现为腹胀、腹泻、腹痛和发热等。

◇典型的大便为海蓝色，便常规无明显白细胞升高。

◇致病菌检查：难辨梭状芽孢杆菌（厌氧菌，因此标本留取时尽量装满标本盒、及时送检）。

◇实验室检查

➤大便涂片：G^- 与 G^+ 菌失衡，G^+ 菌增多。

➤便培养：梭状芽孢杆菌（＋）。

➤A 毒素监测（＋）。

◇治疗

➤立即停用目前应用的抗生素。

➤应用各种肠道益生菌制剂：地衣芽孢杆菌活菌、双歧杆菌三联活菌、乳酶生等。

➤万古霉素口服制剂 125 ～ 500mg 分 4 次口服；或静脉用万古霉素粉剂 500mg ＋生理盐水 100ml 溶解后，一日内分 4 ～ 5 次口服。

➤补液。

➤纠正水、电解质紊乱。

➤不用或慎用止泻药，以免影响毒素排出。

顺铂耐药 (resistence of cisplatin)

◇用药期间即出现进展（PD）。

◇停药 6 个月内复发。

◇用药的最好疗效为稳定（SD）。

铂类的耳毒性 (ototoxicity)

发病率

顺铂 3% ～ 100%；卡铂耳毒性发生率低且程度比顺铂低。

临床特点

不可逆，进展性，双侧性，由高频向低频逐渐受累的感觉神经性耳聋，且常伴有眩晕。

典型的测听结果表现为双侧对称性高频部（＞6kHz，最初一般在 10 ～ 18kHz）听力丧失。

主要病变部位在耳蜗基底和中间圈的 Corti 器外毛细胞（OHCs）。

最初的损害发生于毛细胞表面的顶纤毛。

毒性机制

◇药物在内耳的积蓄及其直接作用。

◇抑制核酸代谢。

◇对内耳代谢的影响。

◇对内耳淋巴液内环境的影响。

◇血清电解质改变。

高危因素

◇累积剂量。

◇大剂量单次给药出现的高血浆药物峰浓度。

◇肾功能损害。

◇用药前的颅脑放射史。

◇配伍其他耳毒性药物，如呋塞米、氨基糖苷类抗生素、异环磷酰胺和长春新碱等。

◇用药期间存在其他毒性反应如贫血或白细胞减低和电解质紊乱如低磷血症和低镁血症等。

◇用药前原有听力损害。

◇年龄：胚胎末期、幼年期及老年期是易感期。

用于检测耳毒性损害的常用方法

包括传统测听（CA），超高频测听（UHF），耳声发射（OAEs）[其中诱发性 OAEs 包括瞬态（TEOAEs）和畸变产物（DPOAEs）两种]，听性脑干反应测听（ABR）和声阻抗测定等。

防治一般原则

◇严格掌握药物适应证，适 "量" 应用，应根据体重等指标确认个体化用量的准确性。

◇高危人群减量或慎用。

◇注意观察听力症状，一旦发现及时停药。

◇用药前、中和后数周内监测听力，有条件者应采用高频测听或耳声发射等敏感检查手段，以期早期发现和预防。

◇必须定期检查肾功能。

◇避免接触噪声或伍用其他耳毒性药物。

◇维持适当的水化状态。

◇治疗越早越好，包括应用神经营养药、血管扩张剂、高压氧、光量子和激光疗法等。

特殊处理

◇应用化学保护剂，代硫酸钠（STS）和氨磷汀（amifostine）。

◇分隔用药途径或时间。

◇换代药物，草酸铂（反式1-二氨基环己烷铂），剂量限制性毒性为急性暂时性感觉迟钝和累积性外周神经毒性。

有关手术

子宫切除（hysterectomy）的手术名称

◇次全子宫切除（subtotal hysterectomy） 保留宫颈，一般平子宫内口切除。

◇全子宫切除（total hysterectomy）

> 筋膜内（extrafascial）：保留宫颈间质部外形，于骶韧带根部上方切入宫颈间质，须切除宫颈鳞柱交界部和移行带。

> 筋膜外（intrafascial）：切除全部子宫宫颈，于骶韧带根部下方切入穹隆，同时切除约1cm阴道。

◇扩大的筋膜外全子宫切除术（extended extrafascial total hysterectomy） 原是治疗宫颈原位癌的主要方法。必要时游离输尿管，打开输尿管隧道，切缘应在病灶以外1cm左右，阴道壁切除1～2cm。

◇次广泛全子宫切除术（subradical hysterectomy） 原适用于宫颈癌ⅠA2期或镜下ⅠB1期，要求切缘距病灶2cm以上，必须游离输尿管，打开输尿管隧道，向侧方分离，才能较多地切除宫旁组织、韧带和阴道壁。

◇广泛性全子宫切除术（radical hysterectomy） 为宫颈癌手术的经典术式，必须打开膀胱侧窝，分离、切断前后和两侧连接子宫的韧带及结缔组织，切除主韧带周围的脂肪组织，在近盆壁处切断，切除阴道旁结缔组织后切除阴道，切缘一般距病灶3～4cm。

输尿管在妇科手术中容易损伤的部位

◇切除腹主动脉旁淋巴结时，容易损伤输尿管上段。

◇结扎骨盆漏斗韧带或行盆腔淋巴结清扫时，容易在骨盆入口的边缘输尿管跨越髂总血管时损伤输尿管。

◇分离子宫动脉，钳夹主韧带和宫骶韧带时，容易损伤动脉下方的输尿管。

◇单纯子宫切除时，容易在阴道侧上方钳夹或缝扎输尿管入膀胱处。

◇根治性子宫切除时，容易在打通输尿管隧道时损伤输尿管。

输尿管损伤的表现和诊断

◇漏尿　多发生在术后7～14天，或在过早拔除导尿管、导尿管堵塞等造成尿潴留后。

◇证实方法

➤留取阴道或腹部引流液，查引流液肌酐并将其与血清、尿液中的肌酐作比较，通常尿液肌酐水平约为血肌酐水平的几百至上千倍，故当引流液肌酐与尿液肌酐数量级相近而与血清肌酐相差几百倍以上时可以确诊尿漏。

➤膀胱亚甲蓝试验：亚甲蓝1～2支＋生理盐水500ml膀胱内注射，阴道顶端放置纱球观察是否有蓝染，蓝染明显者多为膀胱瘘。可先保留导尿管保守治疗，必要时手术。

➤静脉肾盂造影（IVP）或泌尿系统CT（CTU）：后者更佳，可以明确输尿管或膀胱瘘的具体部位。

➤膀胱镜及输尿管镜检查：清晰观察瘘口位置、损伤程度，必要时可以试行D-J管置入。

对妇科恶性肿瘤盆腔、腹主动脉旁淋巴结的处理建议

◇探查时要轻柔，避免反复揉搓而促进术中转移。对个别增大、活动的可疑淋巴结，切除时应保持包膜完整，务必避免转移的淋巴结破碎，切断的淋巴管可结扎或烧灼封闭。

◇Ⅰ期恶性肿瘤，可不行淋巴结清扫术，保持淋巴系统的完整性，建议于关腹前放置盆腹膜后导管，如术后经B超、CT、MRI或PET检查疑有淋巴转移者，可术后实施腹膜后淋巴化疗。

◇Ⅱ期恶性肿瘤（宫颈癌、卵巢癌，30%～50%已有淋巴转移），清除临床可疑淋巴结，建议关腹前放置盆腹膜后导管，以备术后实施腹膜后淋巴化疗。

◇Ⅲ期恶性肿瘤（卵巢癌）或肿瘤细胞减灭术后残留癌灶＞2cm者，均不做淋巴清扫术，建议留置腹膜后导管术后行淋巴化疗。

◇成团、固定的淋巴结手术困难，建议留置腹膜后导管术后行淋巴化疗。

术后病率（postoperative morbidity）

◇术后48小时后到10天内，无论任何原因，间隔24小时，两次体温超过38℃，即称为术后病率。

　　注：术后48小时内可有＜38.5℃的吸收热。

◇相似的概念——"产褥病率"。产后24小时后到10天内，按标准方法用口表测温，每日4次，连续2次超过38℃，即称为产褥病率。

术后感染（postoperative infections）与发热

◇早期（1～3天）　术后反应热、吸收热、肺炎、中心静脉感染。

◇中期（3～5天）　腹腔内感染，伤口感染/血肿，泌尿系感染。

◇晚期　切口残端或伤口感染/血肿，深静脉血栓（deep vein thrombosis, DVT），膈下脓肿。

解剖（anatomy）点滴

◇腹直肌鞘　分前后两层，前层由腹外斜肌腱膜和腹内斜肌腱膜前层组成，后层由腹内斜肌腱膜后层及腹横肌腱膜组成。

◇弓状线　脐下4～5cm处3层扁肌的腱膜均移行于腹直肌鞘前层，鞘后层缺如，形成一弓状游离缘，线以下部分腹直肌后面，由浅入深仅有增厚的腹横筋膜和腹膜下筋膜。

◇白线　由两侧腹直肌腱鞘纤维彼此交织而成，脐以上宽约1cm，脐以下因两侧腹直肌相互靠近而不甚明显。

◇输卵管　全长8～14cm，其中间质部1cm，峡部2～3cm，壶腹部5～8cm，伞部1～1.5cm。

◇卵巢动脉　发自腹主动脉（左肾动脉），在腹膜后沿腰大肌下行，跨过输尿管和髂总血管下段，经骨盆漏斗韧带进入卵巢系膜，到达卵巢门，还有部分血管进入输卵管系膜，有分支供应卵巢，其末梢在子宫角附近与子宫动脉上行的卵巢支相互吻合。

◇子宫动脉　发自髂内动脉前干，在腹膜后经阔韧带基底部和宫旁组织，于宫颈内口水平2cm处，横跨输尿管，在子宫侧缘分为上下两支，上支在子宫角处分为子宫底支、卵巢支和输卵管支，下支又称宫颈阴道支。

◇阔韧带　上缘游离，分前后两叶，内2/3包绕输卵管，外1/3部由伞端下向外延伸达骨盆壁，称骨盆漏斗韧带。

◇输卵管系膜　输卵管以下，卵巢附着处以上的阔韧带。

◇卵巢系膜　卵巢与阔韧带后叶相接处。

◇卵巢固有韧带　卵巢与子宫角部相连处。

腹主动脉（abdominal aorta）的重要分支

腹腔干

　　主动脉裂孔稍下方，T_{12} 水平由腹主动脉发出。

　　分支如下。

◇胃左动脉

◇肝总动脉 $\begin{cases}$ 胃十二指肠动脉→胃网膜右动脉 $\\$ 肝固有动脉 $\begin{cases}$ 胆囊动脉 $\\$ 胃右动脉 $\end{cases}\end{cases}$

◇脾动脉 $\begin{cases}$ 胃短动脉 $\\$ 胃网膜左动脉 $\end{cases}$

肠系膜上动脉（切勿损伤，一旦损伤必须行人工血管替代）

　　L_1 水平，起于腹主动脉，沿胰头－体交界后方下行，经十二指肠水平部前面进入小肠系膜根，斜向右下行走至右髂窝，末端与回结肠动脉末分支吻合。

◇分支

　➤胰十二指肠下动脉。

　➤空回肠动脉。

　➤回结肠动脉→阑尾动脉。

　➤右结肠动脉。

　➤中结肠动脉。

肾动脉

　　可能有卵巢动脉自其上发出。

肠系膜下动脉（结扎一般不会引起肠坏死）

　　L_3 水平，起自腹主动脉，行向左下方，至左髂窝进入乙状结肠系膜根内，继续入小骨盆，移行为直肠上动脉。

◇分支

　➤结肠动脉。

　➤乙状结肠动脉。

　➤直肠上动脉。

髂内动脉 (internal iliac artery) 的分支

◇子宫动脉
 ➢ 子宫体支。①子宫底支。②卵巢支。③输卵管支。
 ➢ 宫颈阴道支
◇阴道动脉　供应阴道中、下段前后面及膀胱顶/颈。
◇阴部内动脉　供应会阴和肛门。
 ➢ 痔下动脉（供应直肠下段和肛门）。
 ➢ 会阴动脉。
 ➢ 阴唇动脉。
 ➢ 阴蒂动脉。
◇膀胱上动脉　终支。
　　注：子宫动脉、阴道动脉、阴部内动脉的分支相吻合；阴道上段由子宫动脉供应，下段主要由阴部内动脉和痔中动脉供应。

股三角 (trigonum femorale)

◇位于股前区的上1/3。
◇界线
 ➢ 上界：腹股沟韧带。
 ➢ 外侧界：缝匠肌内侧缘。
 ➢ 内侧界：内长收肌外侧缘。
◇内容　自外向内为股神经→股动脉→股静脉。
◇股管位于股静脉和腹股沟韧带的夹角内，容纳腹股沟深淋巴结和脂肪组织。
◇腹股沟深淋巴结经尸检证实，只有1～3个，沿股静脉上行，与髂淋巴结相连；其中位于旋髂深静脉旁的淋巴结即为Cloquet淋巴结，是名为Cloquet的外科医生在做股疝手术时发现的。
◇腹股沟浅淋巴结
 ➢ 上群：沿腹股沟韧带下方平行排列。
 ➢ 下群：随注入大隐静脉的四支表浅静脉分布。①旋髂浅静脉（外上象限）。②腹壁浅静脉（内上象限）。③阴部外静脉（内侧横行向会阴部）。④阴部外静脉（外下象限）。⑤阴部内静脉（内下象限）。

内外生殖器淋巴引流途径 (lymphatic system of genital organs)

　　生殖器淋巴引流途径见图3-1。

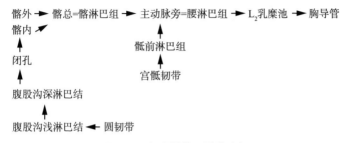

图3-1　生殖器淋巴引流途径

　　腹股沟深淋巴结仅 1～3 个，位于股静脉和腹股沟韧带夹角的股管内。外阴癌和阴道癌时其可伴有增大。手术时只要牵引大隐静脉，暴露其进入股静脉的入口，剥除局部 1～3 个淋巴结即可，缩小组织解剖范围，减少手术创伤。

前哨淋巴结（sentinel lymph nodes）

◇恶性肿瘤从原发部位转移至特定的淋巴结，第一级转移淋巴结称为前哨淋巴结。

◇女性生殖道癌的前哨淋巴结及其流注，见表3-5。

表3-5　女性生殖道癌的前哨淋巴结

类型		第一级	第二级（非前哨）
外阴癌		腹股沟淋巴结	髂外、闭孔淋巴结
阴道癌	上段	髂内、髂外、骶前淋巴结	—
	中段	髂内淋巴结	
	下段	腹股沟、髂外淋巴结	
宫颈癌		宫旁淋巴结 宫颈旁、尿道旁淋巴结，位于子宫动脉和输尿管交叉处 闭孔、髂内淋巴结 髂外淋巴结	髂总淋巴结 腹股沟淋巴结 骶前淋巴结 腹主动脉旁淋巴结
子宫内膜癌		多位、多变	—
卵巢癌		广泛、多变	—

◇淋巴结转移一般不"跳跃"，保持"梯队"（echelon nodes）状态。

◇前哨淋巴结能较准确地预测总体淋巴结的转移状况，利于缩小手术范围，降低术后病率，减少对免疫系统的负面影响。

淋巴结清除术的水平分级（classification of level of lymphadenectomy）

淋巴结清除术的水平分级见表3-6。

表3-6 淋巴结清除术的水平分级

分级		淋巴结清除术水平
I		髂内动脉水平
I	A	前部：包括闭孔，髂外动脉、静脉间区
	B	后部：包括髂内、外动脉间区，位于髂外静脉与髂内静脉交角的深闭孔区
II		完成全部盆腔淋巴结清除
II	A	髂外血管周围、侧链
	B	髂总血管周围、侧链
	C	中央区域，包括左右髂总间及骶前区
III		下腹主动脉区域，即肠系膜下动脉以下
IV		肠系膜下动脉至左肾动脉高度

胸导管和乳糜池（thoracic duct & cisterna chyli）

◇乳糜池的位置：肾动脉水平下方，腹主动脉和下腔静脉之间。

◇胸导管：是全身最大的淋巴管，位于L_1水平，其起始部的膨大部分即为乳糜池；胸导管接收左、右腰干和肠干，经主动脉裂孔入胸腔，走行于食管后方，脊柱右前方，在T_5水平转向左，出胸廓上口达颈根部，呈弓状弯曲，接收左支气管纵隔干、左锁骨下干和左颈干血液，汇入左静脉角。

◇乳糜性腹水的原因：肿瘤、创伤、结核病等。

肿瘤并发症

肠梗阻（intestinal obstruction）处理常规

◇勤听肠鸣音；监测腹围，注意腹胀程度的变化。

◇注意腹部体征，特别是有无压痛和反跳痛，警惕肠穿孔的发生。

◇拍立/卧位腹部X线片。

◇禁食，胃肠减压。

◇补足能量（恶性肿瘤患者，消耗能量相当于重体力劳动，40～45kcal/kg）。目前改为大手术后能量消耗为基础能量需要（BMR）的1.25～1.46倍，女性基础能量需要则为0.9 kcal/（kg·d），即21.6kcal/（kg·d）。老年人术后营养方案：总能量需要20～25 kcal/（kg·d），用理想体重计算适量补充白蛋白（20g/d，2～3日），以纠正肠壁的水肿。

◇纠正电解质紊乱，特别是低钾、低钙。

◇有排气和无呕吐的情况下，可经胃管灌入液状石蜡（不被肠道吸收）每次每次50～200ml，检验肠道是否通畅。

◇"通"的情况下，可用四磨汤、大承气汤促进肠蠕动：1/2副，每天2次。

大黄10g、枳实10g、厚朴10g、芒硝10g（大承气汤）。

妇科肿瘤相关的血栓性疾病（thrombotic diseases）

妇科肿瘤易继发血栓的原因

◇肿瘤可直接形成栓子，造成栓塞。

◇老年人发病率高。

◇手术时间长，＞3小时风险更大。

◇盆腔及腹主动脉旁淋巴结清扫术对盆腔及下腹血管的直接创伤和压迫。

◇卧床和下肢活动受限。

◇部分肿瘤患者合并肥胖、雌/孕激素治疗史。

◇脾切除后血小板数量增多。

妇科手术与静脉血栓栓塞

髂血管占91.7%，尤其是左侧髂总静脉以下，因左髂总动脉横跨于其上造成压迫。

DVT的临床表现及辅助检查

◇临床表现

➤下肢疼痛、腓肠肌压痛、肿胀（可凹性）三联征。

➤患侧腿围较对侧增加。

➤局部皮肤红，皮温高。

➤不明原因的低热。

◇辅助检查
- ➢压迫超声（超声探头加压后管腔不能被压瘪）；多普勒超声：敏感性95%，特异性98%。
- ➢MRI或CT血管成像（CTV）。
- ➢下肢静脉造影。
- ➢D-二聚体进行性升高。

预防措施

◇抗凝：低分子量肝素（LMWH）皮下注射，0.01ml/kg（0.3 ~ 0.6ml）每日1次（术后24 ~ 48小时、无活跃出血倾向后尽早使用）。
◇梯度压力袜（作用较弱）。
◇间歇充气加压装置（适合术中有效预防性抗凝）。
◇电刺激腓肠肌收缩装置（手术中使用肌松药时失效）。

治疗对策

◇抗凝：一般先嘱卧床一周（待血栓成熟，不易脱落），同时采用低分子量肝素治疗，0.01ml/kg每日2次，监测凝血功能；而后过渡为华法林（两药交替2 ~ 3天），使活化部分凝血活酶时间（APTT）延长，国际标准化比值（INR）在2.0左右，华法林一般需服6个月以上。
◇溶栓、下腔静脉滤网置入、手术取栓等。
◇肺栓塞的诊断：CTPA，V/Q（通气/灌注）显像；低氧血症。
◇半个世纪来协和医院肺栓塞病例总结。
- ➢DVT　52% ~ 68%。
- ➢心脏病　20%。
- ➢恶性肿瘤　35% ~ 17%。
- ➢CTD　14%。

深静脉血栓的诊治常识

◇注意观察下肢肿/痛的症状，其往往是术后晚期发热的原因。
◇一旦怀疑DVT，应保持患肢制动，监测周径变化。
◇下肢深静脉多普勒超声是很好的诊断方法。
◇盆腔深静脉血栓最易发生在左侧髂总静脉走行于髂总动脉后的一段，其本身的解剖位置特点加之手术的影响使然。
- ➢如明确栓子存在，目前一般先嘱卧床1周（待血栓成熟，不易脱落），同时采用那屈肝素钙抗凝治疗，0.01ml/kg每12小时1次，监测PT＋A；而后过渡为华法林（两药交替2 ~ 3天），使APTT延长，INR在2.0左右，华法林一般至少需服半年。

> 机制：保持现状——防止新的血栓形成；血栓上"打孔"。

◇为促进侧支循环的建立，鼓励患肢活动和穿弹力袜。

◇有DVT病史的患者，每次化疗血栓都将加重，化疗期间应加用低分子量肝素。

抽搐（convulsion）的处理

◇脑转移或癫痫

> 开放静脉通路，用糖液或高糖液（禁用盐水）。

> 吸氧。

> 地西泮＋地塞米松10～20mg加入茂菲滴管。

> 甘露醇250ml静脉滴注，每4小时1次。

> 地西泮10mg肌内注射，每6小时1次。

◇呼吸衰竭等因素引起的脑缺氧　不宜用地西泮等镇静药物。

◇低钙血症　静脉注射葡萄糖酸钙。

疼痛的治疗

◇WHO三阶梯疼痛治疗方法，用药的基本原则

> "按阶梯"用药。

> "按时"用药。

> 尽量无创给药。

> 个体化。

> 注意具体细节。

◇三阶梯疗法及代表药物（表3-7）

◇非药物治疗

> 麻醉。

> 神经电刺激和针灸。

> 放射治疗。

表3-7　三阶梯疗法及代表药物

轻度疼痛	中度疼痛	重度疼痛
非阿片类±辅助方法	弱阿片类±非阿片类±辅助方法	阿片类±非阿片类±辅助方法

续表

轻度疼痛	中度疼痛	重度疼痛
非甾体抗炎药 阿司匹林 双氯芬酸 布洛芬	△ 氨酚待因＝ 对乙酰氨基酚300mg＋磷酸可待因 　　15mg △ 芬太尼 阿片受体激动剂 强效麻醉性镇痛药 比吗啡强80～100倍 最常见的不良反应为呼吸抑制和骨 　　骼肌强直 △ 芬太尼控式透皮贴剂 12小时达高峰，12～24小时趋稳态 △ 曲马多（针剂，100mg/支） △ 盐酸曲马多片剂，100mg/片 阿片受体激动剂 无依赖性 耐受好，无消化道出血 50～100mg每12小时1次 △ 酒石酸二氢可待因控式片 镇痛＋镇咳双重功效 安全，副作用小 改善睡眠，提高生活质量 60mg每12小时1次	△ 吗啡 常见的不良反应：呼吸抑 　制、眩晕、嗜睡、表情 　淡漠、注意力分散、思 　维减弱、视力下降、恶 　心、呕吐、便秘、排尿 　困难 少见的不良反应：直立性低 　血压、胆绞痛、过敏等 △ 哌替啶 △ 硫酸吗啡控式片 20～30mg每12小时1次

放射治疗的并发症

机制

◇细胞在有丝分裂时最脆弱，因此复制活跃的细胞，如骨髓、脾、血管内皮、肠道上皮等的细胞，特别是肿瘤细胞都非常容易受损。

◇放疗可以使细胞迅速受损，或在下一次有丝分裂时出现问题。放疗后炎症反应可以造成组织坏死和纤维化。乏氧细胞对放疗有耐受性，而肿瘤细胞的丰富血供没有受到手术破坏时对放疗也较敏感。

◇并发症

　➢早期

　　✓后装放置困难。

　　✓发热。

　　✓泌尿系反应。

　　✓消化道反应。

　　　✓ 生殖道反应。
　➢ 晚期
　　　✓ 生殖系统：卵巢功能损伤；子宫纤维化；阴道萎缩。
　　　✓ 泌尿系统瘘。
　　　✓ 消化道：直肠阴道瘘；直肠溃疡、纤维化、瘘。
　　　✓ 盆腔。
　　　✓ 骨骼：血管坏死、自发骨折。
　　　✓ 皮肤反应：溃疡红疹；皮下组织挛缩。

放疗对于卵巢功能的影响

◇放疗可以引起女性患者不育、生育期缩短，以及卵巢功能早衰。
◇放疗引起的卵巢功能改变是剂量依赖性的，2Gy能够造成50%的卵巢储备
　丧失。
◇放疗造成绝育的剂量与年龄相关：
　➢ 出生时20.3Gy。
　➢ 20岁时16.5Gy。
　➢ 30岁时14.3Gy。
◇14 ～ 30Gy能引起组织纤维化，影响子宫的功能。

其他治疗

靶向治疗

◇靶向药物是一类针对癌症特异性靶点具有高度选择性的抗癌药物。特点是
　作用机制独特，并且许多药物对有致癌作用的单个或多个关键细胞生物学
　通路具有高度特异性，专门对抗特定细胞和分子标志物，抗癌活性水平显
　著提高，不良反应显著减少。
◇与妇科肿瘤相关的靶向治疗目前主要如下。
　➢ PARPi：能阻断DNA单链断裂的修复；对于BRCA突变相关肿瘤，使细
　　胞修复机制的效率低下，引起细胞死亡。在以铂类为基础的化疗后部分
　　或完全缓解的铂类敏感型复发卵巢癌患者，FDA已批准其用于维持治疗。
　　无论BRCA突变状态如何、是否存在同源重组缺陷（HRD），无进展生
　　存期都可得到改善。
　➢ 血管生成抑制剂（贝伐珠单抗为代表）：作用于VEGF信号通路。

目前已获批的适应证：铂类敏感型复发卵巢癌患者，建议使用贝伐珠单抗联合铂类为基础的化疗，然后继续使用贝伐珠单抗维持治疗；与紫杉醇、脂质体多柔比星或拓扑替康联用于治疗先前接受不超过两种化疗方案治疗的、对铂类耐药的复发性卵巢癌、输卵管癌或原发性腹膜癌；以及与紫杉醇顺铂联用治疗持续性、复发性或转移性宫颈癌。另外，复发性或持续性子宫内膜癌的适用性也在研究中。

➢ EGFR 酪氨酸激酶抑制剂（TKI）：通过抑制肿瘤细胞表面表皮生长因子受体形成二聚体，从而防止肿瘤细胞增殖、黏附和运动。此通路上的代表药物为治疗乳腺癌获批的 HER2。

免疫治疗

◇ 包括6类　应用免疫检查点抑制剂、细胞免疫、应用肿瘤疫苗、应用溶瘤病毒、应用双特异性抗体、应用免疫细胞因子。

◇ 免疫检查点（checkpoint）的代表

➢ PD1（程序性死亡分子）：T细胞表面的主要抑制性分子，激活后在免疫应答中起负性调节作用。

➢ PDL1（PD1 配体）：由肿瘤细胞表达，与T细胞上的PD1结合并激活PD1，"迷惑"T细胞对肿瘤的识别，诱导抗肿瘤T细胞的凋亡。

◇ 免疫检查点抑制剂（checkpoint inhibitor）　特异地作用并封闭T细胞表面PD1或肿瘤细胞表面PDL1的抗体，使肿瘤细胞对T细胞的免疫逃逸作用不能发挥，T细胞可以重新杀伤肿瘤细胞。

➢ 其抗肿瘤机制不受肿瘤病理组织学类型限制。

➢ 主要适用条件

✓ 肿瘤组织中PDL1高表达者。

✓ 存在微卫星高度不稳定性（MSI-H）或错配修复基因缺陷（dMMR）者。

✓ 肿瘤突变负荷（TMB）较高者。

✓ 肿瘤浸润淋巴细胞检测显示CD3、CD4、CD8阳性淋巴细胞较多者。

➢ 其治疗优势在于一旦有效则治疗效果持续时间长。但不适于太晚期、一般状态差、肿瘤负荷过重者。

➢ 主要不良反应

✓ 一般性反应：乏力、头痛、头晕、食欲缺乏。

✓ 皮疹。

✓ 免疫相关性不良反应：免疫性肠炎、免疫性肝炎、免疫性肾炎、免疫性甲状腺炎、免疫性心肌炎、免疫性肺炎、免疫性肌炎、神经系统症状。

卵巢癌总论

卵巢肿瘤的组织学类型（WHO, 1973）

◇上皮性肿瘤　60%～70%。

◇生殖细胞肿瘤　10%～20%。

◇性索间质肿瘤　5%～10%。

◇转移性肿瘤　10%～15%。

　　注：上述四类肿瘤是临床最常见的卵巢肿瘤，约可占总数的99%。

◇脂质（类脂质）细胞瘤。

◇性腺母细胞瘤。

◇非卵巢特异性软组织肿瘤（肉瘤、纤维肉瘤、淋巴肉瘤）。

◇未分类肿瘤。

◇瘤样病变。

卵巢癌的伴发症

◇胸腹水——产生原因

　➤肿瘤分泌。

　➤肿瘤压迫淋巴管。

　➤低蛋白血症。

　➤经孔隙渗漏。

◇淋巴结转移

　➤总比例50%～60%。

　➤Ⅰ期10%；Ⅲ～Ⅳ期70%。

◇大网膜转移　80%～90%。

◇阑尾转移　20%～70%，尤其是黏液性肿瘤。

卵巢癌的治疗原则

◇以手术为主的综合治疗　包括化疗、放疗、靶向治疗、免疫治疗等。

◇强调"手术为主"

　➤无论期别早晚，都应考虑手术。

　➤转移和扩散不构成切除的禁忌证。

　➤尽可能切除肉眼所见的一切肿瘤和转移灶，要有锲而不舍的决心。

◇只有明确手术分期为Ⅰa/b的G_1病例（非透明细胞癌）无须术后辅助治疗。

卵巢肿瘤细胞减灭术（cytoreductive surgery）

概念

尽可能地切除盆腹腔的原发瘤和转移瘤，使残余瘤灶＜1cm。

可行性

◇卵巢癌对化疗中度敏感，手术后的后续治疗余地大。

◇符合细胞增殖周期的动力学规律（肿瘤大则95%～99%细胞进入G_0期，另外血供差，手术切除大块肿瘤后可使残余细胞进入增殖期，对化疗的敏感性增强且血供改善）。

◇改善肿瘤的消耗状态，增加对化疗的耐受性。

手术范围

子宫＋双附件＋大网膜＋阑尾＋盆腔淋巴结切除。

淋巴结清扫的意义

主要对全面的手术分期有意义，对5年生存率无明显改善，可根据减灭的程度选择是否切除。

卵巢癌手术的若干名称

◇全面确定分期的手术（comprehensive staging laparotomy）：主要指对早期卵巢上皮性癌，为进行准确分期、减少复发而设计的开腹探查及确定切除范围的手术，使10%～20%的隐匿阳性（转移）或误判得以纠正。

◇肿瘤细胞减灭术（cytoreductive or debulking surgery）：病灶较广泛时，尽最大可能切除肉眼所见的原发灶和转移灶，使残余肿瘤小于1cm。

◇再分期手术（re-staging laparotomy）：由于某种原因未能进行上述分期手术，如卵巢囊肿扭转行急诊手术，只切除附件或囊肿剔除，术后证实为恶性，再次剖腹施行的分期手术。若已应用化疗，则不能称为"再分期"，因化疗可能改变癌瘤的分布状态。

◇再次肿瘤细胞减灭术（second cytoreductive surgery）：初次治疗（手术＋化疗）后复发或难治性未控的患者，为达到更好的减瘤目的、延缓复发或延长生存期再次进行的肿瘤细胞减灭术。

◇中间型肿瘤细胞减灭术（interval cytoreductive surgery）：最初的定义是在首次肿瘤细胞减灭术后，腹腔内仍存在大块的肿瘤无法切除，经一定疗程化疗后，再次进行的肿瘤减灭术；后也指经术前预估直接手术困难、无法满意减瘤时，先行2～4个先期化疗、再进行的肿瘤细胞减灭术。

◇二次探查术（second look operation）：经过满意的肿瘤细胞减灭术，又施行了至少6个疗程的化疗，临床物理学检查和实验室辅助检查（包括影像学检查及肿瘤标志物检测）均无肿瘤复发迹象而施行的再次探查手术，目的在于了解有无复发灶，作为日后处理的依据。

卵巢癌手术彻底性的评价

◇切除干净：肉眼所及癌灶全部切除（R0）。

◇基本切除：残余病灶＜1cm或切除90%以上（R1）。

◇大部切除：残余瘤＞1cm且肿瘤切除＞70%（R2）。

◇部分切除：肿瘤切除不及70%。

◇剖腹探查及活检。

卵巢癌的疗效评价

手术切净

临床已无观察指标（①肿瘤标志物；②影像学检查；③活检）。

◇临床缓解　根据上述无复发。

◇复发　符合上述任何一项。

手术未切净

◇临床仍有观察指标。按2000年实体瘤疗效评价标准（Response Evaluation Criteria In Solid Tumors，RECIST）修订的指南 1.1（以增强CT为评价方法），对于靶病灶：

➤完全缓解（CR）　所有靶病灶消失，任何病理性淋巴结的短轴必须＜10mm。

➤部分缓解（PR）　以基线直径的总和为参照，所有靶病灶直径的总和至少减小30%。

➤稳定（SD）　介于PR与PD之间。

➤进展（PD）　以直径总和的最小值为参照，所有靶病灶直径的总和至少增加20%，且直径总和增加的绝对值必须＞5mm；和（或）出现确切的新病灶。

◇对于非靶病灶：

➤完全缓解（CR）　所有非靶病灶消失且肿瘤标志物的水平正常化。

➤非CR/非PD（SD）　有一个或多个非靶病灶持续存在，和（或）肿瘤标志物维持在正常水平之上。

> 进展（PD） 既往存在的非靶病灶的明确进展。
> 总有效率（反应率）＝CR率＋PR率。
> 治疗生存期：治疗开始至死亡或末次随诊时间。

卵巢癌术前局部麻醉腹腔镜活检

◇目的　适当取材活检，加快明确诊断的进程。

◇优点　操作简便，费用低。

◇原则　不加重恶性肿瘤的分期，如卵巢肿瘤包膜完整，周围无明显侵犯，应避免活检造成肿瘤破裂，注意避免切口部位的肿瘤种植。

卵巢癌的二次探查手术

◇CA125＜20U/ml，二探阳性率为12%；CA125 20～35U/ml，二探阳性率为80%。

◇交界性肿瘤，Ⅰ期上皮性肿瘤，恶性生殖细胞肿瘤和性索间质肿瘤不做二次探查手术。

◇即使二探阴性，仍有7%～54%的复发率，与临床分期、病理分级以及初次术后残存瘤的大小有关。

◇二探对化疗方案的评价十分有益，但对于预后没有影响。

◇二探时发现肿瘤，再次肿瘤细胞减灭术的作用尚有争议。

卵巢癌复发（relapse/recurrent）的诊断

即使初治有效，最终还是会有70%～80%的患者肿瘤复发，部分患者产生耐药，治疗效果很不满意。

◇CA125升高

> CA125＜35U/ml的卵巢癌患者中，55%可出现肿瘤复发；CA125＜20U/ml者中45%可复发。
> 卵巢癌的随诊中，CA125轻度升高，就应警惕卵巢癌复发。
> CA125第一次升高与出现明显病灶之间可间隔3～9个月，甚至1～2年的时间，尚无证据表明，单纯CA125升高而患者无任何相关症状、体征时即予干预治疗对病程有意义。

◇盆腔检查

> 十分重要。
> 简便、价廉、无创。
> 绝对不能忽略三合诊。

> 主要的局限性是无法发现腹腔内的弥漫性病变。
> 应与CA125和影像学检查联合。

◇影像学检查

> 超声检查、CT、MRI、PET。
> 卵巢癌复发的证据和迹象可包括：①CA125升高。②体检发现肿物。③影像学检查发现肿物。④出现胸腔积液、腹水、异常阴道出血、血尿等。⑤不明原因的肠梗阻。

复发卵巢癌的临床类型（clinical typing）

◇复发性卵巢癌（铂类敏感型） 美国妇科肿瘤研究组（GOG）规定，初次采用以铂类为基础的化疗并已获得经临床证实的缓解，停药超过6个月才出现复发病灶，认为属于化疗敏感型患者。

◇铂类耐药型卵巢癌 初次化疗有效，但是在完成化疗后相对较短的时间，即6个月内出现复发，应考虑为铂类耐药。

◇持续型卵巢癌 指已经完成初次化疗并且明显缓解，但存在残存病灶的患者，如CA125升高、二探病理有镜下病灶、CT检查异常、体格检查有阳性体征的患者。

◇难治型卵巢癌 初次治疗达不到部分缓解，包括治疗中肿瘤稳定或者进展的患者，约占20%的病例。这类患者二线治疗的缓解率可能是最低的。

复发卵巢癌的治疗原则

◇总的原则是姑息而不是为了治愈，生活质量是再次治疗时最应该考虑的因素。

◇应根据患者始发病变的期别、组织类型、分化程度、既往治疗的反应性、完全缓解的时间间隔和是否符合临床试验的入选标准等因素，制订个体化的治疗方案。

◇有比较好的二线化疗方案选择余地时，才考虑能否再次手术。

◇对敏感型卵巢癌，可选择与一线化疗相似的方案，也可选择目前明确有效的二线化疗药物：单药或多药联合应用。

◇对持续性卵巢癌，治疗的重点在于最大限度地延长无进展的时间间隔。

◇对于耐药性/难治性卵巢癌，再次手术不能改善其生存率，总的原则是，应该接受可以耐受的单药治疗；或者鼓励参与临床试验，以期发掘并评价新的有效的抗癌药物及生物治疗方法；姑息放疗或支持疗法，适用于活动状态差的患者。终末期患者，在影响功能的情况下才考虑手术，以肠梗阻为例，先禁食、胃肠减压、应用大承气汤、灌肠等，如保守治疗无效，可行姑息性手术和研究性化疗。

◇重视患者的生活质量及个人意愿。

◇复发瘤一般不选择腹腔镜下治疗。

复发卵巢癌的治疗时机

◇无论CA125是否升高，出现症状和临床或影像学检查有复发证据。

◇无症状，CA125升高，临床或影像学检查提示复发灶大于2～3cm。

◇出现症状，CA125升高，但临床或影像学检查无复发证据。

◇单纯CA125升高而无症状体征、影像学表现，可动态密切观察。

复发卵巢癌的手术指征

◇完成一线化疗后，＞12个月以上的复发。

◇残存瘤或复发灶孤立，有完全切除的可能性。

◇对先前的化疗有很好的反应。

◇生活状态评分较好。

◇患者年龄较小。

◇解除肠梗阻。

再次肿瘤细胞减灭术的几种情况

◇间歇性肿瘤细胞减灭（interval debulking），即在行首次肿瘤细胞减灭术后，腹腔内仍存在大块的肿瘤，经1～2个疗程化疗后，再次进行肿瘤大块切除。

◇临床上复发迹象不明显，但在二探中发现有可以切除的病灶。

◇在首次肿瘤细胞减灭术和完成化疗后，临床出现明显的复发。

◇在首次肿瘤细胞减灭术后一线化疗期间肿瘤进展。（注意：这种情况再次手术无任何意义。）

中止再次肿瘤细胞减灭术的指征

◇肝实质内有多发大块的转移灶。

◇肝门部位的大块病灶。

◇腹主动脉旁大淋巴结紧包肾静脉。

◇小肠系膜根部和周围的多发转移，使整个小肠挛缩成"麻花状"。

◇大块的横膈转移灶（＞5cm）。

卵巢癌与肠梗阻

◇卵巢癌继发肠梗阻的概率为20%～25%，北京协和医院中的概率为15%～35%。

◇肠梗阻是卵巢癌的主要死亡原因之一。

◇初治时肠梗阻的部位95%在乙状结肠和直肠，复发时则以小肠为主。

◇梗阻可分为弥漫型、局灶型和结节型，晚期形成的麻花肠和花瓣肠则难以手术治疗。

◇20%～30%的不全肠梗阻可经过保守治疗得以缓解，但在缓解的病例中，约80%在6周左右还会再发肠梗阻。

◇遇有肠梗阻的患者，首先正确判断是不全还是完全性肠梗阻，如为不全肠梗阻，无急腹症，可非手术治疗，密切观察腹部体征的变化，定期复查腹X线片（立位看液平，卧位看肠祥），如症状体征加重，出现急腹症，应及时手术，即使无此情况，非手术治疗7天仍无缓解也应手术。

遗传性卵巢癌综合征（hereditary ovarian cancer syndrome，HOCS）

◇散发性卵巢癌　指卵巢癌患者家族成员（包括兄弟姐妹、子女、父母及其祖父母）中未发现卵巢癌或与其整体相关的卵巢外遗传性肿瘤。

◇家族性卵巢癌　指家族中有2个或2个以上一级或二级血亲共患卵巢癌，而不考虑其发病年龄或其他相关癌症。

◇遗传性卵巢癌　特指表现为常染色体显性遗传的聚集性卵巢癌家族。同时可存在整体相关的其他种类癌症。

　　3种明确的遗传性卵巢癌综合征如下。

➢遗传性乳腺癌/卵巢癌综合征（hereditary breast/ovarian cancer syndrome，HBOC）：多数是由 *BRCA1* 或 *BRCA2* 的高外显生殖系突变引起。

➢遗传性非息肉性结直肠癌（hereditary nonpolyposis colorectal cancer，HNPCC），又称Lynch综合征：是由于错配修复（MMR）基因（*MSH2*、*MSH6*、*MLH1* 和 *PMS2*）突变引起。与其相关的原发癌症包括结肠癌、子宫内膜癌、卵巢癌及胃癌。

➢遗传性位点特异性卵巢癌（hereditary site-specific ovarian cancer，HSSOC）：①无卵巢癌家族史，一生患病危险性为1/70（1.4%）。②一名一级亲属患病，5%。③两名一级亲属患病，7%。④有上述HOCS，50%（且随年龄递增）。

◇*BRCA1* 突变发生卵巢癌的风险：39% ～ 46%；BRCA2 突变发生卵巢癌的风险：12% ～ 27%；发病风险随着一级亲属中患病人数、家族中总患病人数、每一代患者数及年轻发病的人数增加而增加。

卵巢上皮性肿瘤

卵巢上皮性癌保留生育功能手术的条件

◇患者年轻，渴望生育。

◇有健全的生育功能。

◇具备密切随诊条件。

◇既往（ACOG，2007）保留生育功能的标准只有：Ⅰa 期、G_1、非透明。但此后陆续进行的临床试验证实，只有Ⅰc3 及 G_3 是影响保留生育功能手术（FSS）的肿瘤预后因素，但行根治性手术（RS）并不能提高患者的无进展生存率和总生存率。因此，目前认为几乎全部的Ⅰ期患者、G_1 ～ G_3、几乎所有常见病理类型（透明细胞癌存在争议）均可以保留生育功能。

◇尽管如此，保留生育功能的前提必须以标准卵巢癌分期术为基础，且病理符合以下几点：

对侧卵巢外观正常（非必须活检）；高危区（直肠子宫陷凹、结肠侧窝、肠系膜、横膈、大网膜、腹膜后淋巴结）探查活检，病理均阴性。

有主张：完成生育功能后，应切除子宫及对侧附件。

晚期卵巢上皮癌(epithelial ca rcinoma of ovary)影响预后的因素

◇年龄：＜50 岁者好。

◇期别：主要因素。

◇病理分级：高、中、低分化的 5 年生存率分别为 59%、25%、7%。

◇初次手术的彻底性，残存瘤的大小。

◇组织类型：浆液性、透明细胞肿瘤比黏液性和子宫内膜样肿瘤预后差。

◇腹膜后淋巴结阳性者预后差。

◇肿瘤细胞减灭术（CRS）后 4 周血 CA125 水平下降不满意（不及术前 50%）或术后 2 个月仍不正常则预后差。

卵巢混合性上皮肿瘤的常见类型

◇良性
> ➤ 最常见移行细胞＋黏液性。
> ➤ 浆液性＋黏液性。

◇交界性
> ➤ 黏液性＋浆液性。
> ➤ 黏液性＋子宫内膜样。

◇恶性
> ➤ 子宫内膜样癌＋透明细胞瘤。
> ➤ 子宫内膜样癌＋黏液性癌。

卵巢透明细胞肿瘤（clear cell tumor）

◇来源于米勒管上皮性肿瘤。

◇亦见于宫颈、阴道、子宫内膜和阔韧带。

◇良性　罕见，是否存在？
> ➤ 交界性　少见。
> ➤ 恶性
> ➤ 占卵巢癌的5%～11%。
> ➤ 发病年龄48～58岁。
> ➤ 10%可伴有高钙血症。
> ➤ 与子宫内膜异位症关系密切；同侧卵巢合并者达24%，合并盆腔子宫内膜异位症达25%～50%。
> ➤ 囊实性，15%～20%主要为实性，有少量小囊。
> ➤ 1/2为单房囊伴实性壁内结节。
> ➤ 单侧性，直径可达15cm以上。
> ➤ 靴钉细胞（hobnail cell）。
> ➤ 可混合子宫内膜样癌或浆液性囊腺癌。

◇主要沿腹膜扩散或沿淋巴管转移至腹主动脉旁和髂动脉旁淋巴结，个别转移至肝。

◇预后主要与临床期别有关，与组织学分级关系不明确，与是否合并子宫内膜异位症无关。

卵巢纤维上皮瘤(Brenner's tumor)和纤维瘤(fibroma)

◇纤维上皮瘤(Brenner瘤,勃勒纳瘤)。
  ➤属于上皮性肿瘤。
  ➤占全部卵巢肿瘤的0.83% ～ 1.9%。
  ➤发病年龄31 ～ 86岁,平均50 ～ 55岁。
  ➤绝大多数是良性,极少为恶性或交界性。
  ➤病理:大部分为实质性,极少囊性,外表光滑,灰白色,分叶状,质较硬,切面实质区呈螺纹状,其中可见分散的小囊腔,腔内充满棕色黏液样物质。肿瘤由两种成分构成,上皮巢和纤维间质,两者界线清楚。
◇注意鉴别纤维瘤、泡膜纤维瘤
  ➤属于性索间质肿瘤。
  ➤占全部卵巢肿瘤的4.4%和良性卵巢肿瘤的5.4%。
  ➤发病年龄25 ～ 86岁,平均47.3岁,50岁以上发病者占31%。
  ➤良性肿瘤,由成纤维细胞和胶原纤维组成。
  ➤常伴有胸腔积液、腹水,称为Meigs综合征。
  ➤多数为单侧性,10%双侧发生,一般中等大小,直径≤10cm。
  ➤病理:呈灰白色,球形,光滑,实性,分叶状,有包膜,极坚硬,切面有时含砂粒体,有时夹有条索状黄色泡膜组织。

卵巢生殖细胞肿瘤

卵巢生殖细胞肿瘤(germ cell tumor, GCT)的分类

◇内胚窦瘤。
◇无性细胞瘤。
◇畸胎瘤。
◇胚胎癌。
◇卵巢原发绒癌。
◇混合性肿瘤。

内胚窦瘤(endodermal sinus tumor)

◇内胚窦瘤是国内卵巢恶性生殖细胞肿瘤中最常见的一种,据北京协和医院

资料其约占全部卵巢生殖细胞肿瘤的60%。

◇多见于年轻的患者，平均年龄14岁。

◇常见症状有腹部包块（76%）、腹胀腹痛（50%）及腹水（86%），肿瘤的坏死出血可使体温升高而有发热症状（50%），少数患者可有类似麦格综合征的胸腔积液症状。

◇患者的卵巢功能一般正常。

◇转移率高，就诊时病变局限于卵巢的仅50%，多半已有盆腔或腹腔腹膜的种植。肿瘤除直接浸润及种植扩散外，也有不少经淋巴扩散，淋巴结转移率为20%～50%。

◇特异性很强的肿瘤标志物为AFP，如合并其他生殖细胞肿瘤成分，还可伴有其他标志物的升高。AFP过高是预后差的高危因素。

◇治疗方面以在手术基础上辅助及时、有效的化疗的综合治疗为原则。

初治的病例应行包括卵巢原发肿瘤、大网膜及盆腔种植瘤为基本范围的肿瘤细胞减灭术，尽可能保留生育功能，避免造成脏器完整性的破坏，残存少量的癌组织通过化疗予以消灭。

腹膜后淋巴结的转移概率虽然不小，但大多数为小型转移，既然该肿瘤对化疗敏感，而淋巴结又是免疫器官，是否手术一定要包括腹膜后淋巴结清扫，尚无统一意见。据北京协和医院资料，不论是初治还是复发病例，接受足量有效的化疗后，持续缓解率与是否进行淋巴结清扫无明显正相关关系。如果有足够的手术技巧和经验，淋巴结清扫并不增加手术的额外创伤，能施行全面的手术病理分期，也是可取的。

术后的化疗以顺铂＋长春新碱＋博来霉素或顺铂＋依托泊苷＋博来霉素为主，早期或瘤灶完全切净的病例以3～4个疗程（AFP转阴后巩固2程）为宜，晚期和手术残存癌较大者，需加至5～6个疗程。化疗强调：正规、足量、按时。

无性细胞瘤（dysgerminoma）

◇来源于胚胎发育期未定性前的生殖细胞。

◇好发于青春期及生育年龄妇女。

◇多为单侧性，双侧发生者约为10%，肿瘤为圆形、分叶状、实质性，有光滑灰白包膜，切面质硬而脆。

◇常混有绒癌、胚胎癌等其他生殖细胞肿瘤成分。

◇临床：腹胀、腹块、腹痛，一般无内分泌紊乱。

◇合并妊娠的并不少见，妊娠对肿瘤不利。

◇对放疗敏感。

◇影响预后的因素

> 肿瘤性质：单纯的无性细胞瘤预后较好，5年生存率90%～95%。

> 临床期别。

> 治疗方式：复发常在术后4年内。

> 病理形态。

卵巢未成熟畸胎瘤（immature teratoma）

◇占恶性生殖细胞肿瘤的第三位。占卵巢畸胎瘤的1%～3%。

◇发病平均年龄17～20岁。

◇大多数月经和生育功能正常。

◇绝大多数为单侧性，体积一般较大，75%＞20cm。

◇以神经上皮的含量多少，将肿瘤分为3级，恶性程度与之相关。

◇转移率32%～58%，多沿腹膜扩散，大多数为表面种植；60%有腹水。

◇同为临床Ⅲ期，预后与转移灶的组织类型及病理分级密切相关。

> 若转移灶全部为神经胶质，即神经胶质腹膜瘤（peritoneal gliomatosis），手术切除原发灶后，腹膜小灶可自行消失，或带瘤生存，预后好。

> 若转移灶为Ⅰ级或Ⅱ级以上肿瘤，手术未切净或未有效化疗者，病情将恶化，甚至死亡。

◇血清肿瘤标志物

> AFP 43.5%阳性。

> HCG。

> NSE（神经细胞特异性烯醇化酶）。

◇复发率30%～40%，其中1/3有肝膈间转移。

◇病理级别有自行向成熟逆转的特点，与时间相关（以一年为界）。

> 促进因素：①时间规律性；②化疗的影响。

> 实用价值：对晚期或复发性肿瘤充满信心和勇气；1年后估计病理分级。适当停用化疗；完成化疗后，不必二次探查。

成熟性畸胎瘤恶变（malignant change of mature teratoma）

◇发生率1%～2%。

◇多见于50岁以上绝经后妇女。

◇最多见的为鳞癌，其次为腺癌、类癌，肉瘤最少见。

◇血清鳞癌抗原（SCC）的升高有助于术前诊断。

◇恶变多见于头节附近。

◇可直接蔓延和局部浸润，较少淋巴和血行转移。

◇如恶性组织局限于卵巢内则预后较好，5年生存率为80%～95%，否则预后极差，3年生存率27%，5年生存率15%。

恶性生殖细胞肿瘤保留生育功能手术的可行性

◇肿瘤的单侧性：双侧发生的危险性不到1%～3%，与上皮性肿瘤不同，后者的双侧受累概率约为60%。

◇盆腔复发相对罕见，可见肝脏转移。

◇有敏感的肿瘤标志物监测肿瘤。

◇有效的化疗（停化疗至少半年后妊娠为宜）。

◇切除子宫和对侧卵巢并不改善预后。

◇部分恶性生殖细胞肿瘤患者合并性染色体异常（携带Y染色体或*SRY*基因），因此对于生殖细胞肿瘤患者还应关注其月经及生育情况，必要时行染色体检查。对于合并性染色体异常（含Y成分）者，不应保留双侧性腺，以免发生恶变。

卵巢恶性生殖细胞肿瘤的术后疗效评价

◇盆腔检查。

◇影像学检查。

◇肿瘤标志物：术后应呈对数下降，术后2个疗程转阴或未手术情况下，3个疗程转阴，视为效果满意。

卵巢原发类癌（primary ovarian carcinoid tumors）

◇属性　根据改良的WHO卵巢畸胎瘤分类（Norris，O'Connor，1992），属于其中单胚层或高度特异的一种少见的生殖细胞肿瘤。单胚层或高度特异的畸胎瘤如下。

➢卵巢甲状腺肿（struma ovarii）。

➢类癌和腺类癌（carcinoid and adenocarcinoid）。

➢甲状腺肿类癌（strumal carcinoid）。

➢神经外胚层肿瘤（neuroectodermal tumor）。

➢其他。

◇肿瘤来源　卵巢原发类癌85%～90%为畸胎瘤的一个成分，被推测产生于良性畸胎瘤中呼吸和胃肠道上皮成分中的神经内分泌细胞；纯的类癌很少见，被认为是畸胎瘤成分单向增殖的产物。

◇组织形态学分类（Talerman，1993）

➢岛状（来自中肠的类癌癌细胞排列成岛状或巢状）。

➢岛状和成熟性囊性畸胎瘤。

➢小梁状（来自前肠和后肠的类癌癌细胞排列成小梁状或花带状）。

➢小梁状和成熟性囊性畸胎瘤。

➢甲状腺肿（内胚层起源，有甲状腺和C细胞分化）。

➢甲状腺肿和成熟性囊性畸胎瘤。

➢黏液性（杯状细胞或腺类癌）。

➢混合性（含有2种或更多类型成分）。

注：其中最常见的是岛状和甲状腺肿伴或不伴有皮样囊肿类型。

◇临床特点

➢罕见，占卵巢恶性肿瘤＜0.1%（至今只有300余例报道，且大多数报道于1981年前）。

➢发病年龄22～83岁（中位年龄55岁）。

➢约1/3病例有类癌综合征和（或）类癌心脏病，肿瘤切除后或尿5-羟吲哚乙酸（5-HIAA）正常情况下症状仍可持续存在，甚至继续进展，成为影响生存的主要因素。

✓临床表现：面部潮红，毛细血管扩张症，腹泻（除外肠肿瘤），气管痉挛，水肿，心脏病变（三尖瓣功能不全，肺动脉狭窄等）。

✓机制：5-羟色胺（5-HT）样物质经卵巢静脉系统，绕过肝脏的失活作用，直接进入血液循环，区别于胃肠道类癌（除非有严重的肝转移）。

✓实验室检查：尿5-HIAA水平升高。

✓类癌心脏病：通过心脏听诊和多普勒超声检查诊断。

➢主诉有排便困难和疼痛者占41%。机制为肠激素肽YY抑制肠蠕动。

➢原发性类癌都为单侧性，一般不转移。切除后尿5-HIAA恢复正常，这是与转移性类癌的区别。

➢17例病例组特点见表3-8。

表3-8　17例病例组特点

	I期	Ⅲ、Ⅳ期
病例数	11例（65%）	6例（35%）
合并皮样囊肿	7例（64%）	0例
实性类癌成分	5%～95%	更多

续表

	I 期	III、IV期
CA125升高	1例（9%）	4例（67%）
生存状况	10年生存率100% 15年生存率80% 1例初诊后13年死于复发	5年生存率33% 中位生存年限1.2年 转移灶多见于肺和肝

◇病理学诊断

➤ 免疫组化：类癌细胞可为亲银性（argentaffin）或嗜银性（argurophilic）。可识别的胞质神经内分泌颗粒。

5-羟色胺（serotonin）；

生长抑素（somatostatin）；

神经细胞特异性烯醇化酶（NSE）；

嗜铬粒蛋白（chromogranin）；

胰多肽（pancreatic polypeptide）；

降钙素（calcitonin）；

促胃液素（gastrin）；

胰高血糖素（glucagon）；

胰岛素（insulin）；

血管活性肠肽（VIP）；

脑啡肽（enkephalin）；

内啡肽（β-endorphin）；

P物质等。

➤ 电镜：识别胞质颗粒的特征性结构，如岛状类癌的颗粒呈不规则形或哑铃形，而小梁状类癌的颗粒为圆形或卵圆形。

◇治疗和预后

➤ 局限于一侧卵巢的类癌，手术可达到根治的目的，预后好。

➤ 期别高的病例，应排除是否有非卵巢的原发灶，如胃肠道肿瘤等。辅助治疗的经验有限，包括放、化疗等方式。

➤ 化疗可使患者的类癌综合征症状加重，急性发作期不应用常规剂量细胞毒性药物，而应较少剂量，延长用药时间，避免发生危及生命的现象。

➤ 对所有病例均应判断有无类癌心脏病。

　　附：甲状腺肿类癌（strumal carcinoid）

◇极为罕见。

◇类癌和甲状腺组织混杂存在，所占比例不一。

◇很少发生类癌综合征。

◇免疫组化染色甲状腺球蛋白和神经内分泌细胞标记均为阳性。

◇甲状腺球蛋白水平升高，可用作临床监测指标，一般不影响甲状腺功能。

◇某些病例可借助 ^{131}I 扫描进行监测。

◇几乎均为良性，预后好。

◇偶有恶性的报道：Robboy 和 Scully 曾报道一例肿瘤的类癌成分复发，最终死于腹膜和肝脏转移。

　　Jane 报道一例早孕伴右卵巢囊肿扭转，术后诊断为卵巢甲状腺肿类癌（Ⅲ期），盆腹腔腹膜、横膈和肝脏广泛转移，转移灶病理均为分化良好的甲状腺组织，但对化疗不敏感，该患者接受了甲状腺和部分甲状旁腺切除术后，对 ^{131}I 治疗反应尚可。

◇恶性潜能可能与甲状腺肿所占比例有关，比例高则有可能类似恶性卵巢甲状腺肿。

◇另有个案报道，同一侧卵巢含有甲状腺肿类癌、皮样囊肿和黏液性囊腺瘤 3 种成分，伴有肿瘤标志物（CEA、CA125 和 CA19-9）明显增高，术后恢复正常，有助于监测。

◇类癌细胞表达孕激素受体的意义尚待研究。

卵巢性索间质肿瘤

卵巢性索间质肿瘤（sex cord stromal tumor）的分类

颗粒细胞-间质细胞肿瘤

　　占性索间质肿瘤的 70%。

◇颗粒细胞瘤　成人型／幼年型。

◇卵泡膜细胞瘤-纤维瘤型肿瘤（常为良性）。

　➢卵泡膜细胞瘤：典型／黄素化。

　➢纤维瘤。

　➢富于细胞性纤维瘤。

　➢纤维肉瘤（恶性）。

　➢间质肿瘤伴少数性索成分。

　➢硬化性间质瘤。

　➢间质黄体瘤。

➢未分类。

支持-间质细胞肿瘤

◇支持细胞瘤

◇支持-间质细胞瘤

环管状性索瘤

未分类

类固醇（脂质）细胞瘤

◇良性：普通型泡膜细胞瘤、硬化性间质瘤、纤维瘤。

◇潜在恶性：部分卵泡膜细胞瘤、环管状间质瘤。

◇恶性：颗粒细胞瘤、多数睾丸支持间质细胞瘤。

性索间质肿瘤的特征

◇实性或囊实性、可很硬、可光滑可不平，切面黄白。

◇可伴有麦格综合征。

◇激素刺激征：泡膜、颗粒细胞→雌激素（月经紊乱、绝经后出血、性早熟等）。支持-间质细胞→雄激素（男性化越明显，良性可能性越大）。

◇晚期复发：10～20年。

◇分化与预后相关。

◇潜在恶性，多数为低级别恶性肿瘤。

卵巢性索间质肿瘤分泌的类固醇激素

卵巢性索间质肿瘤分泌的类固醇激素见表3-9。

表3-9　卵巢性索间质肿瘤分泌的类固醇激素

肿瘤组织类型	雌激素	孕激素	睾酮
颗粒细胞瘤	＋＋	＋	±
泡膜细胞瘤	＋＋	＋	＋
支持细胞	＋＋		
间质细胞瘤			＋＋
环管状细胞瘤	＋	＋	
硬化性间质瘤	＋		＋

成人型颗粒细胞瘤（granulosa cell tumor）

◇常与泡膜细胞瘤同时存在。

◇功能性卵巢肿瘤，主要产生雌激素。

◇发病高峰50～54岁，占此类肿瘤的95%。

◇多为肿块型，外观圆形分叶状，外表光滑，有包膜，实性部分多数质地较软烂，10%～15%自发破裂或囊内出血。

◇低至中度恶性肿瘤，淋巴结转移少见，有晚期复发的特点，对化疗不敏感。

◇伴有雌激素相关表现（月经紊乱、绝经后出血等）患者，应警惕子宫内膜病变，25%～50%患者在内膜活检中发现异常增生或子宫内膜瘤样病变。

◇预后差的因素

　➢年龄＞40岁。

　➢有自发破裂现象。

　➢完全实质性肿物。

　➢肿瘤直径＞15cm。

　➢组织学分裂象多（＞10/10HPF）或核异型性高。

　➢双侧性肿瘤。

　➢有卵巢外播散。

幼年型颗粒细胞瘤（juvenile granulosa cell tumor）

◇临床表现、生物学行为和病理特点均区别于成人型颗粒细胞瘤。

◇占颗粒细胞瘤的5%。

◇发病年龄：常在青春期前发病，平均13岁（新生儿到67岁不等），44%小于10岁，34%10～20岁，18%20～30岁，3%大于30岁。

◇临床特点

　➢"雌激素效应"，不规则出血。

　➢80%青春期前，同性性早熟。

　➢10%伴有腹水，另约10%因肿瘤破裂致急腹症。

　➢偶可伴发Maffucci's syndrome（内生骨疣和血管瘤）、Ollier disease（多发内生骨疣）或性腺发育异常。

◇治疗

　➢Ⅰa期，单纯手术即可，可保留生育功能（对侧卵巢受累＜2%）。

- ➤ 期别高的病例，需手术＋多药化疗（BEP）。
- ◇预后
  - ➤ Ⅰa期，90%以上可无瘤生存，仅5%生物学行为属恶性。
  - ➤ 如复发或转移，均发生在术后3年以内。
  - ➤ 预后差的因素只与临床分期晚有关，与瘤体大小、破裂与否或核分裂象多少均无关；无雌激素升高征者，预后差。
- ◇监测指标：雌激素、睾酮、Ca、CA125、抑制素（inhibin）。

泡膜细胞瘤（theca cell tumor）的临床、病理特征

- ◇属于性索间质肿瘤。
- ◇占卵巢肿瘤的6%。
- ◇发病年龄无集中性，无明显高峰阶段。
- ◇不多见。
- ◇常合并颗粒细胞/纤维瘤。
- ◇实性。
- ◇雌激素刺激症状→内膜病变，比颗粒细胞瘤雌激素水平高4倍，合并内膜癌26%～27%。
- ◇临床表现与病理不平行。
- ◇肿瘤为黄色/蜡黄（黄素化，可分泌孕激素和雄激素），质硬，可见沟回。
- ◇预后好。
- ◇恶变率＜5%。

环管状性索肿瘤（sex cord tumor with annular tubules，SCTAT）

- ◇占性索肿瘤的6%。
- ◇低度恶性，晚期复发（平均6.3年），5年生存率不适合此病治愈标准，必须长期坚持随诊。
- ◇肿瘤多为单侧，即使复发，也很少累及对侧卵巢和子宫。
- ◇腹腔内种植极少见，很少有腹水和直肠子宫陷凹结节。
- ◇腹膜后淋巴结转移是SCTAT主要的扩散途径，且沿同侧淋巴道进行。
- ◇可分泌雌激素和孕激素，月经紊乱是重要的临床表现，可表现为不规则出血或持续性闭经。
- ◇部分病例合并黑斑息肉综合征（PJS），预后好；不合并PJS者，15%复发或转移。

◇治疗以手术为主，辅以放疗，可保留生育功能，淋巴清扫必须包括腹主动脉旁淋巴结。

◇复发瘤多与肿瘤组织易分离，不应放弃二次手术机会。

硬化性间质瘤（sclerosing stromal tumor）

◇占间质肿瘤的6%。

◇良性。

◇具有内分泌功能，可分泌雌激素和雄激素。

◇多见于30岁以下妇女。

◇临床功能失调不明显，主要症状为月经失调。

◇病理特点：被纤维性间质或水肿的纤维结缔组织分隔成假小叶，兼有纤维瘤、泡膜细胞瘤或类脂质细胞瘤形态特征。

支持–间质细胞肿瘤（Sertoli-Leydig cell tumor）

◇一种向睾丸组织分化的肿瘤，瘤细胞类似睾丸的间质细胞（Leydig cell）和（或）支持细胞（Sertoli cell）。

◇占卵巢肿瘤的0.2% ~ 0.5%，为颗粒泡膜细胞瘤的1/10 ~ 1/5。

◇平均发病年龄28岁，75%发生于40岁以下，5%为青春期前，10%在45岁后。

◇多数雄激素或雄激素前体升高（以睾酮、雄烯二酮升高为主，17α-羟孕酮可升高），1/3患者有男性化表现，少数人可无内分泌变化。

◇部分病例可见AFP升高，且在治疗期间也应将其作为血清标志物进行检测。

◇98%为单侧；大小差别大，平均10cm，多数为Ⅰ期。

◇支持细胞瘤罕见，以雌激素功能为多见，也可分泌肾素，导致难治性高血压和低钾血症，基本属良性肿瘤。

◇间质细胞瘤多见于绝经后女性，20 ~ 30岁亦好发。80%有男性化表现，10%表现受雌激素影响。绝大多数为良性。

➢支持–间质细胞肿瘤分高、中、低分化组，网状亚型组，含异源成分型组。

➢高分化组平均年龄36岁，预后好。

➢中分化组平均年龄25岁。

➢低分化组平均年龄24岁，中、低分化组均有复发、转移、死亡的报道。

➢网状亚型组平均年龄17岁，预后差。

➢伴异源成分型组平均年龄23岁，总体预后差，含黏液上皮者稍好。

◇治疗

➢年轻，有生育要求，Ⅰ期→切除瘤侧附件。

➢年长，无生育要求，临床期别已晚→全宫＋双附件切除，甚至分期手术（低分化）。

➢分化差或含有异源成分者预后差，术后建议辅助化疗，密切随诊，易早期复发。

➢化疗方案：PVB（顺铂＋长春新碱＋博来霉素）3～4个疗程。

具有雄激素效应的卵巢肿瘤

◇肿瘤合成与分泌过多性激素的3种可能机制

➢肿瘤细胞具有必要的酶，能将血液循环内的特定物质转化为性激素，并分泌入血液循环。

➢肿瘤细胞刺激间质细胞合成分泌性激素。

➢肿瘤细胞能将血液内某种激素转变为性激素。

◇直接合成并分泌性激素的肿瘤　主要是性索间质肿瘤及脂质细胞瘤。

➢颗粒细胞瘤，1.8%有男性化表现，其中囊性占多数。

➢泡膜细胞瘤，雄激素转化为雌激素的占多数。

➢支持–间质细胞肿瘤，多数分泌雄激素，其中25%～77%有男性化表现。

➢脂质细胞瘤，主要是Leydig细胞瘤，62%～80%有男性化。

➢硬化性间质肿瘤，少数囊性者可分泌雄激素。

➢上皮性瘤，有个案报道可分泌雄激素。

➢卵巢门细胞瘤。

➢非特异性类固醇细胞瘤

✓起源于特化的卵巢间质，占类固醇细胞瘤的60%。

✓大多数发生于20～30岁的育龄妇女。

✓40%有渐进性男性化，7%出现Cushing综合征。

✓绝大多数为单侧，实性，球形，界线清楚。

✓恶变率10%～40%。

◇卵巢肿瘤伴有功能的间质　见表3-10。

表3-10　卵巢肿瘤伴有功能的间质

男性化肿瘤	非妊娠	妊娠	总计
转移癌	10	9	19

续表

男性化肿瘤	非妊娠	妊娠	总计
黏液性瘤	2	5	7
内胚窦瘤	3	1	4
浆液性瘤	2	1	3
皮样囊肿	2	1	3
甲状腺肿类癌	3	0	3
Brenner 瘤	1	2	3
子宫内膜样瘤	1	0	1
无性细胞瘤	1	0	1
总计	25	19	44

◇肿瘤转化激素　绒癌和3%含合体滋养细胞的无性细胞瘤，雄激素征罕见。

卵巢转移性肿瘤

转移性卵巢肿瘤（metastatic carcinoma）

◇多来源于胃肠道、乳腺和子宫。乳腺癌术后不仅要复查乳腺部位、腋窝淋巴结、肺部和骨骼，同时还应检查妇科盆腔，警惕和及时发现卵巢转移。
◇特点
　➢发生在中年妇女为多，不像上皮性癌发病那么晚，也不像生殖细胞恶性肿瘤那么早。
　➢常与胃肠道和乳腺癌同时存在，或有患者过这些癌瘤的病史。
　➢有时合并其他部位转移：如肺、淋巴结和骨骼等。
　➢本身就是恶性肿瘤的表现和结果。
　➢患者一般具有良好的生殖状况。
　➢常两侧均有（83%），中等大小（8～9cm），实性，包膜完整，形状如肾，有活动性，盆腔里不像上皮性癌那样乱作一团，除非很晚期的胃肠道肿瘤，常以腹水为首发症状。
◇占卵巢恶性肿瘤的10%～30%。
◇来源于消化道的占63%，宫体的15%，乳腺癌的占7%。
◇Krukenberg瘤的三条病理学诊断标准

> ➤ 生长于卵巢实质。
> ➤ 可见印戒细胞。
> ➤ 间质有肉瘤样改变。

◇治疗：以治疗原发瘤为主，通常双附件切除即可。

卵巢交界性肿瘤

卵巢交界性肿瘤（borderline ovarian tumor，BOT）概述

◇病理特点：上皮细胞呈复层，增生活跃，脱离原位；肿瘤细胞异型性和核分裂象介于良恶性之间；但无基质破坏和间质浸润。

◇主要的亚型：浆液性BOT（65%）、黏液性BOT（32%）、子宫内膜样BOT、透明细胞样BOT、布伦纳BOT（Brenner BOT）、浆黏液性BOT、少部分（特殊亚型）存在进展为恶性可能或与恶性并存。

◇约占卵巢上皮性肿瘤的15%～20%，年发病率约4.8/1000。

◇发病年龄较小，比卵巢癌平均小10岁，平均34～44岁（20～55岁）；未产妇比例较高，占30%～40%；合并妊娠的占9%～10%。

◇期别多数较早，Ⅰ期病例占50%～85%，5年生存率可达100%，晚期也可达70%以上。

◇盆腔和腹腔腹膜的种植率分别为58%和48%（其中9%的盆腔腹膜种植和14%的腹腔腹膜种植是浸润性种植），大网膜的种植率为39%（其中9%为浸润性种植）。

◇浸润性种植实际也是一种微浸润，WHO（1999）诊断标准：深度≤3mm，面积≤10mm^2。也有学者采用任一病灶直径≤5mm为标准。

◇淋巴转移率为3%～25%，不影响预后。

◇CA125在50%病例中升高。

◇手术治疗为主，可保留生育功能。

◇保留生育功能术后妊娠率为48%，多为自发妊娠，其中术后应用辅助生殖技术的妊娠率为16%，尚无其对预后影响的证据。

◇对化疗不敏感，其并发症的弊通常大于利。

◇晚期复发，通常5～10年后，最长者27年，即使复发，肿瘤仍为交界性，再次手术预后好。

◇影响预后的最主要因素：手术病理分期、浸润性种植、微乳头型病变及初次手术后肿瘤残存。

卵巢交界性肿瘤的手术治疗

◇三种术式

➢标准的全面分期 [含全子宫＋双附件切除术 (TAH＋BSO)]。

➢保留生育功能的全面分期。

➢单侧附件切除或双侧囊肿剥除术 (术前或术中诊断为良性)。

◇手术途径：开腹和腹腔镜均可，后者比前者的复发率略高，用于晚期病例的安全性尚待明确。

◇有生育要求的患者，任何期别都可以行保留生育的手术，虽复发率较高，但复发亦为交界性，可再行手术。存在浸润性种植的患者，不宜行此类手术。微乳头型与非浸润性种植均可按照交界性肿瘤原则处理。

◇NCCN指南相对推崇和推荐 "分期手术"，即使是术后诊断者也建议再行分期，旨在获得准确的分期信息，证实或排除盆腔外转移病灶及浸润性种植，进而更准确预测患者的预后及选择适宜的后续治疗方法；另外，对术后诊断为浸润性恶性肿瘤的患者可避免再次手术。

◇多数学者不推荐把系统性淋巴结切除作为初次手术的常规步骤，但应注意探查腹膜后淋巴结，对于增大者行选择性切除。

◇除非对侧卵巢有可疑病变，不建议对对侧卵巢行常规活检或楔形切除，容易导致粘连、生育力下降甚至卵巢早衰，使保留生育的意义打折扣。

◇如术中冷冻检查诊断为黏液性BOT，应同时切除阑尾，并探查胃肠道以排除胃肠道原发性肿瘤。

◇初次手术未完成全面分期，是否补行再分期手术，应个体化考虑初次手术盆腹腔探查的充分性（有无可疑残存肿瘤）、病理类型及高危因素等。

◇保守性手术后完成生育的患者是否应行补充广泛性手术意见不统一，应保证严密随诊，知情选择。

卵巢交界性肿瘤的化学治疗

◇初治，Ⅰ期，无须化疗。

◇期别较晚，有浸润性种植，DNA非整倍体者可给予化疗，以减少复发。

◇复发病例，病理仍为BOT，无手术残留，不需要行辅助化疗。

◇病灶广泛无法切净，可选用化疗。

卵巢浆液性交界性肿瘤 (S-BOT)

◇最常见的卵巢交界性肿瘤，约占BOT的65%，高发年龄34 ～ 40岁。

◇指在形态上超过10%区域有增生至发生显著性间质浸润之间的一组病变。

◇典型S-BOT约占90%，99%为临床良性过程；微乳头型占5%～10%，可能转化为核异型低、p53阴性的低级别浆液性癌；浆液性表面BOT（serous surface borderline）为另一类型，表现为外生性卵巢赘生物，并易发生腹膜种植，分期晚，易复发。

◇约35%的S-BOT可发生腹膜种植，分为非浸润性（70%）和浸润性（30%）两种，后者复发率高达45%～65%，显著高于前者的11%。

◇S-BOT中淋巴结的受累率为17%～27%，常与腹膜种植病灶相关，多数报道认为不影响生存率，可导致复发、疾病进展或癌变。

◇复发性S-BOT如进展为浸润癌，再复发率为77%，可有较高的病死率。

◇*BRAF*和*KRAS*基因突变是S-BOT细胞基因早期变化的特点，也是晚期S-BOT药物靶向治疗的研究重点。

卵巢黏液性交界性肿瘤（M-BOT）

◇约占BOT的32%，平均发病年龄45岁。

◇分为肠型（85%～90%）和宫颈内膜样型（10%～15%）。

◇两种组织学亚型的病理低限都是超过10%区域的增生，但上限不同，肠型为上皮内癌，宫颈内膜样型则可以包括微浸润。

◇肠型多为单侧，与腹膜假黏液瘤（PMP）共存者占17%左右，很少复发或恶变，诊断时应首先排除消化道转移性腺癌。

◇宫颈内膜样型双侧者占40%，20%～30%与卵巢或盆腔子宫内膜异位症共存，可能是黏液性囊腺瘤发展为黏液性囊腺癌的中间阶段，若为晚期，复发率和病死率均明显升高。

复发性卵巢交界性肿瘤的诊治策略

◇BOT需长期随诊，3～6个月一次，至少5年，5年后仍每年检查一次，盆腔检查、超声和肿瘤标志物检查都是必不可少的。

◇复发的高危因素
  ➢临床期别。
  ➢浸润性种植。
  ➢微乳头型。
  ➢淋巴转移。
  ➢年龄。
  ➢CA125升高。

◇监测第二肿瘤的发生可能：乳腺癌、卵巢癌、胃癌等多见。

◇首次手术为保守性（囊肿剔除）或行保留生育功能者，复发多为卵巢部位的复发，只要没有浸润性种植，仍可保留生育功能。

◇首次手术为标准术式（已切除全子宫＋双附件），复发多为卵巢外复发，应行彻底的肿瘤细胞减灭术。

◇术后是否化疗主要取决于病理类型和是否有残存肿瘤。

◇FIGO的指南提出，短期内复发的患者术后需行辅助化疗，有可能存在未被发现的恶性瘤灶。复发时有浸润性种植者应按卵巢癌处理。

◇S-BOT前次手术期别晚，病理提示浸润性种植或伴有微乳头型、微浸润或CA125升高者，如有复发，转化为低度恶性浆液性卵巢癌的可能性增加，预后不良。

◇晚期M-BOT复发可有50%的病死率，多由腹膜黏液瘤引起的肠梗阻所致。

卵巢外上皮性肿瘤

腹膜黏液瘤（peritoneal myxoma）

◇来源于卵巢黏液性囊腺瘤或阑尾黏液囊肿，目前更倾向于来源于阑尾或结肠黏液瘤的破裂或转移，合并的卵巢黏液性交界瘤是继发，其特点为胶冻状物质充满整个腹腔，黏液状团块可沉积于腹膜壁层和脏层，并可引起脏器粘连、淋巴管阻塞和异物性腹膜炎等。

◇许多腹膜黏液瘤病例，肿瘤既无破裂又无穿透的证据，可能由于黏液物质缓慢渗入腹腔，引起腹膜增生并化生成产生黏液的上皮而形成腹膜黏液瘤。虽然反复手术，因不能除尽种植的上皮残余，预后往往不佳。

◇没有好的方法，出现症状只能手术，但每增加一次手术，粘连和盆腹腔脏器损伤的风险也随之增加。

卵巢外腹膜浆液性乳头状癌（extraovarian peritoneal serous papillary carcinoma，EPSPC）

诊断标准

◇双侧卵巢正常大小或良性增大。

◇卵巢外病变大于卵巢表面被侵及的病变。

◇显微镜下

> ➤ 卵巢无病变。
>
> ➤ 肿瘤仅侵及卵巢表面上皮，无间质浸润。
>
> ➤ 肿瘤侵及卵巢表面上皮及其下皮质间质，但小于5mm×5mm。
>
> ➤ 无论有无卵巢表面浸润，卵巢实质内病灶＜5mm×5mm。

◇无论肿瘤分化程度如何，其组织学类型与细胞学特征必须与卵巢浆液性乳头状囊腺癌类似或一致。

特点

◇大多数有砂粒体。

◇临床表现像晚期卵巢浆液性乳头状癌。

◇发生率占卵巢上皮癌的7%～13.8%。

治疗

与卵巢原发癌相同。

原发性输卵管癌

◇占原发性女性生殖道恶性肿瘤的0.2%～1.6%，根据卵巢浆乳癌起源于输卵管伞端内覆上皮的学说，其真实发病率可能被低估了。

◇乳腺癌和卵巢癌的易感基因*BRCA1*和*BRCA2*的遗传性突变是唯一被确定的输卵管癌的高危因素，突变妇女的发病危险增加120倍。

◇输卵管癌患者中，原发不孕的发生率高达40%～70%。

◇肿瘤多发于输卵管中部和壶腹部，约有50%的病例伞端闭锁。

◇约90%为腺癌，其中约一半为乳头状浆液性腺癌，少见的病理类型包括子宫内膜样癌、透明细胞癌、腺鳞癌、鳞癌、肉瘤等。

◇分化差的肿瘤占50%，高分化者不足5%。

◇转移方式以局部扩散和淋巴转移为主。淋巴结转移率约53%，其中腹主动脉旁淋巴结转移高达33%。

◇输卵管癌三联征，又称Latzko三联征：阴道排液（50%～60%）、盆腔疼痛（30%～50%）和盆腔包块（12%～60%），同时具备三联征的患者仅占15%。

◇临床表现特异性不强，术前诊断率0～21%，术中漏诊率还高达50%。

◇80%输卵管癌患者伴有CA125水平升高。

◇约有10%的输卵管癌患者宫颈细胞学异常。对于阴道镜检查、宫颈活检及诊刮均正常的患者，细胞学提示非特异性腺癌细胞应除外输卵管癌的可能性，可疑病例可行腹腔镜检查。

◇初诊时Ⅰ期和Ⅱ期的病例超过60%（有排液和腹痛会促进患者早就诊）。

◇输卵管癌具有与卵巢癌相似的病理组织学表现和生物学行为，同样适用手术基础上辅助化疗的治疗原则。

◇总的5年生存率约40%，其中Ⅰ期约65%，Ⅱ期50%～60%，Ⅲ、Ⅳ期仅10%～20%。

◇影响预后的因素包括肿瘤的临床分期、病理分级、手术的彻底性等。术前CA125水平被认为是独立的预后因素。

宫颈病变和宫颈癌

宫颈上皮内瘤变（cervical intraepithelial neoplasia，CIN）

◇CIN的三种转归方向：逆转，持续不变，癌变。

➤CIN-Ⅰ 57%自然消退，11%进展为CIN-Ⅱ、CIN-Ⅲ或癌，其中仅0.3%发展为浸润癌（数据引自Ostor复习4504例CIN-I文献结果）。

➤CIN-Ⅱ 43%自然消退，35%持续存在，22%发展为原位癌或浸润癌。

➤CIN-Ⅲ 32%自然消退，14%病变进展。

◇与HPV16、18相关的CIN几乎均进展为浸润癌。与HPV6、11相关的CIN以Ⅰ级为主，大多数可逆转。

◇CIN比非CIN进展为CIS的危险性高20倍。CIN比非CIN进展为浸润癌的危险性高7～8倍。

◇妊娠期的CIN75%可于产后6个月消退。

◇随诊10年，CIS经电圈切除术（loop electrosurgical excision procedure，LEEP）后的复发率为29%，锥切后的复发率为6%。

◇病理学采用LAST命名规范，双分类，即将CIN-Ⅰ与CIN-Ⅲ改为低级别和高级别病变，部分CIN-Ⅱ归为高级别病变。

CIN诊治管理的三阶梯技术（three-step technique）

◇三阶梯技术：应用细胞学/HPV-阴道镜-组织学，规范化诊治管理女性下生殖道癌前病变是目前国际上公认的准则。

◇细胞学应遵循2001年美国阴道镜和宫颈病理学会（ASCCP）对TBS修改的统一规划。

◇阴道镜检出CIN的敏感性为96%，特异性为48%～69%。

◇流程归纳见图3-2。

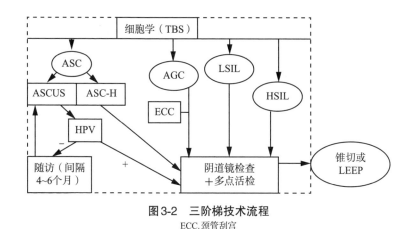

图3-2 三阶梯技术流程

ECC.颈管刮宫

◇当三阶梯诊断意见不统一时，建议由三方富有经验的专家重新评估结果，有时这样的回顾可以消除差异，之后的随访和诊断性宫颈锥切是适宜的管理对策。

◇妊娠期宫颈活检并不增加大量出血和流产的风险，成功的活检可减少浸润癌的漏诊；妊娠期禁止行ECC，有伤害胎儿的风险；建议产后6周用细胞学和阴道镜随访评估HSIL。

CIN的处理指南——2003年美国阴道镜和宫颈病理学会（ASCCP）公开发表

目的

及时发现和控制局部病变，防止病变发展为更高等级的不典型增生或原位癌。

前提

明确3个问题：

◇如果不治疗，CIN发展为宫颈癌的可能性有多大？

◇CIN是否伴有浸润癌？

◇患者的年龄和有无生育要求？

原则

根据循证医学的原则，对选择处理方法有如下几个推荐等级。

◇推荐采用（recommended）：有良好证据支持的唯一选择处理方法。

◇最好采用（prefered）：在有多种方法选择时的最佳选择处理方法。

◇可采用（acceptable）：有证据提示选择该方法由于无其他方法，或无证据倾向于任何一种处理方法的选择。

◇不推荐采用（not recommended）：低级别证据支持，但是只有很小可能的风险。

◇不采用（unacceptable）：有良好证据反对该处理方法的选择。

方法

主要有两类如下。

◇非手术治疗（物理破坏性）　电烙、电凝、冷冻、冷凝、激光、中医药等，主要使用于LSIL和CIN-Ⅱ。

◇手术治疗　锥切和全子宫切除，主要适用于HSIL。

◇CIN-Ⅰ

　➢阴道镜结果满意的CIN-Ⅰ，可不治疗而仅做随访，对于细胞学是ASC-H和HSIL但活检为CIN-Ⅰ的患者，也可以进行治疗，可采用病变表面破坏术和诊断性病变切除术。12个月时进行细胞学和HPV双重检测。如果细胞学提示为ASC或更严重的病变，或高危型HPV DNA阳性，最好进一步行阴道镜检查。如果提示HSIL建议进行诊断性病变切除术。如果重复细胞学或HPV DNA均阴性，即可转为每年细胞学筛查。

　➢阴道镜结果不满意者，最好采用诊断性病变切除术，而不采用病变表面破坏术。对于孕妇、免疫力低下和未成年患者，可选择随访。

　➢对于治疗后复发或持续存在的病例，其病变常位于宫颈管内，最好采用宫颈病变切除术，而不采用病变表面破坏术。

◇CIN-Ⅱ和CIN-Ⅲ

　➢阴道镜结果满意者，应采用宫颈病变切除术治疗，即LEEP或锥切，也可采用病变表面破坏术（CIN-Ⅱ）。不采用全子宫切除术作为首选治疗方法。

　➢阴道镜结果不满意者，推荐采用诊断性宫颈病变切除术。据统计，此类患者中约有7%以上为隐匿性浸润癌。

　➢妊娠期CIN-Ⅱ和CIN-Ⅲ发展为浸润癌的危险性较小，产褥期病变自然消退的比例相对较高（153例中69%自然消退，无浸润癌发生）。妊娠期CIN-Ⅱ和CIN-Ⅲ的主要治疗目的是明确有无浸润癌或隐匿性癌存在。

　➢对于切缘阳性的患者，应告知观察和进一步手术的相对危险性，根据患者的年龄、生育要求、个人意愿及其他因素，进行个体化临床治疗。重复切除时应权衡手术并发症的危险和患者希望根治残留病变的愿望，对不宜再次行宫颈病变切除术者，可采用全子宫切除术。

随诊

◇CIN- I　见前述。

◇CIN- II ～ CIN- III　治疗结束后，根据切缘的情况进行随诊，切缘阴性的可以12个月或24个月进行细胞学和HPV双筛，如有任何异常进行阴道镜检查，再次进入流程。如果切缘阳性，应当4 ～ 6个月重复细胞学和ECC检查，如有问题应当再次切除，如无法再次切除，子宫切除术是可以接受的。

非正常TBS报告的处理策略

◇TBS标本不满意

> 任何年龄，有或无HPV结果，除16、18亚型外，均可2 ～ 4个月后再行液基薄层细胞学检查（TCT）。

> ≥30岁，高危型HPV阳性（尤其16、18亚型），可行阴道镜检查。

> 标本不满意通常是由于没有获得足够的鳞状上皮，所以同时进行的HPV检测也可能由于上皮不足呈现假阴性。重复检查可能更加准确。

> 如2 ～ 4个月后重复细胞学检查标本仍然不满意，应当行阴道镜检查。

◇ASCUS（详见ASCUS的管理）。

◇LSIL及以上级别，必须行阴道镜检查和多点活检。

ASCUS的管理——2012年美国阴道镜和宫颈病理学会（ASCCP）统一规划

可选择：

◇定期细胞学随访：12个月复查一次宫颈细胞学涂片，阴性则3年一查，如ASC或以上级别病变，行阴道镜检查。

◇直接阴道镜检查；ASCUS合并HPV阴性只占0.4%，并不增加卫生经济学负担，因此也有学者认为可以直接行阴道镜检查。

◇检测高危型HPV DNA进行分流管理，HPV阴性3年后细胞学HPV双筛，阳性行阴道镜检查。

◇21 ～ 24岁女性LSIL也可依照此处理，可以个体化制订筛查方案。

> 美国一项涉及3488例ASCUS的多中心随机试验结果显示，对于ASCUS的妇女，杂交捕获试验是一种很好的选择，与单纯重复细胞学检查方法比较，对于发现CIN- III或宫颈癌敏感度高出10% ～ 15%，且特异度没有降低，将大大减少复查巴氏涂片和阴道镜检查的数量。

HPV与宫颈癌（uterine cervical carcinoma）及癌前病变

◇HPV阳性
  ➤正常人＜4%。
  ➤CIN-Ⅰ 30%。
  ➤CIN-Ⅱ 55%。
  ➤CIN-Ⅲ 65%。
  ➤宫颈癌99.8%。
◇正常细胞学女性HPV感染率（全球100万份样本，1995～2009年）
  ➤全球11.7%。
  ➤非洲21.1%。
  ➤欧洲14.2%。
  ➤美洲11.5%。
  ➤亚洲9.4%。
◇目前已发现了超过200种的HPV基因型　依据与肿瘤相关与否将HPV分为高危型和低危型。
  ➤低危型HPV基因组不能整合进宿主细胞染色体，常引起外生殖道湿疣等良性病变：6、11、42、43、44型等。
  ➤高危型HPV基因组能整合进宿主细胞染色体，与子宫颈癌及宫颈上皮内瘤变（CIN-Ⅱ/Ⅲ）的发生相关：16、18、31、33、35、39、45、51、52、56、58、59、68型等。
◇至少有75%～80%性活跃的成年人在某一时期感染过一种或一种以上的生殖道HPV亚型。
  ➤多数是暂时性的，一般在8～10个月消失。
  ➤90%～95%的病毒会在24个月内清除。
  ➤10%～15%呈持续感染状态，较易发生在年龄≥30岁及感染高危型的患者中。
◇只有持续感染高危型HPV才可能发生癌变
  ➤平均8～24个月可发生CIN-Ⅰ、CIN-Ⅱ、CIN-Ⅲ。
  ➤再平均8～12年可发生浸润癌。
◇宫颈癌是常见HPV感染发生的偶然事件，却具有必然性
  ➤HPV（－），发展为CIN的概率为3%。
  ➤HPV（＋），发展为CIN的概率为28%。
  ➤HPV（＋），发展为宫颈癌的概率为1%～2%。
◇HPV感染可表现为临床、亚临床及潜伏感染三种形式。

◇影响HPV感染的因素

> 年龄：感染率最高的年龄段为20～25岁。

> 性活动：与性伴侣数、性生活频率及性伴侣是否有生殖道疣等有关。

> 避孕方式：避孕套并不能预防HPV的播散；口服避孕药可能主要影响HPV感染后的疾病的发展过程，而不是增加感染的发生率。

> 妊娠：妊娠是否增加HPV感染尚无结论。

> 免疫状态：免疫力低容易感染且病变容易进展。

> 吸烟：结论有矛盾。

◇HPV感染是诱发宫颈癌的首要启动因素，HPV编码6～8个早期蛋白（E1～E8）和2个晚期蛋白（L1～L2），其中E5～E7是其致癌的关键，通过抑制凋亡，激活端粒酶，灭活CDK抑制物，激活细胞周期蛋白A和E，干扰干扰素（INF）产生，抑制抗原呈递等途径，使染色体不稳定性和基因突变等肿瘤促发事件不断积累，使细胞"永生化"和转化。

◇＞30岁，高危型HPV阳性而宫颈刮片阴性者，发展为HSIL的机会比HPV阴性者高116倍。

◇所有级别的鳞状上皮内病变（SIL）合并HPV感染者中，1/3消退，41%持续不变，25%进展。其中10%为原位癌，1%为浸润癌。

◇ASCUS

HPV（－）→21%CIN；HPV（＋）→66%CIN。

◇SIL

HPV（－）→59%CIS；HPV（＋）→76%CIS。

HPV检测在CIN筛查中的价值

检测方法

◇聚合酶链反应（PCR） 敏感度高，但交叉污染易导致假阳性率高。

◇核酸杂交检测

> 核酸印迹原位杂交：敏感度高，但操作复杂，需新鲜组织标本，不便临床大规模使用。

> 斑点杂交：敏感度和特异度均低于核酸印迹原位杂交，虽经济实用，但存在放射性污染。

> 原位杂交：非放射性探针对石蜡组织进行检测，可以定位，假阳性率低，但敏感度不高。

> 杂交捕获（hybrid capture）：利用化学发光对抗体捕获的信号加以放大，可以定量。

临床价值

◇可有效地、极大地减少细胞学检查的假阴性结果。杂交捕获法对高危型 HPV 的阴性预测值达 99.7%，HPV 检测可预测 CIN 发病风险。

◇作为细胞学检查提示为 ASCUS 的随诊分流，减少阴道镜检查及病理活检率。

◇与细胞学检查联合用于 CIN 及宫颈癌的筛查，效率高于单纯使用细胞学检查，几乎可达 100%，且可延长筛查间隔，连续 2 次 HPV 和细胞学检查阴性可延至 5～8 年后复查。

◇对于病理检查细胞学条件不完善的地区，更推荐 HPV 检测作为初筛。

◇作为宫颈病变治疗后的随诊指标，术后 6 个月的 HPV 阳性率比细胞学异常结果更具有预测价值。

临床常用的 HPV 核酸检测系统（表 3-11）

2012 年 ASCCP 指南推荐仅检测高危亚型，即 HPV16、18、31、33、35、39、45、51、52、56、58、59 型等。检测非致癌亚型无临床价值。

表 3-11　HPV 检测/诊断系统

检测/诊断系统出品公司		可以检测的 HPV 型别	应用情况
Cobas	罗氏	HPV16、18 型，其他 12 种高危亚型	美国 FDA 认证并被使用
第二代杂交捕获试验（HC2）	Digene	HR（13，A 探针 cocktail）：HPV16、18、31、33、35、39、45、51、52、56、58、59、68 型 LR（5，B 探针 cocktail）：HPV6、11、42、43、44 型	美国 FDA 认证并被使用
凯普 HPV 分型诊断系统	凯普	HR（13）：HPV16、18、31、33、35、39、45、51、52、56、58、59、68 型 PHR（2）：HPV53、66 型 LR（6）：HPV6、11、42、43、44、81 型	欧盟及 CFDA 认证并被使用
Amplicor WMP	罗氏分子诊断	HR（13）：HPV16、18、31、33、35、39、45、51、52、56、58、59、68 型	—
罗氏 HPV 分型检测	罗氏分子诊断	HR（13）：HPV16、18、31、33、35、39、45、51、52、56、58、59、68 型 LR（24）：HPV6、11、26、40、42、53、54、55、61、62、64、66、67、69、70、71、72、73、81、82、83、84、89、c89 型	—

细胞学和HPV双项筛查策略 (图3-3)

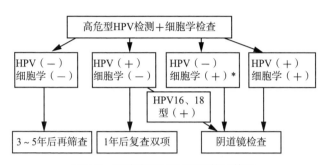

图3-3　细胞学和HPV双项筛查策略

*指LSIL及以上的细胞学异常，不需要HPV分流，应直接行阴道镜检查

细胞学为ASCUS而HPV阴性，则一年后复查双项筛查。

值得注意的是如果HPV16、18型感染，无论细胞学检查结果如何，均应进行阴道镜检查！

针对年龄的宫颈病变筛查策略

◇21岁以前不进行宫颈病变筛查。

◇21～29岁，每3年一次TCT，不用常规筛查HPV，原因如下：

➤HPV感染概率高，但通常能自我清除。

➤往往仅与轻微细胞学改变相关，临床意义不大。

➤徒增恐慌。

◇30～65岁

➤首选每5年一次TCT＋HPV的双项筛查。

➤每3年一次TCT也可接受。

◇＞65岁，如果10年内有连续3次TCT阴性或连续2次TCT＋HPV双阴性，且最后一次检查是5年内，则可以停止筛查。

◇特殊前提

➤CIN-Ⅱ、CIN-Ⅲ或颈管原位癌自然消退或适当治疗后，常规筛查应持续至少20年（即使超过65岁）。

➤子宫切除术后，如果没有CIN-Ⅱ及以上病史，可以不再筛查。

➤妊娠期的管理方法与非孕期一致，但阴道镜检查推荐在产后6周再做。

➤无论HPV疫苗接种与否，按照上述年龄方案进行筛查。

宫颈锥切（conization）的指征

诊断指征

◇阴道镜无法看到病变边界和（或）鳞柱交界。

◇宫颈管内病变，ECC可疑或阳性。

◇细胞学报告HSIL。

◇细胞学和组织学报告差异大。

◇细胞学、阴道镜和活检提示可疑浸润癌。

◇可疑宫颈腺癌。

治疗指征

◇CIN-Ⅲ。

◇原位鳞/腺癌。

◇Ⅰa1（微小浸润）癌。

颈管刮宫（endocervical curettage，ECC）的指征

◇细胞学异常或临床可疑癌的绝经前后妇女。

◇病变延及颈管内。

◇细胞学多次阳性或可疑，而阴道镜检查阴性或不满意及镜下活检阴性者。

LEEP在CIN诊治中的应用

◇采用高频无线电刀通LOOP金属丝，由电极尖端产生3.8MHz的超高频电波。

◇在接触身体组织时，吸收电波产生高热，使细胞内水分形成蒸汽波，完成各种切割、止血等。

◇与冷刀锥切相比，其具有较快止血、损伤小、恢复快、操作简便等优点。

◇不影响切口边缘组织的病理学检查。

◇适应证：一般不超过CIN-Ⅱ。

◇治疗CIN-Ⅲ中的CIS，较冷刀锥切复发率高，分别为29%和6%。

◇采用LEEP要明确

  ➤注意区分诊断性和治疗性LEEP。

  ➤不主张用于无组织学证实的CIN治疗，避免过度治疗。

  ➤尚不推荐将LEEP作为CIS的常规治疗方法。对已治疗者要严密随访，警惕复发。

LEEP或冷刀锥切（cold-knife conization，CKC）术后随诊策略

LEEP或CKC术后随诊策略见图3-4。

◇HSIL（CIN-Ⅱ～CIN-Ⅲ），切缘（－）

➤12个月和24个月分别行TCT＋HPV筛查，如果均阴性，3年后常规筛查，至少20年。

➤有任何异常，则应行阴道镜检查＋ECC。

◇HSIL（CIN-Ⅱ～CIN-Ⅲ），切缘或ECC（＋）

➤最好在4～6个月随访TCT＋ECC。

➤可再次切除。

➤如无法切除，可行子宫切除。

◇颈管原位癌

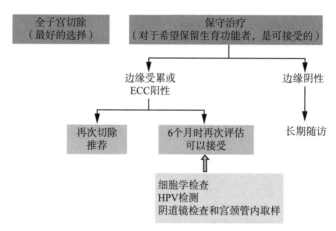

图3-4　LEEP或CKC术后随诊策略

关于HPV疫苗

◇接种HPV疫苗是对宫颈癌的一级预防，HPV疫苗是全球第一个肿瘤疫苗。

◇二价疫苗"cervarix"：宣称可以百分百预防由HPV16及HPV18型病变引起的宫颈癌。

◇四价疫苗"gardasil"：这是世界上第一个，也是唯一一个获准上市的用来预防由HPV 6、11、16和18型引起的宫颈癌和生殖器官癌前病变的癌症

疫苗。

◇最佳接种年龄被认为是11～12岁，美国FDA批准的是9～26岁，全球范围是9～45岁。

◇年龄限制不绝对，只要没有性生活，接种疫苗就很划算。有性生活后也可以接种，相对从经济学上不划算。

◇如果终身不打算有性生活，接种疫苗的必要性也很小。

◇HPV疫苗通常分3次注射给药，共6个月。分别是第0、1、6个月给药，每支疫苗费用3000元左右。

◇副作用，据报道包括发热、恶心、晕眩，肌肉无力及麻痹；大部分个案是轻微的如注射部位出现红疹、肿胀及疼痛。

◇从中国台湾和中国香港的经验来看，疫苗对中国人一样有效，和欧美人几乎没有差别。

◇考虑投入收益比，大部分国家及WHO官方文件未推荐男性接种疫苗，男性获益主要是预防生殖器疣，并不是致死性疾病，目前看不到男性接种对女性宫颈癌预防的作用。

◇HPV可以反复感染，因此接种前无须检测体内有无HPV感染。

◇接种疫苗后仍需定期筛查，因为疫苗不能预防所有高危型HPV。

◇目前并不推荐孕妇接种疫苗（证据不足）。

◇目前没有发现疫苗对胎儿的不利影响，因此在疫苗接种的6个月内发现妊娠者，只要停止接种，可以继续妊娠。

◇接种完疫苗，可以立即妊娠，无须等待。

◇月经期接种疫苗没有任何影响。

值得注意的是，目前沿用的ASCCP筛查流程是基于美国国情制定的，早在10年前美国就已经开始普及HPV疫苗的使用，筛查时间间隔已从1年延长至3～5年。而我国处于疫苗接种的起步阶段。因此，对于我国的细胞学和HPV检查阳性的患者如何进行更有效的筛查，还需要积累经验和数据，至少对于HPV16、18型阳性的患者，应提高警惕。

宫颈原位癌的特点

◇局限于上皮内，基底膜完整，无间质浸润，可区别于早期浸润癌；中度不典型增生的差别在于上皮表面仍有一定程度的分化，细胞异型性略轻。

◇常见累及腺体，仍属原位癌，如腺体明显增大、变形、相互融合，细胞分化不良，往往易发生浸润。

◇常呈多中心性病灶，并与不典型增生、早期浸润癌和浸润癌并存，诊断时应注意有无更严重的病变存在。

宫颈癌杂记

◇发病因素

>早婚（或过早性生活），早产（年龄过小生产），多产。初次性交年龄在18岁以下者比25岁以上者患病率高13.3倍。

>性行为混乱：丈夫有2个婚外性伴，妻子的发病相对危险性上升5倍。

>HPV感染（80%左右的宫颈癌患者可查到 *HPV* 基因）。

>吸烟和不卫生习惯。

◇预后因素

>临床分期。

>肿瘤体积。

>肿瘤分级。

>组织学类型。

>淋巴结转移情况。

>脉管转移等。

◇临床分期

>早期（early）：Ⅰ期和Ⅱ期。

局部晚期（local advanced）：ⅠB3、ⅡA2和ⅡB期。

>晚期（advanced）：Ⅲ期和Ⅳ期。

◇宫颈癌中鳞癌占绝大多数（80% ~ 90%），腺癌占10%左右，其他罕见的类型有腺鳞癌、小细胞癌、肉瘤和恶性淋巴瘤。

◇宫颈原位癌发展为浸润癌，绝大多数（30% ~ 70%）要经过10 ~ 12年的时间，但有10%者可在1年内迅速进展。

◇总的生存率随期别升高而下降，Ⅰ期5年生存率可达90%以上，Ⅱ期约80%，Ⅲ、Ⅳ期约60%。

◇性欲下降、阴道狭窄、性功能障碍在宫颈癌手术组中发生率仅30%，而放疗组高达62%。宫颈癌的治疗，特别是对早期者，应该在选择治疗方案时把保护性生活考虑在内，其重要性在患者摆脱癌瘤威胁后会与日俱增。

◇妊娠6个月之前发现宫颈癌，应终止妊娠，治疗癌瘤，若在此之后，病情尚在早期，可待胎儿成活，但不考虑阴道分娩，有可能发生出血、裂伤、感染和转移。

◇2018年FIGO修订了宫颈癌临床分期，总的变化有3点：ⅠA期仅就浸润深度分为ⅠA1和ⅠA2，取消了宽度的概念；ⅠB期以肿瘤直径2cm、4cm为界分为ⅠB1、ⅠB2、ⅠB3；淋巴结转移作为ⅢC期，盆腔淋巴结转移为ⅢC1期，腹主动脉旁转移为ⅢC2期，评估手段可以是影像学（R）

或手术病理分期（P）。

宫颈癌的治疗原则

放疗

适用于局部晚期宫颈癌（ⅠB3-ⅣA期）或者早期不能耐受手术的病例。

手术

适用于FIGO（2018）分期ⅠA、ⅠB1、ⅠB2、ⅡA1期的病例。

ⅠB3期更推荐根治性放疗。

对于没有放疗条件的国家地区，ⅠB3、ⅡA2和ⅡB期的病例，也可考虑先期化疗降低分期后再行手术。

同步放化疗

化疗对放疗起增敏作用，还可改善放疗后细胞组织的修复和控制隐匿性转移。明显改善预后。

增敏方案：首选顺铂周疗，剂量相对低，副作用少，周疗可耐受，并不降低无进展生存率和总生存率。其他可以选含铂方案的化疗。

先期化疗

除增加手术的可切除性外，先期化疗并不能改善手术的预后。先期化疗后根治性放疗是否能减少远处转移和增加淋巴结的控制率有待目前临床试验结果的公布。

宫颈癌的手术

◇标准术式

 ➤原位癌：筋膜外全子宫切除。

 ➤早期浸润癌

  ✓ⅠA1期：全子宫切除。

  ✓ⅠA2期：改良根治性子宫切除＋淋巴结清扫术。

  ✓ⅠB1/2和ⅡA1期：广泛性（根治性）全子宫切除＋淋巴结清扫术。

  如ⅠA1期合并有脉管淋巴浸润应按ⅠA2期处理。

◇ⅠB3、ⅡA2和ⅡB期病例可考虑先期化疗后再手术，但不推荐。

◇中心性复发的宫颈癌可行盆腔廓清术。

◇保留女性功能的手术

 ➤冷刀锥切（CKC）：适用于宫颈原位癌和早期浸润癌（ⅠA1期）。

➢ 根治性宫颈切除术（radical trachelectomy，RT）：适合于有生育要求的 ⅠB1（病灶直径≤2cm）的早期浸润癌。

➢ 卵巢移位术

✓ 原因：卵巢对放射线极敏感，并与放疗剂量、放射野和患者年龄有关。放疗单次剂量达到4Gy或10天内剂量达到15Gy，即可造成卵巢永久性去势。

✓ 原则：位于照射野边缘3.5cm以外。

✓ 位置：乳房下、横结肠下、侧上腹、结肠旁沟外侧等。

✓ 注意：宫颈腺癌易发生盆腔淋巴结转移，行卵巢移位术应慎重。

➢ 延长阴道长度：腹膜代阴道。

保留子宫的宫颈癌根治术

◇ **手术范围** 切除阴道穹隆、近端部分主韧带和80%宫颈。

◇ **适应证**

➢ 有强烈生育要求。

➢ 无生育能力被损害的临床证据。

➢ FIGO临床分期（2018）为ⅠA2和ⅠB1。

➢ 宫颈肿瘤直径≤2cm。

➢ 阴道镜未发现宫颈内口上方有浸润。

➢ 无盆腔淋巴结转移证据。

➢ 无血管间隙受累。

➢ 非特殊病理类型的宫颈癌。

◇ **手术流程**

➢ 先行腹腔镜下盆腔淋巴结清扫，如冷冻切片病理提示淋巴结转移，改做放射治疗；如淋巴结阴性，继续完成根治性宫颈切除。

➢ 根治切除满意，即切缘＞5mm，行宫颈环扎，否则切除更多的宫颈或改做全面的根治性子宫切除。

➢ 缝接残余宫颈和阴道黏膜。

◇ **术中并发症** 发生率1.4%～19%，腹腔镜下淋巴结切除时引起的血管损伤和大出血，以及宫颈切除本身相关的膀胱、输尿管、肠道损伤等。

◇ **术后并发症** 与宫颈癌根治术相似，主要是膀胱张力减退、功能障碍等。

◇ **治疗效果**

➢ 2年复发率5%，与根治性全子宫切除的复发率相近。

➢ 术后1年的妊娠率37%～61%。

◇ **妊娠结局** 存在流产和早产的高风险。

宫颈癌手术的并发症

◇尿潴留　骶韧带和主韧带内有许多支配膀胱收缩的血管和神经。

术后保留尿管14天，拔管后要测残余尿（＜100ml）。

◇输尿管漏　术中分离，厚则断，薄则漏。

表现为术后少尿，局部外渗有刺激症状，多在7～10天出现（最长40天）。

引流、抗感染→修补。

◇淋巴囊肿　发生率5%～24%（北京协和医院50%）。

囊肿增大或机化可能压迫输尿管和盆腔血管，导致输尿管和肾盂扩张和下肢深静脉血栓，还可能继发感染。

注：应及时穿刺（盲穿或B超/CT介导），局部可注射抗生素、无水乙醇或干扰素等，对于顽固复发者可考虑置管引流。

宫颈癌的术后放疗

目的

控制乃至治愈淋巴结转移癌及局部残存肿瘤。

方式

以体外照射为主，存在切缘阳性、宫旁受累、脉管瘤栓的患者可予腔内治疗，但由于已切除子宫，多数患者难以耐受内照射。

◇指征（参见NCCN Sedlis标准）

◇危险因素（1～3高危，4～6中危）

> 淋巴结转移阳性。

> 宫旁受累。

> 手术切缘阳性。

> 肿瘤直径＞4cm。

> 宫颈间质受累大于1/2者。

> 淋巴管血管间隙浸润。

宫颈癌的新辅助/先期化疗（Neoadjuvant chemotherapy）

宫颈癌的先期化疗在过去曾被认为可以缩小部分患者的肿瘤体积、降低临床分期，以给更多患者创造手术机会，甚至可能改善患者预后。但现今，更多高证据级别的随机临床试验数据证实，先期化疗后再手术的患者与直接行根治性放化疗的患者相比，肿瘤预后方面并无获益，且其中大部分患者因术后仍存在诸多高危因素而无法避免术后接受放化疗，因此，宫颈癌的先期化疗现已不再被提倡。

目前，仅极少数患者在以下情况时可考虑谨慎地选择先期化疗：

1.部分ⅠB2/ⅠB3期、年轻、有强烈生育要求者，个别指南（如ESMO指南）中仍提及可以在充分知情同意的基础上谨慎地尝试先期化疗后行宫颈锥切或根治性宫颈切除术，以保留其生育功能。

2.部分因客观条件局限，无法立刻接受根治性手术及根治性放疗的患者。可选方案：

TP——顺铂　75mg/m^2　ivdrip　D1

　　　紫杉醇　135 mg/m^2　ivdrip　D1

　　　21天一疗程，2～3疗程

TC——卡铂　AUC＝5　ivdrip　D1

　　　紫杉醇　175 mg/m^2　ivdrip　D1

　　　21天一疗程，2～3疗程

PF——顺铂　70 mg/m^2　ivdrip　D1

　　　氟尿嘧啶　1000 mg/m^2　ivdrip　D1～4

　　　21天一疗程，2～3疗程

　　　仅适用于紫杉醇有禁忌患者

宫颈鳞癌和腺癌的区别（表3-12）

表3-12　宫颈鳞癌（squamous）和腺癌（adeno-）的区别

	鳞癌	腺癌
发病年龄	50岁左右	40岁左右
生长类型	外生，菜花状	内生，啤酒桶状
卵巢转移	＜1.8%	10%*
淋巴结转移	低	高
预后	好	差#
治疗	PF方案化疗＋放疗	放化疗

＊双侧受累占58%，手术不保留卵巢；#对放化疗不敏感

宫颈腺癌的临床特点

◇相关数据来源于美国资料：鳞癌占70%，腺癌占25%，其他类型占3%～5%。

◇过去几十年间，宫颈腺癌的发病率明显增加，尤其在年轻女性中，与HPV感染、肥胖、激素避孕及绝经后HRT可能相关。

◇宫颈内膜型腺癌占宫颈腺癌的80%，多为局灶黏液性，而肠型、微偏型几

乎为纯黏液性。

◇黏液性腺癌的癌前病变为颈管原位癌，而腺鳞癌不来自颈管原位癌，比腺癌侵袭性更强，肿瘤级别高，淋巴结转移多。

◇子宫内膜样腺癌预后相对好，其很难与子宫内膜样癌相鉴别，有学者建议用p16免疫组化和HPV检测辅助鉴别。

◇宫颈腺癌的侵袭和转移方式与鳞癌不同，所以病理上采用Silva分型判断其转移，从而帮助决定手术范围。

◇腺癌与鳞癌的对比（表3-13）

表3-13　腺癌与鳞癌的比较

		腺癌（ACC）	鳞癌（SCC）
流行病学和高危因素	共性	持续的高危型HPV感染	
	HPV亚型	HPV 18型占50%，16型占20%	HPV 18型占15%
	发病年龄	50岁左右	47岁
	吸烟	不相关	相关
	肥胖相关	强	弱
	外源雌激素	相对强	弱
病灶特点		常见"跳跃性病灶"	常为连续性病灶
预后因素	共性	分期、淋巴结转移、肿瘤体积、宫颈间质浸润深度、脉管间隙浸润、肿瘤级别 <2cm，无脉管间隙浸润者，两者预后无显著差别	
	死亡率	相对高 ⅠB1～ⅡA，ACC相对于SCC，OR＝1.39 ⅡB-ⅣA，OR＝1.21	低
	远处转移（腹水、腹主动脉旁，尤其>4cm）	相对多	少
	淋巴结转移率	32%	15%
	卵巢转移率	5%	0.8%
	5年复发率	盆腔17%；远处37%	盆腔13%；远处21%
	总体生存（LN＋）	低	高一些

续表

		腺癌（ACC）	鳞癌（SCC）	
治疗反应	GOG92临床试验：277（59非SCC）IB，LN（-），≥两个高危因素	复发率：外照射9%，观察随诊44%	外照射20%，观察随诊28%	腺癌术后更需要加化疗，是否设为常规还需大样本随机对照研究！
	243（50ACC）手术后的ⅠA2-ⅡA，高危因素（+）（化疗 VS 放疗）	如果单纯放疗，预后较差		放疗对控制局部复发的意义，对于非SCC更重要！
	46 ⅠB或ⅡA ACC（手术 VS 放疗）	5年生存率手术70%，放疗59%无瘤生存率手术66%，放疗47%	两者相当	腺癌更需要手术！

治疗原则

◇微小浸润癌（ⅠA1～ⅠA2）总的复发率3%，保守手术即可。
> ⅠA1：冷刀锥切，边缘净或Ⅰ型子宫切除，不用扫淋巴。
> ⅠA2：改良根治（即Ⅱ型）+淋巴结清扫（LN）。
◇早期浸润癌（ⅠB1～ⅡA）RH+BSO+LN或RT（根治性放疗）。
> 总的原则：不能在同一患者身上使用两种根治性疗法！
> 腺癌更倾向于手术，对放疗的敏感性较鳞癌弱，但同步化疗可以改善其抵抗性。
> 放化疗后筋膜外子宫切除对减少局部复发有益，适合人群：肿瘤＞7cm无淋巴结转移，累及子宫下段，放疗后局部瘤灶体积大。
> 除非有足够淋巴结和附件转移的证据，不一定切腹主动脉旁淋巴结。
> 术前已有淋巴结转移证据的患者，放化疗比手术更适宜。（切除淋巴结有无更多益处尚有争议！）
◇局部晚期癌（ⅡB～ⅣA）首选放化疗。
> 总体而言，晚期（尤其Ⅲ、Ⅳ期）预后不佳，期待新疗法。
> 治疗性淋巴结切除的意义
　✓准确进行手术分期。
　✓延长生存期，尤其是大的淋巴结，宜在放化疗之前切除。
◇放化疗的患者是否切除淋巴结有更多的生存益处尚无定论！
◇可以采用新辅助化疗。
◇根治性放化疗后切除子宫发现肿瘤残留的比例可达40%以上，北京协和医院数据表明切除子宫可以改善局部晚期患者的无进展生存期（PFS）和总生存期（OS）。

◇ⅣB期、持续性和复发性癌
> 局部复发：手术和（或）RT。
> 姑息性化疗：含顺铂类化疗方案为主。

宫颈原发腺癌与子宫内膜癌浸润宫颈的鉴别

◇各种病理类型的子宫内膜癌，随期别的进展，均有可能累及宫颈。
◇子宫内膜癌累及宫颈内膜腺体者，宫颈一般在大小、软硬度、色泽等方面均无明显异常，而当侵犯宫颈间质时，则宫颈直径有不同程度的增大。
◇子宫内膜癌侵及宫颈，直接蔓延和淋巴扩散是两个重要途径。
◇宫颈原发腺癌与子宫内膜癌浸润宫颈的鉴别（表3-14）。

表3-14　宫颈原发腺癌与子宫内膜癌浸润宫颈的鉴别

		宫颈原发腺癌	子宫内膜癌	
			组织掉入宫颈管	浸润宫颈
病理类型		以黏液腺癌多见，内膜样、浆液性、透明细胞癌少见	以内膜样腺癌和乳头状腺癌为多见。透明细胞癌、黏液性癌、浆液乳头状癌、分泌型癌和纤毛细胞癌少见	
癌组织与宫颈组织的关系		由宫颈内膜表面向深部浸润，超过正常腺体深度	无关，两者独立存在于切片中	顺宫颈内膜表面扩散或侵入宫颈深部
大体标本		宫颈呈菜花样、浸润、糜烂、溃疡（宫颈管内多无癌）	宫颈管内无癌瘤	宫颈管增大，宫体内癌瘤与宫颈病变相似
免疫组化	CEA（＋）	70%～100%	0～20%	
	vinemtin（＋）	—	＞65%	
组织化学	AB	＋＋＋	—	
	PAS	抗消化＋	不抗消化＋	
肿瘤标志物		CEA＋	CA125＋	

宫颈残端（stump）癌

◇术后一年以上发生的为真性，一年内发生的为隐性。

◇手术难度大。

◇预防：子宫切除手术前应常规行TCT。

盆腔放线菌病——一种少见的炎性病变

放线菌属和放线菌病

◇放线菌属（*Actinomyces*）：此类细菌因能长成细丝，有分支并盘绕成团，故名，可误认为真菌。该菌为革兰氏阳性厌氧菌，对人致病的至少6种亚型中，最常见的是衣氏放线菌（*A. israelii*），存在于正常人口腔、龋齿、鼻咽部（扁桃体隐窝）、胃肠道等，可引起内源性感染，导致软组织的慢性化脓性炎症，统称放线菌病。

◇放线菌病（actinomycosis）：病变好发于面颈部、咽部和腹部，占所有病例的95%，以瘘管形成并排出带有"硫黄样颗粒"的脓液和纤维化的慢性炎症表现为特征。当组织损伤或炎症引起组织缺氧，局部抵抗力下降时，有利于放线菌的生长繁殖。

盆腔放线菌病

◇放线菌是否存在于正常女性的生殖道尚有争议，通常认为在未带有IUD的女性生殖道发现该菌是罕见的。IUD使用者生殖道内携带放线菌的发生率为1.6%～44%，最多报道的范围是8%～16%。而非IUD使用者的带菌率缺乏大样本的筛查，约为3.8%。

◇生殖道内带有衣氏放线菌者，发生盆腔炎性病变的概率比正常人高约4倍。

◇IUD使用4年以上者，带菌率升高2倍，与IUD的类型无关。

◇患者往往有长期带IUD（2～19年）的历史，发病年龄（26～52岁）绝大多数为三四十岁。

◇临床表现常酷似晚期恶性肿瘤（慢性腹痛、食欲缺乏、消瘦，大的固定且边界不清的盆腔包块，盆、腹腔脏器梗阻，如输尿管、乙状结肠、直肠和小肠等，甚至有肝脏的转移灶），部分病例可伴有发热和血常规升高。

◇很少能术前明确诊断，绝大多数病例均被施行了至少为全子宫＋附件切除以上范围的手术，甚至肠切除。

◇影像学特征缺乏特异性。

诊断

◇细菌培养：阳性率低，尤其是宫颈阴道拭子检查。

◇宫颈刮片：准确率48.5%～69%（69 925例前瞻性研究）。

◇"硫黄样颗粒"的铺片镜检，建议多取材（8～12个蜡块），以免漏诊。

◇衣氏放线菌单克隆抗体的免疫荧光检测：最敏感和特异。

注：单纯实验室检测放线菌阳性，而无临床表现，并不能诊断或预示疾病存在，不需要取出IUD和（或）抗生素治疗。

治疗

◇取出IUD；青霉素治疗2～4周，症状、体征消失，重复宫颈刮片正常，可重新放置IUD。

◇如盆腔包块存在，≤8cm，可保守治疗，200万～2000万U青霉素每日静脉滴注，后改为口服，持续6～12个月。青霉素过敏者可用克林霉素、红霉素和四环素等。治疗初期48～72小时应密切监测，如无明显效果，应及时手术探查和引流。

注：有作者认为，盆腔的放线菌病与其他部位的病变不同，为局限性病变，一旦脓肿被完全切除，短期的抗生素巩固治疗便足够了。

◇手术仅限于脓肿引流和解除梗阻。

建议

◇遇有IUD使用者出现盆腔肿瘤和炎性病变，均应考虑到放线菌病的可能。

◇IUD使用者每年应做宫颈刮片，定期更换IUD。

◇绝经后仍带有IUD，因无周期性出血，更增加了放线菌感染的概率，建议及时取环。

子宫内膜增生与内膜癌

子宫内膜增生 (hyperplasia of endometrium)

◇传统分类（以有无腺体结构和细胞异型性综合评估，存在重复性较差、阳性预测值偏低的局限性）

➢单纯性增生（腺体和间质均增生）：癌变率1%～2%。

➢复杂性增生（腺体增生明显，无间质增生）：癌变率3%～7%。

➢不典型增生（细胞有异型性变化）。

✓单纯伴不典型增生癌变率8%～17%。

✓复杂伴不典型增生癌变率29%～45%。

◇2014年WHO新分类

➢增生不伴不典型改变（雌激素依赖的良性增生），癌变率1%～3%。

➢不典型增生（子宫内膜上皮内瘤变，是癌前病变），癌变率19%。

◇子宫内膜增生与内膜癌的临床鉴别（表3-15）

表3-15　子宫内膜不典型增生与子宫内膜癌的比较

	子宫内膜不典型增生	子宫内膜癌
年龄	34岁	54岁（仅3%＜40岁）
药物反应	用量小，显效快	用量大，显效慢
用药方案	周期性或持续性	持续性

◇子宫内膜增生发展为癌的演变过程　通常需3～5年。

　　※发展为癌的机会如下。

　➢单纯增生：1%

　➢复合增生（简单/复杂）：3%～8%

　➢不典型增生：29%

　　✓轻Ⅰ：15%

　　✓中Ⅱ：24%

　　✓重Ⅲ：45%

◇不伴有不典型增生的病例中60%～70%可以自愈。

◇单纯性增生和复杂性增生具有类似的高自然消退率、低进展率，没有证据支持需要采取不同的临床策略。

　➢单纯性增生：自然消退率76%；RR＝2.0。

　➢复杂性增生：自然消退率64%；RR＝2.8。

◇不典型增生明显不同

　➢自然消退率较低：54%，且大多在1年内。

　➢癌变率高

　　✓4年后进展为癌的概率：8%～30%。

　　✓1～5年、1～10年和1～20年的累积进展危险率分别为8.2%、12.4%和27.5%。

　➢诊断同时合并内膜癌的比例在30%（17%～52%）左右。

　➢对MPA反应率80%～90%，复发率高达11%～50%，75%～80%最终接受子宫切除。

　➢必须进行药物逆转或手术治疗！

◇术前活检为子宫内膜不典型增生的病例中，1/4～1/3患者经子宫切除病理证实同时存在子宫内膜癌或在随访一年内诊断为子宫内膜癌，其中子宫内膜样癌约占90%，高分化和ⅠA期各约占85%。

◇负压吸宫术并不比宫腔吸片减少对子宫内膜癌的漏诊，不同的内膜活检方式的漏诊率均约为20%。

子宫内膜增生的治疗原则

◇结合患者的生育要求和有无异型性。

◇单纯性增生和复杂性增生：观察随诊或后半周期孕激素治疗。

◇不典型增生

> 有生育要求：连续孕激素治疗＋B超监测＋刮宫病理监测。

> 无生育要求：子宫切除是标准治疗！

◇孕激素治疗的方案缺乏统一规范，无上限可言！

◇重点在于长期随诊，对内膜的主动监控而非具体剂量！

◇一般原则：单纯及复杂性增生和轻度不典型增生周期性用药，中-重度不典型增生采用大剂量连续用药。

◇周期性用药方案代表：MPA10mg 12～14天。

◇大剂量用药方案代表

> 甲羟孕酮250mg 每天1～2次。

> 甲地孕酮160mg 每天1～2次。

◇维持治疗的理想之选：左炔诺孕酮宫内节育系统。

◇病情监测：超声内膜厚度和血流，3个月进行1次诊刮。

◇有生育要求者内膜转化后尽快促孕。

◇绝经后不典型增生患者应行全子宫＋双附件切除，而非单纯子宫切除。

◇绝经前患者是否切除卵巢尚有争议，但需要充分交代术后病理有子宫内膜癌、再次手术切除卵巢的可能。

子宫内膜增生的孕激素治疗

用药机制

◇激活孕激素受体，使子宫内膜间质蜕膜化，进而使内膜变薄。

◇降低雌、孕激素受体水平。

◇激活羟化酶，使雌二醇转化为低活性的雌酮。

孕激素的用药方法

　　孕激素用药方法见表3-16。

表3-16　孕激素用药方法

	典型增生	不典型增生
MPA	10mg/d 3～6个月连续性应用 10mg/d 12～14天周期性应用	10～20mg/d连续

	典型增生	不典型增生
甲地孕酮	—	80～160mg 每天 2 次
微粒化黄体酮阴道凝胶	100～200mg/d	—
LNG-IVS	均可	
复方口服避孕药	—	维持治疗
狄波普维拉	—	每 3 个月注射一次 150mg 维持治疗

◇孕激素治疗复杂性不典型增生，病变持续率约 14%，复发率约 25%。

◇监测：3 个月为 1 个疗程，原则上每个疗程结束后诊刮一次。

◇内膜逆转的中位时间为 6～9 个月。

◇雌、孕激素受体的表达状况并不能预测药物的反应性。

◇总体妊娠率约 32%，IVF-ET 可使妊娠率升高至 75%。

◇逆转后的维持治疗阶段

➤初始监测周期：6～12 个月。

➤绝经前，1～2 次内膜活检正常，无异常出血，可延长取样间隔至 1～2 年。如病变复发或完成生育应行子宫切除。

◇孕激素的主要不良反应：不规则阴道出血、水肿、肝功能损害、易激惹、抑郁、头痛、发胖等。

子宫内膜不典型增生癌变的高危因素

◇年龄：绝经前 3%，绝经后 25%。40～59 岁，OR = 3.07；≥60 岁，OR = 6.65。

◇肥胖［体重指数（BMI）≥35kg/m²］OR = 2.32。

◇糖尿病 OR = 2.51。

◇复杂性增生伴不典型增生 OR = 9.01。

◇是否接受孕激素治疗以及对孕激素的反应。

◇同时存在的危险因素越多，合并癌的风险越高。

➤无危险因素：0%。

➤1 个危险因素：7.0%。

➤2 个危险因素：17.6%。

➤3 个危险因素：35.8%。

➢ 4个危险因素：45.5%。

分段诊刮对诊断子宫内膜癌的意义

◇子宫内膜癌的临床分期传统上是以分段诊刮（fractional curettage of uterus）为基础的；目前采用手术 – 病理分期，分段诊刮的意义已经下降。

◇因不规则出血，诊刮发现恶性病变的概率约为15%；因绝经后出血行诊刮发现内膜恶性病变的概率约为8%。

◇分段诊刮的宫颈假阳性率为15% ～ 40%（国内24%）。

◇术前和术后分期不符的比例为20% ～ 80%。

　　术后期别低于术前，约占25%，则治疗过度，还可增加手术和化疗并发症。

　　术后期别高于术前，则治疗不足。

➢临床判断Ⅰ期者，可有约20%手术病理分期证实为更高期别。

　　淋巴结转移占4.2%。

　　腹腔冲洗液阳性占10.6%。

　　肌层浸润占60.5%。

➢临床判断Ⅱ期者，80%与手术分期不相符。

　　淋巴结转移占51.4%。

　　腹腔冲洗液阳性占46.9%。

　　附：2014年WHO子宫内膜癌的病理分类（pathological type）

◇子宫内膜样腺癌（endometrioid adenocarcinoma），80%

➢伴鳞状上皮分化（with squamous differentiation）。

　✓腺癌伴鳞状上皮化生（adenocarcinoma with squamous metaplasia）。

　✓腺鳞癌（adenosquamous carcinoma）。

➢分泌型（secretory）。

➢绒毛腺管状。

◇浆液性子宫内膜上皮内癌（serous endometrial intraepithelial carcinoma, SEIC）。

◇浆液性腺癌（serous adenocarcinoma），1.1% ～ 10%。

　　UPSC浆液性乳头状腺癌，占子宫内膜癌的10%。病理类似于卵巢/输卵管浆乳癌。行为恶劣：局限于内膜内或仅为息肉时，50% ～ 70%已发生腹腔内或更远处转移。易复发，Ⅰ期的复发率为31% ～ 50%，平均复发时间为38个月，46%在腹腔内。

◇透明细胞腺癌（clear cell adenocarcinoma），2% ～ 5.5%。

　　极易发生深肌层浸润和血管间隙受累。对放、化疗不敏感。预后差。

◇黏液性腺癌（mucinous adenocarcinoma），1% ～ 9%。

◇混合型癌。

子宫内膜癌（carcinoma of endometrium）的分型

子宫内膜癌的分型见表3-17。

表3-17　子宫内膜癌的分型

	Ⅰ型	Ⅱ型
与激素的关系	激素依赖型	非激素依赖型
临床特征	多见于围绝经期，常先发生或同时存在局灶增生	常发生在老年绝经后妇女
病理形态学	子宫内膜样癌、黏液性癌	相似于卵巢的浆乳癌
激素受体	＋	－
预后	相对好	差
分子生物学特征	*Ras* 和 *PTEN* 基因突变	较高的p53突变率
微卫星不稳定性	可能＋	－

注：NCCN在2020年更新的指南中推荐子宫内膜癌的分子病理诊断分型，以指导预后和治疗

有关子宫内膜癌分子分型的小结如下图3-5和表3-18。

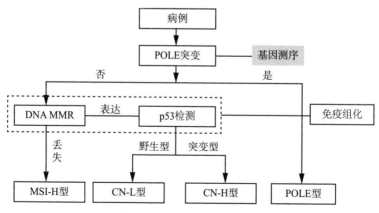

图3-5　子宫内膜癌分子分型

表3-18　子宫内膜癌分子分型的临床意义

POLE超突变型	有生育要求可考虑保守治疗 淋巴结转移为0，不需要切除淋巴结 术后可能不需要辅助治疗 免疫治疗/PARPi潜在使用对象
MSI-H型	可从免疫治疗中获益
低拷贝数型（CN-L）/p53wt型	有生育要求可保守治疗 可能从靶向治疗中获益
高拷贝数型（CN-H）p53anb型	推荐进行标准的手术分期±辅助治疗 可能无法进行保守治疗

Ⅰ型子宫内膜癌的病因

病因

◇无拮抗的雌激素持续刺激。

◇内源性：①无排卵月经 PCOS。②肥胖（脂肪中，雄烯二酮→芳香化→雌酮）。③分泌雌激素的肿瘤，如颗粒细胞瘤。

◇外源性：①HRT。②三苯氧胺（他莫昔芬）（乳腺癌术后）。

发病的高危因素（较正常人危险增加的程度）

身体过重或肥胖	3倍
未孕	1倍
晚绝经（≥52岁）	2.4倍
子宫内膜不典型增生	10倍
糖尿病	2.8倍
高血压	1.5倍
应用雌激素	4～8倍
不孕/有生育史	
身体超重15%	/5倍于正常体重

◇可产生雌激素的卵巢肿瘤合并内膜癌的机会一般为4%，最高可达27%。

◇内膜癌可发生于正常和增生的内膜，也可发生于萎缩的内膜，有时表现为绝经后宫腔积脓，雌激素治疗1个月后刮宫可发现癌变。

子宫内膜癌近年来的研究进展

◇子宫内膜癌的分子生物学研究，侧重于基因改变、生长调节等。

◇组织学类型特别是对子宫内膜乳头状浆液性癌的认识加深。

◇手术病理分期的确定和意义。

◇术前评估，主要是应用阴道彩色多普勒B超或MRI对子宫肌层浸润的监测，以指导手术计划。

◇各种类型、各个期别的子宫内膜癌的处理对策，以及复发癌、转移癌的治疗，重新估价放射治疗和化学药物的应用。

子宫内膜癌三联征与垂体功能失调的关系

子宫内膜癌三联征与垂体功能失调的关系见图3-6。

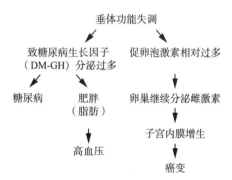

图3-6 子宫内膜癌三联征与垂体功能失调的关系

子宫内膜癌的术前评估（preoperative evaluation）

◇临床分期与手术病理分期相比，存在一定的误判率。

➢ Ⅰ期误差约25%。

➢ Ⅱ期误差高达50% ～ 80%，主要归因于对分段诊刮意义认识的不完善和实际操作的不规范。

◇子宫深部肌层浸润是肿瘤进展和扩散的重要指标，其在术前评估中占有重要地位。

◇经阴道B超（TVB）对肌层浸润诊断的敏感性达80% ～ 100%，彩超还能观察血流情况。

◇MRI在此方面的特异性和敏感性不比TVB高，但在宫颈受累、淋巴转移和超过1/2肌层浸润的检测时，仍占有一定的地位。

◇TVB观察绝经后子宫内膜，以6mm作为"警戒线"，敏感性和特异性分别为97%和48%；阳性预测值和阴性预测值分别为41%和98%。

◇术前CA125水平对预测子宫外转移病灶具有重要意义。

子宫内膜癌手术病理分期步骤

子宫内膜癌手术病理分期步骤见图3-7。

开腹，腹腔冲洗液细胞学检查，探查盆腹腔。
对宫体外可疑癌细胞播散处活检
（冷冻切片）

↓

TAH+BSO

↓

剖视宫腔，确定肿瘤生长部位、
累及范围、浸润深度
癌组织冷冻切片，E/P-R，流式细胞仪检查

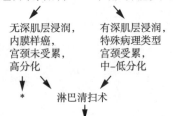

无深肌层浸润，	有深肌层浸润，
内膜样癌，	特殊病理类型
宫颈未受累，	宫颈受累
高分化	中-低分化

*　　　　淋巴清扫术

确定高危、中危、低危，选择辅助治疗

图3-7　手术病理分期步骤

*高分化子宫内膜样癌若无深肌层浸润，即G_1的Ⅰa期，淋巴转移率＜5%，可不做腹膜后淋巴结切除或取样术；E/P-R.雌、孕激素受体检查

子宫内膜癌的治疗

◇诊断时87%具有可手术性，为了准确分期，不主张术前放疗。
◇基本术式：TAH＋BSO。
◇在存在以下高危因素的情况下，应做淋巴结清扫
　➤不良的组织类型。
　➤肿瘤细胞分化差。
　➤侵及深肌层。
　➤病灶累及宫腔面积超过50%或有子宫腔下段及峡部受累者。
　➤侵犯宫颈。
　➤探查有肿大淋巴结。
　➤如为Ⅱ型子宫内膜癌，还应切除大网膜。

◇手术分期的标准术式则为：TAH＋BSO＋盆腔和腹主动脉旁淋巴结清扫。

◇对于有经验的妇科医师，肉眼判断有无深肌层浸润的准确率可达91%，因此术中不一定要做冷冻切片。

◇鉴于广泛性全子宫切除术一是为了切除富含血管和淋巴管的宫旁组织，截断转移途径，二是为了切除更多的阴道，而子宫内膜癌的阴道转移率仅为2%，一般不主张做此术式。加之子宫内膜癌临床Ⅱ期的诊断与手术病理分期的符合率仅为40%～69%，对疑为Ⅱ期者，可选用改良的广泛性全子宫切除术或筋膜外子宫切除术。

◇大多数内膜癌位于宫底和宫体上部，肿瘤细胞可沿骨盆漏斗韧带转移至腹主动脉旁淋巴结，因此术中切除腹主动脉旁淋巴结的意义比盆腔淋巴结更大。

◇根据有无高危因素，将内膜癌分为高、中、低危三组。

> 低危组仅指高分化，局限于浅肌层内的子宫内膜样腺癌，淋巴结转移率低（＜5%），术后无须辅助治疗。

> 高危组包括任何组织类型的Ⅲ和Ⅳ期病例和非子宫内膜样癌的Ⅰb和Ⅱ期病例，辅助治疗可改善生存状况。

> 中危组则包括除上述两组外的病例，辅助治疗的意义尚未明确。

◇子宫内膜浆液性乳头状腺癌的恶性程度高，早期即有淋巴转移及盆腹腔转移的特点，即使癌变局限于子宫内膜，30%～50%已有子宫外转移，且多向上腹转移。手术范围应与卵巢癌相同，除进行分期探查、切除子宫＋双附件＋腹膜后淋巴结外，还应切除大网膜。

◇放疗的意义在于控制盆腔复发，并不能改善5年生存率。

> 非低危组病例均可考虑放疗。

> 子宫内膜样癌的术后辅助治疗以放疗为主。

◇化疗：可减少子宫内膜癌的血行转移，但也不改善生存率。

> 非子宫内膜样癌的辅助治疗以化疗为主，应及早进行，疗程取决于分化程度，像卵巢癌一样治疗，预后比卵巢癌要好。

> 目前多采用紫杉醇＋卡铂或表柔比星。

孕激素治疗

孕激素治疗不减少内膜癌的复发，而非肿瘤的病死率增加，Ⅰ期的病例用孕激素治疗无任何益处；但在晚期或复发病例中，可改善一般状况，尤其治疗肺转移有一定疗效。

保留生育器官或卵巢

◇有强烈生育要求的子宫内膜样腺癌Ⅰa期G_1患者，可行大剂量高效孕激素治疗。

◇完成手术病理分期确定为Ⅰa期G_1或Ⅰb期G_1的子宫内膜样腺癌，年龄

<40岁，有随访条件，又有强烈保留卵巢功能者，有保留一侧卵巢的报道。

预防

◇降低体重。

◇减少雌激素暴露。

◇补充雌激素时加用孕激素。

◇口服避孕药使子宫内膜癌危险性下降40%，作用持续15年以上，为达到此效果，服药至少一年。

　　注：雌激素替代治疗（ERT）对低危子宫内膜癌患者是安全的！

子宫内膜癌术后放疗的指征

◇凡低危组以外的所有子宫内膜癌，均可考虑放疗。

◇按早期手术后，如存在以下情况，应补充放疗

　➤细胞分化差。

　➤腹水/腹腔冲洗液瘤细胞（＋）。

　➤侵犯深肌层。

　➤宫颈受累。

　➤脉管间隙受累。

子宫内膜癌的预后因素

主要因素

◇临床期别。

◇细胞分化程度——对肿瘤发生、发展和治疗影响最大。

　　分化差者则肌层浸润十分常见。

◇肌层浸润——独立于细胞分化的高危因素，有肌层浸润预示着淋巴结转移和远处转移增加。

　　注：肌层的厚度和肿瘤浸润的深度应同时测量！

◇淋巴结转移。

◇治疗。

相对因素

◇腹腔液细胞学检查阳性——对此尚无公认的治疗策略，其至少预示腹腔内转移已经发生，但不能单纯以细胞学结果行先期治疗。

◇雌/孕激素受体——受体水平高者预后明显好于低者。

◇年龄。

◇组织类型。

◇子宫大小。

◇血管、淋巴管瘤栓。

◇结节型病变。

子宫内膜癌晚期和复发癌

◇子宫内膜癌的5年生存率为60%～70%，或可达80%左右。

　　Ⅰ期5年存活率可高达90%以上，Ⅱ期就急转直下为50%左右了。

◇远处转移见于：肺、腹股沟、锁骨上淋巴结、肝、骨、脑、阴道等。

◇晚期癌的治疗取决于转移部位和相应症状。

　　盆腔内的大块肿瘤可给予放疗。

　　远处转移，尤其是肺转移，可给予激素治疗，化疗可考虑多柔比星和紫杉醇。

◇复发率为10%～20%，随诊要做到以下三件事。

　　➢全身检查，特别是妇科盆腔检查。

　　➢阴道残端细胞涂片查癌细胞。

　　➢盆腔和腹腔B超扫描及胸部摄片。

◇腹腔内转移灶的数量对估计预后很重要，转移灶多于两个者，5年复发率为31%。

◇复发癌的治疗

　　➢对首次治疗是手术治疗，仅为阴道残端复发者可首选手术切除。

　　➢首次治疗为放疗、次广泛或广泛性全子宫切除术后中心性复发者，若全身情况许可，经严格选择及准备后可行盆腔脏器廓清术。

　　➢盆腔内孤立的复发灶可考虑手术切除。

　　➢放射治疗是经常选择的手段。

乳腺癌术后应用他莫昔芬继发子宫内膜癌

◇他莫昔芬（tamoxifen，TAM）是选择性雌激素受体调节剂，在乳腺中起抗雌激素作用，但对子宫内膜存在弱的雌激素效应，育龄妇女体内的雌激素与TAM通过竞争拮抗，而绝经后或卵巢去势手术后，TAM的弱雌激素作用可起到刺激内膜的作用。

◇服TAM者发生子宫内膜癌的相对危险度（RR）为4～7.5。

◇此类子宫内膜癌多为高分化，早期发现和治疗，一般预后良好。

　　注：乳腺癌只有在雌激素受体（＋）的情况下，应用TAM才有意义。

◇TAM可明显降低乳腺癌的复发和对侧乳腺癌的发生，只有少数患者发生子宫内膜癌，总体而言对乳腺癌患者利大于弊，仍应该使用，但同时应加强监测。

子宫内膜和卵巢原发性双癌

◇1985年，Ulbright等提出区别子宫内膜和卵巢原发性双癌与子宫内膜癌伴卵巢转移的5项标准。

➢小卵巢（直径＜5cm）。

➢双卵巢受累，卵巢呈多结节状。

➢子宫深肌层浸润。

➢血管受累。

➢输卵管受累。

注：符合其中两项，应诊断为原发子宫内膜癌伴卵巢转移。

◇1987年，Scully和Young的子宫内膜和卵巢原发性双癌诊断标准。

➢两个癌灶之间没有直接的联系。

➢通常没有子宫肌层浸润或仅有浅肌层的浸润。

➢没有淋巴和血管内的浸润。

➢肿瘤主要存在于卵巢和子宫内膜。

➢两个肿瘤常局限于原发灶，或仅伴有微小转移。

➢常伴有子宫内膜不典型增生。

➢卵巢内有时伴有子宫内膜异位症。

➢两个肿瘤的组织学类型可以是相同的，也可以是不同的。

◇根据不同的组织类型，Eifel和Zaino将子宫内膜和卵巢原发性双癌分为3组。

A组：子宫内膜癌合并卵巢子宫内膜样癌。

B组：两者均为非子宫内膜样癌。

C组：子宫内膜癌和卵巢癌是两个完全不同的组织类型。

A组特点：

➢较年轻，大都是绝经前妇女。

➢50%不排卵或有不孕史。

➢异常出血为最重要的主诉。

➢腹部包块是主要体征。

➢深肌层浸润和盆腔内扩散较少见。

➢预后较好，3年无瘤生存率为60%～100%。

B、C组特点：

➤年龄较大，90%为绝经后妇女。

➤绝经后出血为最重要症状。

➤不孕者仅占18%。

➤腹部包块也是主要体征。

➤肿瘤浸润行为较严重，大多伴有子宫深肌层浸润和盆腔内扩散。

➤预后差，3年生存率分别为45%（B组）和38%（C组）。

　　总之，双癌的3年生存率为66%～76%，与Ⅰ期卵巢癌相似，预后较好。

发病机制

◇延伸的米勒管系统（卵巢的表面、输卵管、子宫内膜和宫颈有共同的胚胎起源）。

◇子宫内膜异位症恶变学说。

◇癌基因突变学说（子宫内膜和卵巢具有相同的对癌基因的"易感区域"）。

影响双癌预后的因素

◇肿瘤的组织类型A组好于B、C组。

◇子宫肌层浸润程度。

◇肿瘤分化程度。

治疗

　　综合卵巢癌与子宫内膜癌的双重治疗。

◇Ⅰ期1级，全子宫＋双附件＋大网膜切除，如腹腔冲洗液（－），不用辅助治疗。

◇Ⅱ、Ⅲ期或2、3级子宫内膜癌，术后应给予放疗或激素治疗。

◇3.Ⅰ期但2、3级的卵巢癌，或卵巢肿瘤已破溃或腹腔冲洗液（＋），术后给予化疗。

◇4.Ⅱ期以上卵巢癌，以顺铂为主的联合化疗为术后首选。

子宫肉瘤

子宫肉瘤的分类

◇子宫肉瘤是一组来源于子宫内膜间质、子宫肌层或特异性支持间质的恶性肿瘤，具有多种不同的组织学形态和生物学活性。

◇与子宫内膜癌相比，其生物学行为侵袭性强，预后差。

◇可原发于宫体或宫颈。

◇传统的病理组织学分类包括子宫平滑肌肉瘤、子宫内膜间质肉瘤及子宫恶性米勒管混合瘤（癌肉瘤）。

◇细胞基因学和分子生物学研究发现，恶性米勒管混合瘤中癌和肉瘤的成分来源于单一克隆，是一种由上皮成分驱动的肿瘤，因而不再属于子宫肉瘤，治疗遵循子宫癌的治疗指南。

◇新修订的子宫肉瘤分类（WHO，2014）

➢ 非上皮性间叶性肿瘤

✓ 子宫平滑肌肉瘤

子宫平滑肌肉瘤（leiomyosarcoma，LMS）（占子宫间叶性肿瘤的45%）：绝大多数并非起源于先前存在的平滑肌瘤。

两个特殊亚型：上皮样和黏液样。

恶性潜能不肯定的平滑肌瘤（smooth muscle tumor of uncertain malignant potential，STUMP）。

✓ 子宫内膜间质和相关肿瘤

子宫内膜间质结节（良性）。

低级别子宫内膜间质肉瘤（占子宫肉瘤20%）。

高级别子宫内膜间质肉瘤（占子宫肉瘤6%）。

未分化子宫内膜肉瘤。

类似卵巢性索间质肿瘤的子宫肿瘤。

✓ 杂类间叶性肿瘤。

横纹肌肉瘤。

✓ 血管周上皮样细胞肿瘤。

➢ 混合上皮成分的间叶性肿瘤

✓ 腺肉瘤（上皮成分为良性）。

✓ 癌肉瘤（上皮成分为恶性）。

子宫肉瘤的治疗策略

◇以手术为主，根据病情补充术后放疗或化疗。

◇基本术式为全子宫＋双附件切除。

◇FIGO 2009年的新分期对临床治疗的影响

➢ 子宫平滑肌肉瘤

✓ 初治无论期别以手术为主，年轻的早期患者可保留卵巢，淋巴结切除尚有争议，2011年NCCN指南无明确说明。

✓ Ⅰ期术后随访即可，也可考虑盆腔放疗或化疗。

✓ Ⅱ～ⅣA期，术后需补充放、化疗。

✓ⅣB期，推荐化疗±辅助性放疗。

➢ **子宫内膜间质肉瘤（个体化原则）**

✓初治无论分期以手术为主，35岁以下，肿瘤小于2～3cm者可保留卵巢，术中发现肿大淋巴结应予以切除。低级别子宫内膜间质肉瘤为激素依赖性肿瘤，应切除双侧卵巢。

✓Ⅰ期术后严密随访即可，或可考虑激素治疗。

✓Ⅱ期及以上患者，术后需激素治疗，可考虑联合放疗。

➢ **腺肉瘤**：伴肉瘤增生过长者超过25%，淋巴结转移率达27%，即使Ⅰ～Ⅱ期也应行诊断性分期手术，放疗原则同"子宫平滑肌肉瘤"。

➢ **癌肉瘤**：预后较同期别、低分化子宫内膜样腺癌更差，年龄大和深肌层浸润是预后差的显著相关因素。

✓应常规行盆、腹腔淋巴结切除及大网膜切除/活检术。

✓ⅠA期观察随诊即可，也可考虑化疗或局部放疗。

✓ⅠB期及以上，能完全切除病灶的患者，术后补充放、化疗。

✓Ⅲ、Ⅳ期未能充分切除病灶的患者，推荐术后补充化疗。

子宫平滑肌肉瘤（leiomyosarcoma）

◇分为原发性和继发性（平滑肌瘤肉瘤变）。

◇子宫平滑肌肉瘤占肌瘤的0.64%，占子宫肉瘤的45%；核分裂象≥5/10HPF。

◇子宫平滑肌肉瘤的亚型

➢上皮样或平滑肌母细胞瘤或透明细胞肉瘤：核分裂象＜3/10HPF，浸润性生长。

➢黏液性子宫平滑肌肉瘤：核分裂象0～2/10HPF，浸润性生长。

◇影响子宫平滑肌肉瘤的预后因素

➢肿瘤大小（最重要）≥5cm。

➢有丝分裂指数，与无瘤间期唯一有关的因素。

➢与传统概念不同，如将一些已知的预后因素相匹配，子宫平滑肌肉瘤的预后比中胚叶混合瘤更差。

➢如病变局限于Ⅰ期，5年存活率为50%。

◇预后良好的特征

➢绝经前。

➢肉瘤局限于肿瘤内。

➢低分裂象（＜4/10HPF）。

➢肌瘤无坏死及周围组织有玻璃样变。

◇对病理的结果，应结合细胞异型性、核分裂象及肿瘤有无浸润性生长3项特征进行综合判断。

◇对放疗不敏感者，确诊后应行全子宫切除＋转移瘤切除。

◇化疗首选方案：多西他赛＋吉西他滨。

◇预后：5年生存率73%。

子宫内膜间质肉瘤（endometrial stromal sarcoma）

◇发病年龄较平滑肌肉瘤为晚，大多数为绝经后妇女。

◇主要临床表现：不规则阴道出血、无症状的子宫增大、盆腔痛或盆腔肿物，子宫均匀性变软、光滑，亦有可能为息肉样肿物突入宫腔。

◇40%病例首次手术时病灶已超出子宫，但有时由于病灶尚局限在内膜间质中或向肌层浸润而未突出内膜，则诊刮或活检均为阴性。

◇特殊征象：瘤细胞常沿着扩张的淋巴窦或血窦生长，有时在子宫壁平滑肌束间浸润，形成蚯蚓状瘤栓，侵犯至宫旁、附件和卵巢血管时，亦可见有蚯蚓状条索，牵引似橡皮筋样。

病理特点

◇淋巴管内间质肌病，有丝分裂＜10/10HPF，属低度恶性。

◇子宫内膜间质肉瘤，有丝分裂＞10/10HPF，3年内死亡。

区别：核分裂象；DNA倍数；临床行为；远处转移和10年生存率。

治疗与预后

低级别子宫内膜间质肉瘤为激素依赖性肿瘤，行全子宫双附件切除，对激素治疗敏感，对放疗敏感。高级别子宫内膜间质肉瘤与子宫平滑肌肉瘤相似，对放、化疗效果不肯定；放疗不能控制肿瘤，但手术＋放疗，5年生存率有轻微提高。

横纹肌肉瘤（rhabdomyosarcoma，RMS）

◇最常见于头颈部、四肢，泌尿生殖系的发病率为30%～40%，腹膜后为11%～14%。

◇女性生殖系统，RMS可发生于阴道、外阴、宫颈和子宫。

◇病理类型

➤胚胎型：又称葡萄簇状肉瘤，多见于小儿，预后好。

➤腺泡型：多见于11～19岁的少年，预后差。

➤多形性：多见于成人，预后好。

◇发生于卵巢的横纹肌肉瘤占0.2‰～2‰。

治疗

保守手术。

化疗：VAI/VCE，分别是长春新碱、更生霉素、异环磷酰胺和长春新碱、卡铂、足叶乙苷。

局部放疗。

预后

Ⅰ期：5年生存率＞90%。

Ⅱ期：5年生存率60%。

Ⅲ期：5年生存率40%～50%。

外阴和阴道癌

外阴鳞状上皮内病变（VIN）

病理学分型（表3-19）

表3-19　VIN病理学分型

	普通型VIN（uVIN）	分化型VIN
年龄（岁）	35～55	55～85
HPV感染	有	很少见
既往病史	VIN	炎症、硬萎
多中心	是	否
病理分化	差	好
恶性转化	5.7%	32.8%
预后	好	差

外阴癌（carcinoma of vulva）

◇占女性恶性肿瘤的1%，占生殖系统肿瘤的3%～5%。

◇多见于老年60～80岁，大阴唇，鳞癌占80%～90%。

◇病理类型：鳞癌、黑色素瘤、腺癌、Paget病、肉瘤、疣状癌、基底细胞癌等。

病因

◇HPV感染，16、18、31型为高危型，外阴癌中HPV的检出率为20% ～ 60%。

◇吸烟。

◇HIV感染。

◇生活水平低。

◇VIN。

◇外阴营养不良；硬萎4% ～ 7%癌变。

◇慢性外阴炎症。

◇其他生殖道肿瘤。15%外阴癌合并宫颈癌。

◇转移方式：直接蔓延、淋巴结转移。

预后因素

◇淋巴结转移（表3-20）。

　　注：无淋巴结受累者，5年生存率可达90%以上；有淋巴结受累者，5年生存率下降至50% ～ 60%。

　　手术的患者中30%有淋巴结转移。

表3-20　腹股沟淋巴结转移数目与5年生存率

腹股沟淋巴结转移数目		5年生存率
单侧	1 ～ 2个	75%
	3 ～ 4个	36%
	5 ～ 6个	24%
	≥7个	0
双侧		25%

◇临床分期（肿瘤的大小！）。

◇组织类型。

◇肿瘤浸润深度。

◇淋巴血管间隙受累。

◇边缘是否切净（clear margin）——"8mm"。

　　注：无单因素与外阴癌的预后有良好相关性，结合考虑肿瘤的直径和淋巴结状态，是统计学上唯一的预后因素（表3-21）。

表3-21 肿瘤直径、淋巴结状态与5年生存率的关系

淋巴结状态	肿瘤直径（cm）	5年生存率
阴性	≤2	98%
单侧≥3个	任何大小	29%
双侧		

经典的手术

根治性外阴切除术：50%～70%伤口感染裂开；下肢淋巴水肿；严重影响生活质量。

◇目前强调"个体化治疗"和"综合治疗"。

◇外阴癌早期常为棕色或棕黑色斑点或斑块，而后可长大隆起呈结节或肿物，可破溃如蕈。最怕抠挤刺激，可使病情迅速加剧，且常有早期血行转移。

◇对外阴癌患者的忠告

➤注意外阴部的各种不适，如瘙痒、疼痛、破溃、出血等，不可忍耐。

➤注意外阴部的颜色变化，如发白、局部黑斑、痣点、紫黑结节等。

➤注意外阴部硬结、肿物。

➤外阴"小东西"切忌随便抠抓。

➤保持外阴清洁，不滥用药物，内裤和卫生用品要干净舒适。

➤注意性卫生，预防感染。

外阴癌治疗的原则与趋势

个体化治疗

◇微小浸润癌（间质浸润深度不超过1mm）、肿瘤直径＜2cm者，不再采用外阴根治性切除，扩大局部切除术足矣，可以不行淋巴结切除。

◇Ⅰ期、侧位型（不伴有弥漫的、严重的外阴萎缩，临床患侧腹股沟淋巴结阴性）可不行对侧淋巴结切除。

◇采用三切口术式代替传统术式。

◇利用外阴根治性局部切除或外阴根治性局部扩大切除代替外阴根治性切除。

◇保留大隐静脉，预防淋巴水肿。

◇通常只做腹股沟浅层淋巴结切除，如果浅层淋巴结阳性，通常选择放疗，不做腹股沟深淋巴结切除。

◇不再行盆腔淋巴结切除。

综合治疗

◇切缘阳性、淋巴结转移者，术后辅助放化疗，减少复发。

◇先期化疗、放化疗为手术赢得了机会，同时可能减少术后并发症。

外阴癌的术式

表3-22示外阴癌术式。

表3-22　外阴癌的术式

	深度	广度
单纯（局部）	皮肤、皮下	0.5cm
根治	全层（达筋膜）	1～2cm（扩大）

◇局部切除（local excision）。

◇扩大局部切除（wide local excision）：切缘至肿瘤边缘0.5～1cm，深度达皮下组织。

◇根治性局部切除（radical local excision）：肿瘤周围＞1cm，深达筋膜（泌尿生殖膈）。

◇根治性局部扩大切除（radical wide local excision）：肿瘤周围＞2cm，深达筋膜（泌尿生殖膈）。

◇单纯外阴切除术（simple vulvectomy）："留点皮下"。

◇根治性外阴切除（radical vulvectomy）。

◇改良根治性外阴切除（modified radical vulvectomy）："保留对侧"。

腹股沟淋巴结清扫的手术要点

◇与腹股沟近似平行的梭形切口，切开皮肤后自腹股沟韧带向下，由外向内游离皮下脂肪团，钝、锐结合将脂肪"赶"到内下方。

◇暴露阔韧带，打开血管鞘，清除动、静脉周围及间区淋巴结，注意腹壁浅、旋髂浅、阴部外动、静脉分支和大隐静脉。

◇于阴部外动脉水平，辨认大隐静脉，尽量保留。

◇切除Cloquet淋巴结时注意旋髂深静脉，另要结扎断端。

◇股管可用筋膜（缝匠肌根部减张）或缝匠肌覆盖缝合，筋膜下留置皮片引流。

外阴癌不同期别的治疗选择

外阴癌不同期别的治疗选择见表3-23。

当有≥2个腹股沟淋巴结阳性时，对盆腔淋巴结应行放疗，效果好于手术切除。

表3-23　外阴癌不同期别的治疗选择

	0*	Ⅰa	Ⅰb	Ⅱ	Ⅲ	Ⅳ	复发
扩大局部切除	+	+					
外阴根治性局部切除＋患侧腹股沟淋巴结切除			+**				
外阴根治性局部（扩大）切除＋双侧腹股沟淋巴结切除			+	+			
（改良）根治性外阴切除＋双侧腹股沟淋巴结切除				+	+		
手术＋放疗（45～50Gy）				+***	+	+	+
根治性放/化疗（54～65Gy）			+	+	+	+	+
术前放/化疗（55Gy＋FU）					+	+	
盆腔廓清术						+	+

*如累及毛囊等附属器，适当扩大范围——单纯外阴切除。

**不伴有弥漫的、严重的外阴萎缩，且临床患侧腹股沟淋巴结阴性者。

***指征：①切缘＜8mm；②血管淋巴管间隙受累；③肿瘤厚度＞5mm；④淋巴结阳性。

外阴复发癌的治疗经验

◇外阴癌治疗后的复发率约为19%。

◇2年内复发者预后较差，超过2年复发者预后较好，且复发灶多在外阴部位。

◇复发部位是影响预后的最重要因素，单纯外阴部位复发，无区域性淋巴结受累者，经根治性切除复发灶可获得56%的5年存活率，腹股沟或外阴以外的其他部位复发者的存活率仅为0～12%。

◇小的局限性复发，放射治疗结合FU有时可治愈。

外阴恶性黑色素瘤（malignant melanoma）

◇恶性黑色素瘤中5%～8%发生在外阴。

◇是第二位常见的外阴癌，占外阴恶性肿瘤的5%～10%。

◇好发于黏膜（小阴唇和阴蒂）。

◇最常见的症状是出血、肿块、痣发生改变、瘙痒或刺激。

◇由于肿瘤小，而预后因素主要与浸润深度相关，FIGO外阴癌分期系统不适用于外阴黑色素瘤。

◇美国癌症协会（AJCC）分期系统（1992年）

  Ⅰ期：肿瘤直径≤1.5mm，无淋巴结或远处转移。

  Ⅱ期：1.5mm＜肿瘤直径＜4mm，或侵入网状真皮，无淋巴结或远处转移。

  Ⅲ期：肿瘤直径＞4mm或侵入皮下脂肪或淋巴结转移，无远处转移。

  Ⅳ期：任何厚度有远处转移。

◇三种微分期（microstaging）的对比（表3-24）

表3-24　三种微分期对比

	Clark 分期	Chung 分期	Breslow 分期
Ⅰ	表皮内	表皮内	＜0.76mm
Ⅱ	侵入真皮乳头	距结节层≤1mm	0.76～1.50mm
Ⅲ	充满真皮乳头	距结节层1～2mm	1.51～2.25mm
Ⅳ	侵入网状真皮	距结节层＞2mm	2.26～3.0mm
Ⅴ	侵入皮下脂肪	侵入皮下脂肪	＞3.0mm

◇三种基本的组织类型

  浅表扩散性黑色素瘤，最常见。

  恶性雀斑样黑色素瘤，扁平雀斑。

  结节型黑色素瘤，侵袭性最强。

◇影响淋巴结转移和生存率的因素　肿瘤厚度、AJCC分期、卫星病灶的出现与否、肿瘤溃疡、中心肿瘤的位置、肿瘤大小和毛细淋巴管的累及情况。

预后因素

◇肿瘤的厚度（而非浸润深度），最有意义。

◇有无溃疡。

◇有无淋巴结转移，腹股沟淋巴结阳性者，生存率为10%～31%。

◇是否侵犯血管。

◇DNA倍体的模式。

◇有晚期复发的倾向，5年生存率不是治愈的精确指标。

◇复发和转移者预后极差，全身治疗如靶向药物治疗和免疫治疗有一定的疗效，化疗或激素治疗（TAM）及三者联合治疗的作用有限。

阴道黑色素瘤（vaginal melanoma）

◇来自阴道的黑色素母细胞。

◇占女性生殖器黑色素瘤的2%～5%。

◇淋巴引流系统复杂，多中心倾向，复发和转移的方向和程度复杂多样。

◇平均年龄55岁。

◇最常见的症状为阴道出血（64.5%）、出现血性分泌物（31.2%）及肿块（17.8%）。

◇可生长于阴道内任何部位，常累及前壁，且阴道下1/3者居多。

◇5年存活率约10%。

◇当前的处理观点：手术切除肿瘤及区域淋巴结，必要时手术应扩大，完全切除阴道黏膜与其周围组织包括黏膜下结缔组织，必要时行腹股沟淋巴结切除术。

◇局部或区域淋巴结复发，可再行切除术。

◇辅助治疗包括靶向药物治疗、放疗、化疗和免疫治疗。

◇围术期有容易继发DIC、大出血的倾向，建议术前多配血，常规做DIC全套检查，并请血液科会诊。

妇科肿瘤保留生育功能的治疗

宫颈癌

适应证

◇患者有生育愿望。

◇FIGO分期：FIGO ⅠA1～ⅠB1期（肿瘤直径≤2cm）。

◇患者经过仔细认真选择，对其疾病、产前及围生期的事宜进行过充分的会诊协商。

治疗方法

◇宫颈锥切术　主要适用于ⅠA1期病例，要求完全切净病灶（切缘距病变3mm）

➢ⅠA1期患者，无血管淋巴管浸润（LVSI）。

➢ⅠA1期伴有LVSI者，可以选择宫颈锥切术（边缘切净）治疗＋盆腔淋巴结清扫术。

◇根治性子宫颈切除术（trachelectomy）　经阴道/开腹/腹腔镜途径，切除宫颈、部分阴道，以及支持宫颈的韧带。

➢年龄＜40岁。

➢ⅠA1期伴有LVSI、ⅠA2期、ⅠB1期肿瘤直径≤2cm。

➢鳞癌、腺癌或腺鳞癌。

➢盆腔淋巴结阴性。

➢MRI仔细评估宫颈内口肿瘤的范围，以保证残留宫颈足够的长度和切缘干净。

➢小细胞神经内分泌癌和微偏腺癌为手术禁忌。

根治性宫颈切除术的基本流程（图3-8）

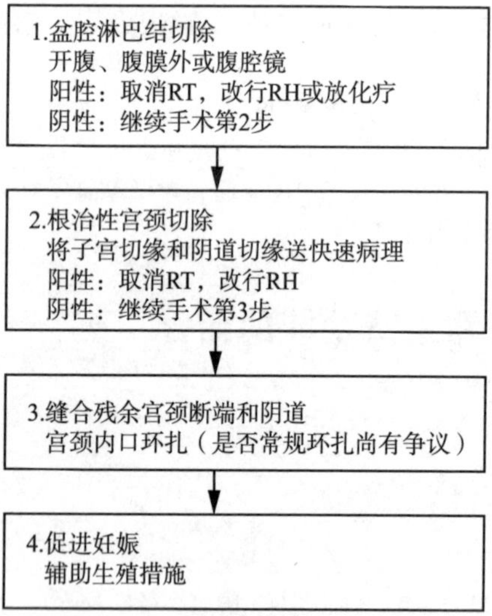

```
┌─────────────────────────────────┐
│ 1.盆腔淋巴结切除                  │
│   开腹、腹膜外或腹腔镜            │
│   阳性：取消RT，改行RH或放化疗    │
│   阴性：继续手术第2步             │
└─────────────────────────────────┘
              │
              ▼
┌─────────────────────────────────┐
│ 2.根治性宫颈切除                  │
│   将子宫切缘和阴道切缘送快速病理  │
│   阳性：取消RT，改行RH            │
│   阴性：继续手术第3步             │
└─────────────────────────────────┘
              │
              ▼
┌─────────────────────────────────┐
│ 3.缝合残余宫颈断端和阴道          │
│   宫颈内口环扎（是否常规环扎尚有争议）│
└─────────────────────────────────┘
              │
              ▼
┌─────────────────────────────────┐
│ 4.促进妊娠                        │
│   辅助生殖措施                    │
└─────────────────────────────────┘
```

图3-8　根治性宫颈切除术基本流程

RT.根治性宫颈切除术；RH.根治性宫颈癌手术

肿瘤学预后

◇5年生存率88%～99%

◇复发的危险因素：肿瘤直径＞2cm、LVSI（＋）、不良组织学类型。

产科预后

◇妊娠率15%～50%。

◇早产率12%～28%。

并发症

◇盆腔粘连：进行盆腔淋巴结切除术或根治性宫颈切除术后形成。

◇宫颈粘连：发生率约10%。

◇妊娠后流产或早产：由宫颈功能不全导致。

卵巢癌

◇适应证

➤早期上皮性卵巢癌：FIGO分期Ⅰa期或Ⅰc期（肿瘤局限于一侧卵巢）。

➤卵巢交界性肿瘤。

➤卵巢生殖细胞瘤。

➤卵巢性索间质肿瘤。

◇早期卵巢上皮癌全面分期手术的内容　除外隐匿性的高期别病变！

➤留取腹水或腹腔冲洗液。

➤患侧附件切除，尽一切努力保持肿瘤包膜的完整。

➤对盆腔至横膈进行全面的腹腔探查，对于可疑部位进行活检；并对盆腹腔腹膜、肠系膜、双侧结肠旁、横膈等部位多点活检。

➤大网膜切除。

➤腹主动脉旁淋巴结切除。

➤盆腔淋巴结切除。

➤阑尾切除。

◇辅助治疗　对于全面分期手术后有高危因素的患者应给予3～6个疗程化疗。

➤FIGO分期为Ⅰc期。

➤病理分级为G_3或透明细胞癌。

◇肿瘤预后　经过全面分期，FIGO Ⅰa或Ⅰc期患者保留生育功能的治疗是安全的！

➤5年无瘤生存率78%～88%，总生存率88%～91%。多数文献认为与根治性手术相比，差异无统计学意义。

➢ 透明细胞癌、G_3 或 FIGO Ⅰ c 期为预后不良因素。

◇生育预后　和正常人群相比生育能力下降，约10%患者会寻求辅助生殖技术的帮助。

➢ 足月妊娠率：68% ～ 88%。

➢ 流产率：10%。

➢ 无新生儿畸形的报道。

➢ 促排卵药不增加卵巢浸润癌的发生（正常人群 RR = 1.5；不孕患者 RR = 1.26）。

子宫内膜癌

需求和可能

◇子宫内膜癌发病年龄的年轻化，小于40岁者占 2.1% ～ 14.4%。

◇雌激素依赖性肿瘤。

◇已有早期子宫内膜癌采用反复子宫内膜诊刮及激素治疗成功且保留生育功能的报道。

◇抗雌激素药物治疗以保留生育功能

➢ 孕激素。

➢ GnRHa。

➢ 芳香化酶抑制剂。

◇保留生育功能的适应证　必须同时满足（NCCN，2015）：

➢ 高分化（G_1）子宫内膜样癌，经 D&C 获得组织诊断，并经有经验的病理科医生复核。

➢ 盆腔 MRI（推荐）或经阴道超声提示病变局限于子宫内膜（没有肌层受累）。

➢ 影像学检查无转移病灶。

➢ 无药物治疗或妊娠的禁忌证。

➢ 应充分向患者告知，保留生育功能并非子宫内膜癌的标准治疗。

治疗方法

◇高效孕激素

➢ 醋酸甲羟孕酮：100 ～ 800mg/d，口服。

➢ 醋酸甲地孕酮：160 ～ 320mg/d，口服。

➢ 含有孕激素的宫内节育器：左炔诺孕酮宫内节育系统。

◇其他

➢ GnRHa（3.75mg/4周）。

➤ GnRHa（3.75mg/4周）＋来曲唑（2.5mg/d）。
➤ GnRHa（3.75mg/4周）＋左炔诺孕酮宫内节育系统。

肿瘤学预后

◇缓解率：完全缓解率75%～90%
◇完全缓解的时间：平均6.2个月，如12个月未缓解，则很难达到完全缓解。
◇复发率：24%～40%。

生育结局

◇这些患者通常还受到肥胖、多囊卵巢综合征、长期不排卵等因素的影响。
◇总生育率：13%～58%（47%）。
◇期待妊娠：27%。
◇口服促排卵：37%。
◇IVF-ET：90%～100%。

生殖对策

◇一旦病理学证实完全缓解，应积极进行辅助生育治疗。
◇在等待进入周期的过程中，应有维持治疗的措施。
➤ 定期孕激素：地屈孕酮20～40mg/d，12～14天/月。
➤ 短效口服避孕药。
➤ 左炔诺孕酮宫内节育系统。
◇促排卵治疗不会促进肿瘤复发，经治疗获得妊娠可延缓复发。

生育力保护与生殖储备

◇生育力保护是指使用手术、药物或是实验室手段对存在不孕或不育风险的成人或者儿童提供帮助，保护其产生遗传学后代的能力。
◇肿瘤患者是生育力保护的主要对象。
◇美国临床肿瘤学会的指南推荐，肿瘤学家应向所有患者说明不孕不育的可能性，并且在最早可能的机会转诊至生殖专家。
◇GnRHa
➤ 化疗对于青春期前患者的性腺有较少毒性。
➤ GnRHa的治疗可以模仿青春期前的性腺状态，在化疗期间可能有助于卵巢功能的保护。
➤ 研究表明，GnRHa可以减少卵巢的灌注，下调垂体-卵巢轴，限制化疗药物对卵巢直接的细胞毒性。
➤ GnRHa的治疗简单易行。
➤ 然而，目前还无足够的证据将其作为一种可靠的保护生育功能的手段。

◇女性生育力保护与生殖储备的方法
  ➢胚胎冻存。
  ➢卵子冻存：冷冻卵子经IVF-ET的活产率为45.8%。
  ➢卵巢组织冻存：目前是青春期前患者和肿瘤治疗不能延误患者的唯一选择。
◇子宫移植术：2014年首例新生儿诞生。

滋养细胞疾病

HCG回降至正常的时限

◇自然流产　1～3周。
◇人工流产　1～3周。
◇葡萄胎清除后　8～12周（8周至6个月不等）。
◇足月分娩　1～2周。
◇异位妊娠　1～4周。

妊娠滋养细胞肿瘤的分类

◇妊娠滋养细胞疾病（gestational trophoblastic disease，GTD）根据组织学分为以下几种。
  ➢葡萄胎。
  ➢侵蚀性葡萄胎。
  ➢绒毛膜癌。
  ➢胎盘部位滋养细胞肿瘤（placental site trophoblastic tumor，PSTT）。
  ➢上皮样滋养细胞肿瘤（epithelioid trophoblastic tumor，ETT）。
    后四者统称为妊娠滋养细胞肿瘤（gestational trophoblastic tumor，GTT）。
◇由于该肿瘤是一个临床诊断的疾病，多数患者没有组织学诊断，故FIGO妇科肿瘤委员会2000年把这一类肿瘤统称为妊娠滋养细胞肿瘤，分为以下几种。
  ➢无转移性妊娠滋养细胞肿瘤。
  ➢转移性妊娠滋养细胞肿瘤。

葡萄胎后妊娠滋养细胞肿瘤的诊断标准（FIGO，2018）

◇每周测定血β-HCG水平，在除外残存葡萄胎的情况下，符合下列任何一项标准，都可诊断为GTN。

➤ HCG水平至少3周连续4次测定呈平台期（±10%）。

➤ HCG水平至少2周连续3次测定上升（≥10%）。

◇如果组织学诊断为绒毛膜癌则诊断为妊娠滋养细胞肿瘤。

妊娠滋养细胞肿瘤的诊断

◇无病理标本的情况下

➤ 葡萄胎清除后1年内的妊娠滋养细胞肿瘤，诊断为侵蚀性葡萄胎。

➤ 葡萄胎清除后1年以上的妊娠滋养细胞肿瘤，诊断为绒毛膜癌。

➤ 凡流产、异位妊娠、足月产后的妊娠滋养细胞肿瘤，均诊为绒毛膜癌。

◇若有病理标本，则依据病理标本诊断。

➤ 原发灶和转移灶不一致时，按低一级诊断为准。

◇PSTT和ETT必须经过组织学标本的病理检查来诊断。

妊娠滋养细胞肿瘤与其他出血性疾病的鉴别诊断

◇妊娠期及妊娠终止后阴道异常流血的病例，应首先除外不全流产、异位妊娠等常见病或多发病，而后想到妊娠滋养细胞肿瘤的可能。

◇典型的妊娠滋养细胞肿瘤通过临床病史、影像学检查和血清β-HCG水平综合分析，常不难确诊。

◇对于妊娠或妊娠终止后超声提示宫腔、一侧宫底或子宫肌壁间有局部血流丰富的占位性病变患者，尽管清宫术可清除宫腔内占位性病变，协助诊断疾病的类型，但对于位于宫角、残角子宫、子宫瘢痕及子宫肌壁间等部位的占位性病变，由于难以清除，而常误诊为妊娠滋养细胞肿瘤。

◇对于经临床病史、影像学检查、血HCG测定等仍不能确诊的患者，依据占位性病变的部位，可以选择宫腔镜和（或）腹腔镜检查，切除占位性病变送组织病理学检查并结合术后HCG水平的检测，以区分不全流产、宫角妊娠、子宫瘢痕妊娠或妊娠滋养细胞肿瘤。

用于诊治妊娠滋养细胞肿瘤的放射介入技术

◇分类（根据动脉导管末端所在位置）

➤ 亚选择性动脉造影：腹主动脉2cm内。

➤ 选择性动脉造影：腹主动脉一级分支。

➤ 超选择性动脉造影：腹主动脉二级或更小分支。

◇妊娠滋养细胞肿瘤的动脉造影表现　注意并非特异。

> ➤ 子宫动脉扩张、扭曲，子宫肌壁血管丰富，病灶部位出现多血管区。
> ➤ 子宫肌层可见动静脉瘘。
> ➤ "肿瘤湖"征象。
> ➤ 造影剂滞留，呈头发团样充盈，又称"肿瘤染色"。
> ➤ 卵巢静脉扩张。

◇ 经动脉灌注化疗的药物　FU、MTX、DDP、BLM等。

◇ 动脉插管化疗的三种形式

> ➤ 一次性动脉灌注化疗法。
> ➤ 持续动脉灌注化疗法。
> ➤ 皮下植入贮液泵进行动脉灌注化疗。

◇ 动脉栓塞疗法

> ➤ 常用栓塞剂：明胶海绵，不锈钢圈，无水乙醇，聚乙烯醇，碘油乳剂，微囊/球等。
> ➤ 适应证
>> ✔ 肿瘤大出血。
>> ✔ 产后/流产后大出血。
>> ✔ 动静脉瘘。
>> ✔ 盆腔肿瘤及转移性肝癌等的姑息疗法。

◇ 介入血管造影的并发症及处理

> ➤ 血肿：术前常规查出、凝血时间，血小板计数；术后加压包扎，卧床24小时。
> ➤ 内膜下通道形成。
> ➤ 血栓形成或栓塞（尤其多见附壁血栓）。
>> ✔ 观察：足背动脉搏动。
>> ✔ 治疗：7天内红血栓→溶栓＋抗凝＋抗血小板（阿司匹林，双嘧达莫）机化血栓→切开取栓术。
> ➤ 造影剂相关并发症：荨麻疹，皮肤/黏膜潮红、水肿，呼吸困难，肺水肿，心动过速/缓，心搏骤停，头痛头晕，恶心呕吐，疼痛，血管痉挛，血栓形成，静脉炎，溢出后致皮下局部坏死。

◇ 术后并发症　栓塞术后并发症：腹痛、发热、恶心、呕吐。

诊断转移的检查手段

◇ 胸部X线，适用于诊断肺转移灶，并且采用胸部X线来计数肺转移灶的数目以进行预后评分。如经济条件允许，可进行肺CT扫描，因胸部X线检查不出小的转移灶或特殊部位的转移灶。

◇超声或CT扫描可以诊断肝转移。

◇MRI或CT扫描可以诊断脑转移。

妊娠滋养细胞肿瘤的一些点滴要诀

◇葡萄胎送病理检查时应注明

> 葡萄胎是自然排出还是人工终止。

> 宫腔内吸出的组织与宫壁上所取组织应分别标记。

　因为可能血供不同导致细胞增生情况有所不同。

◇多药联合化疗的原则是

> 各药物单独应用时均有效。

> 各药物作用机制不同。

> 各药物毒副作用不尽相同。

> 各药物给药途径可以不同。

◇用药剂量应达到患者最大耐受量，肥胖患者应取规定剂量范围的低限，而瘦小者和未成年者应取上限；化疗疗程过半，应复核体重和药物剂量。

◇FU或氟脲苷（FUDR）的静脉滴注应维持匀速在8小时以上。

◇绒毛膜癌合并脑转移的诊断，可参考HCG血、脑脊液比值，无脑转移者仅5.5%＜60：1，而脑瘤期患者94%均＜60：1。血HCG与脑脊液HCG的比值，应争取在化疗前监测，化疗后血HCG下降快而脑脊液HCG下降慢，可能造成假阳性。另外，脑转移不能全靠此比值诊断，最确切的应结合脑部的影像学检查等。

◇对于脑转移患者，应采取"全身（化疗）-局部（鞘注）-应急（脱水、镇静、防治并发症）"的三联治疗方案。

◇阴道转移多位于黏膜下，起源于阴道静脉内的瘤栓，对FU敏感，可在一个疗程后消失且不留瘢痕；一旦破溃，由于阴道静脉无瓣膜，可汹涌出血，迅速出现休克且容易感染；检查时先轻柔指诊，发现转移瘤，避免用窥具，为避免出血风险，不建议活检。

◇广泛转移、预后评分＞12分者，可以先使用温和的诱导化疗1～3个疗程，然后再改用标准的化疗，以免肿瘤突然瓦解，引起严重出血、代谢性酸中毒、骨髓抑制、败血症和多器官衰竭，任何一种或所有这些都可能导致早期死亡。

常用化疗药物及主要毒副作用

　　常用化疗药物及主要毒副作用见表3-25。

表3-25 常用化疗药物作用机制及主要毒副作用

类型	药名	作用机制	主要毒副作用
烷化剂	环磷酰胺（CTX）	通过与细胞内大分子呈共价结合而发挥作用，属于细胞周期非特异性药物（CCNSA）	骨髓抑制 出血性膀胱炎
	硝卡芥（AT1258）		骨髓抑制
	异环磷酰胺（IFO）		出血性膀胱炎
抗代谢药物	6-巯基嘌呤（6-MP）	为生理代谢物（嘌呤、嘧啶、叶酸等）的结构类似物，其作用是通过干扰正常代谢物的功能，影响核酸合成，作用机制是抑制与正常代谢物合成有关的酶类，属于细胞周期特异性药物（CCSA）	骨髓抑制
	氟尿嘧啶（FU）		骨髓抑制 胃肠道反应
	甲氨蝶呤（MTX）		骨髓抑制 肝肾毒性
抗癌抗生素	放线菌素D（KSM）	作用于DNA-RNA-蛋白质合成过程的不同环节而起作用，为细胞周期非特异性药物（CCNSA）	骨髓抑制尤以血小板为甚
	博来霉素（BLM）		肺纤维化
植物碱类	长春新碱（VCR）	作用于微管蛋白，破坏纺锤体的形成，干扰核分裂，为CCSA	神经毒性
	依托泊苷（VP16）		骨髓抑制
铂类化合物	顺铂（DDP）	与DNA产生链间交联与链内交联，破坏DNA的模板信息复制，抑制DNA合成，大剂量时也可抑制RNA及蛋白质的合成，为CCNSA	肾及神经系统毒性 骨髓抑制
紫杉醇	（PTX）	与细胞微管蛋白结合，促进微管聚合，抑制解聚，阻断有丝分裂，抑制肿瘤生长	骨髓抑制，过敏反应，心血管反应

化疗期间中止化疗的指征

◇有核细胞计数 $< 1.5 \times 10^9/L$，PLT $< 50 \times 10^9/L$。

◇腹泻3次/日及以上。

◇肝脏毒性：氨基转移酶升高2倍以上。

化疗方案选择原则

◇对于初治的患者，低危评分的侵蚀性葡萄胎患者，可以考虑选择单药化疗，如单日大剂量放线菌素D治疗，或甲氨蝶呤治疗；其他可选择氟尿嘧啶或氟脲苷为主的全身多疗程联合化疗或依托泊苷＋甲氨蝶呤＋放线菌素D（EMA）/环磷酰胺＋长春新碱（CO）化疗。

◇耐药后，选用氟尿嘧啶或氟脲苷为主的多药联合化疗和EMA/CO或EMA/依托泊苷＋顺铂（EP）或TP/TE，同时，适时地联合手术治疗。

疗效判定

◇所有患者都应定期行β-HCG检测、盆腔超声、胸部CT检查，如有临床指征，还需要进行盆腹腔或脑部CT或MRI检查等，判定疗效并监测病情。

> 完全缓解：血清HCG降至正常水平以下。
> 部分缓解：血β-HCG下降大于50%，且转移灶缩小。
> 治疗无效：血β-HCG出现平台期或上升或肿瘤灶增大。

◇耐药性GTT的诊断标准（即更改化疗方案的指征）

> 至少接受过2个疗程的正规化疗，在化疗期间，每周监测血清β-HCG水平未呈对数下降，或至少连续3周出现平台期（±10%）或连续2周出现升高（>10%以上）。
> 转移灶增大或出现新的转移病灶。

◇复发性GTT的定义　GTT经过治疗获得完全缓解，在停止治疗后的随诊过程中，出现血β-HCG水平再次升高而排除再次妊娠者。

妊娠滋养细胞肿瘤治愈标准（宋氏）

◇血HCG及β-HCG每周检查一次，连续3次正常。
◇临床症状消失。
◇转移灶消失。

停药指征（2018年FIGO推荐）

低危患者

◇HCG正常后给予2～3个疗程的化疗。
◇鉴于近期有研究发现，对于行MTX单药化疗的低危患者，巩固3个疗程的复发率（约4%）明显低于巩固2个疗程的复发率（约8%），现在多主张，单药化疗巩固3个疗程更为适宜。

高危患者

◇HCG正常后，需继续化疗2～3个疗程。

◇耐药和超高危患者，HCG正常后需巩固化疗4个疗程。

治疗后随诊

◇第1个月，血β-HCG每周监测1次。

◇第2～3个月，每2周监测1次。

◇第4～12个月，每月监测1次。

◇此后，每6个月到1年监测1次，至终身。

手术治疗的指征和价值

考虑手术的指征

◇原发病灶或转移瘤的大出血（如子宫穿孔、肝或脾转移瘤破裂出血），只能立即手术才能止血，挽救生命。

◇子宫或肺病变过大，经几个疗程后，HCG转阴，病变消退不完全。

◇耐药病例，病变局限；若子宫内存在1～2个病灶，要求保留生育功能者，行子宫内病灶切除术；若无生育要求，行子宫切除术。若肺部存在病灶，行肺叶切除术或局部病灶切除术。

手术时机

◇待病情基本控制后（即子宫病变缩小，HCG正常或处于低水平）进行手术，否则术中易出血，且肿瘤易扩散。

手术范围

"次广泛"。

要点：

◇高位结扎并切除卵巢动静脉（达髂总静脉水平），以消除卵巢静脉的瘤细胞。

◇游离输尿管至膀胱水平，然后在主韧带中间夹切，以切净宫旁静脉丛。

◇如没有阴道穹隆部转移，阴道的切除同全子宫切除术（TAH），无须多切。

◇由于很少淋巴转移，无须淋巴清扫。

如手术延至化疗达完全恢复阶段，开腹或腹腔镜下全子宫＋双附件切除足矣。

卵巢的保留

视术中静脉充盈情况和子宫病变部位，选择性保留一侧或双侧卵巢，为防止卵巢静脉内瘤细胞残留，可给予静脉内注入 FU 250mg。

保留生育功能

切除子宫并不能完全杜绝复发，复发率 2% ～ 3%。

◇肺部手术之前，应行肺功能检查。

病理结果

◇阳性　滋养细胞残留或免疫组化示 HCG 或 β-HCG 染色阳性。

◇阴性　出血坏死、纤维化结节，无滋养细胞残留，免疫组化示 HCG 或 β-HCG 染色阴性等。

妊娠滋养细胞肿瘤肺转移诊治的若干问题

◇肺 CT 检查发现肺部转移灶的处理　由于目前尚无准确方法判定肺部占位病变是"滋养细胞的良性迁徙"还是"肿瘤细胞的种植转移"，对于动态监测 HCG 持续下降满意的患者，都可密切随诊，而不必急行化疗治疗。

◇广泛肺转移合并呼吸衰竭

➢一般为Ⅰ型呼吸衰竭，同时伴有过度通气导致呼吸性碱中毒。

➢初始的第一、二疗程，方案选择宜缓和，戒急戒猛，否则可能造成患者死亡。

◇肺转移与肺结核的鉴别诊断

➢化疗过程中可能新发肺结核病灶（抵抗力下降）。

➢转移瘤与肺结核易发生在同一侧肺（"相辅相成"）。

➢警惕肺结核的征象

✓肿瘤控制，HCG 正常，出现低热等中毒征象。

✓HCG 转阴的情况下出现新的肺内病灶。

✓影像学表现与临床不符。

◇GTT 治疗后肺内残留阴影的分析

➢GTT 停化疗的指征并不考虑影像学结果。

➢所谓的"残留阴影"有两种可能，一种是残存瘤，一种则是局部坏死和纤维化的静息灶，需要鉴别诊断。

➢初始治疗后的"残存瘤"适于随诊，耐药的肺内残存灶建议手术。

滋养细胞疾病各论

葡萄胎（hydatidiform mole，HM）

◇500～1000次妊娠中有一例葡萄胎。

◇40岁以上高龄孕妇中发生机会是这之前年龄组的4倍，45岁以后，危险性提高了40倍。

◇临床特点

➢妊娠反应剧烈，妊娠早期恶心呕吐，中期出现妊娠高血压综合征。

➢阴道出血，多发生在妊娠2个月左右，可有大出血，流出"葡萄"。

➢一曰不要盲目保胎，二曰留意流出物。

➢HCG水平高且不下降。

➢子宫比一般正常同月份妊娠子宫明显增大。

➢超声波无胎体、胎心，宫腔内落雪状图像。

◇经清宫后，80%以上可获痊愈，但有15%～20%可发展为恶性。

◇"高危"（恶变）的临床征象

➢年龄小于20岁或大于40岁。

➢子宫明显大于妊娠月份者（大于相应孕周4周以上）。

➢HCG异常升高（北京协和医院≥100万U/L，国外多数文献为＞10万U/L）。

➢黄素化囊肿直径≥6cm或双侧黄素化囊肿。

➢重复葡萄胎史。

组织学特点

◇滋养细胞不同程度增生。

◇绒毛间质水肿。

◇间质内血管消失或仅有极稀少的无功能血管。

分类

◇完全性葡萄胎：胎盘、绒毛全部受累，胎儿及其附属物不可见。

◇部分性葡萄胎：部分胎盘绒毛水泡样变，可见胚胎组织物；此型很少转为恶性。

再发倾向

一次葡萄胎后，再次葡萄胎的发生风险约1%；2次葡萄胎后再次葡萄胎的风险为1/6；3次葡萄胎后再次葡萄胎的风险为1/2。

◇黄素囊肿发生率为30%～50%。

◇恶变率为15%～20%。

葡萄胎发生的两种理论

◇胎盘滋养层细胞异常增生，并偶尔呈浸润性生长或自律性生长，属于一种肿瘤性疾病。

◇是胎儿血液循环障碍的结果，由于胚胎早期死亡，绒毛内血管停止发育，继而消失，滋养层细胞自绒毛间腔吸收的液体不能经绒毛血管运给胎儿利用，而潴留于绒毛间质内，导致绒毛肿胀和水泡形成。

葡萄胎预防性化疗

◇目前不推荐进行预防性化疗（prophylactic chemotherapy）。

◇只有对于难以随诊的高危患者（依从性差，就医困难，HCG测定不准确）才考虑进行预防性化疗。

> 在清宫前的1～2天开始或清宫当天或清宫后第1天。

> 所用药物（单药）：KSM、MTX、FU/FUDR。

异位葡萄胎（ectopic mole pregnancy）

◇不同于侵蚀性葡萄胎，病理同葡萄胎。

◇临床表现同异位妊娠。

◇诊断

> β-HCG较一般异位妊娠高。

> 彩超。

> 诊刮。

> 数字减影血管造影。

> 腹腔镜。

◇治疗原则同葡萄胎。

◇应除外宫内葡萄胎的情况。

绒毛膜癌（choriocarcinoma，CC）

◇绒毛膜癌多数（50%）由葡萄胎演变而来。

◇无论是葡萄胎，还是其他妊娠后绒毛膜癌，多数发生在此后1～2年，也有潜伏达十余年之久者，不过，每5～15万次分娩中才会有一次绒毛膜癌发生。

◇绒毛膜癌特征

> ➤葡萄胎、流产、足月产后，症状常见但并非特异。

> ➤就医的主要症状通常是转移病灶引起的（肺、外阴、阴道、肝、脾、脑、消化道、肾、膀胱和皮肤等）。

> ➤转移的问题严重可致命。

◇强调警惕和早期发现绒毛膜癌

> ➤葡萄胎、足月产、流产后的不规则出血不容轻视，一定要查明原因。

> ➤不要忘了查尿或血HCG，足月产或流产后尿HCG持续阳性超过2个月，或一度阴性，又转阳性；葡萄胎排出后8～12周也该转阴。

> ➤不要忘了胸部摄片，肺转移常见，肺是其他部位转移的转运站。
> 生育年龄妇女，在错综复杂、扑朔迷离的病情面前，一般常理难以解释的情况下，请考虑绒毛膜癌的可能。

◇治疗：多药联合化疗为主，必要时手术。

◇绒毛膜癌化疗后避孕1年是理智的。

胎盘部位滋养细胞肿瘤

◇临床罕见，至今文献报道仅数百余例。

◇来源于中间型滋养细胞的种植型。

◇主要见于育龄妇女，偶有绝经后病例的报道，妊娠合并此病则更为少见。

◇大多数局限于子宫，10%～15%出现远处转移。

◇转移灶可见于肺、肝、脑、阴道、腹腔、肾、胃、脾、淋巴结和皮肤。

◇肿瘤细胞主要表达HPL，可引起闭经、泌乳，但血清HPL仅在少数病例中测到且并不明显增高。

◇血清β-HCG一般低于绒毛膜癌，约23%在正常范围，46%轻度升高，31%中度升高，其水平往往与肿瘤负荷不成比例。

◇有时合并肾病综合征。

◇病灶大小不一，形态多变，以内膜腔内息肉样肿物或肌层内浸润性病灶为主要表现。

◇PSTT的影像学检查结果缺乏特异性。

◇手术占有重要的地位。

◇保留生育功能，只适合病灶局限者，可行刮宫或局部孤立病灶的切除术或化疗，弥漫性病变者不适合保留生育功能术。

◇对化疗相对不敏感。

◇预后因素：临床期别、前次妊娠性质、距末次妊娠间隔等。

上皮样滋养细胞肿瘤

◇临床上罕见，至今文献报道仅百余例。

◇来源于中间型滋养细胞的绒毛膜型。

◇主要见于育龄妇女，多表现为阴道异常出血，距末次妊娠间隔2个月至25年不等。

◇尽管转移灶可见于身体的各个部位，但病灶部位多数位于宫体、子宫下段或宫颈，位于宫颈或子宫下段的孤立病灶，易误诊为是宫颈癌。

◇血清β-HCG水平通常异常，但一般＜2500mIU/ml，尽管有部分患者血清β-HCG值正常，也有部分达上万mIU/ml水平。

◇免疫组化检测时，不仅滋养细胞标志物呈阳性，上皮细胞标志物也呈阳性。

◇当与PSTT进行鉴别时，通常上皮样滋养细胞肿瘤中的P63为弥漫阳性，而PSTT中则为阴性。当与宫颈鳞癌进行鉴别时，通常上皮样滋养细胞肿瘤中Ki-67低、P16阴性，而在宫颈鳞癌中则是Ki-67高（＞50%）、P16弥漫阳性。

◇治疗方法以手术为主。

◇对化疗不敏感，对于手术难以切除、转移或复发患者，可考虑辅助化疗。

◇与其他类型的GTT相比，具有晚期复发和死亡率较高等特点。

◇最常见的死亡原因多是全身广泛转移。

持续性低水平HCG

◇血β-HCG持续呈低水平升高（＜1000mIU/ml，一般＜250mIU/ml），持续至少3个月，有时达10年以上。

> 不存在任何肿瘤。

> 体格检查及影像学检查未发现任何恶性肿瘤证据。

> 无宫内及宫外妊娠的任何证据。

> 治疗（手术和化疗）不能使β-HCG水平降低。

◇约1/8的GTD在某些时间点会发生HCG持续低水平。

◇分类如下

> 假阳性HCG：亦称为错觉HCG（phantom HCG），是由患者血清中存在非特异性嗜异性抗体所致，HCG水平一般为100±30mIU/ml（范围：6.1～900mIU），通过以下方法可以诊断。

✓ 血清阳性，而尿中测不到，因为分子大。

✓ 血液稀释，HCG水平不受稀释度影响。

✓ 不同测定方法常常导致HCG水平明显波动。

➤ 静止期GTD（quiescent gestational trophoblastic disease）

✓ 有GTD或自然流产史。

✓ 滋养细胞疾病的良性形式，缺乏侵袭性或恶性细胞成分。

✓ 避免即刻化疗或手术，应长期动态监测HCG。

✓ 发现病灶或HCG开始升高时再启动治疗。

➤ 垂体来源的HCG

✓ 围绝经期或绝经后妇女常见。

✓ HCG水平一般＜25mIU/ml。

✓ HCG水平在口服避孕药或雌、孕激素补充治疗1个月左右后恢复
正常。

非妊娠性绒毛膜癌（non-gestational choriocarcinoma）

由原始生殖细胞恶变而来

见图3-9。

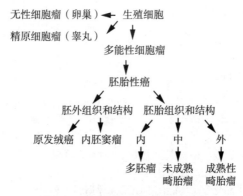

图3-9　生殖细胞分化为不同肿瘤

◇治疗应按卵巢癌处理，宜采用妊娠期绒毛膜癌的化疗方案，但由于几乎不
发生淋巴转移而多发生血行转移，故盆腔淋巴结切除的意义不大，应酌情
选择。

◇目前尚无明确的分期标准，建议采用妊娠期绒毛膜癌的分期标准，不按卵

巢癌分期，因多数肺转移患者预后仍好，同妊娠期绒毛膜癌。

黄素囊肿 (luteinized cyst) 在GTD中的意义

黄素囊肿

　　常见于葡萄胎和绒毛膜癌，由过度的HCG刺激萎缩的卵泡内颗粒细胞和泡膜细胞黄素化而形成，多为双侧，一般直径约10cm，可达20cm，对卵巢以后的功能无影响，恢复时间2～3个月，最长可达6个月。

　　注：黄体囊肿由黄体血肿被吸收后形成，直径多不超过5cm，可使月经周期延长，持续或不规则出血。

重要性

◇囊内储存大量HCG，葡萄胎排出后，HCG常不立即消失，易误诊为恶变。
◇可破裂，囊液外溢，刺激腹膜产生腹水，易误诊为恶性征兆。
◇可发生扭转，多在葡萄胎排出后，此时可有腹痛，易误诊为子宫穿孔，腹
　内出血。

处理

◇多不需要处理。
◇如囊肿过大，产生压迫症状，可以经腹壁或阴道后穹隆穿刺。
◇如出现扭转，应及时开腹或腹腔镜探查。

Section Four　生殖内分泌

　　妇科内分泌与生殖医学专业可以说是北京协和医院妇产科最具特色的专业分支之一，当年林巧稚大夫派葛秦生教授开创妇科内分泌专业组，以性激素的检测和解读起步，逐步开展生殖避孕药具的研究、绝经激素治疗和性分化异常的诊治，尽管北京协和医院并非辅助生殖技术开展最早的单位，但妇科内分泌与生殖医学专业组无愧为国内临床综合能力最强的"妇科内分泌"专业团队。近年来，无论是辅助生殖还是生殖外科理念和技术的革新和进步，都使这个领域更具吸引力。无论是对知识还是对技术的渴望都能在这里得到满足和激发！

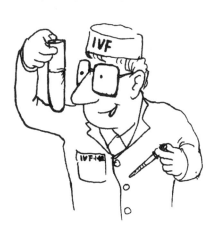

异常子宫出血

异常子宫出血的概念

◇异常子宫出血（abnormal uterine bleeding，AUB）：与正常月经的周期频率、规律性、经期长度、经期出血量任何1项不符的，源自子宫腔的异常出血（表4-1）。

表4-1　正常子宫出血（月经）与AUB术语的范围

月经的临床评价指标	术语	范围
周期频率	月经频发	＜21天
	月经稀发	＞35天
周期规律性（近1年的周期之间的变化）	规律月经	＜7天
	不规律月经	≥7天
	闭经	≥6个月无月经
经期长度	经期延长	＞7天
	经期过短	＜3天
经期出血量	月经过多	＞80ml
	月经过少	＜5ml

废用的英文术语

◇功能失调性子宫出血（简称功血）（dysfunctional uterine bleeding，DUB）。
◇子宫出血（metrorrhagia）。
◇月经过多（menorrhagia改为heavy menstrual bleeding，HMB）。

保留的术语

◇经间期出血（intermenstrual bleeding，IMB）。
◇不规则子宫出血。
◇突破性出血（breakthrough bleeding，BTB）：出血较多者为出血（bleeding），量少者为点滴出血（spotting）。

提出的新术语

◇慢性AUB　指近6个月内至少出现3次AUB，不需要紧急临床处理、但需进行规范诊疗的AUB。

◇急性AUB　指发生了严重的大出血，需要紧急处理以防进一步失血的AUB，可见于有或无慢性AUB病史的患者。

FIGO 的 AUB 病因新分类系统——PALM-COEIN 系统

　　"PALM"存在结构性改变、可采用影像学技术和（或）组织病理学方法明确诊断，"COEIN"无子宫结构性改变。

◇子宫内膜息肉（polyp）所致AUB（简称：AUB-P）。

◇子宫腺肌病（adenomyosis）所致AUB（简称：AUB- A）。

◇子宫平滑肌瘤（leiomyoma）所致AUB（简称：AUB-L）：包括黏膜下（SM）和其他部位（O）肌瘤。

◇子宫内膜恶变和不典型增生（malignancy and hyperplasia）所致AUB（简称：AUB-M）。

◇全身凝血相关疾病（coagulopathy）所致AUB（简称：AUB- C）。

◇排卵障碍（ovulatory dysfunction）性AUB（简称：AUB- O）。

◇子宫内膜（endometrial）源性AUB（简称：AUB- E）。

◇医源性（iatrogenic）AUB（简称：AUB- I）：指使用性激素、放置宫内节育器或使用可能含雌激素的中药保健品等因素而引起的异常出血。使用利福平、抗惊厥药及抗生素等也易导致AUB-I的发生。

◇未分类（not yet classified）的AUB（简称：AUB-N）：如动静脉畸形、剖宫产瘢痕憩室、子宫肌层肥大等所致AUB。

出血模式

◇月经频发，月经过多，经期延长，不规律月经。

◇经间期出血（IMB）

　➤卵泡期出血。

　➤围排卵期出血。

　➤黄体期出血。

◇月经稀发。

◇月经过少。

◇闭经。

子宫内膜息肉及其所致异常子宫出血

◇AUB原因中21%～39%为子宫内膜息肉。

◇息肉可单发或多发，少数（0～12.9%）伴有腺体的不典型增生或恶变。

临床证据和结论

◇A级（结论基于充分的证据） 25%的息肉可自然消退，尤其是＜1cm的小息肉。

◇B级（结论基于有限的研究）

> ➤年龄增长、服用他莫昔芬、肥胖、高血压、不孕是高危因素。

> ➤最常见的症状是AUB：月经淋漓不尽、经间期出血、月经过多、不规则出血等。

> ➤随着年龄增长，息肉恶变略有增长，伴用AUB的病例恶度率更高。

诊断证据和结论

◇经阴道超声为息肉检出提供较可靠的依据，最佳检查时机为月经周期第10天之前。

◇彩色多普勒可提高息肉的检出率。

◇增强宫内对比（无论有无三维超声），皆能提高诊断水平。

◇盲视下的诊刮或活检不应用于子宫内膜息肉的诊断，宫腔镜检查是金标准。

治疗证据和结论

◇A级

> ➤对于无症状的小息肉（＜1cm）可行保守治疗。

> ➤对于不孕的患者，不论自然受孕还是辅助生殖，TCRP都对提高受孕率有利。

◇B级

> ➤目前不推荐药物治疗。

> ➤经宫腔镜子宫内膜息肉切除术（TRCP）是治疗的金标准。

> ➤对于有症状的绝经后患者，应行组织学检查。

◇C级（结论基于专家间的共识）

> ➤目前不同TRCP的临床证据尚无不同，出于创伤更小、花费更低、危险更小的原因，宫腔镜下息肉移除术优先于切除术使用。

◇术后复发风险3.7%～45.5%，随术后时间延长而增加，多发性息肉更容易复发。

◇为减少复发风险可采用短效口服避孕药或左炔诺孕酮宫内节育系统（LNG-IUS）。

子宫腺肌病（瘤）及其所致异常子宫出血

◇主要表现为月经过多和经期延长，部分患者可有IMB和不孕。多数痛经明显。

◇月经过多的患者中，经宫腔镜肌内膜活检有＞1mm子宫腺肌病的患者约占66%。

◇宫腔镜检查可见子宫内膜不规则缺陷、异常腺体开口、紫蓝色小点、囊性出血病灶和血管改变，敏感性63.6%，特异性100%。

◇宫腔镜术中超声可见子宫壁内云雾状强回声。

◇经宫腔镜活检或电切（TCRB）可以了解腺肌病深度。

◇特殊工具：旋转螺丝刀（spirotome），可经宫腔镜取活检。

◇对于月经过多的轻度子宫腺肌病（肌层浸润深度＜2.5mm）患者，宫腔镜下子宫内膜及浅肌层切除，近期疗效满意，远期疗效有待于长期随诊。

◇宫腔镜下子宫内膜去除术治疗AM的问题。

　➤难以切净，容易复发。

　➤2%术后疏于避孕发生异位妊娠、胚胎停育、FGR、胎盘植入等。

　➤部分患者因子宫下段粘连而出现宫腔积血。

　➤绝育术后患者可能出现子宫内膜去除术后输卵管绝育综合征（postablation tubal sterilization syndrome，PTSS）。

　➤医源性子宫腺肌病。

◇可配合GnRHa和LNG-IVS或皮下埋置剂等治疗。

◇有生育要求者建议积极助孕。

◇MRI子宫腺肌病亚型

　➤Ⅰ型：内生型（intrinsic adenomyosis）（图4-1A～E）。

　➤Ⅱ型：外生型（extrinsic adenomyosis）（图4-1I～K）。

　➤Ⅲ型：壁间型（intramural adenomyosis）（图4-1F～H）。

　➤Ⅳ型：不确定型（indeterminate adenomyosis）：病灶弥漫，肌层泪滴样变形。

◇囊性子宫腺肌病（囊腔直径＞5mm）

　➤1990年Paralekar首次报道。

　➤以幼年型囊性子宫腺肌病最为常见。

　➤有些可能与手术史有关，属于继发性病变。

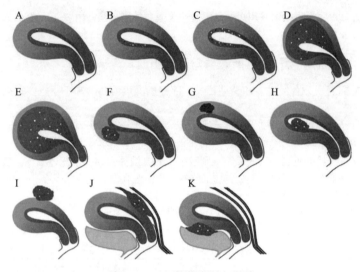

图 4-1　MRI 子宫腺肌病分型

子宫平滑肌瘤所致异常子宫出血

◇根据生长部位，子宫平滑肌瘤可分为影响宫腔形态的黏膜下肌瘤（L_{SM}）与其他肌瘤（L_o），前者最可能引起 AUB。

◇治疗方案取决于患者年龄，症状严重程度，肌瘤大小、数目、位置和有无生育要求等。

◇AUB-L_{SM} 采用宫腔镜或联合腹腔镜肌瘤剔除术有明确的优势。

◇A 级证据：对于 2 型黏膜下肌瘤、月经过多的患者，如果没有生育要求，同时行宫腔镜下子宫内膜去除术是一种有效的治疗方法。

◇B 级证据

➤黏膜下肌瘤导致 HMB 的机制尚不明确。

➤LNG-IUS 能减少黏膜下肌瘤的发生。

➤以孕激素为主导的治疗方案，如应用口服孕激素、LNG-IUS 或醋酸甲羟孕酮可以治疗 AUB，延缓黏膜下肌瘤的生长。

➤使用 GnRHa 的目的应是缩短手术时间、减少膨宫液的吸收和减少肌瘤残存的概率，但肌壁间肌瘤有可能造成术后粘连，需适度使用。

➤有生育要求的患者，当肌瘤数目大于 3 个，或肌瘤经宫腔镜切除会损伤大片子宫内膜时，应采用经腹入路手术。

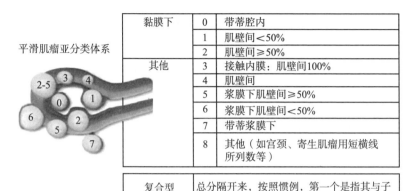

平滑肌瘤亚分类体系

黏膜下	0	带蒂腔内
	1	肌壁间＜50%
	2	肌壁间≥50%
其他	3	接触内膜：肌壁间100%
	4	肌壁间
	5	浆膜下肌壁间≥50%
	6	浆膜下肌壁间＜50%
	7	带蒂浆膜下
	8	其他（如宫颈、寄生肌瘤用短横线所列数等）

复合型（同时影响内膜和浆膜）	总分隔开来，按照惯例，第一个是指其与子宫内膜的关系，第二个是指其与浆膜的关系，以下为示例
	2-5 黏膜下和浆膜下，均少于肌壁间50%

图4-2 平滑肌瘤分类

➤ 经宫腔镜黏膜下肌瘤切除术（TCRM）去除全部肌瘤对于治疗HMB有效。

◇C级证据

➤ 黏膜下肌瘤导致AUB的直接来源还是内膜，针对内膜的药物治疗和毁损治疗都是有效的。

➤ 近绝经期的AUB患者可以使用GnRHa提前绝经。

◇新型选择性孕激素受体调节剂——醋酸乌利司他是非常有前景的药物。

子宫内膜恶变和不典型增生所致异常子宫出血

◇其是少见但重要的AUB病因。

◇常见于PCOS、肥胖、使用他莫昔芬的患者，主要表现为不规则子宫出血，可与月经稀发交替发生。少数为IMB，常合并不孕。

◇WHO分类（1994/2003）

➤ 典型增生

✓不伴非典型增生的单纯性增生。

✓不伴非典型增生的复杂性增生。

➤ 非典型增生

✓单纯性增生伴非典型增生。

✓复杂性增生伴非典型增生。

◇子宫内膜增生的恶变率

➤ 单纯性增生，随诊15年，1%恶变，80%自然消退。

➤复杂性增生，随诊15年，3%恶变，85%可逆转。

➤轻度不典型增生，15%恶变。

➤中度不典型增生，24%恶变。

➤重度不典型增生，45%恶变。

➤不典型增生发展为癌的时间为1～11年，平均4.1年；孕激素治疗后50%～94%病变转化、消退。

➤不典型增生绝经前3%恶变，绝经后25%恶变。

◇两种典型增生60%～70%的病例可以自愈。

◇单纯性增生和复杂性增生具有类似的高自然消退率、低进展率，没有证据支持需要采取不同的临床策略。

◇不典型增生诊断同时合并内膜癌的比例在30%（17%～52%）左右，故活检发现者应进一步行全面检查或宫腔镜检查！

◇不典型增生必须进行药物逆转或手术治疗，对MPA反应率80%～90%，复发率高达11%～50%，75%～80%最终接受子宫切除术。

◇治疗原则取决于两点：①有无核的异型性（不典型增生）；②有无生育要求。

➤无生育要求的非典型增生应行全子宫切除。

➤绝经后非典型增生患者应行全子宫＋双附件切除，而非单纯子宫切除。

➤绝经前是否切除卵巢有争议，冷冻病理有一定帮助。

➤有生育要求的非典型增生患者，可行孕激素治疗，治疗失败率约为35%。

　✓甲地孕酮80～160mg，每日2次。

　✓LNG-IVS。

➤无非典型增生的子宫内膜增生首选药物治疗，MPA 10mg/d 3～6个月。单纯性增生可以随诊。

◇高效孕激素是标准治疗，但孕激素的剂量和疗程缺乏统一规范，无上限可言！重点在于长期随诊，对内膜的主动监控而非具体剂量！

◇病情监测：超声监测内膜厚度和血流，3个月行一次宫腔镜评估＋内膜采样。维持治疗期间可延长至6～12个月一次。

◇有生育要求者内膜转化后尽快促孕。

全身凝血相关疾病所致异常子宫出血

◇血液病致异常子宫出血发生率，远比医学界印象中要高。月经过多的妇女中约13%有全身性凝血功能异常。

危害

◇妇科常规止血困难。

◇易休克，出现生命危机。

病种

◇血小板减少性紫癜。

◇再生障碍性贫血。

◇骨髓异常增生症。

◇血小板无力症。

◇骨髓纤维化。

◇白血病。

◇血管免疫母细胞性淋巴瘤。

◇凝血因子缺乏。

◇终身抗凝：血栓性疾病、肾透析或放置心脏支架管后等。

筛查潜在凝血异常的线索

◇初潮起即月经过多。

◇既往有产后、外科手术后或牙科操作相关的出血（具备其中一条）。

◇每月1～2次淤伤、每月1～2次鼻出血、经常牙龈出血、有出血倾向家
族史（具备两条以上）。

治疗方法

◇非手术治疗：内膜萎缩法；假绝经法；有时可加用丙酸睾酮减轻盆腔器官
充血。

◇手术治疗

➢刮宫。

➢内膜切除，随诊＞1年，20%复发。

➢子宫切除。

排卵障碍性异常子宫出血

◇即以前的无排卵型功血。

◇以发病年龄分类（注意：PALM-COIEN系统的适用人群是育龄期非妊娠女
性，此处分类只是便于临床应用的共性理解）

➢青春期AUB-O。

➢围绝经期AUB-O。

➢育龄期AUB-O。

病理性分类

◇雄激素过多性不排卵（多囊卵巢综合征、先天性肾上腺皮质增生、分泌雄激素的肿瘤）所致AUB。

◇下丘脑功能障碍（神经性厌食）所致AUB。

◇高催乳素血症所致AUB。

◇甲状腺疾病所致AUB。

◇原发性垂体疾病所致AUB。

◇卵巢功能早衰所致AUB。

◇药物性AUB-O。

诊断

排除器质性病变，评估排卵状态。

治疗

必须了解清楚。

◇充分了解病史、已做的检查和已经用过的药物。

◇对症止血

➤维生素K_4，4mg，每日3次。

➤维生素K_3，4mg，肌内注射1～2天。

➤氨甲环酸（抗纤溶药物）1.0g，2～3次/日。

➤云南白药。

➤出血严重时还可补充凝血因子，如纤维蛋白原、血小板、新鲜冻干血浆和新鲜血的输入。

◇激素治疗：对大量出血的患者，要求在性激素治疗6小时内明显见效，24～48小时止血。若使用下列方案均未能止血，应考虑有无器质性病变存在。

➤内膜脱落法：孕激素撤退，又称"药物性刮宫"，适用于血红蛋白＞80～90g/L，一般情况好者。

✓黄体酮：20～40mg/d，肌内注射3～5天。

✓地屈孕酮：10mg，每日2次，5～10天。

✓口服微粒化孕酮200～300mg/d，5～14天。

✓醋酸甲羟孕酮6～10mg/d，7～14天。

注：可加用丙睾25～50mg/d，3天，肌内注射，以减少出血量。切记一定要告知患者有撤退出血！多数孕激素结合肾上腺皮质激素受体，可出现肾上腺皮质低功能表现，如头晕等，最好晚上服药。

➤内膜萎缩法：应用大剂量高效孕激素。

- ✓ 妇康片（0.625mg/片）：5mg，每8小时1次，血止2～3天后，每3天减量1/3，直至维持量2.5～5mg/d，用药21天以上或血红蛋白能够耐受撤退性出血时停药。
- ✓ 左炔诺孕酮0.75mg/片，2～3片，减量方法同前。
- ➤ 内膜修复法：适用于青春期异常子宫出血，雌激素的用量与个体雌激素基础水平有关。
  - ✓ 苯甲酸雌二醇2mg，每4～8小时1次，每日最大剂量不超过12mg，血止后每3天按1/3减量至1～2mg/d，若减量中又开始出血，则恢复上一剂量，维持至血红蛋白升至100g/L以上加用孕激素→黄体酮20mg/d肌内注射，3天。
  - ✓ 戊酸雌二醇2～4mg每4～6小时1次，减量方法同前。
- ➤ 短效口服避孕药：应用方便，效果比较可靠，但机制不清，不好归类。每次1片，每天2～3次。血止后每3～7天按1/3减量至1天1片，维持至血红蛋白升至100g/L以上停药。若减量中又开始出血，则恢复上一剂量。

◇诊刮
- ➤ 除诊断外还可迅速止血，对围绝经期患者尤为重要，除外内膜病变。
- ➤ 必要时须诊刮，但不可滥用，更不应反复诊刮，一年内有病理阴性的证据可以不再诊刮。

◇周期调整
- ➤ 止血治疗后必须继续周期调整治疗。
- ➤ 依据年龄、有无生育要求制订治疗方案。
- ➤ 分为周期性孕激素撤退、口服避孕药防治或左炔诺孕酮宫内缓释系统治疗及促排卵治疗。

子宫内膜源性异常子宫出血

◇主要与原来的排卵型功血相对应。
◇主要表现为
- ➤ 排卵期出血。
- ➤ 经前出血。
- ➤ 经后出血。
- ➤ 月经过多（HMB）。

◇可能是子宫内膜修复的分子机制异常，包括子宫内膜炎症、感染、炎性反应异常和子宫内膜血管生成异常。
◇目前尚无特异方法诊断子宫内膜局部异常，主要基于在有排卵月经的基础上排除其他明确异常后而确定。

◇建议先行药物治疗，推荐的药物包括

➤氨甲环酸抗纤溶治疗。

➤口服短效避孕药。

➤LNG-IUS，适合于最近 1 年以上无生育要求者。

➤非甾体抗炎药（nonsteroidal anti-inflammatory drug，NSAID），可用于不愿或不能使用性激素治疗或想尽快妊娠者。

➤孕激素内膜萎缩法等。

◇刮宫术仅用于紧急止血及病理检查。

◇对于无生育要求者，可以考虑保守性手术，如子宫内膜切除。

医源性异常子宫出血

◇使用性激素、放置宫内节育器或使用可能含雌激素的中药保健品等可引起AUB。

◇突破性出血指激素治疗过程中非预期的子宫出血，是AUB-I的主要原因。

◇可能与所用的雌、孕激素比例不当有关。

◇放置宫内节育器引起经期延长可能与局部前列腺素生成过多或纤溶亢进有关；首次应用LNG-IUS或皮下埋置剂的妇女6个月内也常会发生突破性出血，做好放置前咨询很重要。

◇使用利福平、抗惊厥药及抗生素等也易导致AUB-I的发生。

◇必要时应用宫腔镜检查，排除其他病因，子宫腺肌病和慢性子宫内膜炎往往是潜在危险因素。

◇口服避孕药相关的突破性出血在低雌激素剂量的新型药物中并不少见，服药时间延长后会有改善，必要时可通过增加炔雌醇剂量改善出血。

动静脉畸形所致异常子宫出血

◇动静脉畸形所致AUB的病因分为先天性或获得性（滋养细胞肿瘤、子宫创伤、剖宫产术后等）两种，以后者多见。

◇多表现为突然出现的大量子宫出血。

◇诊断首选经阴道多普勒超声检查，子宫血管造影检查可确诊。

◇有生育要求的患者，出血量不多时可采用口服避孕药或期待疗法。

◇出血严重的患者通常需要采用选择性子宫动脉血管栓塞术，但可能对卵巢和内膜功能有不利影响，也可采用GnRHa单纯或辅助治疗。

◇无生育要求者，可采用子宫切除术。

剖宫产瘢痕憩室及其所致异常子宫出血

◇剖宫产瘢痕憩室（previous cesarean scar defect，PCSD）指子宫下段剖宫产术后子宫切口部位由于愈合不良出现的一个局部凹陷。

◇典型的临床表现为经期延长、经间期出血、继发不孕、慢性盆腔痛等。

◇诊断方法

> 阴道超声。

> 宫腔碘油造影：在子宫下段或宫颈管前壁见到龛影。

> 磁共振：可见憩室部位子宫内膜及肌层不连续，肌层部分或全部缺损，但不作为常规检查。

> 宫腔镜检查：目前被认为是诊断PCSD的最佳方法，且同时可以进行治疗。

◇PCSD的分型（尚无共识，仅做参考）

> 轻型：浅V形凹陷，此型多见，子宫前壁下段切口处可见宫腔凸向肌壁的小三角形或椭圆形的液性暗区，深度平均2.5mm（2～5mm），可有少量淋漓出血或无出血。

> 重型：三角形缺损，顶端凸向肌壁，肌壁极薄或仅可见浆膜层，该层肌壁回声欠均匀，形成明显的憩室改变，憩室深度平均＞7mm，临床症状重，憩室内常可见存留的血块，可长期淋漓出血。

> 中型：介于轻型和重型之间。

治疗方法

◇药物治疗

> 短效口服避孕药：抑制子宫内膜生长，促进子宫内膜的同步化，进而减少经量和突破性出血，可使部分轻到中度患者症状改善，适用于需要避孕又不想手术治疗的患者，停药后复发率高。

> LNG-IUS使子宫内膜萎缩变薄，整体减少月经量，从而改善异常出血症状。

◇手术治疗　PCSD手术治疗方法较多，具体应用哪种治疗方法应根据子宫切口憩室大小、类型，患者的临床症状及个体差异等因素进行选择。

> 宫腔镜手术：峡部成形术（瘢痕憩室流出道切开术）适合于没有生育要求，尤其是残余肌层厚度≥3mm的情况。有效率大约为80%。对于憩室局部较薄的病例，存在发生子宫穿孔甚至膀胱损伤的风险。简要步骤见图4-3。

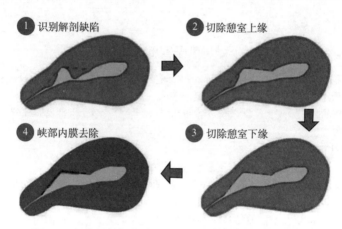

图4-3 经宫腔镜剖宫产瘢痕憩室峡部成形术的简要步骤

➢ 瘢痕憩室切除修补术：总体原则是切除憩室各壁的瘢痕组织，将子宫下段和宫颈的新鲜组织端重新缝合。可以通过开腹、经阴式和腹腔镜手术。具体选择哪种手术方式不仅取决于患者的阴道条件、病灶位置，也跟术者的专长和经验密切相关。

➢ 目前较推荐宫腹腔镜联合修补术：腹腔镜下行拆叠内翻缝合术，宫腔镜下行峡部成形＋局部内膜去除术。

治疗指征

◇PCSD的处理目前暂无统一标准，绝大多数医生认为无症状、无生育要求的女性不需要治疗。

◇顺利妊娠的女性不至于因为PCSD而终止妊娠，除非是明确的瘢痕部位妊娠。

◇长期因为经期延长或经间期出血而困扰，影响生活质量的情况需要治疗。

◇合并继发不孕和（或）瘢痕憩室局部残余肌层过薄（目前认为≤2.5～3mm）而存在妊娠子宫破裂风险的病例需要治疗。子宫瘢痕憩室修补术与峡部成形术均可改善继发不孕的结局，但对降低后续妊娠子宫破裂风险到底有多大裨益仍需积累更多的临床证据。

PCSD再次怀孕的风险

◇子宫瘢痕妊娠，如早孕期发现建议终止妊娠，亦是计划生育的高危情况。

◇胎盘植入或凶险型前置胎盘，是导致围生期和产后大出血的重要原因。

◇孕期子宫下段瘢痕分离及子宫破裂。

多囊卵巢综合征

多囊卵巢综合征的病理生理特点

◇病因不清，表现多样。
◇两个重要的特征

> 持续不排卵：雌二醇（E_2）正常或稍高，缺乏周期性变化。

> 雄激素过多：主要是雄烯二酮和睾酮。

　　注：硫酸脱氢表雄酮是肾上腺来源的雄激素的标志物。睾酮＞6.9nmol/L，应考虑卵巢雄激素肿瘤。

多囊卵巢综合征的诊断

◇诊断标准：在不断演变。目前推荐采用2003年鹿特丹标准。
◇2003年欧洲人类生殖和胚胎学学会与美国生殖医学协会的鹿特丹专家会议推荐的标准，是目前全球多囊卵巢综合征的诊断标准。

> 稀发排卵或无排卵。

> 高雄激素的临床表现和（或）高雄激素血症。

> 超声表现为多囊卵巢［一侧或双侧卵巢有12个以上直径为2～9mm的卵泡，和（或）卵巢体积＞10cm³］。

　　上述3条中符合2条，并排除其他高雄激素疾病如先天性肾上腺皮质增生（CAH）、库欣综合征、分泌雄激素的肿瘤。

中国多囊卵巢综合征诊断标准（2011年）

◇月经稀发或闭经或不规则子宫出血是诊断的必需条件。
◇再满足下列两项中的1项，即可诊断：

> 临床和（或）生化高雄激素表现。

> 超声为卵巢多囊改变。

◇排除其他雄激素过多的相关疾病，如CAH、库欣综合征、高催乳素血症、严重的胰岛素抵抗综合征、分泌雄激素的肿瘤、甲状腺功能异常等。

青春期女孩诊断多囊卵巢综合征的注意事项

◇初潮两年内月经紊乱较常见，进行"月经稀发或闭经"的诊断需谨慎。
◇B超下显示多于12个小卵泡时应同时测量卵巢体积，≥10cm³才属异常。
◇雄激素增多的诊断更注重血液检测，不单纯依据痤疮和多毛等。

◇诊断青春期多囊卵巢综合征，鹿特丹标准三条均符合为宜。

多囊卵巢综合征诊断标准的判断

稀发排卵或无排卵

◇判断标准

> 初潮两年不能建立规律月经。

> 闭经：停经时间超过3个以往月经周期或≥6个月。

> 月经稀发：月经周期≥35天及每年≥3个月不排卵者（WHO Ⅱ 类无排卵）。

◇月经规律并不能作为判断有排卵的证据。

◇基础体温（BBT）测量、B超监测排卵、月经后半期孕酮测定等方法可明确是否有排卵。

◇促卵泡激素（FSH）和雌激素（E_2）水平正常，目的在于排除低促性腺激素性性腺功能减退和卵巢早衰。

高雄激素的临床表现

痤疮、多毛。

◇高雄激素性痤疮特点：复发性痤疮，常位于额、双颊、鼻及下颌等部位。

◇高雄激素性多毛特点：上唇、下颌、乳晕周围、下腹正中线等部位出现粗硬毛发。

高雄激素的生物化学指标

总睾酮、游离睾酮指数［游离雄激素指数（FAI）＝总睾酮/性激素结合球蛋白浓度×100］或游离睾酮值高于实验室参考正常值。

多囊卵巢测量方法

◇阴道超声较准确。

◇早卵泡期（月经规律者）或无优势卵泡状态下超声检查。

◇卵巢体积计算：0.5×长×宽×厚（cm）；＞10cm³。

◇卵泡数目测量应包括横面与纵面扫描。

◇卵泡直径＜10mm：横径与纵径的平均数。

多囊卵巢综合征的分类建议

◇目前尚无多囊卵巢综合征的正式分类，暂时建议如下。

> 轻度多囊卵巢综合征（约占16%）：月经周期不规则，超声提示卵巢多囊改变，雄激素轻度升高，胰岛素正常，远期风险未知。

> 排卵性多囊卵巢综合征（约占16%）：月经周期正常；超声提示卵巢多囊改变，雄激素升高，胰岛素浓度增高，远期风险未知。
> 高雄激素血症和慢性无排卵（约占7%）：月经周期不规则，卵巢形态正常，雄激素升高，胰岛素浓度增高，有潜在的长期风险。
> 重度多囊卵巢综合征（约占61%）：月经周期不规则，超声提示卵巢多囊改变，雄激素升高，胰岛素浓度增高，有潜在的长期风险。

多囊卵巢综合征临床特征的发生率

◇稀发排卵或无排卵 75%。
◇肥胖 41%。
◇多毛 69%。
◇男性化 21%。
◇痤疮 20%。
◇脱发 5%。
◇AUB-O 29%。
◇闭经 51%。
◇痛经 23%。
◇不孕 74%。
◇周期性月经 12%。
◇基础体温双相 15%。
◇高血压。
◇黑棘皮病。

多囊卵巢综合征的高危因素

关联强的危险因素

◇多囊卵巢综合征的家族史。
◇肾上腺功能早熟（腋毛或阴毛出现早，大汗腺发育早）。

关联弱的危险因素

◇低出生体重。
◇胎儿雄激素暴露。
◇肥胖。
◇环境内分泌紊乱因素，如双酚A水平升高等。
  多囊卵巢综合征的检测指标见表4-2。

表4-2 多囊卵巢综合征检测指标

项目	异常标准	意义
首选项目		
血清总睾酮和游离睾酮	≥2SD	60%～80%的多囊卵巢综合征存在高雄激素血症，70%游离睾酮升高，40%总睾酮升高
血清游离脱氢表雄酮	≥2SD	25%的多囊卵巢综合征此项升高，并且10%本项是唯一升高的雄激素
17-羟孕酮	>24nmol/L（即8ng/ml）提示肾上腺皮质增生	ACTH刺激试验30分钟后17-羟孕酮检测值6～24nmol/L（2～8ng/ml）可排除21-羟化酶缺乏的非典型CAH，刺激值>30nmol/L（即10ng/ml）（通常都>45nmol/L，即15ng/ml）为NCAH
血清催乳素（PRL）	>25ng/L	提示高催乳素血症
血清促甲状腺激素（TSH）		在甲状腺疾病中异常
口服葡萄糖耐量试验	空腹血糖水平在5.6～6.9mmol/L（100～125mg/dl）为异常。而2小时后血糖水平在7.8～11.0mmol/L（140～199mg/dl）为异常	空腹血糖≥7 mmol/L（126 mg/dl），或者2小时后血糖≥11 mmol/L（200 mg/dl）诊断为糖尿病 多囊卵巢综合征患者中糖耐量异常者占40%，糖耐量减低和糖尿病的OR值分别为2.5和4
胰岛素谱	空腹胰岛素测量水平在69～104pmol/L（10～15μIU/ml）可能提示胰岛素抵抗 在口服葡萄糖耐量试验中，胰岛素峰值在695～1042pmol/L（100～150μIU/ml）可能提示轻度胰岛素抵抗；1042～2084pmol/L（150～300μIU/ml）提示中度胰岛素抵抗，大于2084pmol/L（300μIU/ml）提示重度胰岛素抵抗	

续表

项目	异常标准	意义
空腹血脂	总胆固醇、低密度脂蛋白、三酰甘油升高，高密度脂蛋白降低	评估心血管疾病风险
次选项目		
血清雄烯二酮		增加10%高雄激素血症的诊断率
盆腔超声	每侧卵巢中直径2～9mm的卵泡超过12个，或一侧或双侧卵巢体积>10cm³（0.5×长×宽×厚）	75%多囊卵巢综合征出现多囊卵巢，25%的正常女性和其他内分泌疾病患者，如CAH也可以有多囊卵巢 青春期的多囊卵巢在建立正常月经周期后会消失 此标准不适用于40岁以上女性，随着年龄增长，卵巢体积和卵泡数量都会减少
基础体温（BBT）	单相提示无排卵	多达20%的多囊卵巢综合征患者有正常月经，需要鉴别
黄体期孕酮	>6.4～25.4nmol/L（2～8ng/ml）提示已经发生了排卵	
FSH和LH		2/3的多囊卵巢综合征患者LH升高，甚至LH/FSH>3，更多见于瘦的患者

多囊卵巢综合征的鉴别诊断

◇21-羟化酶缺乏：17α-羟孕酮监测及其刺激试验。

◇甲状腺功能障碍：甲功1＋3。

◇高催乳素血症：测定PRL。

◇库欣综合征：测定24小时尿游离皮质醇。

◇分泌雄激素的肿瘤：基础总睾酮值大于6.9nmol/L（200ng/dl）或者游离睾酮大于0.7nmol/L（2ng/dl），提示要行卵巢超声检查，但有可能遗漏小的门细胞瘤。硫酸脱氢表雄酮值大于7000ng/ml时应行肾上腺的CT扫描。

◇严重的胰岛素抵抗综合征（即高雄激素-胰岛素抵抗-黑棘皮病综合征）：空腹胰岛素水平大于556pmol/L（80μIU/ml）和（或）在75g口服葡萄糖耐量试验中，3小时后的胰岛素峰值大于2084pmol/L（300μIU/ml）。

◇雄性/合成代谢药物。

◇低促性腺激素性功能减退症。

◇卵巢早衰。

多囊卵巢综合征的治疗

◇依据患者不同年龄、对生育要求的不同而定。
◇有生育要求患者的治疗
  ➢治疗目的：促使无排卵的患者达到排卵及获得正常妊娠。
  ➢基础治疗
    ✓生活方式调整
    ①减少糖类摄入，每日能量逆差500kcal。
    ②运动150分/周。
    ③必要时可以使用减肥药。
    ✓高雄激素血症的治疗（既往首选炔雌醇环丙孕酮片，根据2018年国际PCOS指南，现推荐首选低剂量炔雌醇的制剂如屈螺酮炔雌醇片）：有高雄激素症状或高雄激素血症的多囊卵巢综合征患者，通过降低雄激素可以增加对氯米芬的敏感性，周期性撤退性出血改善子宫内膜状态。
    ✓胰岛素抵抗的治疗：二甲双胍500mg 2～3次/日，改善胰岛素抵抗可以增加对氯米芬的敏感性。
  ➢促排卵治疗
    ✓一线方案——氯米芬（clomiphene citrate，CC）
    ①自然月经或撤退出血第5天起氯米芬50 mg/d，用5天。
    ②一种剂量无效后于下一周期加量，每次加50mg/d。
    ③用至150mg/d，5天后无排卵为氯米芬抵抗。
    ✓二线方案
    ①促性腺激素：人绝经期促性腺激素（HMG）。
    ②高纯度FSH（HP-FSH）。
    ③基因重组FSH（r-FSH）：几乎不含LH，特别适用于多囊卵巢综合征。
    ✓腹腔镜下卵巢打孔术：不建议专门为打孔而进行手术。
  ➢体外受精-配子移植（IVF-ET）。
◇无生育要求患者的治疗
  ➢治疗目的
    ✓近期目标为调整月经周期、治疗多毛和痤疮、控制体重。
    ✓远期目标为预防糖尿病、预防子宫内膜癌、心血管疾病。

多囊卵巢综合征的并发症

◇不孕

◇妊娠并发症

　➤自然流产。

　➤高血糖致畸。

　➤GDM、高血压、子痫前期、早产、新生儿重症监护和围生期死亡率均有增加。

◇代谢综合征。

◇2型糖尿病。

◇血脂异常。

◇心理并发症。

◇阻塞性睡眠呼吸暂停,20%～40%。

◇非酒精性脂肪肝(NAFLD)。

◇子宫内膜增生或癌。

◇心血管疾病。

口服避孕药治疗多囊卵巢综合征的机制

◇雌激素使血浆结合蛋白浓度增加,游离雄激素下降。

◇孕激素在靶器官直接竞争雄激素受体。

◇(炔雌醇环丙孕酮片)抑制P450c17/17-20裂解酶活性,减少雄激素合成。

◇通过抑制下丘脑-垂体LH分泌而抑制卵泡膜细胞高水平雄激素生成。

来曲唑与氯米芬的比较

◇总体而言,来曲唑的排卵/妊娠/种植/活产率都优于氯米芬(RR≈1.5)。

◇应用来曲唑多为单胎妊娠。

◇应用来曲唑排卵后雌激素水平更低,孕激素水平更高。

◇应用来曲唑治疗后卵巢中小卵泡数量及AMH降低。

◇应用来曲唑后子宫内膜更薄。

◇应用来曲唑针对高雄激素血症相关症状,如体毛增加的效果不如氯米芬。

◇应用来曲唑与氯米芬同样安全,胎儿先天异常发生率无差异。

腹腔镜下卵巢打孔术（laparoscopic ovarian drilling，LOD）

机制
◇破坏产生雄激素的卵巢间质。
◇间接调节垂体-卵巢轴，血清LH和睾酮水平下降。
◇降低抑制素的产生。
◇刺激卵巢芳香化酶的作用。

效果
在氯米芬抵抗者中，排卵率79%，妊娠率67%，没有多胎妊娠的风险。

指征
◇氯米芬抵抗。
◇无检测卵泡发育的条件。
◇有其他腹腔镜手术指征的多囊卵巢综合征患者。
◇高LH，低游离睾酮指数和BMI正常的患者效果较好。

方法
◇电针或激光：8mm深，直径2mm。
◇功率：30W。
◇每侧打孔建议4个，可根据卵巢大小个体化处理，不超过10个。
◇时间：5～30秒/孔。

注意事项
◇促排卵引起的多囊卵巢不是LOD的指征。
◇发生盆腔粘连的概率约为23%。

引起高雄激素血症的原因

◇卵巢：多囊卵巢综合征、间质泡膜细胞增生症、分泌雄激素的肿瘤。
◇肾上腺：21-羟化酶缺乏、皮质醇增多症、肾上腺肿瘤。
◇特发性多毛。
◇药物：应用外源性雄激素、具有雄激素效应的孕激素、苯妥英钠。

关于女性雄激素的产生和治疗

◇女性的雄激素有助于维持正常的卵巢功能、骨代谢、认知和性行为。
◇绝经前女性血清中主要的雄性激素按照血清浓度由高到低分别为硫酸脱氢表雄酮（dehydroepiandrosterone sulfate，DHEA-S）、脱氢表雄酮

(dehydroepiandrosterone，DHEA）、雄烯二酮（androstenedione，A）、睾酮（testosterone，T）和双氢睾酮（dihydrotestosterone，DHT）。

◇DHEA-S、DHEA和雄烯二酮被认为是激素原，需要转化为睾酮或者DHT才能发挥其雄激素的效用。

◇雄激素由肾上腺和卵巢分泌，也可由激素原的外周转化而来。

◇DHEA-S仅由肾上腺产生，循环水平的浓度范围为75～375μg/dl（2～10μmol/L）。

◇雄烯二酮由肾上腺和卵巢产生，两者的产生量相等，循环水平的浓度范围为160～200ng/dl（5.6～7nmol/L）。

◇睾酮由肾上腺（25%）和卵巢（25%）合成，以及由雄烯二酮外周转化而来（50%），女性循环水平的浓度范围为20～70ng/dl（0.7～2.6nmol/L），其在卵泡早期浓度最低，月经中期增加20%。

◇几乎所有（99%）的循环睾酮都与蛋白相结合[主要是与性激素结合球蛋白（sex hormone binding globulin，SHBG）结合]，因此，对SHBG浓度的任何影响（如口服雌激素介导的SHBG增加）都会影响游离/活性睾酮的浓度。

◇DHT主要是一种细胞内雄激素。DHT在靶细胞内由睾酮发生5α还原反应而产生。很少再次进入循环中。

◇所有主要的雄激素几乎都代谢为17-酮类固醇（17-ketosteroid，17-KS）并经尿液排泄。

◇育龄期妇女的血清雄激素浓度（总睾酮和游离睾酮及雄烯二酮）随着年龄逐步下降，临床绝经后不再进一步降低。

◇绝经后的卵巢是主要的雄激素产生腺体。

◇雄激素是雌激素合成的必要前体，并且似乎在卵泡发育方面也发挥着重要作用。

◇雄激素对女性性功能有一定的作用，但是作用的程度并不确定。

◇女性脉管系统、大脑、乳房、皮肤、肌肉、脂肪和骨骼组织中也发现有雄激素受体，提示其具有其他非生殖功能：雄激素是引起动脉粥样硬化的因素；对骨骼健康可能有有利影响；对情绪及认知功能可能有影响。

◇目前并没有雄激素缺乏综合征的明确生化标准。

◇外源性睾酮治疗已显示出可改善仔细选择的绝经后女性人群（双侧卵巢切除术后发生性欲障碍的女性）的性功能（性需求、性刺激和高潮反应）。

◇目前可用的临床试验数据并不提示外源性睾酮疗法有益于改善骨密度、情绪、认知或者血管舒缩。

◇接受口服睾酮治疗的绝经后女性血清中高密度脂蛋白胆固醇的浓度轻度下

降，但是这种变化是否会很大程度影响总的心血管风险还未知。

◇雄激素治疗的副作用包括多毛症和痤疮；它们都为剂量依赖性及时间依赖性，且通常可逆。男性化改变罕见。

不孕与助孕

WHO 不孕不育症病因学调查

◇女方因素占40% ～ 55%，男方因素占25% ～ 40%，男女双方共同因素占20% ～ 30%，不明原因的约占10%。

◇女性不孕因素（1990年）（表4-3）

表4-3　女性不孕因素

	欧美国家	亚洲
不明原因	40%	31%
输卵管因素	36%	39%
排卵因素	33%	34%
子宫内膜异位症	6%	10%

◇男性不育因素（1985年）（表4-4）

表4-4　男性不育因素

	欧美国家	亚洲
不明原因	49%	58%
精索静脉曲张	11%	10%
睾丸因素	10%	11%
感染	7%	3%
精液异常	11%	8%

不孕症的诊治流程

◇首先核对是否满足"不孕"的诊断：至少经过12个月未避孕的正常性生活，而未妊娠（WHO）。

◇评估自然受孕的三大基石

> 提倡先排查男方精液：最佳采集时间为禁欲48小时后，且不超过7天。

> 确定是否排卵

✓基础体温，最简便、经济。

✓尿LH试纸检测。

✓黄体中期孕激素水平检测，大于3ng/ml提示排卵。

✓B超监测，可以直观地获取卵泡生长及卵泡破裂的信息。

> 输卵管通畅试验

✓输卵管通液：主观性较强，没有客观证据。

✓子宫输卵管碘油造影（HSG）：假阳性率15%，主要表现为近端不通（常为痉挛所致）。

✓子宫输卵管超声造影：避免X线，同时可观察评估宫腔、输卵管及盆腔的整体情况。

✓腹腔镜检查：金标准。

注：选择输卵管检查方法的原则为先简单后复杂，但对于年龄大于35岁，合并子宫肌瘤或子宫内膜异位症的患者可以直接行腹腔镜检查。

◇排卵障碍的患者以在门诊成功诱导6个可排卵周期为节点，原则上先以纠正排卵异常为目标，仍无妊娠的情况下再做输卵管的检查。结合个体情况可以同时评估。

◇造影结果只要有一侧输卵管通，在排除其他不孕因素后，建议再试孕半年，期待自然受孕的可能，仍然未则可选择做宫（腹）腔镜评估。

◇宫（腹）腔镜检查术后，根据术中情况决定后续治疗，并就继续试孕还是积极ART提出建议。

不孕症的腹腔镜检查指征

◇通液或造影提示不孕存在输卵管因素。

◇查体或病史提示子宫内膜异位症或肌腺瘤。

◇合并子宫肌瘤。

◇B超或造影提示子宫畸形可能。

◇年龄大、不孕时间长。

◇不明原因不孕（北京协和医院共识：输卵管造影后试孕半年以上仍未果）。

宫腔镜对不孕症的诊治意义

◇发现和诊断子宫内膜的异常增生。

◇发现和诊断子宫内膜结核病。

◇诊断和治疗黏膜下肌瘤。

◇诊断和治疗子宫内膜息肉。

◇诊断和治疗宫腔粘连。

◇诊断和治疗子宫中隔。

◇即使宫腔镜检查正常的患者，IVF-ET的妊娠结局亦有改善。

排卵障碍的病因构成

◇排卵障碍在不孕病因中占18% ～ 25%。

◇排卵障碍的常见病因

➢ 多囊卵巢综合征（70% ～ 85%）。

➢ 下丘脑垂体性闭经（5% ～ 10%）。

➢ 原发性卵巢功能不足（POI）（5% ～ 10%）。

➢ 高催乳素血症（5% ～ 10%）。

诱导排卵

概念

诱导多个优势卵泡发育，多个卵母细胞成熟，提高受孕机会。

◇轻度的过度卵巢刺激　诱导2 ～ 3个优势卵泡同时成熟，增加受孕机会。

◇重度的过度卵巢刺激　诱导十几个卵泡同时成熟，取出卵子，通过IVF-ET，实现妊娠。

药物

◇氯米芬

➢ 竞争结合下丘脑细胞内的雌激素受体，解除雌激素的负反馈而产生更多的促性腺激素释放激素，适于体内有一定水平雌激素的无排卵或排卵稀发的患者。

➢ 排卵率达60% ～ 85%，但妊娠率仅25%（10% ～ 40%）。

➢ 月经第5 天始，50 mg/d，共5天。若无效，可以逐渐增大剂量至150mg/d。

◇促性腺激素（FSH和HMG）　排卵率70% ～ 85%，妊娠率35% ～ 45%。需要在专科医生监测下使用！

➢ 低剂量递增方案：先用FSH 37.5 ～ 75IU 4 ～ 6天，复查雌二醇和B超，调整FSH用量（37.5 ～ 75IU），以后每隔2 ～ 3天复查，卵泡直径达12 ～ 14mm时酌情加HMG。

➢ 剂量递减方案：以FSH 150IU/d为起始剂量至阴道B超测到一个卵泡直径达10～12mm，FSH剂量减为112.5IU/d，3天后减为75IU/d至卵泡成熟。

◇ 芳香化酶抑制剂　来曲唑（letrozole，LE），阻断雌激素产生，可解除雌激素对下丘脑-垂体-性腺轴的负反馈抑制，使促性腺激素分泌增多。在卵巢内部，可阻断雄激素向雌激素转化，导致雄激素在卵泡内积聚，从而增强FSH受体的表达，扩大FSH效应。同时，卵泡内雄激素的蓄积可刺激胰岛素样生长因子1（IGF-1）及其他自分泌和旁分泌因子的表达增多，在外周水平提高卵巢对激素的反应。

IVF-ET中刺激卵巢的方案

◇ 长方案　适于＜35岁，FSH＜10mIU/ml的患者。

➢ 月经第一天开始应用短效避孕药，至周期第21天开始给GnRHa，到下一次月经的第二天时，加用FSH 150～225IU/d。

➢ 酌情停用GnRHa和加用HMG。

➢ 至少有3个大于18mm直径的卵泡时，给予HCG 10 000IU肌内注射。

➢ 注射HCG 36小时后取卵。

◇ 短方案　适于＞35岁，FSH＞10mIU/ml，长方案反应差的患者。

➢ 月经第二天开始应用GnRHa 0.1mg/d肌内注射及FSH 300～450 IU/d肌内注射。

➢ 后期与长方案相同。

◇ 超长方案　适于中、重度子宫内膜异位症患者。

➢ 提前数月开始注射长效GnRHa：戈舍瑞林（3.6mg/支）或亮丙瑞林（3.75mg/支）或曲普瑞林（3.75mg/支）。

◇ 其他　微刺激方案、黄体期促排方案等。

输卵管性不孕（tubal factor infertility，TFI）

◇ 输卵管阻塞粘连引起的不孕症。

◇ 占女性不孕的25%～35%。

◇ 筛查方法：病因学筛查。

◇ 感染：沙眼衣原体抗体的阴性预测值为92%。

◇ 病史：输卵管病史（如异位妊娠、输卵管手术史）；盆腔感染病史；性生活过早；人工流产，注意当地规范程度；IUD，倾向于无影响。

◇ 阴性病史＋衣原体抗体阴性，输卵管受累的概率＜15%。

➢ 形态学筛查：HSG或子宫输卵管声像学造影（HyCoSy）。

➢ 功能学筛查：输卵管镜检查。

诊断金标准

　　腹腔镜检查。

有关输卵管的评分系统

◇ 美国生育协会分期法修订案盆腔粘连评分系统　应用较多，且是半定量的评估，稳定性及推广性较好。

◇ "Hull&Rutherford" 评估体系　三个等级，Ⅰ级为输卵管轻微粘连；Ⅱ级为单侧输卵管严重损伤；Ⅲ级为双侧输卵管严重损伤。

◇ "Hulka" 输卵管评分系统　根据四个方面评估：①卵巢受累程度；②粘连质地；③伞端通畅程度；④峡部通畅程度。

◇ 输卵管镜评分　未广泛应用。

◇ 输卵管损伤分级　见表4-5。

表4-5　输卵管损伤分级

项目	描述	得分	描述	得分	描述	得分
输卵管开放	正常	0	部分性阻塞（包茎）	2	完全阻塞（输卵管积水）	5
壶腹部黏膜	正常	0	减少	5	缺失	10
输卵管壁	正常	0	薄	5	厚且梗阻	10

　　注：2～5分，Ⅰ期；7～10分，Ⅱ期；11～15分，Ⅲ期；≥15分，Ⅳ期

输卵管的预后评估

◇ 好的特征

➢ 局限的膜状粘连。

➢ 轻度扩张的输卵管<3cm。

➢ 输卵管壁薄且柔软。

➢ 黏膜皱襞丰富。

◇ 不良的特征（有学者主张首选切除）

➢ 广泛、致密的管周粘连。

➢ 显著扩张的输卵管。

➢ 输卵管壁厚且纤维化。

➢ 黏膜皱襞稀少或缺如。

治疗

◇输卵管整形
  ➢保持足够长度，＞4～6cm。
  ➢恢复形态和结构。
  ➢维持正常血供。
  ➢预防粘连。
◇输卵管近端插管。
◇IVF-ET。

输卵管各部位梗阻外科修复的循证证据

◇非封闭性远端病变　修复后妊娠率50%～60%。
◇封闭性远端病变　积水成形后妊娠率为26%。
◇中部病变　绝育再通后妊娠率可达70%。
◇近端病变　85%以上可以通过近端疏通的方式处理，术后妊娠率为
  12%～39%，异位妊娠率为2%～9%。

近端输卵管阻塞

◇假性阻塞　管腔压力高，多与子宫内膜异位症相关。
◇管腔黏液栓　与子宫内膜异位症相关。
◇输卵管炎　峡部肌性炎性变。
◇闭塞性纤维症　管腔完全闭锁，需近端疏通＋吻合。

输卵管远端阻塞的处理及妊娠率

◇非闭锁性病变
  ➢周围粘连分解术：妊娠率＞60%。
  ➢伞端成形术：妊娠率47.7%。
◇闭锁性病变
  ➢薄壁积水：管腔内纤毛丰富者，术后妊娠率为26%。
  ➢厚壁积水：术后妊娠率为0～1%。

子宫内膜异位症相关输卵管伞端病变

◇积水（hydrosalpinx）。
◇伞端粘连（fimbrial agglutination）形成黏膜桥。
◇伞口狭窄（fimbrial phimosis）。
◇伞口边缘圆钝（fimbrial blunting）。
◇形成附加开口（accessory ostium）。
◇形成附加管腔（accessory tube）。

◇形成憩室（diverticulum）。

◇管腔扭曲（convoluted oviduct）。

◇输卵管伞卵巢系膜延长（elongated fimbria ovarica）。

◇泡状附件（paratubal cysts）。

输卵管手术的原则

◇通过手术获益的是微小的远端病变、轻度粘连和绝育复通术。重症及严重粘连者应建议行IVF-ET。

◇不做勉强的输卵管整形和粘连分解术，术后的妊娠率应高于30%。

◇年龄大于35岁的患者应提供IVF治疗的建议和咨询，尝试失败后可再考虑手术治疗。

◇尽量少用电凝止血，尽可能封闭卵巢与输卵管表面的创面（单极电切<25W；水垫最大化浆膜面）。

◇尽可能用单股不可吸收线（5-0或6-0）缝合盆腔组织。

◇所有输卵管手术后均有异位妊娠可能。

输卵管手术的禁忌证

◇厚壁输卵管积水。

◇输卵管管腔内粘连。

◇输卵管内膜萎缩或消失。

◇浆膜面融合的重度粘连。

◇卵巢表面一半以上的广泛性粘连。

◇输卵管极度水肿扩张。

◇伞部完全丧失。

◇盆腔结核。

◇急性盆腔炎。

◇输卵管长度<4cm或壶腹部少于一半。

◇前次输卵管手术失败者。

各期别输卵管手术的结果（表4-6）

表4-6 各期别输卵管手术结果

	期别 I	期别 II	期别 III	期别 IV
例次	166	302	184	88
宫内妊娠（%）	42	35	13.5	1.1
异位妊娠（%）	12	7.6	9.2	3.4

美国生殖医学协会委员会共识（2012）

> 有很好的证据支持：子宫输卵管碘油造影（HSG）应作为评估输卵管功能的一线方法，但其对于近端梗阻存在可能出现假阳性的局限性。

> 合理证据推荐：对于年轻的，没有其他不孕因素的输卵管近端阻塞患者，建议采用输卵管导管置入技术。

> 合理证据推荐：对于年轻的，没有其他不孕因素的轻度输卵管积水患者，可行腹腔镜输卵管伞端成形或造口术。

> 有很好的证据支持：对于手术无法修复的重度输卵管积水，建议行患侧输卵管切除或根部阻断术，以提高IVF的妊娠率。

> 有很好的证据支持：输卵管结扎术后复通值得行显微外科吻合术。

子宫内膜异位症合并不孕的共识性建议

◇药物治疗可以缓解子宫内膜异位症相关疼痛，但对改善生育结局无益，尚无证据显示术前或术后辅助药物治疗可以提高生育力。

◇手术在对子宫内膜异位症确诊并分期的过程中，可最大限度地清除病灶、分离粘连、重建盆腔解剖关系，有利于自然妊娠并提高生育能力，治疗价值是肯定的。

◇对卵巢子宫内膜异位囊肿的手术治疗需谨慎判断术前的卵巢功能并选择适宜的手术方式。

◇对拟行IVF-ET/卵胞质内单精子注射（intracytoplasmic sperm injection, ICSI）助孕治疗的子宫内膜异位症患者，目前没有证据显示手术可以增加IVF的成功率，对于复发性卵巢巧克力囊肿不推荐二次手术。

◇对于10cm以上的卵巢巧克力囊肿建议手术，明确诊断并除外恶性可能。

◇经验不足的医生与经验丰富的医生相比，术后卵巢窦卵泡数有显著差别，临床妊娠率无显著差异，但活产率有显著差异。

◇术后卵巢储备功能的下降与囊肿大小密切相关，故有生育要求的卵巢巧克力囊肿患者应该尽早手术。

◇腹腔镜双侧巧克力囊肿术后卵巢功能衰竭的发生率约为2.4%，有时期待治疗有利于减少对卵巢储备功能的损伤、避免发生手术并发症，同时减少经济负担。

◇子宫内膜异位症合并不孕的患者中，子宫内膜因素也值得关注，40%～60%的此类患者存在微小息肉和出血等慢性子宫内膜炎表现，应该同时行宫腔镜检查。

◇Ⅰ～Ⅱ期子宫内膜异位症患者，输卵管通畅，男方精液常规大致正常或轻度少弱精症，可考虑IUI 3 ~ 6个周期，未果的话建议IVF助孕。

◇子宫内膜异位症相关不孕患者IVF的成功率显著低于输卵管性不孕患者，随着病变期别的升高，获卵数、受精率、着床率和妊娠率均明显下降。

◇子宫内膜异位症患者行IVF-ET/ICSI前接受3 ~ 6个月GnRHa治疗可显著提高临床妊娠率（约为4倍）。

◇对除不孕外无其他症状的DIE患者，如年龄小于35岁，则建议先行两个周期的IVF治疗，如果未能妊娠再考虑手术治疗。如果年龄大于35岁，有IVF失败史可首选手术治疗，其后再IVF助孕。

◇DIE患者常侵犯输尿管、肠管等，手术难度大，损伤亦大，建议及早治疗、及早妊娠。

子宫肌瘤与生育的关系

◇无症状的子宫肌瘤不需要推迟妊娠，年龄是影响生育力的最重要因素。

◇不建议为预防妊娠并发症而行预防性子宫肌瘤剔除术。

◇平滑肌瘤和不孕的关系并不明确，不孕不育夫妇应在处理肌瘤前先完善全面评估。

➢据估计，仅1% ~ 2%的不孕病例是由子宫肌瘤导致的，主要与侵犯子宫内膜和导致宫腔变形的黏膜下肌瘤有关。

➢影响生育力的关键因素是肌瘤的位置而非大小。

◇如存在影响宫腔形状的黏膜下肌瘤，对于合并不孕或是计划行辅助生殖的女性都建议手术治疗。

◇对于未来计划妊娠的女性，不建议对子宫肌瘤进行药物或栓塞治疗。

◇子宫肌瘤剔除术后，分娩前发生子宫破裂的风险约为0.002%，远低于古典式剖宫产术史（约为3.7%），此类数据都可能有偏倚和少报。

➢曾以透壁切口剔除肌瘤的患者，临床的普遍做法是行择期剖宫产。

✓通常选择在37 ~ 38^{+6}周为宜。

✓多发肌瘤剔除史者，类似于古典式剖宫产切口，提前在36周终止妊娠亦是合理的。

➢腹腔镜下肌瘤剔除术后的风险差异归因于不同的手术技巧和手术医生的水平。

◇妊娠期肌瘤的患病率介于1.6% ~ 10.7%，合并＞3cm肌瘤者约占4%。

◇妊娠期子宫肌瘤的生长模式通常是非线性的。

➢50% ~ 60%保持稳定（变化＜10%）。

➢22% ~ 32%增大。

➢8% ~ 27%缩小。

> 体积增大者通常发生在早孕期，中、晚孕期即使增大，程度也很小。

> 孕期肌瘤的体积平均增大12%，极少超过25%。

◇妊娠期间的肌瘤通常没有症状，相对疼痛最常见，＞5cm肌瘤发生疼痛的概率高一些。

◇大部分肌瘤在妊娠期不会发生并发症，肌瘤的大小和位置是危险因素。

> 体积较大（＞3cm）、位于胎盘后和（或）造成宫腔变形的肌瘤，与自然流产、胎盘早剥、胎儿生长受限、出血及早产风险相关。

> 多发肌瘤是早产的另一危险因素。

子宫腺肌病的助孕现状与策略

◇子宫腺肌病对妊娠的影响

> 子宫腺肌病患者每次胚胎移植的临床妊娠率、持续妊娠率和活产率显著低于无子宫腺肌病患者。

> 子宫腺肌病患者的流产率高于无子宫腺肌病患者（OR＝2.2，95%CI 1.53～3.15）。

> 接受手术治疗子宫腺肌病似乎可以提高妊娠率（OR＝6.22，95%CI 2.34～16.54）。

> 局灶性腺肌病比弥漫性腺肌病有更高的新鲜移植成功率（OR＝1.36，95%CI 0.67～2.75）。

早期诊断，早期治疗，及早试孕

MRI和宫腔镜下活检。

预防远远比治疗更重要

◇短效口服避孕药（24＋4模式比21片模式更优）。

◇LNG-IUS。

手术的考量

◇风险

> 无法切净。

> 子宫破裂占6.0%，还可并发如胎盘粘连、胎盘植入、穿透性胎盘植入等其他问题。

> 术后妊娠率为17.5%～72.7%，很大程度上归功于辅助生殖技术。

◇时机

> 药物无法控制。

> 病灶局限，手术治疗后子宫破裂风险不大的情况下。

> IVF-ET失败（最好有冻胚）。

◇术前评估

➢MRI：明确子宫腺肌病的部位、病变范围，宫腔的位置，以确定切口的位置、方向和深度。

➢子宫输卵管造影：明确宫腔的形状和大小。

子宫内膜的种植窗口（window of implantation，WOI）

◇开窗时间为月经周期19～20天，持续4～5天，关窗23～25天。

◇可以通过组织学、生物标志物和转录组学等予以识别。

◇组织学：子宫内膜按日期诊断。

➢尚不具备接受能力的内膜特征

✓核下空泡。

✓开始分泌糖原颗粒。

✓几乎无分裂象。

✓腺体开始呈脑回状。

✓细胞粗大和扭曲。

➢接受能力已过的内膜特征

✓蜕膜变从表层延伸至深部间质。

✓出现淋巴细胞。

◇分子生物标志物：降钙素（calcitonin）、白血病抑制因子（Leukemia Inhibitory Factor，LIF）、环氧合酶-2（cox-2）、HOXA-10、MUC1、stathmin1、膜联蛋白A_2（annexin A_2）。

◇核仁通道系统（nucleolar channel system，NCS）

➢见于排卵后（16～24天）。

➢出现于种植窗口期，内膜上皮的细胞核内。

➢透射电镜可见。

➢mAb414——NCS的第一个分子标志物。

◇ERArray-转录组学

➢子宫内膜接受能力芯片，含有238个基因，客观诊断WOI。

➢自然周期，LH高峰后7天；HRT周期，给孕酮后5天。

➢反复种植失败的患者可能受益。

宫腔粘连的诊治

◇宫腔粘连（IUA）是妇科常见、对生育功能危害严重并且治疗效果较差的宫腔疾病，严重影响女性生殖生理及身心健康。

◇约90%的严重宫腔粘连与人工流产或刮宫术治疗妊娠并发症（如不全流产、稽留流产、胎盘残留、产后出血）有关。

◇粘连也可以发生于非妊娠子宫，如子宫肌瘤切除术或子宫动脉栓塞术。

◇常见症状

> ➤ 可以完全没有症状。

> ➤ 不孕。

> ➤ 月经异常：经量减少，甚至闭经。

> ➤ 周期性盆腔痛。

> ➤ 反复妊娠丢失。

◇首选宫腔镜下粘连分解术，粘连根据致密度和面积的不同，治疗的效果和日后的生育结局区别较大。

◇重度的肌性粘连，内膜几近丧失、剩余宫腔极狭小，即便手术能重塑宫腔形态，内膜仍难以再生，容易再发粘连且生育结局不良。

◇为避免子宫穿孔等并发症，重度的宫腔粘连可能需要分次手术，而即便这样，宫腔镜手术治疗对于重度宫腔粘连患者来讲，仍存在相对高的子宫穿孔风险，需要做好腹腔镜修补的准备。

◇术后管理

> ➤ 放置宫腔球囊支架或宫内节育器，或防粘连的生物屏障材料。

> ➤ 高剂量雌激素治疗促进子宫内膜再生及修复。

> ➤ 试验性的方法包括自体富血小板血浆（PRP）治疗，或应用自体经血或异体来源的干细胞进行移植，希望诱导出新生的子宫内膜，但此方法尚未在临床普及，并且成本较高。

◇远期效果需要根据月经量、宫腔镜复查或子宫造影等情况综合判断，如发现宫腔粘连复发可考虑再次手术，但也需要根据粘连程度和手术效果适时放弃治疗，反复手术和长期应用高剂量雌激素均有副作用。

慢性子宫内膜炎与不孕

◇不孕不育患者中慢性子宫内膜炎（chronic endometritis，CE）的发生率据文献报道为0.2% ～ 46%。

◇在体外受精后复发性着床失败（RIF）患者中，CE的患病率为14%，在体外受精周期中，CE患者的着床率（11.5%）低于无CE者（32.7%）。而适当的抗生素治疗显著提高了成功妊娠的概率。

◇中国的一项前瞻性队列研究表明，接受腹腔镜和宫腔镜治疗，并计划行辅助生殖的女性中，以CD138免疫组化技术检出CE的概率是28.0%，而经期延长、流产史和输卵管阻塞史是CE的危险因素。

◇CE通常无症状，在临床实践中容易被忽视。

◇CE的诊断是基于检测子宫内膜基质中异常的浆细胞浸润。传统的苏木精和伊红染色有时很难将浆细胞与子宫内膜基质的成纤维细胞和单核细胞区分开来；因此，CE的准确诊治成功率不高。

◇跨膜硫酸肝素蛋白多糖（syndecan-1）（CD138）是一种特异的血浆细胞标志物。将CD138免疫组化技术用于CE的检测可提高其诊断率。

◇治疗：口服多西环素 0.1g，每天2次，总计14天，治愈率达90%以上。

辅助生殖技术（ART）

人工授精
◇通过非性交方式将精液放入女性生殖道内

◇使用丈夫精子（AIH）。

◇使用供精者精子（AID）。

IVF-ET及其衍生技术
◇第一代　常规IVF-ET，主要步骤包括。

➤控制性超促排卵（controlled ovarian hyperstimulation，COH）。

➤取卵。

➤体外受精。

➤胚胎移植。

➤黄体支持。

◇第二代　ICSI。

◇第三代　植入前遗传学诊断（preimplantation genetic diagnosis，PGD），在受精卵分裂为8细胞时取出1～2个细胞，或在囊胚形成时取3～10个滋养层细胞进行活检，进行特定的遗传学性状检测。

◇配子输卵管内移植（GIFT）。

◇未成熟卵体外培养（in vitro maturation，IVM）。

人工助孕技术的并发症

◇卵巢过度刺激综合征。

◇多胎妊娠。

◇多部位妊娠（HP）。

◇其他，如穿刺取卵时可能损伤邻近肠管、输尿管甚至血管，引起出血和感染等并发症。

卵巢过度刺激综合征（ovarian hyperstimulation syndrome，OHSS）

◇概念　OHSS是发生于控制性卵巢刺激治疗后的一种医源性并发症，常见于辅助生殖技术控制性超促排卵过程中。

两大病理特征

◇双侧卵巢明显增大，有明显的基质水肿，散布着多个出血性卵泡和卵泡膜-黄素囊肿、区域性皮质坏死和新生血管形成。

◇毛细血管通透性增高，体液从血管内转移到第三间隙，导致腹水、胸腔积液和外阴水肿；同时伴有血容量下降、血液浓缩，肾血流减少而少尿、电解质紊乱，严重者肝肾功能受损，血栓形成，低血容量休克，甚至死亡。

总体发病率

20%左右。

◇轻度　20%～33%。

◇中度　3%～6%。

◇重度　0.1%～0.2%。

按发病时间分

◇早发型OHSS　与卵巢反应性有关，是由COH过程中促进多个卵泡发育，血E_2水平和卵泡数目显著增加，以及对外源性HCG的急性反应所致，多发生在注射HCG后3～9天。

◇迟发型OHSS　是妊娠分泌的内源性HCG或用于黄体支持的外源性HCG所引起的，常出现于注射HCG后10～17天。

发病机制的关键因素

◇肾素-血管紧张素系统。

◇血管内皮生长因子。

◇前列腺素（PG）。

◇血管活性物质。

◇白细胞介素（IL-1、IL-2、IL-6、IL-8、IL-10）。

◇肿瘤坏死因子（TNF-α）。

◇一氧化氮（NO）。

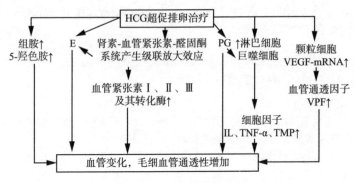

图4-4　OHSS的发病机制

VEGF.血管上皮生成因子；E.雌激素；VPF.血管通透因子

临床特点

自限性，通常10～14天自行缓解，若发生妊娠，病程会延长至20～40天，症状也较严重。

WHO（1973）分度

国内大多采用此分类法。

◇轻度　通常在排卵后3～6天或注射HCG后5～8天开始出现以下腹不适、沉重感或轻微下腹痛、食欲缺乏等为主的临床症状；超声检查双侧卵巢增大，直径≤5cm，卵泡不少于10个，有或无卵泡囊肿和（或）黄体囊肿；E_2≥5500pmol/L（1500pg/ml）。

◇中度　下腹痛加重，可有恶心、呕吐、口渴，偶伴腹泻，体重增加≥3kg，腹围增大，腹水＜1.5L；超声检查卵巢直径5～10cm；血E_2≥11 000pmol/L（3000pg/ml）。

◇重度　腹水明显增加，腹胀加剧，患者口渴而多饮，尿少，恶心、呕吐，腹胀严重者无法进食、疲乏、虚弱、出冷汗，甚至虚脱。腹水或胸腔积液导致呼吸困难；超声显示卵巢直径≥10cm；体重增加＞4.5kg；电解质紊乱、血液浓缩、高凝状态、肝肾功能受损，严重者可发生休克。

Golan分类法

国际上常采用（表4-7）。

表4-7 Golan分类法

	轻度	中度	重度
1级	腹胀和不适		
2级	1级症状加恶心、呕吐和（或）腹泻，卵巢直径5～10cm		
3级		2级症状加超声确定腹水，卵巢直径＞10cm	
4级			3级症状加腹水、胸腔积液等临床表现和呼吸困难，卵巢直径10～12cm
5级			4级症状加血液浓缩、血黏稠度增加、低血容量、肾灌注减少或少尿

新的临床分类法（2010）

根据超声、实验室检查结果和主观症状分类（表4-8）。

表4-8 OHSS新的临床分类法

	轻度	中度	重度
客观标准			
陶氏腔的液性暗区	√	√	√
子宫周围的液性暗区（主要指盆腔）		√	√
肠管周围的液性暗区			√
血细胞比容＞0.45		√a	√
白细胞计数＞15×10⁹/L		±a	√
24小时尿量＜600ml		±a	√
肌酐＞133μmol/L		±a	±
氨基转移酶升高		±a	±
凝血障碍			±c
胸腔积液			±c
主观标准			

续表

	轻度	中度	重度
腹胀	√	√	√
腹部不适	√	√	√
呼吸困难	±b	±b	√
急性疼痛	±b	±b	±b
恶心、呕吐	±	±	±
卵巢增大	√	√	√
妊娠	±	±	√

注：±指有或无；a指出现了2次，需要住院治疗；b指出现，需要住院治疗；c指出现，需要重症监护

高危因素

◇高危人群　年轻（＜35岁）、身材瘦小、多囊卵巢综合征患者、过敏体质或既往发生过OHSS者。

◇促排药物及方案
> 与药物剂量正相关。
> HMG作用最强，FSH其次，氯米芬的作用最弱。
> GnRHa降调方案。
> $E_2 \geq 4000pg/ml$ 或短期内迅速升高，以及卵泡数＞30个，易发生重度OHSS。

预防措施

◇指定个体化促排卵方案：高危人群低剂量启动以及预处理。

◇调整或降低HCG用量：结合 E_2 水平和超声监测卵泡发育趋势。

◇中断Gn的使用（coasting）。

◇使用GnRHa诱发排卵。

◇全胚胎冷冻。

◇取消周期。

◇卵泡抽吸。

◇白蛋白和激素的应用。

◇其他：多巴胺受体激动剂、阿司匹林、低分子量肝素等。

治疗

原则以支持治疗为主，改善症状，避免发生更严重的并发症。

◇卧床休息，严密监测

　　➤测体重、腹围、24小时出入量，监测电解质平衡、血细胞比容、肝肾功能和凝血功能。

　　➤B超监测卵巢大小和形态。

　　➤避免妇科检查和增加腹压，防止扭转或破裂。

◇扩容治疗　　当血细胞比容＞0.45时，先输晶体液1000ml（患者多有低钠血症和肾功能异常，不主张给含钾的林格液），补液后若尿量＜50ml/h，血细胞比容未恢复正常，再输胶体液（有出血倾向的患者慎用低分子右旋糖酐）。

　　注：不主张利尿，尤其在血液浓缩、高血压、低钠血症时禁用利尿剂。少尿时可静脉滴注多巴胺0.18mg/（kg·h）以扩张肾血管和增加肾血流。当血细胞比容＜0.38且持续性少尿时，可考虑静脉注射呋塞米10～20mg。

◇补充血浆、白蛋白等。

◇放腹水，腹水回输。

◇应用抗组胺类药物、吲哚美辛、糖皮质激素，阻止血浆外渗。

◇血液高凝则应用肝素抗凝。

◇急腹症时剖腹探查（一般不需要手术）。

多部位妊娠（heterotopic pregnancy，HP）

◇定义：在两个或多个种植部位同时发生妊娠。

◇1708年Duverney首次报道，1948年DeVoe和Pratt报道的发病率为1/30 000。

◇随着ART的推广，发病率渐高——"1%"。

◇尽管医学知识和生殖技术改善，HP仍是诊治的挑战，尤其在同时合并OHSS的时候。

◇超声的术前诊断率仅为26.25%～41.07%。

◇在对侧输卵管完好的情况下，直接切除患侧输卵管更简单，并发症更少。

◇关于宫角HP

　　➤占EP的3%～4%。

　　➤高危因素

　　　　✓ART：此类HP75%见于IVF，16.7%为自然妊娠，8.3%在促排周期。移植1～4个胚胎，发生率为1：119，而移植≥5个，则发生率为1：45。

　　　　✓输卵管损伤

　　　　①早在1966年就有学者指出，20%的宫角妊娠病例有输卵管（含宫角）切除术史。

②80%的宫角妊娠位于输卵管切除同侧。

③43.3%有EP史，86.7%有输卵管手术史。

　　✓ET细节：移植导管口的位置、导管内液体容量、内膜出血、子宫收缩、体位等。

➤ 常延误诊断，术前诊断率10%。

➤ 破裂率48.6%，（12.1±5.2）周（6～26周）。

➤ 总的活产率57.6%～64.5%。

◇宫角合并宫内妊娠的情况下，完全可以做保留宫内妊娠的手术治疗，有限的病例报道不足10例，但均可近足月或足月分娩。

卵巢低反应（poor ovarian response，POR）

◇特指IVF中，卵巢在COH中对Gn反应不敏感，不能获得理想数量的卵母细胞，是卵巢储备功能下降的表现之一。

◇2010年，欧洲生殖委员会（ESHER）就其诊断达成共识，称为Bologna标准

➤ 高龄（≥40岁）或其他POR高危因素。

➤ 既往POR病史（常规COH方案获卵≤3个）（必备条件）。

➤ 卵巢储备功能检测指标异常（窦卵泡数＜5～7或抗苗勒管激素＜0.5～1.1ng/ml）。

　　以上3项至少符合2项。

治疗策略

◇COH前的预处理

➤ 控制体重，纠正内分泌紊乱。

➤ DHEA。

➤ 雄激素。

➤ 口服避孕药（OCPs）预处理。

◇调整COH方案

➤ GnRHa短方案。

➤ 促性腺激素释放激素拮抗剂方案。

➤ 微刺激/自然周期方案。

➤ 黄体期促排卵。

◇增加Gn用量。

◇添加LH。

◇生长激素。

生长激素在辅助生殖领域的应用

生长激素（GH）的作用

◇GH促进颗粒细胞增殖。

◇GH促进FSH受体/LH受体表达，改善卵泡的反应性。

◇GH显著改善患者的线粒体功能，改善卵母细胞质量。

◇GH可改善年龄相关的ART效能，提高妊娠率。

GH在辅助生殖领域的应用历史

◇1988年，首次应用GH辅助促排卵，GH增强卵巢对HMG的反应性，使HMG剂量减少，从而提出一种新的卵巢诱导方法。

◇1991年，首次用于卵巢低反应（POR）的患者。

◇2005年，用于年龄大于40岁的患者，与获卵数相似，血清E_2水平升高，妊娠率和活胎率升高，流产率下降。

◇2009年，两项meta分析证实GH有效。

◇2013年，GH在拮抗剂方案中的应用显著提高了获卵数和优质胚胎数。

◇2015年，Yovich研究组明确GH能改善卵子质量。

GH的应用时机

◇GH与Gn同步应用，可改善卵子质量。

◇短期预处理：前一周期21～28天至本周期第2天，5 IU/d，改善卵子质量，提高卵子数量。

◇长程预处理：从窦前卵泡阶段开始，即促排卵前42天至HCG "扳机" 日，约56天，2 IU/d，有更好的结局。

胚胎植入前遗传学诊断

◇对IVF周期中获得的卵子或胚胎进行遗传学异常的检查，在获得的多个胚胎中选择健康的胚胎移植。

➢PGD：对于高风险夫妇，除了产前诊断的新选择。

➢植入前遗传学筛查（PGS）：无遗传性疾病的夫妇，通过筛查提高妊娠率，降低流产率。

◇PGD适应证

➢单基因病

✓常染色体隐性遗传：地中海贫血、镰状细胞贫血、囊性纤维病、脊髓性肌萎缩。

✓常染色体显性遗传：肌营养不良。

✓X连锁疾病：血友病、脆性X综合征、杜氏肌营养不良。

✓肿瘤基因筛查：*p53*基因突变、家族性腺瘤性病。

➢染色体易位携带者。

◇样本特别少：4～5个细胞，pg级。

◇时间要求高：按小时计。

活检方法

◇极体活检：取卵后4～5小时ICSI前取出第一极体，ICSI后6小时取出第二极体，无法提供父方的信息。

◇卵裂球活检：不确切。

◇囊胚活检：得到细胞较多，易判断嵌合现象，时间紧迫可能需要冷冻胚胎。

诊断方法

◇荧光原位杂交（fluorescence in situ hybridization，FISH）：特定染色体标记。

◇PCR：扩增后电泳、测序。

◇CGH（比较基因组杂交）。

◇Array CGH（微阵列比较基因组杂交技术）。

◇全基因组扩增。

非侵入性检测

◇卵丘细胞基因表达。

◇培养液游离DNA检测。

绝经前后

绝经相关名词

◇绝经意味着卵巢功能衰退、生殖功能终止。

◇卵巢功能衰退是个渐进的过程，有多个与之相关的名词。

➢绝经：指妇女一生中的最后一次月经。只能回顾性确定。

➢绝经前期：指卵巢有活动的时期，即自青春期发育到最后一次月经间的一段时期。

➢绝经后期：从最后一次月经一直到生命终止的时期。

➢绝经过渡期：指绝经前的一段时期，即从生殖年龄走向绝经的过渡阶段，从临床上或性激素水平出现卵巢功能衰退的征兆开始，直到最后一次月经为止。

➤ 围绝经期：指妇女绝经前后的一段时期，包括从临床上或性激素水平出现卵巢功能衰退的征兆开始，一直持续到最后一次月经后1年。即绝经过渡期加绝经后1年。

➤ 更年期：是长期以来人们对妇女从有生育能力过渡到无生育能力的生命阶段的习惯性称谓，其确切的定义始终比较含糊。曾尝试取消该称谓，但因为其应用的广泛性，目前仍沿用。

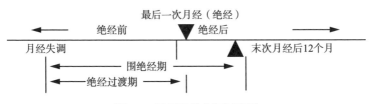

图4-5 绝经相关名词示意图

围绝经期（perimenopausal period）生殖激素分泌的规律

◇孕激素缺乏最早出现，并持续发展至完全缺乏。

◇雌激素开始时有所下降，继而出现一过性代偿性相对升高阶段，然后进入长时期绝对缺乏状态；雌激素随年龄下降的过程并非线性，而是波动性下降。

◇FSH可有所升高或仍在正常水平，至卵泡完全耗竭后，才基本稳定在升高的状态。

生殖衰老分期研究组（stages of reproductive aging workshop, STRAW）分期系统

生殖衰老分期见表4-9。

表4-9 STRAW分期系统

分期	-5	-4	-3b	-3a	-2	-1	+1a	+1b	+1c	+2
	初期						最终月经（0）			
术语	生育期				绝经过渡期		绝经后期			
	早期	峰期		晚期	早期	晚期	早期			晚期
						围绝经期				
持续时间	可变				可变	1～3年	2年（1+1）		3～6年	余生
主要标准										
月经周期	可变到规律	规律	规律	经量周期长度轻微变化	周期长度变化一定时间内周期长度变异持续7天	闭经间隔≥60天				
支持标准										
内分泌指标										
FSH			低	可变*	↑可变	↑≥25IU/L**	↑可变	稳定		
AMH			低	低	低	低	低	极低	极低	
抑制素B			低	低	低	低	低	极低	极低	
窦卵泡数			低	低	低	低	极低	极低	极低	
描述性特征										
症状						血管舒缩症状	血管舒缩症状			泌尿生殖道萎缩症状

*在周期第2～5天取血；**依据目前采用的国际标准大约的预期水平

注：↑为升高

◇2001年，生殖衰老分期专题研讨会提出了卵巢衰老的命名和一个分期系统，包括每个期别的月经标准和定性的激素标准。

◇STRAW分期系统被广泛视为描述生殖衰老到整个绝经期的金标准。

◇2011年，STRAW＋10研讨会在华盛顿举行，回顾十年的科学进展并更新了STRAW标准。

◇生育期晚期（-3期）标志着生育力开始下降的一段时间，b和a的差别主要在于月经周期和FSH水平。

◇绝经过渡期早期（-2期）是以月经周期长度变异增大为标志，"持续"的定义是指周期长度变化首次出现后的10个周期内再次发生。

◇绝经过渡期晚期（-1期）以出现停经60天或以上为标志，FSH水平有时会升高到绝经的范围内，有时还会在较早的生育年龄范围内，尤其是与高雌二醇水平关联，血管舒缩症状可能在此期出现。

◇绝经后期早期（＋1）分为三个亚期，＋1a期标志着闭经12个月的结束，用于定义"最终月经（the final menstrual period，FMP）"已经发生；＋1b期是FSH和雌二醇水平快速变化的余下阶段，和＋1a期分别持续一年，血管舒缩症状最可能在该期出现。

◇＋1c期为高FSH水平和低雌二醇水平的稳定阶段。

◇绝经后期晚期（＋2期）指生殖内分泌功能进一步变化，躯体老化的进程成为重要关注点，此期阴道干涩、泌尿生殖道萎缩的症状将变得普遍。

◇本分期系统在妇女中应用时不必考虑人口学、BMI或生活方式的特征。

◇不适合该模型的情况
  ➢原发性卵巢功能不全/卵巢早衰的患者。
  ➢子宫切除和子宫内膜剥除的患者使用受限。
  ➢多囊卵巢综合征和下丘脑性闭经的患者。
  ➢慢性病进行化疗的患者。

绝经激素治疗（menopausal hormone therapy，MHT）

概述

◇理想的绝经激素治疗（MHT）能有效缓解症状，预防泌尿生殖器官萎缩，预防绝经后骨丢失加速，促进心理健康，提高社会交往能力，无阴道出血，不增加癌的危险。

◇MHT发展的简要历史
  ➢1941年，首个合成雌激素——倍美力，CEE。
  ➢20世纪70年代 内膜癌发病率升高，雌激素补充治疗（ET）进入第一个低谷。

➢ 20世纪90年代 随孕激素的添加使用，HRT再次进入高峰。

➢ 2002年，美国妇女健康研究的大样本前瞻研究结果提示HRT对心血管系统无保护作用，而乳腺癌发病率升高，使HRT陷入第二个低谷。

➢ 近10年进展

  ✓ 针对心血管疾病的风险，MHT存在"窗口期"，即60岁前或绝经10年内。

  ✓ 合理应用孕激素，可改善代谢，降低乳腺癌风险。

◇ 目前的共识

➢ 应用激素治疗是针对与绝经相关健康问题的必要医疗措施，可降低绝经后女性全因死亡率。

➢ 绝经及相关症状（如血管舒缩症状、泌尿生殖道萎缩症状、神经精神症状等），是应用激素治疗的首要适应证。激素治疗是缓解绝经相关症状的最有效方法。

➢ 应用激素治疗是预防绝经后骨质疏松症的有效方法。

➢ 目前不推荐仅为心血管疾病的一级预防而启动MHT，其也不应该用于冠心病的二级预防。

➢ 激素治疗以补充天然雌激素为佳。对有完整子宫的妇女，应用足量的孕激素对抗内膜过度增生，原则上选用雄激素活性低、对代谢无不良影响的孕激素制剂；对于已经切除子宫的妇女，则不必加用孕激素。

➢ 应用激素治疗时，应在综合考虑治疗目的和危险的前提下，采用最低有效剂量。

➢ 在出现与绝经相关的症状时，即可开始应用激素治疗。强调早期开始应用。根据个体的情况选择激素治疗方案。

➢ 60岁以下，不应过分担心MHT的安全性。

➢ 乳腺癌的风险主要与孕激素成分相关，而非雌激素成分。

➢ 没有必要限制激素治疗的期限。应用激素治疗应至少于每年进行1次个体化危险/受益评估，应根据评估情况决定疗程的长短，并决定是否继续或长期应用。

➢ 出现绝经相关症状并存在其他疾病时，在排除禁忌证后，可于控制并发疾病的同时应用激素治疗。

◇ 目前尚无足够证据表明植物雌激素可以作为ET的替代物。

MHT的风险评估和利弊共识

◇ 获益

➢绝经相关症状：最有效。

➢骨质疏松：有效预防骨质疏松性骨折，即使骨折低危女性也获益。

　✓50～60岁或绝经10年内，启动MHT的获益远高于风险，可以考虑作为一线治疗。

　✓60～70岁，需个体化评估，考虑其他可用药物和最低有效剂量。

　✓70岁以后，不考虑启动MHT。

　✓停用MHT后，其保护作用以一种不可预知的速度下降。

➢心血管疾病

　✓单雌方案：冠心病和总死亡率下降。

　✓雌＋孕方案：冠心病无明显差别，总死亡率下降。

➢泌尿生殖道萎缩：推荐局部低剂量雌激素治疗——无年龄限制。

◇风险

➢乳腺癌：一个因素复杂的问题，与加用孕激素和用药时间有关。

　✓MHT与乳腺癌的相关风险很小。

　✓微粒化黄体酮和地屈孕酮的风险可能更小。

　✓停用MHT后风险下降。

　✓乳腺癌是MHT的禁忌证。

➢静脉血栓事件（VTE）

　✓＜60岁，绝对风险属罕见。

　✓亚洲女性风险低。

　✓急性血栓和栓塞病史是MHT禁忌证。

　✓非口服雌激素VTE和卒中风险更低。

　✓某些孕激素，如MPA、非孕烷类衍生物和连续联合方案可能增加风险。

➢子宫内膜癌：需要足够剂量和足够疗程的孕激素，高剂量雌激素和高BMI的女性需要增加孕激素的用量。

➢缺血性卒中

　✓与年龄相关，60岁以下少见。

　✓＞60岁启动MHT可能会增加卒中风险。

　✓低剂量口服MHT（如CEE 0.3mg）可能有较小风险，而经皮（≤50μg不增加卒中风险。

◇降低风险，四道防线

➢最合适的启用时间：窗口期——受益远远大于风险。

➢最合适的妇女：基本上不用考虑安全性问题。

　✓窗口期：＜60岁，绝经＜10年。

✓ 该用吗：适应证，卵巢功能衰退特征。

✓ 能用吗：禁忌证（一票否决）。

✓ 愿意用吗：个人抉择（健康优先和个人危险因素的权衡）。

➢ 最合适的药物：天然雌激素，风险小的孕激素，地屈孕酮的乳腺癌风险更低。

➢ 最规范的随诊：定期检测，每年评估，长期应用，保驾护航。

MHT对其他系统的影响

◇中枢神经系统

➢ MHT不应用于增强认知功能。

➢ 已出现痴呆症状的阿尔茨海默病患者，MHT对认知功能无益处，也不会减慢疾病进展。

➢ 绝经后晚期开始使用MHT增加痴呆风险。

➢ 短期雌激素治疗对于绝经过渡期出现的抑郁性疾病有一定改善症状或增加缓解可能性的作用。

➢ MHT可增加癫痫女性患者的发作频率。

➢ MHT不增加帕金森病的风险。

◇泌尿系统

➢ 雌激素治疗可明显缓解泌尿生殖道症状。

➢ 局部雌激素通常需要长期使用，停药后常有复发，尚未确定其系统性风险。

➢ MHT全身性用药不能预防尿失禁，并且在泌尿生殖器官萎缩或复发性尿道感染管理中不优于局部低剂量雌激素。

➢ 抗毒蕈碱药物和局部雌激素联合治疗是绝经后膀胱过度活动症的一线治疗方案。

◇皮肤、软骨和结缔组织

➢ 雌激素可作用于全身结缔组织。

➢ 女性类固醇激素对软骨内环境稳定具有重要性。

➢ MHT使用者中，软骨退化发生率和关节置换术需求均下降。

➢ MHT或局部使用雌激素与多种皮肤健康问题相关。

MHT的管理路径（图4-6）

初诊（0）	复诊（0）	随诊1	随诊2	年度随诊
●病史	●适用吗	（1~3个月）	（6个月）	重新评估
●体检	◆窗口期	●疗效	●疗效	●检查项目
●妇检	◆有适应证	●不良反应	●不良反应	同初诊
●肝肾脂全	◆无禁忌证	●调整药物	●调整药物	
●甲功	◆愿意用			
●乳腺	●个体化方案			
●盆腔超声				

图4-6　MHT管理路径

MHT的适应证

◇绝经相关症状

➤尤其是：血管舒缩障碍、潮热、盗汗、睡眠障碍。

➤改善下列主诉：疲倦；情绪不振、易激动、烦躁；轻度抑郁。

◇泌尿生殖道萎缩相关的问题　阴道干涩、疼痛、排尿困难、反复性阴道炎、性交后膀胱炎、夜尿、尿频和尿急。

◇有骨质疏松症的危险因素（含低骨量）及绝经后骨质疏松症。

　　高危因素：消瘦、长期低钙摄入、嗜烟酒、缺乏运动、雌激素缺乏、骨质疏松家族史等。

MHT的禁忌证

◇已知或怀疑妊娠。

◇原因不明的阴道出血。

◇已知或怀疑患有乳腺癌。

◇已知或怀疑患有与性激素相关的恶性肿瘤。

◇患有活动性静脉或动脉血栓栓塞性疾病（最近6个月内）。

◇严重肝肾功能障碍。

◇血卟啉病、耳硬化症、系统性红斑狼疮。

◇脑膜瘤（禁用孕激素）。

MHT的慎用证

◇子宫肌瘤。

◇子宫内膜异位症。

◇子宫内膜增生史。

◇尚未控制的糖尿病及严重高血压。

◇有血栓形成倾向。

◇胆囊疾病、癫痫、偏头痛、哮喘、高催乳素血症。

◇乳腺良性疾病。

◇乳腺癌家族史。

MHT应用模式

◇单用雌激素：已切除子宫者。

◇单用孕激素

> ➤ 周期撤退：绝经过渡期。

> ➤ 连续用药：短期用于绝经后症状重，需HRT但又有雌激素禁忌者。

◇合用雌、孕激素：适用于有子宫者。

> ➤ 序贯——联合。

> ➤ 周期——连续。

◇合用雌、雄激素：适用于无子宫者，需促进蛋白合成，增强肌肉力量，增加骨密度，改善对事物的兴趣等。

◇合用雌、孕、雄激素。

MHT的常用方案

单用雌激素（表4-10）

表4-10　单用雌激素方案

用药途径	药品名称	商品名	剂量
口服	戊酸雌二醇 17β-雌二醇	补佳乐 芬吗通	1mg/片 每粒含1～2mg17β-雌二醇
经皮	半水合雌二醇皮贴 雌二醇凝胶	松奇贴 —	每日释放17β-雌二醇50μg 1.25g中含有17β-雌二醇0.75mg
经阴道	雌三醇乳膏 普罗雌烯乳膏或胶囊 氯喹那多-普罗雌烯阴道片	欧维婷 更宝芬乳膏 可宝净片	每克含雌三醇1mg 每克含普罗雌烯10mg 每粒含普罗雌烯10mg或氯喹那多200mg

注：所谓雌激素的"标准剂量"是相对于1941年首个雌激素方案——倍美力0.625mg。

戊酸雌二醇的生物利用度为3%，1mg/d吸收入体内可提高30μg雌二醇水平。

17β-雌二醇的活性较戊酸雌二醇（E_2V）高20%～25%

单用孕激素（表4-11）

表4-11 单用孕激素方案

来源	药品名称	商品名	剂型	剂量（10～14天）
天然	微粒化黄体酮	琪宁	100mg/粒	200～300mg/d
		安琪坦	100mg/粒	
		益玛欣	50mg/粒	
合成	醋酸甲羟孕酮	安宫黄体酮	2mg/片	4～6mg/d
	地屈孕酮	达芙通	10mg/片	10～20mg/d

注：醋酸甲羟孕酮转化内膜的作用为微粒化黄体酮的45倍

地屈孕酮的生物利用度为28%，高于微粒化黄体酮10～20倍，肝脏负荷小；<30mg/d的情况下，不抑制排卵，不升高BBT。

微粒化黄体酮200mg的效价相当于每日肌内注射20mg黄体酮，常有催眠、镇静作用，部分品种可阴道用药，避免子宫首过效应。

◇周期序贯——克龄蒙（21） E_2V 2mg＋醋酸环丙孕酮1mg。
◇连续序贯——芬吗通（28） 17β-雌二醇1mg/2mg＋地屈孕酮10mg。
◇连续联合——安今益 17β-雌二醇1mg＋屈螺酮2mg，针对有高血压和心血管危险因素者更安全。
◇替勃龙 7-甲基异炔诺酮，组织选择性雌激素活性调节剂（STEAR），1.25～2.5mg/d，对抑郁、性欲下降者尤好，对子宫内膜的影响与氯米芬作用类似；对骨质疏松亦有良好的预防作用。

某些特殊合并症使用MHT的建议

子宫肌瘤

◇<3cm常规使用。
◇3～5cm加强随诊。
◇>5cm充分知情，直接用或术后用。

子宫内膜异位症

尽量使用连续联合方案，切除子宫的两年内，仍建议连续联合方案。

糖尿病

MHT有利于血糖的控制，应选用对代谢影响小的孕激素。

高血压

跟糖尿病一样需要警惕心血管疾病风险，使用含屈螺酮的药物时可能需要减少降压药用量。

胆囊疾病

雌激素可能增加胆囊疾病及其手术风险，经皮吸收制剂安全性更高。

系统性红斑狼疮等免疫病

需专科评估风险，经皮贴剂更安全。激素补充治疗不宜用于活动期病变以及抗磷脂抗体高滴度、狼疮抗凝物阳性及有明确血栓栓塞病史的患者。

癫痫和哮喘

激素补充可能增加发病风险，经皮贴剂和连续联合方案更安全，另外强调专科评估与合作。

绝经后骨质疏松的非激素类药物治疗

◇钙剂：每日膳食补充参考值（DRI）为1000 ～ 1500mg，过度摄入可能增加心血管疾病、肾结石和便秘风险。

◇双膦酸盐有效抑制骨的重吸收，可有效预防椎体和髋部骨折。

◇选择性雌激素受体调节剂：雷洛昔芬和巴多昔芬均可以降低绝经后女性椎体骨折的风险，雷洛昔芬可以降低患有骨质疏松症的绝经后女性的浸润性乳腺癌的风险；选择性雌激素受体调节剂不能缓解血管舒缩症状。

◇雷奈酸锶显著减少椎体和非椎体骨折的风险，最近有研究显示其因心血管安全性而限制使用。

卵巢早衰（premature ovarian failure，POF）

◇定义：40岁前自然绝经。

◇占所有妇女的1%，占原发性闭经妇女的10% ～ 28%。

◇病因不明确，可能与自身免疫、病毒感染有关，部分患者可能有染色体异常。

◇FSH ＞ 40IU/L。

◇卵巢萎缩，缺乏卵泡。

◇很难经药物诱发排卵，仅能靠HRT维持月经来潮和延缓性征消退。

◇在雌激素替代治疗（ERT）基础上，可通过移植赠卵体外受精而妊娠。

原发性卵巢功能不全（primary ovarian insufficiency, POI）

◇病因和临床表型复杂。

◇不同于自然绝经。

◇50%有间歇性排卵现象。

◇5%～10%可自然妊娠分娩。

◇代表不同程度的卵巢功能降低的连续谱。

◇2015年ESHER提出POI诊断标准，同时具备月经异常和生化指标异常：月经稀发/闭经＞4个月；两次FSH＞25IU/L（间隔4周）。

◇利于早期识别和干预早期阶段的患者。

病因

◇遗传因素占20%～25%：脆性X染色体在中国散发，占0.5%，不是主要因素！

◇免疫因素占10%。

◇医源性因素占10%。

◇环境因素占10%。

◇特发性，即病因不清占50%。

◇只要没有禁忌证，应给予HRT，至少到正常绝经年龄（50岁左右），预防心血管疾病、骨质疏松症、认知功能下降、痴呆和帕金森病。

◇需要相对更大剂量的雌激素（17β-雌二醇2mg/d，或经皮雌二醇75～100μg/d或结合雌激素1.25mg/d）。

◇有子宫的女性推荐连续序贯的人工周期方案，而非周期序贯方案。

卵巢储备功能下降的临床分期

卵巢储备功能下降的临床分期见表 4-12。

表 4-12 卵巢储备功能下降的临床分期

	病理生理	妊娠	AMH	FSH	E₂	最大卵泡直径	月经周期	处理
代偿期	内分泌代偿机制正常	有自然受孕机会，IVF中会出现卵巢低反应	低 <1.0ng/ml	增高 10~30mIU/ml	正常 20~60pg/ml	正常 >18mm	正常 ≥26天	无特殊处理，可中药调理
卵泡、内膜不同步期	卵巢产生的抑制素降低，黄体期雌、孕激素不能反馈抑制FSH，黄体期FSH升高使卵泡过早发育，卵泡期缩短，月经周期缩短。过早发育的卵泡产生雌激素，反馈抑制FSH，表现为基础FSH正常，而E₂升高，月经期存在较大卵泡	卵泡提前发育，过早排卵，内膜不能同步成熟，影响胚胎种植和妊娠	低 <1.0ng/ml	正常 6~10mIU/ml	增高 >60pg/ml	正常 >18mm	正常 <26天	月经第16~26天应用口服避孕药共10天，抑制过早的FSH增高，使下个月卵泡发育同步

续表

	病理生理	妊娠	AMH	FSH	E₂	最大卵泡直径	月经周期	处理
LH峰病理性早发期	卵泡成熟过程中，缺乏对LH特异的抑制作用，在卵子成熟前提前出现LH峰，导致卵子、胚胎、黄体质量差，影响妊娠。氯米芬连续使用，可以长期占据下丘脑E₂受体，使下丘脑E₂受体脱敏，对增高的E₂无反应，从而延缓或去除LH峰	卵泡直径<17mm，E₂<200pg/ml时出现早发LH峰，这时卵子胚胎质量差，黄体功能不足，影响妊娠	低 <1.0ng/ml	增高 10~30mIU/ml	正常 20~60pg/ml	正常 <17mm	正常 <26天	在达到血清E₂高峰前，持续用氯米芬至排卵。月经任何时间查FSH或E₂，如FSH+E₂，如FSH>25mIU/ml+E₂，>20pg/ml可用雌醇25μg/d至排卵，如FSH<25mIU/ml，可在月经第7天用氯米芬50mg/d至排卵
卵泡生长抑制期	持续高的FSH和LH降调节卵泡上FSH和LH受体，从而抑制卵泡发育。降低FSH和LH可恢复卵泡受体的敏感性，使卵泡重新恢复对内源性FSH的敏感性而重新发育	卵泡不发育不排卵，导致排卵障碍性不孕	低 <0.5ng/ml	增高 >30mIU/ml	正常 <20pg/ml	卵泡生长受抑	周期长或不规则	可使用炔雌醇或避孕药。条件：至少见一个基础囊状卵泡，血清E₂>20pg/ml

卵巢储备功能的评估指标

激素测定

◇基础FSH（有月经者：月经2～4天，第3天查最好。月经稀发及闭经者：尿妊娠试验阴性、阴道B超检查双侧卵巢无≥10mm卵泡，子宫内膜厚度 < 5mm，也可作为基础状态）：参考值5～10IU/L。

➤ 基础FSH≥12mIU/ml：卵巢储备功能不良。

➤ 基础FSH≥20mIU/ml：卵巢早衰的隐匿期，提示1年后可能闭经。

➤ 基础FSH≥25mIU/ml：获得妊娠的机会将很低。

➤ 基础FSH≥40mIU/L：卵巢功能衰竭。

◇基础E_2：参考值25～45pg/ml，排卵前高峰250～450pg/ml。

45～80pg/ml，无论年龄与FSH如何，提示生育力下降。

≥100pg/ml时，即使FSH < 15IU/L，也无妊娠可能。

◇抑制素（inhibin）。

◇抗米勒管激素（AMH）。

◇FSH/LH≥3提示卵巢储备功能下降。

卵巢动力学测定

◇促性腺激素试验。

◇氯米芬刺激试验。

◇促性腺激素激动剂刺激试验。

卵巢超声检查

◇基础窦状卵泡计数。

◇卵巢体积（D1×D2×D3×π/6，D1、D2、D3 分别是三维超声显示的卵巢3条最大径）：≤3cm^{3}者提示储备功能降低。

◇卵巢血流。

IVF指标

◇GnRHa剂量及用药时间。

◇获卵数。

◇卵裂率。

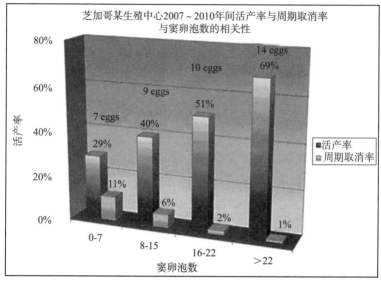

35岁以下女性的平均窦卵泡数为28，随窦卵泡数减少，活产率下降而周期取消率上升

图4-7 活产率与窦卵泡数示意图

闭经（amenorrhea）

定义

◇原发闭经　女孩年龄＞14周岁，第二性征未发育，或年满16周岁，第二性征已发育，但尚无月经来潮。

◇继发闭经　曾有月经而停经6个月或3个周期以上者。

分类

◇生理性闭经　青春期前、妊娠期、哺乳期、绝经后。

◇病理性闭经　原发、继发。

病理性闭经的种类

◇下生殖道闭经　处女膜闭锁、阴道闭锁或先天性无阴道。

◇子宫性闭经。

◇卵巢性闭经　原发性、继发性（POF）。

◇垂体性闭经　席汉综合征、垂体肿瘤、空泡蝶鞍、颅咽管瘤、Gn缺乏。

◇下丘脑性闭经（HA） 促性腺激素释放激素（GnRH）缺乏（Kallmann综合征、IHH）。

> ➢Kallmann综合征：低GnRH及嗅觉丧失或低下，原发性器质性病变，由于GnRH的基因未能到达弓状核而无功能。

> ➢IHH：特发性低促性腺激素性腺功能低下。与Kallmann综合征相似，但无嗅觉障碍。两者是否同属一种疾病尚无定论。

◇神经下丘脑性闭经

> ➢假孕。

> ➢神经性厌食

> ➢运动性闭经。

> ➢药物性闭经：抗精神病药物、口服避孕药、棉酚、雷公藤等。

◇神经-下丘脑-垂体-卵巢轴性闭经 PCOS。

◇其他内分泌腺疾病 肾上腺功能亢进与减退、甲状腺功能亢进与减退。

诊断步骤

◇详细的病史、查体，首先除外下生殖道闭经。

◇孕激素撤退或雌孕激素撤退，除外子宫性闭经。

◇性激素检查及其他（甲状腺、肾上腺）。

> ➢PRL＞30ng/ml：垂体性闭经。

> ➢FSH＞40IU/L，E_2低：卵巢性闭经。

> ➢FSH和LH均低：垂体性或下丘脑或神经下丘脑性闭经。

> ➢T高：PCOS或迟发性CAH。

◇关键要有步骤地层层寻找闭经原因。

处理

◇根据病因不同，做相应处理。

◇希望生育：无卵子的可以借卵；有卵子的可以促排卵（氯米芬、Gn等）。

催乳素及高催乳素血症

催乳素的生殖生理功能

◇PRL的生理功能极为广泛和复杂。

◇PRL的生物功能多达300多种，参与免疫功能、渗透压的调节，以及生殖和行为的调节等。

对乳腺的作用

◇促使乳腺小泡系统成熟。

◇启动和维持泌乳，使乳腺细胞合成蛋白增加。

◇分娩后雌激素的撤退使乳汁开始产生并维持分泌。

对促性腺激素的作用

◇高催乳素血症抑制GnRH和LH脉冲的频率和幅度，以及E_2对FSH的正反馈。

◇绝经后高PRL可阻止Gn的预期升高。

对卵巢的作用

◇直接抑制卵巢合成雌孕激素，导致卵泡发育和排卵障碍。

◇血浆PRL＞100ng/ml时，卵泡液中PRL升高，FSH和E_2水平下降，颗粒细胞数量减少。

◇通过拮抗FSH对芳香化酶的刺激作用，抑制雌激素的产生。

◇对芳香化酶也有直接的抑制作用。

对睾丸的作用

◇慢性高催乳素血症可导致男性性功能低下，精子生成减少。

催乳素的生理变化

昼夜节律（图4-8）

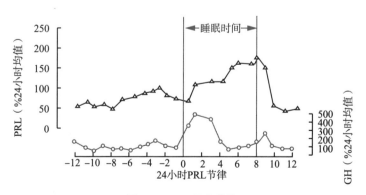

图4-8　PRL昼夜节律

年龄变化规律
◇婴儿　3个月龄时降至正常水平。
◇青春期　轻度上升至成人水平。
◇绝经后的18个月内　PRL水平逐渐下降50%。

性别差异
◇成年女性始终高于男性。
◇老年后比年轻时下降约50%。

月经周期中的变化规律
　　变化不明显，月经中期略高。

围生期变化
◇妊娠末期，腺垂体PRL分泌细胞的比例由15%～20%增加至70%。
◇妊娠末期血清PRL可上升10倍，超过200ng/ml。
◇分娩后血清PRL水平下降，腺垂体体积缩小。
◇不哺乳，产后4周降至正常。
◇哺乳的话，产后4～6周基础PRL持续升高，此后4～12周，逐渐降至正常，随着每次哺乳，PRL升高幅度渐减小。

应激下升高
　　情绪紧张、寒冷、运动、性交等。

高催乳素血症（hyperprolactinemia）

定义
　　外周血中PRL水平高于30ng/ml（即30μg/L）或800～1000mIU/L。

病因分类
◇病理性
　➤下丘脑：肿瘤、浸润性疾病（结节病、结核等）、颅脑放疗后。
　➤垂体：肿瘤、空泡蝶鞍综合征、垂体浸润性疾病。
　➤系统性疾病：原发性甲状腺功能减退、慢性肾衰竭、肝硬化等。
　➤异位分泌：支气管癌、肾上腺样癌。
　➤神经源性：带状疱疹神经炎、胸壁损伤、乳腺或上腹部手术。
　➤多囊卵巢综合征。
◇药物性
　➤抗精神病药：三环类抗抑郁药、吩噻嗪类、氟哌啶醇。

> 治疗高血压药：钙离子拮抗剂、甲基多巴。

> 抗溃疡药：H$_2$受体拮抗剂。

> 罂粟碱类药。

◇特发性。

临床表现

◇月经失调：以闭经为多见。

◇不育。

◇低雌激素状态。

◇泌乳。

◇其他：20% ～ 30%伴有多毛、痤疮；少数可有肥胖。

不同水平PRL对生殖轴的影响

◇20ng/ml ＜ PRL ＜ 50ng/ml：仅黄体期略短、孕激素水平不足、不孕。

◇50ng/ml ＜ PRL ＜ 100ng/ml：月经稀发或闭经。

◇血 PRL ＞ 100ng/ml

> 明显的性腺功能减退的表现。

> 低雌激素水平。

> 临床表现为闭经、潮热、阴道干涩等。

诊断

◇PRL测定：上午9 ～ 11时安静状态下取血，如月经规律应在早卵泡期取血。

◇其他激素的筛选测定。

◇垂体的影像学检查：MRI。

◇视野检查。

治疗

评估有无影响卵巢功能症状（闭经、第二性征缺如、不孕、绝经期症状）、溢乳和压迫症状（头痛、头胀、视野缺损）！

◇药物治疗

> 首选溴隐亭（bromocriptine），从1.25mg/d开始，每日睡前，维持一周；而后加量至1.25mg，2次/日，维持1 ～ 2个月，如果PRL不下降，可增加至2.5 ～ 5mg，2次/日；如果PRL仍不下降或有明显不良反应，可考虑换药。

> 甲磺酸α-二氢麦角隐亭。

> 卡麦角林。

◇手术治疗　适用于对药物治疗不耐受和耐药的垂体大腺瘤；或是解除压迫症状。

◇放射治疗　是手术或药物治疗的补充疗法。

◇定期随诊　适用于垂体影像学阴性且不要求妊娠的高 PRL 血症患者。

◇合并妊娠

　➤妊娠后停药密切观察，减少药物对胎儿的影响。

　➤必要时可重新开始溴隐亭治疗，一般可顺利分娩。

　➤大腺瘤如出现压迫症状，需与神经外科协作，必要时手术处理。

　➤妊娠期间可能发生垂体卒中，需多科协作，全面评估管理。

高催乳素血症合并不孕

◇首选溴隐亭，一般当 PRL 下降后，自主排卵和月经可以恢复。

◇溴隐亭的通常效果

　➤82% 患者 ——PRL 恢复正常。

　➤80% 患者——可恢复月经。

　➤70% ～ 80% 患者 ——可妊娠。

　➤5% 患者——不能耐受溴隐亭。

　➤10% 患者——应用溴隐亭无效。

◇少数 PRL 正常后，仍无排卵者，可以使用氯米芬诱导排卵。

◇氯米芬诱导排卵无效，或垂体腺瘤术后低促性腺激素性闭经，可应用 FSH、LH、HMG 等诱导排卵，24 个月累积单胎妊娠率约 71%，多胎妊娠率约 7%。

◇必要时可行 ART。

高催乳素腺瘤妊娠期处理

◇一旦发现妊娠，则停用溴隐亭：超过 6000 例的资料表明，妊娠早期服用溴隐亭无明显危害。

　➤自然流产占 9.9%。

　➤多胎妊娠占 1.7%。

　➤先天畸形占 1.8%。

　➤随访 9 年，后代发育无不良影响。

◇整个妊娠期用药，例数少，约 100 例资料显示先天畸形率不高于未暴露组。

◇卡麦角林对胎儿亦是安全的，超过 700 例的资料表明：自然流产占 7.6%；多胎妊娠占 1.7%；先天畸形占 3.2%。

◇妊娠期监测的内容和间隔

　➤PRL

✓ 3个月一次。

✓ 如果＞400ng/ml，测视野。

➢ 视野

✓ 不常规。

✓ 如果大腺瘤累及鞍上，即使无症状，每3个月测一次。

✓ 持续双外侧性偏盲——MRI。

➢ MRI

✓ 不常规。

✓ 严重头痛，视野异常——MRI评估。

◇垂体腺瘤的妊娠期增大与否主要取决于腺瘤的体积（涉及12项研究）

➢ 658例微腺瘤——妊娠期肿瘤增大（占2.7%）。

➢ 148例大腺瘤，妊娠前行减瘤治疗——妊娠期肿瘤增大（占4.8%）。

➢ 214例大腺瘤，妊娠前未行减瘤治疗——妊娠期肿瘤增大（占22.9%）。

◇妊娠期垂体腺瘤增大的处理

➢ 肿瘤增大，引起严重的头痛、视野改变——接下来的妊娠期，全程用药。

✓ 至少一个月查一次视野，重评估症状，一般都能改善。

➢ 如果溴隐亭无效，改用卡麦角林，仍无效改为手术治疗（中孕期）。

➢ 妊娠晚期，尽量延迟到分娩后手术治疗。

◇垂体卒中　任何体积的腺瘤都可能发生。

◇哺乳对垂体腺瘤的影响

➢ 妊娠期腺瘤体积稳定者，可以哺乳。

➢ 哺乳可引起PRL升高，但不引起腺瘤增大。

➢ 有视野缺损者，因需要用药，不适合哺乳。

◇产后PRL的变化

➢ 不哺乳的话，产后6～12周血清PRL恢复正常，3个月后随诊复查。

➢ 哺乳的患者，停止哺乳后3个月再复查PRL。

➢ 40%～60%的患者产后不需要再服用溴隐亭或卡麦角林。

性早熟（sexual precosity）

定义

　　任一性征出现的年龄早于正常人群的2个标准差；临床上，8岁前乳房发育，10岁前月经来潮。

真性性早熟

GnRH过早激活出现脉冲（女婴出生时性腺轴已成熟，但受抑制）。

◇特发性 占80% ~ 90%。

◇中枢性

➢ GnRH/LH肿瘤：下丘脑错构瘤、胶质瘤和视神经胶质瘤等。

➢ 中隔-视神经发育不良。

➢ 发育异常、脑积水。

➢ 甲状腺病、原发性甲状腺功能减退。

➢ 感染。

➢ 外伤。

➢ 放射性。

◇内分泌特征

➢ 血LH、FSH、E_2水平在青春期范围内。

➢ LH脉冲：（早期）睡眠时出现，（晚期）日夜均有。

➢ GnRH刺激：（30分钟后）LH上升＞FSH上升。

◇其他特征

➢ 均有不规律阴道出血，乳房发育。

➢ 骨龄提前2年以上。

➢ 身高与体重均高于同龄女性。

假性性早熟

占20%。

◇并非下丘脑-垂体-卵巢（HPO）轴激活，而是垂体以外部位分泌促性腺激素或性激素，促使性征发育。

◇分同性性早熟和异性性早熟。

◇病因包括

➢ 肿瘤：卵巢肿瘤、肾上腺肿瘤。

➢ Peutz-Jeghers综合征。

➢ 外源性性激素，食物、药物、化妆品。

➢ McCune-Albright综合征。

◇内分泌特征 LH、FSH不高；GnRH刺激试验无反应。

◇其他特征

➢ 在详细的病史中可找到线索。

➢ 外源性雌激素尤以己烯雌酚乳晕着色深。

➢ 骨龄、身高和体重与年龄相符。

➢可有特征性的色素斑等体征。

性分化及其异常

性别的种类

染色体性别

决定性别的根本因素是 *SRY* 基因（sexual related Y，Y 染色体短臂 1A1A 区），其是原始性腺发育为睾丸的启动子，无 *SRY* 则在其他基因作用下生成卵巢。

激素性别

决定激素性别的物质基础是雄激素。

生殖器性别

上述的各种原因造成了内外生殖器的分化，由此决定的性别。

◇社会性别。

◇心理性别。

正常性分化（sexual differentiation）

◇性分化过程在胚胎期完成，决定性别的差异。

◇正常性分化包括两个过程：性腺的分化，内外生殖器的分化。也可分为：生殖腺形成，生殖管道分化，外生殖器生长，第二性征发育四部分。

◇性腺分化　由性染色体组成决定。

◇男性　Y 染色体短臂上存在睾丸决定因子（TDF）。

➢妊娠 40 ～ 50 天胚胎睾丸形成。

➢妊娠 9 周胚胎睾丸合成睾酮。

➢妊娠 16 周胚胎合成睾酮达高峰。

➢胎儿睾丸支持细胞分泌米勒管抑制因子（MIS）。

◇女性

➢妊娠 17 ～ 20 周出现卵巢结构。

➢妊娠 7 个月时，所有卵巢细胞进入减数分裂期，停滞于核网期。

生殖道的分化

始基为午非氏管（中肾管）和米勒管（副中肾管），在胚胎期两者共存，妊娠 8 周后开始分化。

◇男性

➤MIS使米勒管退化，于10周时几乎完全消失→无女性内生殖器发育。

➤妊娠9周睾酮促使中肾管分化为男性内生殖器。

➤妊娠12周，分化完成。

◇女性

➤无睾酮，中肾管自然萎缩退化，自10周开始，历时3周。

➤无AMH，妊娠8～9周，副中肾管开始分化→女性内生殖器发育，12周完成。

外生殖器分化

始基为生殖结节、生殖皱褶和生殖隆起；9～10周开始分化，12～13周完成。妊娠14周尿道口和外阴前庭形成，尿道开口固定。

◇生殖结节→阴茎头（阴蒂）。

◇生殖皱褶→阴茎体（小阴唇）。

◇生殖隆起→阴囊（大阴唇）。

注：若雄激素代谢异常或雄激素受体异常，即使性腺为睾丸，生殖器也分化异常。

以图示例（图4-9，图4-10）：

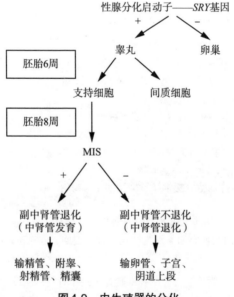

图4-9　内生殖器的分化

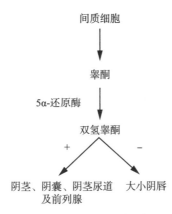

图 4-10 外生殖器的分化

女性生殖器官的发育

◇女性内生殖器：不需要任何激素，只要无米勒管抑制因子（MIS）即可发生输卵管、子宫、阴道上段。

◇外生殖器和阴道下段也不需要任何激素和因子，没有双氢睾酮即可发育。

◇卵巢的发生复杂，目前尚不知卵巢发生基因的位置，没有 *SRY* 基因即可发育。但要保持卵巢持续存在且功能正常需要两条正常 X 染色体。

◇总之，性分化由染色体和性腺决定，并受激素调控。

性发育异常分类

◇第 1 类　性染色体异常，包括性染色体数与结构异常。

➢特纳综合征。

➢X0/XY 性腺发育不全。

➢46，XX/46，XY 性腺发育不全。

➢真两性畸形。

➢超雌综合征。

➢精曲小管发育不良综合征。

◇第 2 类　性染色体正常，但性腺发育异常。

➢XX 单纯性腺发育不全。

➢XY 单纯性腺发育不全。

➢真两性畸形（46，XX 或 46，XY）。

➢睾丸退化。

◇第3类 性染色体与性腺均正常，但性激素异常。

➤雄激素过多：先天性肾上腺皮质增生，早孕期外源性雄激素过多。

➤雄激素缺乏：17α-羟化酶缺乏。

➤雄激素功能异常：雄激素不敏感综合征。

特纳综合征（Turner syndrome）

◇亦称"先天性卵巢发育不全"，是最常见的性发育异常。

◇染色体以45，X为主。可有多种嵌合体，如45，X/46，XX。

◇临床表现：身矮（多＜147cm）；生殖器与第二性征不发育；特殊躯体发育异常（颈蹼、腭弓高、耳大位低、后发际低、内眦赘皮、肘外翻、盾状胸、乳头间距宽）；常伴有心血管系统异常，尤其是主动脉缩窄；骨质疏松；智力发育程度不一，可完全正常，也可智力较差；寿命与正常人相同。

◇颈蹼是颈部淋巴系统形成不良的结果。

◇诊断：染色体分析（最重要）＋临床表现。

治疗

◇促进身高增长 小剂量雌激素、替勃龙；而生长激素对最终身高的影响尚有争议。

◇促进第二性征发育 雌激素。

◇防治骨质疏 雌激素、钙剂、锶盐。

X0/XY性腺发育不全

◇属于性染色体异常。

◇具有特纳综合征的多种畸形表现。

◇原发性闭经，50%以上患者外生殖器性别不明。

◇血LH、FSH、E_2水平相当于绝经后妇女，睾酮可轻度升高。

◇染色体核型可为45，X0/46，XY或45，X0/46，XY/46，XX。

◇性腺可多种多样，最常见的为一侧是条索状性腺，另一侧为发育不良的睾丸。

◇因为含有Y染色体的性腺发育不全，肿瘤的发生率高（10%～20%），为预防肿瘤且选择作为女性生活的患者青春期后出现男性化表现，应在青春期前切除发育不全的睾丸。

◇激素治疗促进身高增长、第二性征发育和子宫发育，维持骨健康和辅助生殖原则同特纳综合征。

46，XY单纯性腺发育不全

◇诊断要点：有子宫的46，XY。

◇性腺从最初就无发育，故没有MIS的分泌，所以有子宫；没有睾酮分泌，也就没有双氢睾酮的作用，为幼稚女性外阴。

◇生长、智力正常，部分人臂长，类去睾体型（宦官体型）。

◇原发闭经，第二性征不发育，内外生殖器幼稚，人工周期可有月经，供卵可受孕。

◇自幼缺乏性激素，骨密度显著低于正常。

◇LH和FSH相当于绝经后水平，雌二醇和睾酮水平低于正常。

◇性腺多为条索状的纤维化结缔组织，但30%～60%发生生殖细胞肿瘤，是性发育异常中最易发生肿瘤的病种。

◇目前认为主要病因是*SRY*基因异常或SRY蛋白作用所必需的另一种基因的功能丧失。

真两性畸形（true hermaphroditism）

◇性腺同时具有卵巢和睾丸的成分和功能，以病理诊断为准。

◇绝大多数染色体核型为46，XX，也可为46，XY或其他嵌合类型。

  ➢*SRY*基因易位（约占2/3）。

  ➢常染色体或X染色体发生突变，出现*SRY*。

  ➢染色体检测漏诊。

◇生殖器的发育与同侧性腺有关。

◇一般均有子宫，发育程度不一。

◇外生殖器不易分辨男女，绝大多数有阴蒂增大或小阴茎，2/3按男性生活。

◇约2/3成年后有乳房发育。

◇其他部位畸形较少见，无智力低下。

◇46，XX的肿瘤发生率为4%，46，XY的肿瘤发生率为10%。

◇结合患者要求及生殖器的条件决定治疗

  ➢按女性生活，则行外阴整形、睾丸切除，并得HRT。

  ➢按男性生活，则行外阴整形、卵巢切除，睾丸复位。

睾丸退化

◇男性性分化中期，妊娠8～10周，睾丸停止分化，导致一系列生殖器异常（注：男性外生殖器妊娠8～9周开始分化，妊娠12周分化完成）。

➢胚胎期的睾丸分泌睾酮，使附睾形成。

➢分泌MIS，则无子宫，形成阴道盲端。

➢小阴茎或阴蒂增大，阴唇融合。

◇病因不清，可能为胚胎期睾丸血管意外或睾丸扭转。

◇出生后外生殖器性别模糊，多按女性生活。

◇阴唇不同程度融合，阴蒂不同程度增大，尿道口在阴蒂根部或头部。

◇个别发育为幼稚的女性，但阴道是盲端。

◇FSH儿童期在正常范围，青春期上升达衰竭水平。

◇T、E_2水平低，HCG刺激无反应。

◇性腺为发育不全的睾丸或条索状性腺，甚至无性腺（不发育或消失）。

雄激素不敏感综合征（androgen insensitivity syndrome，AIS）

◇诊断要点：外生殖器异常伴女性乳房（"无毛女性"），曾经称为睾丸女性化综合征（testicular feminization syndrome）。

◇46，XY，性腺是睾丸，睾酮分泌正常，但雄激素受体缺陷，导致雄激素的正常效应完全或不完全丧失，所以外生殖器表现为幼稚女性型；因为MIS仍正常分泌，所以没有子宫。

◇根据有无男性化表现分为

➢完全性：女性表型，乳房较丰满，但乳腺组织少，乳头、乳晕发育差，无阴毛和腋毛，体毛也少，女性外生殖器，发育差，阴道是盲端，无内生殖器。性腺为睾丸，常位于腹股沟外口或大阴唇内、耻骨结节处或腹股沟内，少数在盆腔。最具特征的是：T为男性水平或稍高，E_2稍高于男性成人水平。常以原发闭经为主诉就诊。

➢不完全性：有部分雄激素生物效应。外生殖器异常呈多态性，主要为外阴男性化，从阴蒂增大直到似男性外阴，可有阴毛、腋毛，甚至出现喉结，但乳房发育似女性。

◇还可有尿道下裂型、男性不育和正常男性的亚型。

◇异位性腺的肿瘤发生率为5%～10%，肿瘤分为生殖细胞和非生殖细胞两大类。

➢生殖细胞肿瘤如精原细胞瘤，恶变的危险随年龄增加而增加，50岁可达30%。

➢非生殖细胞肿瘤包括支持细胞和间质细胞肿瘤，其中以支持细胞腺瘤最常见。

◇选择作为女性生活的患者需切除双侧性腺，必要时行外阴整形或阴道成形术。

◇X性连锁隐性遗传，对于女性携带者而言，其46，XY后代中患病的概率为1/2；46，XX后代中1/2为携带者。重要的是发现该突变的杂合子携带者，以便遗传咨询。目前可利用分子生物学方法对家族性AIS进行准确遗传分析。

◇雄激素受体与雄激素结合力的测定是诊断AIS的基本方法。

先天性肾上腺皮质增生（congenital adrenal cortical hyperplasia，CAH）

◇最常见的常染色体隐性遗传病之一

> 典型CAH的发病率：1/16 000。

> 非典型CAH的发病率：1/600。

◇>90%的病例是由于缺乏21α-羟化酶，编码该酶的基因*CYP21A2*位于第6号染色体短臂上（6p21.3），基因突变导致分子缺陷的严重程度和疾病临床症状的严重程度具有相关性。

◇其次常见由8号染色体长臂上的*CYP11B1*编码的11β-羟化酶缺乏引起CAH。

◇临床特征谱广泛，从新生儿期的失盐及外阴男性化到成年期的非典型性CAH均可出现，共同的特点是肾上腺产生的雄激素前体超生理性升高。

◇可分为单纯男性化型、失盐型和非经典型

> 单纯男性化型 原发病在适当激素治疗的情况下，妊娠率33%～60%。

（1）女性外生殖器男性化。

（2）直线生长加速，高于同龄儿，骨龄提前，最终身高常不超过150cm。

（3）促肾上腺皮质激素（ACTH）升高使皮肤色素沉着。

> 失盐型：盐皮质激素系统亦受累，常婴儿期夭折，成年后性功能异常和女性生殖力低。

> 非典型型：皮质醇分泌可以正常，临床表现极其类似多囊卵巢综合征，多在青春期后出现，40%可发现肾上腺偶发瘤或增生。被诊断为多囊卵巢综合征的患者中，也有约1/3实际为非典型CAH。

◇合并睾丸肾上腺残余肿瘤（testicular renal rest tumor，TART），又称肾上腺生殖综合征，发病率差异大，自1940年报道后陆续增加，介于0～94%。CAH控制不佳，ACTH和血管紧张素Ⅱ增高，可能会刺激残余细胞增生形成肿瘤。

◇卵巢肾上腺残余肿瘤（ovarian adrenal rest tumor，OART）发病罕见，Wnt4水平（阻止合成类固醇的细胞从中肾迁移至发育中的卵巢）不同可能是发病率有差别的原因之一。

◇CAH对女性生殖的影响机制　表4-13。

表4-13　CAH对女性生殖的影响机制

CAH	影响机制
源于21α-羟化酶缺乏的典型CAH	男性化 　解剖异常影响性功能 　性别认定延迟 　孕酮非周期性升高，影响内膜和HPO轴 　而无排卵 　社会心理改变
源于11β-羟化酶缺乏的典型CAH	除孕酮无升高外，均同上
源于21α-羟化酶缺乏的非典型CAH	高雄激素干扰HPO轴，无排卵和似多囊卵 　巢综合征表征

检测指标

◇肾上腺激素检测应在上午9时进行。

◇17-羟孕酮的检测　应在早卵泡期，上午9时进行。

➢ ＜5nmol/L 正常。

➢ ＞15nmol/L（200ng/dl）CAH。

➢ 5～15nmol/L，进一步行ACTH试验，1/5可能为非典型CAH，表现为注射250μg ACTH 60分钟后，17-羟孕酮明显升高，＞45nmol/L，＜30nmol/L可排除诊断。

◇雄激素

➢ 睾酮和雄烯二酮处于成年男性范围内。

➢ 硫酸脱氢表雄酮轻度且不持续升高。

➢ 非典型患者的雄激素水平跟多囊卵巢综合征有很大重叠。

◇肾素　典型者明显升高，提示醛固酮分泌不足。

◇ACTH　典型者明显升高。

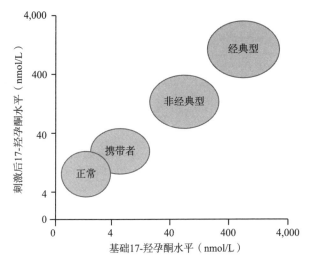

图4-11 不同亚型CAH的17-羟孕酮水平

CAH中酶的缺乏（表4-14）

表4-14 CAH中酶的缺乏发病率与临床特点

酶缺乏	发病率	临床特点
典型21-羟化酶	1/16 000	失盐，女性分辨不清外生殖器，男性过早出现阴毛
非典型21-羟化酶	1/600	多毛，青春期少女月经过少，男孩无症状
11β-羟化酶	1/100 000	分化不清的外生殖器，男性化，高血压
3β-羟化酶	少见	轻度男性化，严重病例可失盐
17α-羟化酶	少见	女性青春期延迟，男性假两性畸形，高血压，低血钾

治疗目标

◇保持正常能量水平和体重，避免发生甲状腺危象。

◇尽量减轻高雄激素血症，使女性患者恢复月经和生育能力。无自主排卵，在睾酮和雄烯二酮正常的情况下可以药物促排卵。

◇17-羟孕酮达到轻度升高水平（约为正常值的2倍），维持肾素在正常范围的中间值左右。

◇避免糖皮质激素替代过度。

常用药物

◇泼尼松龙：5 ～ 7.5mg/d，1/3 晨起给药，2/3 睡前给药。

◇地塞米松：0.5mg 夜间给药，可用于泼尼松龙控制不理想的患者。

◇氟氢可的松：50 ～ 200µg/d。

◇多毛和痤疮可采用含环丙孕酮的口服避孕药（炔雌醇环丙孕酮片）。

围生期处理

◇产前治疗是为了预防受影响的女胎男性化　指征如下。

> 母系为典型CAH，配偶经检测17α-羟孕酮水平和基因型判断为杂合子（1：62），胎儿50%概率患病。

> 曾与相同配偶生出过CAH患儿。

> 父母均为杂合子，则生出患病女婴的概率为1/8。

◇目前建议应尽可能早地进行产前诊断，确认高危儿再行激素治疗，以避免不必要的治疗引起的副作用（孕妇体重增加、血糖升高、情绪波动等，以及胎儿生长异常和肾上腺功能不全等）。

◇首选氢化可的松，前者经胎盘失活，不增加胎儿暴露，次选泼尼松，可将每日服药次数减至2次。地塞米松为长效激素，孕妇的全身不良反应大，但可能通过胎盘抑制胎儿的肾上腺功能。

◇以往曾建议从妊娠10周内开始经验性治疗，如应用地塞米松（20µg/kg），尤其在4 ～ 6周时开始效果更好，可能存在过度治疗的问题。

◇妊娠期每6 ～ 8周监测血清睾酮和电解质水平，妊娠中期加强血糖监测。

◇分娩时增加类固醇用量。

◇非典型CAH不需要产前治疗，但新生儿建议常规筛查17α-羟孕酮。

　　附：糖皮质激素、盐皮质激素和肾上腺雄激素从胆固醇前体的合成路径和涉及的酶类（图4-12）。

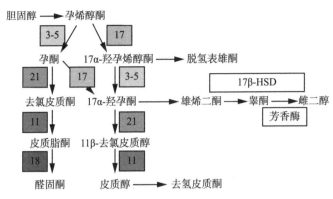

图4-12 皮质激素、雄激素合成路径

3-5. 3β-羟脱氢酶; △5-异构酶; 11. 11β-羟化酶; 17. 17α-羟化酶; 18. 18-羟化酶; 21. 21α-羟化酶; HSD. 17β-羟类固醇脱氢酶

17α-羟化酶缺乏

◇常染色体隐性遗传, 酶基因定位于10号染色体。

◇该酶存在于肾上腺和性腺。

◇肾上腺合成皮质醇、睾酮、雌二醇及其代谢产物减少, 而皮质醇、醛固酮增加, 均起保钠排钾作用。

◇女性外阴、第二性征不发育, 原发性闭经。

◇46, XY时MIS分泌正常, 无子宫, 阴道为盲端。

◇因缺乏雌激素, 骨骺愈合晚, 身材偏高。

◇偶有乳房发育, 原因不明。

◇高血压、低血钾, 临床变异程度较大。

◇因缺乏皮质醇, 抵抗力低, 容易感冒发热。

◇部分性酶缺乏的46, XX患者, 具有两个特异性表现: 持续性高孕酮; 反复发作的卵巢囊肿。

◇46, XX仅需补充糖皮质激素及性激素, 46, XY则需切除性腺后予药物治疗。

5α-还原酶缺乏

◇家族性常染色体隐性遗传, 分布有区域性, 较少见。

◇5α-还原酶有两种同工酶, Ⅱ型酶基因缺陷可致病, Ⅰ型酶正常。

◇5α-还原酶使循环中的睾酮转化为双氢睾酮。

◇双氢睾酮的作用

➤使生殖结节增大形成阴茎头。

➤使尿道褶增大融合为阴茎体。

➤使生殖隆起增大融合为阴囊。

➤使泌尿生殖窦分化为前列腺。

◇临床表现

➤男性外生殖器不发育，出生时为女性外阴。

➤中肾管分化良好，前列腺不发育，无子宫，阴道为盲端。

➤46，XY时，睾丸分泌的雄激素及其作用正常。

➤面部无须，颞部发际不退缩，乳房不发育。

➤酶活性部分缺乏者至青春期后男性化明显。

性分化发育异常诊治流程（表4-15）

表4-15　性分化发育异常诊治流程

原发性闭经

体格检查	第二性征不发育、身矮、颈蹼	第二性征不发育、身高正常	乳房发育、身高正常	第二性征不发育、身高不矮	乳房发育、身高正常、阴道盲端、无子宫、腹股沟肿块	生殖器官发育不良或畸形、体态矮小
内分泌测定	FSH↑ LH↑E$_2$↓	FSH↑ LH↑E$_2$↓	FSH、LH、E$_2$均正常	FSH↑ LH↑T↓	FSH正常 T↑	FSH↑ LH↑E$_2$↓
染色体核型	45，X0	46，XX	46，XX	46，XY	46，XY	45，X0/46，XY
诊断	特纳综合征	单纯性腺发育不全	米勒管发育不全	46，XY单纯性腺发育不全	完全性雄激素不敏感综合征	混合性性腺发育不全
治疗	GH、HRT	HRT	阴道成形	性腺切除、HRT	性腺切除、HRT	性腺切除、HRT

资料来源:《妇产科学》，2版，人民卫生出版社

性分化发育异常的逻辑性鉴别诊断思路（图4-13）

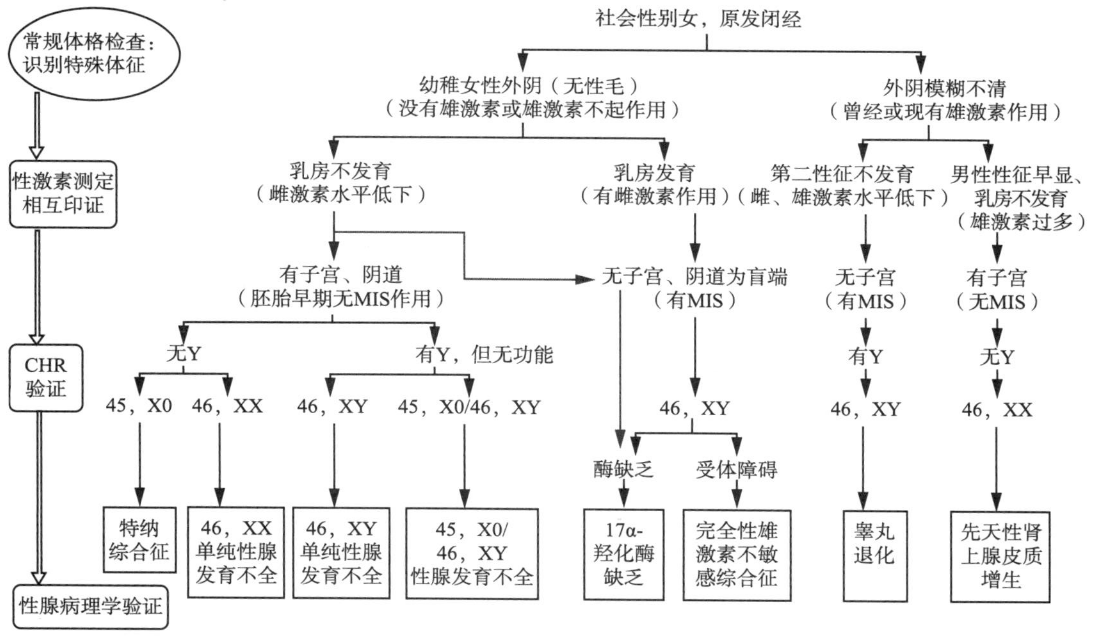

图4-13　性分化发育异常逻辑性鉴别诊断思路

CHR.染色体核型

外生殖器性别不清的分类（ambiguous genitalia，AG）

◇雄激素过多
  ➤先天性肾上腺皮质增生（CAH）。
  ➤早孕期外源性雄激素过多。
◇雄激素不足
  ➤不完全性雄激素不敏感综合征（IAIS）。
  ➤不完全性17α-羟化酶缺乏。
  ➤睾丸退化。
  ➤不完全性性腺发育不全。
◇性腺分化异常
  ➤真两性畸形。
  ➤45，X0/46，XY性腺发育不全。
◇常见AG的鉴别诊断（表4-16）：

表4-16 AG的鉴别诊断

	雄激素不敏感综合征（不完全性）	21α-羟化酶缺乏	46，XX孕期应用雄激素
染色体	46，XY	46，XX或46，XY	46，XX
子宫	无	有或无	有
阴道	无	有或无	有
乳房	有发育	无发育	有发育
睾酮	男性水平	高于女性水平	女性水平
肾上腺皮质增生	无	有	无
高血压	无	有	无
低血钾	无	有	无

原发闭经的鉴别（表4-17）

◇染色体核型46，XX
  ➤性发育延迟。
  ➤性腺发育不全。
  ➤先天性子宫阴道缺如（MRKH）综合征。
◇染色体核型46，XY，外阴幼稚女性型

表4-17　原发闭经的鉴别

	雄激素不敏感综合征（完全性）	46，XY单纯性腺发育不全	17α-羟化酶缺乏
子宫	无	有	无
阴道	无	有	无
乳房	有发育	无发育	无发育
睾酮	男性水平	低	低
高血压	无	无	有
低血钾	无	无	有

◇染色体异常　特纳综合征。

性发育异常的诊断要点

◇不可缺少的病史询问
　➤妊娠期用药史。
　➤家族史：CAH（常染色体隐性遗传）、AIS（性连锁遗传）。
◇仔细的全身查体
　➤阴蒂大小、后联合高低、阴唇融合程度。
　➤性腺位置：大阴唇、腹股沟、盆腔（掉下来的不会是卵巢，一定是睾丸或卵睾）。
　➤乳房发育：与雌激素相关。
　➤阴毛、腋毛、喉结：与雄激素相关。
◇关注外生殖器、乳房和身高变化的细节
　➤阴蒂
　　✓青春期前不发育，青春期后又发育：5α-还原酶缺乏。
　　✓出生即异常，以后未长大：睾丸退化或妊娠早期大量雄激素暴露。
　　✓出生即异常，以后又长大（性腺有功能）：CAH、IAIS、雌雄间体。
　➤乳房
　　✓有发育，自动（有内源性雌激素）：CAH、AIS；用药后（病因同无发育者）。
　　✓无发育（缺乏雌激素）：原发性性腺发育不全、17α-羟化酶缺乏。
　　✓乳头发育不好：AIS、男性乳腺发育。
　➤身高

✓ 从小就矮：45，X0。

✓ 先高后矮：CAH。

◇觉察特殊体征

➢ 特纳综合征。

➢ 皮肤色黑：CAH。

➢ 血压升高：17α-羟化酶缺乏。

◇血钾的指示

➢ 低血钾：17α-羟化酶缺乏。

➢ 高血钾（和失盐）：21α-羟化酶缺乏。

◇高孕酮的指示 21α-羟化酶缺乏（有子宫）和17α-羟化酶缺乏（无子宫）。

◇外女内男 AIS、17α-羟化酶缺乏。

◇外男内女 CAH。

◇性反转 染色体和性腺相反，常有性腺早衰。

◇真两性畸形 必须有子宫，既可以是性染色体异常，也可以是性腺发育异常。

◇FSH升高但小于40mIU/ml，行HCG刺激试验，用药后24小时、48小时和72小时分别取血，任何一点雌激素或雄激素升高1.5倍以上，提示性腺有功能。

含Y染色体性腺的肿瘤发生（表4-18，表4-19）

表4-18 不同含Y染色体性腺病的肿瘤类型

病种	发生率（%）	肿瘤类型
X0/XY性腺发育不全	30.0	易发生性母细胞瘤，可合并内胚窦瘤、胚胎癌或绒癌等生殖细胞恶性肿瘤
46，XY单纯性腺发育不全	66.7	以无性细胞瘤和精母细胞瘤、性母细胞瘤及支持细胞瘤为主，内胚窦瘤、胚胎癌和绒癌少见
真两性畸形	10.0	—
睾丸退化	—	
雄激素不敏感综合征	15.1	以精原细胞瘤为主，青春期前肿瘤的发生率约3.6%，青春期后切除性腺有利于女性第二性征发育
17α-羟化酶缺乏	18.1	—
合计	24.7	—

表 4-19　含 Y 染色体性腺肿瘤病理类型及其百分比

病理类型	百分比（%）
支持细胞瘤	36.8
精母细胞瘤	26.3
生殖细胞瘤	15.7
混合生殖细胞瘤	5.3
环管状性索间质瘤	5.3
Leydig 细胞瘤	5.3
纤维瘤	5.3
合计	100.0

特殊检查和用药

阴道脱落细胞的内分泌检查

◇成熟指数（MI）：计算底层、中层和表层细胞的构成比。
> 一般有雌激素影响的涂片，基本上无底层细胞。
✓ 雌激素轻度影响：表层细胞＜20%。
✓ 雌激素中度影响：表层细胞20% ～ 60%。
✓ 雌激素高度影响：表层细胞＞60%。
> 卵巢功能低落时，主要表现在底层细胞。
✓ 轻度低落：底层细胞＜20%。
✓ 中度低落：底层细胞20% ～ 40%。
✓ 高度低落：底层细胞＞40%。
◇成熟值（MV）＝底层细胞数×0＋中层细胞数×0.5＋表层细胞数×1。
MV＜50表示雌激素水平低落。

双能X线吸收法（DEXA）测量骨密度

◇相对便宜而安全，易于诊断和便于监测。
◇WHO（1994）诊断标准（表4-20）。

表4-20 DEXA骨密度值

临床意义	DEXA骨密度值
正常	介于年轻成人参考平均值±1SD
骨量减少	介于年轻成人参考平均值-2.5～-1SD
骨质疏松	低于年轻成人参考平均值-2.5SD
严重骨质疏松	低于年轻成人参考平均值-2.5SD, 并且有骨质疏松性骨折

注: SD.标准差

◇受骨关节炎形成的骨赘及压缩性骨折等因素的影响, DEXA测量有漏诊的可能, 应综合骨强度和生化指标进行诊断。

氯米芬

◇非甾体化合物, 有微弱的雌激素作用, 在下丘脑竞争性结合雌激素受体产生抗雌激素作用, 通过抑制内源性雌激素对下丘脑的负反馈, 诱导GnRH释放而诱发排卵, 适用于体内有一定雌激素水平的无排卵患者。

◇用法: 50～150mg/d, 从月经/出血第5天开始, 连续服5天。

◇长期使用, 可能有诱发卵巢癌的危险。

促性腺激素 (gonadotropin, Gn)

◇HMG 具有FSH和LH双重活性。

◇FSH 对卵泡的募集和发育至关重要。

◇HCG 化学结构及生物学活性与LH类似, α亚基相同。

半衰期 $T_{1/2}$ (1) ＝5～6小时、$T_{1/2}$ (2) ＝24小时

一次注射10 000U相当于自然周期中LH峰值的20倍效能, 且作用持久, 有助于支持黄体。

生殖激素制剂

雌激素

◇天然雌激素

➤ 雌二醇 (E_2): 体内作用最强的雌激素, 微粒化后可以口服。

➤ 雌酮 (E_1)。

➤ 雌三醇 (E_3): 活性最弱; 阴道用药0.5mg＝口服8～10mg。因进食后可有第二个峰值, 口服制剂宜晚饭后服用。

➢结合雌激素：倍美力（premarin），含有至少200种的成分，某些成分具有孕激素和雄激素活性。

➢戊酸雌二醇：补佳乐。

◇半合成雌激素 苯甲酸雌二醇，油剂，肌内注射。

◇人工合成甾体雌激素

➢炔雌醇（EE），作用强。5μg可产生强雌激素活性，50μg能影响血凝和纤溶酶系统；一般用于口服避孕药。第三代口服避孕药中每片含30～35μg炔雌醇。

➢乙炔雌三醇环戊醚（尼尔雌醇，维尼安），缓释长效，对子宫影响较弱。

➢普罗雌烯（promestriene）阴道给药，吸收入血＜1%。

◇非甾体类雌激素 己烯雌酚（DES），妊娠期使用，女性后代可发生阴道癌。

复方制剂

诺更宁、克龄蒙、倍美安、倍美盈等。目前仅有克龄蒙，由11片2mg戊酸雌二醇和10片2mg戊酸雌二醇加1mg醋酸环丙孕酮组成。

孕激素

◇天然孕激素 黄体酮，口服无效。

◇合成孕激素

➢17α-羟孕酮衍生物

✓甲羟孕酮（MPA），较接近天然黄体酮。

✓醋酸甲地孕酮，有弱的糖皮质激素和盐皮质激素活性。

✓己酸孕酮，长效，肌内注射，作用可维持10～14天。

➢19-去甲基睾酮衍生物

✓炔诺酮。

✓左旋18-甲基炔诺酮（LNG），LNG-IVS。

✓地索高诺酮（desogestrel），18-甲基炔诺酮的衍生物，第三代高效去氧孕烯炔雌醇（每片含地索高诺酮0.15mg＋炔雌醇0.03mg）。

✓双烯高诺酮（gestodene），18-甲基炔诺酮的衍生物，国外避孕药femovan。

✓醋高诺酮肟（norgestimate）。

雄激素

◇天然雄激素 睾酮（T）、雄烯二酮（A）、双氢睾酮（DHA）、去氢表雄酮（DHEA）。

◇合成雄激素

> 酯化睾酮衍生物：丙酸睾酮、苯乙酸睾酮、十一酸睾酮。
> 17α-烷基取代衍生物：甲睾酮。
> 达那唑（danazol）：可与雌、孕、雄激素及糖皮质激素的核受体结合；直接抑制子宫内膜，抑制HPO轴。
> 同化激素：苯丙酸诺龙、癸酸诺龙。

替勃龙

7-甲异炔诺酮。在体内代谢，具有雌、孕、雄激素三种激素效应。

选择性雌激素受体调节剂（SERM）

在不同的组织与不同的雌激素受体结合，产生不同的效应。

◇他莫昔芬（tamoxifen），治疗乳腺癌。

◇雷洛昔芬（raloxifen），治疗绝经后骨质疏松症。

◇巴多昔芬（bazedoxifen），国外已上市，用于绝经后骨质疏松症，可与雌激素合用。

抗孕激素

◇米非司酮（RU486），化学结构类似炔诺酮，用于抗早孕。

◇利洛司酮（lilopristone，ZK98734），米非司酮的衍生物，动物实验抗早孕优于米非司酮。

◇孕三烯酮（gestrinone），18-甲基炔诺酮衍生物。肝损害、雄激素样副作用大。

抗雄激素

◇醋酸环丙孕酮（CPA），强孕激素作用，直接抑制子宫内膜，同时对下丘脑有负反馈作用，减少Gn释放。

◇螺内酯：可抑制雄激素的生物合成；常见不良反应是多尿（开始用药时），高钾低钠现象少见。

Section Five 计划生育

计划生育的工作看似简单，却隐含着强烈的"规范"和"服务"特质。细微处见功底，其实许多问题较起真来才发现，自己还只是一知半解……

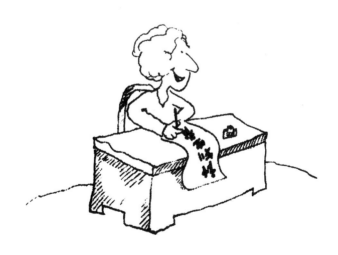

避孕

可供选择的避孕方法（contraception）

◇自然避孕法（NFP）。

◇体外排精法（CI）。

◇屏障避孕法（BARR）：男/女用避孕套、阴道隔膜（子宫帽）、杀精剂等。

◇阴道避孕环（IVR）。

◇复方口服避孕药（COC）。

◇单方孕激素避孕片/针（POP/Is）。

◇复方注射避孕针剂（CIC）。

◇皮下埋植物（NOR）。

◇宫内节育器（IUD）。

◇紧急避孕（ECP）。

◇哺乳期闭经避孕（LAM）。

◇男/女性绝育术（STER）。

甾体激素避孕方法的分类（表5-1）

表5-1 甾体激素避孕方法的分类

		雌孕激素复方类	单纯孕激素类
口服避孕药	短效	口服避孕1号、2号、0号片 复方左炔诺孕酮片 复方左炔诺孕酮三相片 去氧孕烯炔雌醇片（妈福隆）、复方孕二烯酮片（敏定偶）、炔雌醇环丙孕酮片（达英-35）、屈螺酮炔雌醇片（优思明）、屈螺酮炔雌醇片（Ⅱ）（优思悦）	
	长效	左炔诺孕酮炔雌醚片	
	探亲	53号探亲抗孕片	探亲避孕片1号（甲地孕酮） 炔诺酮探亲片 左炔诺孕酮探亲片
	紧急		左炔诺孕酮紧急避孕片

	雌孕激素复方类	单纯孕激素类
避孕针	复方己酸孕酮避孕针 复方庚炔诺酮避孕针 复方醋酸甲羟孕酮避孕针 改良复方醋酸甲地孕酮避孕针 复方炔诺酮庚酸酯避孕针	醋酸甲羟孕酮注射液
皮下埋植物		左炔诺孕酮2根型 左炔诺孕酮6根型 依托孕烯
宫内缓释系统		左炔诺孕酮宫内节育系统
阴道环		甲地孕酮硅橡胶环 左炔诺孕酮避孕环
避孕贴剂		

注：孕激素缓释系统包括宫内节育器、皮下埋植剂和含孕激素的阴道环。

甾体避孕药的共性不良反应

◇雌激素相关
　➤类早孕反应。
　➤皮肤色斑。
　➤高血压。
　➤胆汁淤积症。
　➤子宫肌瘤增大。
◇孕激素相关
　➤乳头触痛、头痛、乏力、体重增加。
　➤高血压。
　➤抑郁。
◇雄激素相关
　➤性欲改变。
　➤痤疮。
　➤脂溢性皮炎。
　➤脂代谢异常。
　➤胰岛素抵抗。
◇突破性出血、月经紊乱（月经增多或减少、不规则出血、闭经）。

◇罕见但严重的并发症　静脉血栓、卒中、心肌梗死、乳腺癌、宫颈癌、肝脏肿瘤和眼睛问题（胀痛、复视、失明）。

◇避孕药的警告信号　ACHES。

  ➤A（abdominal pain）：腹痛。

  ➤C（chest pain）：胸痛。

  ➤H（headache）：头痛。

  ➤E（eye problem）：眼睛问题。

  ➤S（severe leg pain）：严重腿痛。

现代复方口服避孕药

特点

雌激素减量；孕激素更新换代。

低剂量口服避孕药的概念

炔雌醇＜50μg。

三代孕激素

◇20世纪60年代　炔诺酮、甲地孕酮。

◇20世纪70年代　左炔诺孕酮。

◇20世纪80年代　去氧孕烯（DSG）、孕二烯酮（GSD）、炔诺酮肟酯（NGM）。

共同特点：雄激素活性降低，而孕激素活性不变或更强。

◇新型孕激素　屈螺酮（DRSP），为螺内酯衍生物，具有抗皮质激素和抗雄激素活性。

代表性现代复方口服避孕药（表5-2）

表5-2　代表性现代复方口服避孕药

药品名	炔雌醇（μg）	孕激素
去氧孕烯炔雌醇片（妈福隆）	30	DSG 150μg
复方孕二烯酮片（敏定偶）	30	GSD 75μg
炔雌醇丙丙孕酮片（达英-35）	35	醋酸环丙孕酮 2mg
去氧孕烯炔雌醇片（美欣乐）	20	DSG 150μg
屈螺酮炔雌醇片（优思明）	30	DRSP 3mg
屈螺酮炔雌醇片（Ⅱ）（优思悦）	20	DRSP3mg

避孕效果

Pearl指数：妊娠数/100妇女年。

作用机制

◇以抑制排卵为主。

◇改变宫颈黏液性状。

◇改变内膜形态和功能。

◇抑制输卵管运动速度。

除高效避孕外的健康益处

◇治疗月经不调、月经过多、异常子宫出血、贫血和痛经等。

◇防治皮肤痤疮。

◇预防异位妊娠。

◇对卵巢囊肿、盆腔炎、乳腺良性疾病等有防护作用。

◇预防肿瘤。

> 子宫内膜癌：危险下降50%，3年后达到最大效果，其保护性在不连续服药后保持15年。

> 卵巢癌：危险下降40%或每使用一年下降11%，保护性最先出现于服药后3~6个月，使用10年以上会降低80%危险性，停药后保持10~20年。

注：乳腺癌发病率有所升高，但不随用药时间延长而上升。< 35岁妇女用药达4年以上，发病危险性轻微升高；> 35岁则危险性下降。

人工流产后即时使用口服避孕药

◇为避免重复流产，应积极促进流产后避孕（post abortion contraception，PAC）。

◇流产后即时使用COC不受限制

> 在流产后任何条件下均可立即使用（即在流产当日开始服用）。

> 不受流产方式限制（药物流产或手术流产均可立即使用）。

> 不受流产并发症的限制，可疑或已发生的感染、出血、损伤均不影响COC的即时使用。

> 无论是经产妇女还是未产的年轻女性都可以选择COC。

◇COC保护妇女的生育能力

> COC可避免非意愿妊娠。

> 减少重复流产。

> 促进子宫内膜修复。

> 预防盆腔感染。

> 预防异位妊娠。

◇COC安全有效，益于健康

> 抗雄激素作用带来的益处：炔雌醇环丙孕酮片中的醋酸环丙孕酮具有较强的抗雄激素作用，可阻断雄激素受体，可以治疗痤疮、皮脂溢和脱发，也可用于多囊卵巢综合征的症状控制。屈螺酮炔雌醇片所含的屈螺酮，其抗雄激素活性是醋酸环丙孕酮的1/3，同样具有减轻痤疮和皮脂溢，使女性皮肤光洁的作用。

> 抗盐皮质激素带来的益处：屈螺酮炔雌醇片中的屈螺酮还独具抗盐皮质激素活性，可对抗由雌激素导致的水钠潴留，进而改善由此引起的体重增加、水肿、乳房胀痛等，并可缓解经前期紧张、焦虑症状，改善女性消极情绪，提高使用者的生活质量。

> 改善月经相关症状：COC抑制排卵、减少子宫内膜厚度并使产生前列环素的月经血量减少，这些作用均使妇女体内 $PGF_{2\alpha}$、6酮 $PGF_{1\alpha}$、血栓素、PGE_2 降低以及前列环素产物减少，从而缓解痛经的症状。

> 降低生殖系统肿瘤的风险

✓ 对卵巢上皮癌的保护作用随服用时间递增而增加。对存在遗传性卵巢癌风险的患者，COC也具有保护作用，有卵巢癌家族史的女性连续使用COC 10年以上时，其发生卵巢癌的风险与无卵巢癌家族史者无明显差异。对已确诊的卵巢肿瘤，COC中的孕激素能有效地促进卵巢上皮细胞和卵巢癌细胞的死亡。COC对卵巢癌的防护作用在停药后可以持续10年或更长。

✓ 对子宫内膜癌同样有较强的防护作用，服药时间越长，其防护作用越明显。COC使用者，子宫内膜癌的相对危险（RR值）在服药4年时为0.44，8年时为0.33，12年时仅为0.28。停用COC后其对子宫内膜癌的防护作用依然持续存在，停药20年时子宫内膜癌RR值为0.5，即既往服用COC者中子宫内膜癌的发生率仅为未服药者的50%。

宫内节育器（intrauterine device, IUD）概述

IUD 的主要优点

◇高效　第一年妊娠率＜1/每百妇女年。

◇长效　使用5～15年。

◇安全　局部作用，对全身无影响。

◇可逆　取器后生育能力恢复快。

◇简便　一次放置、长期有效、便于检查。

◇经济　价格低廉。

放置时间

◇月经干净3 ～ 7天（未同房）。

◇经期LNG-IVS。

◇阴道分娩42天后，恶露已净，子宫复旧正常。

◇剖宫产6个月后。

◇产后或人工流产后即时。

◇自然流产、药物流产后来过2次正常月经。

◇紧急避孕：未防护同房后5天内放置含铜IUD。

北京协和医院可获得的IUD

TCu380A（带铜T形IUD），10 ～ 15年。

无支架固定式IUD（铜固定式IUD），10 ～ 15年。

LNG-IVS（含LNG，直接对内膜起抑制作用），5 ～ 7年。

放环休息2天，取环休息1天，2周内不宜同房或盆浴

IUD的不良反应和手术并发症

不良反应

◇月经异常　发生率5% ～ 10%以月经量增多、经期延长为主。

◇疼痛　发生率10%左右，包括下腹和腰骶部疼痛和性交痛。

◇白带增多。

◇过敏　主要是针对铜过敏。

手术并发症

◇子宫穿孔。

◇术中出血。

◇心脑综合征。

◇术后感染。

◇IUD异位。

◇IUD变形、断裂、脱结及部分残留。

◇IUD下移。

　　注：上述内容是放置IUD前需要向服务对象交代，也是手术知情同意书中应该涉及的内容。

有关IUD与盆腔感染的争议

◇整体而言，放置IUD并不增加盆腔炎的发病率。

并发感染的危险因素

◇原有生殖道炎症未治愈。

◇操作过程中的消毒、灭菌不严格。

◇术中子宫穿孔，合并其他脏器（如肠道）损伤等。

◇人工流产同时放环，因人工流产不全持续出血引起继发感染。

◇术后过早性生活或未能保持阴道清洁卫生。

诊断盆腔炎后对IUD的处理

◇WHO指南认为，在位IUD不影响抗生素治疗的效果，可以不必取出，治疗后也可继续使用。

◇我国指南则建议在感染控制后取环，对于严重感染者，在控制感染的同时就建议取出IUD。

◇实际决策取决于所在地区医疗仲裁的参考依据、医院的医疗习惯及患者的知情选择。

皮下埋植物（norplant）

◇类型

　Ⅰ型胶囊×6。左炔诺孕酮（LNG）36mg×6，5年。

　Ⅱ型硅胶棒（Rod）×2。国内75mg×2，4年；国外70mg×2，3年。

　依托孕烯68mg，3年。

◇机制

　抑制排卵，影响内膜和宫颈黏液并重。

◇有效率99%。

◇不规则出血率80%。

◇非生物吸收。

女性绝育术（sterilization）

◇非可逆性避孕法，须慎重选择。

◇术前须征得夫妻双方同意并签字。

◇手术方式

　➤开腹手术

　　✔抽芯近段包埋法：建议优选，切除的输卵管常规送病理检查。

　　✔银夹法。

　　✔折叠结扎切断法（潘氏改良法）。

　➤腹腔镜手术

    ✓ 电凝法。

    ✓ 套环法。

    ✓ 输卵管夹。

◇并发症

  ➢ 膀胱损伤。

  ➢ 肠管损伤。

  ➢ 输卵管系膜撕裂和卵巢门损伤。

  ➢ 出血。

  ➢ 感染。

  ➢ 盆腔静脉淤血综合征。

  ➢ 大网膜粘连综合征。

  ➢ 神经症。

  ➢ 绝育术失败。

紧急避孕（emergency contraception）

定义

    未采取避孕措施下行房事或避孕失败后为防止非意愿妊娠而采取的紧急措施。

方法

◇未保护同房后72小时内间隔12小时服用两次左炔诺孕酮0.75mg（商品名：毓婷、惠婷、安婷、保仕婷、诺爽）或米非司酮10mg或25mg（商品名：司米安、后定诺、弗乃尔）。

◇未保护同房后5天内可放置含铜宫内节育器。

机制

    干扰排卵、受精和（或）着床。

有效性

    失败率约10%。

◇紧急避孕失败后保留该妊娠理论上是安全的。

不良反应

◇轻微的胃肠道反应。

◇头痛、头晕、乏力。

◇乳房胀痛。

◇IUD放置后可能发生点滴出血。

◇下次月经可能提前或推后。

计划生育技术规范

国际性指南

◇WHO四大循证基石性技术指南（表5-3）

表5-3　WHO四大循证基石性技术指南

➢《避孕方法选用的医学标准》：以列表形式说明现行各种避孕方法的使用和禁忌情况 1级（适用）：使用不受限 2级（慎用）：益处一般大于危险 3级（禁用）：危险通常大于益处 4级（禁用）：对健康有不可接受的危险	➢《避孕方法使用的选择性实用建议》：以问答体说明如何正确使用避孕方法及处理不良反应
➢《给计划生育服务人员和服务对象的决策工具》：以导读卡的形式提供给服务人员和对象共同使用，信息丰富，一面实用通俗，一面提示咨询技巧和步骤	《世界卫生组织计划生育服务提供者手册》：是专业人员的参考书

　　定位：各级计划生育决策者、管理者和技术服务人员的必备、必读书；计划生育专业技术人员培训的必备参考书。

国家级指南

　　《临床技术操作规范（计划生育分册）》。

　　《临床诊疗指南（计划生育分册）》，侧重并发症的处理。

　　注：国内指南在部分禁忌证的掌握和不良反应处理方面与国际性指南存在不一致之处，但其目前仍是国内处理医疗纠纷的参考标准。

计划生育药具的扩展适应证

短效口服避孕药

◇治疗异常子宫出血。

◇治疗痛经，子宫内膜异位症术后预防复发。

◇用于多囊卵巢综合征的降雄激素治疗。

◇人工助孕技术的辅助用药。

长效避孕针

◇用于子宫内膜增生的治疗。

宫内节育器

◇防治宫腔粘连。

◇治疗月经过多（LNG-IVS）。

◇治疗子宫内膜异位症和子宫肌腺症相关痛经（LNG-IVS）。

终止妊娠

人工终止妊娠（artificial termination of pregnancy）的方法

早孕期

◇药物流产　7周内。

◇负压吸宫术　10周内。

◇钳刮术　10～14周，应做宫颈准备。

早中孕期

10～16周，药物引产（米非司酮＋米索前列醇）。

中孕期

14～27周。

◇依沙吖啶羊膜腔内注药法。

◇水囊引产（目前较少用）。

◇剖宫取胎术。

人工流产术

包括

负压吸宫术、钳刮术。

禁忌证

◇各种疾病的急性期。

◇急性、亚急性生殖道炎症未经治疗者。

◇全身健康状况不良不能耐受手术者。

◇术前两次（间隔4小时）体温≥37.5℃。

高危指征

◇年龄≤20岁或≥50岁。

◇6个月内有终止妊娠或1年内有2次人工流产史者。

◇剖宫产术后1年内，哺乳期或长期服用甾体避孕药者。

◇生殖器畸形或合并盆腔肿物。

◇子宫位置高度前屈或宫颈暴露困难者。

◇既往妊娠有胎盘粘连大出血者。

◇子宫穿孔史或阴道宫颈穿孔史者。

◇脊柱、下肢或骨盆病变，截石位困难者。

◇并发内科严重器质性疾病或出血性疾病。

◇IUD嵌顿、断裂、变形、异位或绝经1年以上或带器妊娠等。

术前必备检查

血常规、阴道清洁度、B超。

并发症

◇术中出血：负压吸宫术≥200ml；钳刮术≥300ml。

◇人工流产心脑综合征：发生率0.6%～12.5%；局部刺激诱发迷走神经兴奋；平卧、吸氧、静脉注射阿托品并开放静脉通路。

◇人工流产不全：出血不多的情况下予抗生素2～3天后再刮宫。

◇宫腔积血。

◇宫颈、宫腔粘连。

◇空气栓塞。

◇漏吸：术后胚胎仍继续发育或停育但滞留于宫腔内。

◇感染。

◇子宫穿孔及脏器损伤。

◇吸空：将非妊娠疾病或非宫内妊娠诊断为宫内妊娠而行人工流产术。

术后注意事项

◇休息：负压吸宫术，2周；妊娠3个月内的钳刮术，3周；妊娠3个月以上的钳刮术，1个月。

◇1个月内禁止房事。

◇2周内或阴道出血未净前禁止盆浴，但应每日清洗外阴。

◇咨询并落实避孕方法，防止再次意外妊娠。

术后继发闭经的鉴别诊断

◇人工流产漏吸。

◇人工流产后再次妊娠。

◇月经失调：人工流产术后排卵延迟的发生率为15%。

◇宫颈、宫腔粘连。

◇子宫内膜损伤。

麻醉镇痛下施行负压吸宫术（无痛人流）

◇应用：利用麻醉镇痛技术施行负压吸宫术（无痛人流）。

◇适应证

> ➤ 妊娠10周内。

> ➤ 自愿要求麻醉镇痛。

> ➤ 符合美国麻醉医师协会（ASA）"术前病情评估标准" Ⅰ～Ⅱ级。

◇2007年国家人口计生委制定下发《计划生育技术服务项目评审基本标准（二）》（国人口发［2007］18号），内容包括应用麻醉镇痛技术施行负压吸宫术的项目评审基本标准、技术规范。

◇施术医师必须具备副主任及以上技术职称，具备"三证"。

> ➤ 医师执业证书。

> ➤ 计划生育技术服务人员合格证书。

> ➤ 母婴保健技术考核合格证书。

　　麻醉医师必须是3年以上住院医师并能独立承担全身麻醉。

◇"无痛手术"推荐静脉麻醉，其中又推荐丙泊酚复合芬太尼等太尼类药物。

◇"镇痛手术"建议使用镇静、镇痛药物复合宫颈旁神经阻滞麻醉。

　　推荐单独使用芬太尼等或曲马多，可复合咪达唑仑。

◇局部麻醉可选用宫颈阻滞或利多卡因凝胶表面麻醉。

早早孕期药物流产（medical abortion）

药物

　　米非司酮＋米索前列醇。

适应证

◇年龄18～40周岁的健康妇女。

◇此次妊娠前3个月经周期规律（25～35天）。

◇停经≤49天的正常宫内妊娠。

◇自愿使用米非司酮/前列腺素类似物，且能随访者。

　　注：北京协和医院建议胎囊直径最好≤2cm，规范为≤2.5cm。

禁忌证

◇曾有内科慢性疾病者：糖尿病、肝肾功能异常。

◇存在米非司酮禁忌证：肾上腺疾病或类固醇激素依赖性肿瘤等。

◇存在前列腺素禁忌证：二尖瓣狭窄、青光眼、高血压、镰状细胞贫血、严重哮喘、慢性结肠炎、癫痫、低血压等。

◇有血栓病史，严重肝病史或妊娠期皮肤瘙痒。

◇过敏体质。

◇此次妊娠前1个月或妊娠后使用过类固醇激素者。

◇带器妊娠。

◇妊娠剧吐。

◇贫血：血红蛋白＜95g/L。

◇吸烟超过10支/天或酗酒。

◇长期服用抗结核药、抗癫痫药、抗抑郁药、抑酸剂、前列腺素合成抑制剂和巴比妥类药物。

◇异位妊娠或可疑异位妊娠。

优点

◇避免宫腔操作及其并发症。

◇尤其适用于手术流产高危的对象，如有多次妊娠或近期人工流产史、剖宫产史、哺乳期或子宫畸形合并妊娠者。

缺点

失败率7%～10%。

流产后出血时间长。

强调随诊的重要性

◇用药后1周：针对服药当天6小时内胎囊未排出者，了解出血和胎囊排出情况，确诊继续妊娠或胚胎停育者行负压吸宫术。

◇用药后2周：出血量仍似月经者，结合HCG和B超结果，诊断不全流产者行清宫术。

◇用药后6周：流产效果评定、了解月经恢复情况。

◇药物流产后是否需要手术干预，主要取决于阴道出血的情况，超声和HCG测定作为参考，并建议连续和专人检测。

早中孕期药物流产

适应证

妊娠10 ~ 16^{+6}周。

禁忌证

同早早孕期药物流产。

药物使用方法

◇第一天及第二天米非司酮50mg每日2次。

◇第三天米索前列醇600mg口服，之后根据宫缩情况每2 ~ 3小时给药一次，每次200 ~ 400mg，用药途径可口服，置于阴道或置肛。24小时用药总量不超过1800mg。

◇胎儿胎盘排出后根据出血情况、超声情况决定是否行清宫手术。

◇如第三日无胎儿排出，第四日可继续使用米索前列醇，用法同第三日。

◇如仍无胎儿排出，可改其他引产方式，如依沙吖啶羊膜腔内注射，剖宫取胎术等。

药物流产成功率

95%左右。

依沙吖啶羊膜腔内注射中期引产

药物

依沙吖啶为一种强力杀菌剂。

剂量

1%依沙吖啶10ml，含依沙吖啶100mg，每次用量50 ~ 100ml，如孕周大可在此范围内适量减量。

禁忌证

◇全身健康状况不良，不能耐受手术或宫缩者。

◇各种疾病的急性期。

◇急性生殖道炎症或穿刺部位皮肤有感染者。

◇中央性前置胎盘。

◇对依沙吖啶过敏。

要点

◇选择穿刺点：最好以B超行穿刺点定位，尽量避开胎盘。如无法避开应寻找胎盘较薄处进针。

无B超时，将子宫固定在下腹部正中，宫底两三横指下方中线或中线两侧，选择囊性感最明显的部位。

◇重复穿刺不得超过2次。

◇注药前回抽羊水以确认针头位置。

◇引产时间多在48小时内，72小时后不临产视为引产失败。

◇第二次羊膜腔内注射引产，至少应在引产失败72小时后再次注药，两次引产均失败者，应采取其他方法终止妊娠。

引产后处理

◇予抗生素预防感染。

◇予宫缩剂促子宫收缩。

◇退奶。

◇休息1个月。

◇流产后1个月内不宜行房事和盆浴。

◇避孕指导。

水囊引产术

所需物品

18号尿管一根、避孕套2个、丝线、50ml注射器和（或）输液器。

剂量

液量根据妊娠月份大小酌情增减，一般在300～500ml。

禁忌证

◇子宫有瘢痕者。

◇严重高血压、心脏病。

◇各种疾病的急性期。

◇急性生殖道炎症和重度宫颈糜烂。

◇诊断或怀疑胎盘部位异常者。

要点

◇放置水囊时绝对避免碰触阴道壁。

◇将水囊置入胎囊与宫壁之间时，如遇出血则改变置入方向，水囊结扎处最好在宫颈内口以上。

◇注入水囊的生理盐水内可加数滴亚甲蓝，以便识别是羊水还是注入液。

◇可连接输液系统缓慢滴注。

◇注入液体时如遇阻力应立即停止。

◇一般放置水囊24小时后取出，如宫缩过强、出血较多或有感染征象及胎盘早剥时应提前取出。

◇取出水囊后，酌情给予缩宫素加强，可从5U（8滴）开始，最多500ml液中不超过20U缩宫素。

◇水囊引产失败后，如无异常情况（体温、脉搏、血常规正常，子宫无压痛，阴道无脓性分泌物），休息72小时后改其他方法终止妊娠。

经腹剖宫取胎术

◇严格掌握适应证
- ➤其他引产方法失败，急需在短时间内终止妊娠者。
- ➤不适合其他方法引产者。
- ➤妊娠期反复阴道出血，确诊或疑有前置胎盘者。
- ➤子宫壁有较大瘢痕（剖宫产或子宫肌瘤剔除术史）且距离手术时间较短者。

◇针对相应的情况，考虑术中同时行输卵管结扎术。

◇"小剖宫"继发切口子宫内膜异位症的风险较高，术中应注意保护。

中期引产的并发症

生理基础

◇胎盘已经形成，分泌大量孕酮抑制子宫收缩。

◇体内产生较多缩宫素酶，导致子宫对外源性缩宫素不敏感。

◇子宫肌壁水肿、充血、柔软，容易损伤。

◇羊膜腔内羊水含量日渐增多。

◇胎盘面积相对较大、薄，胎盘小叶形成不够完善，流产时胎盘不容易完整剥离。

◇胎盘结构类似一个大的动静脉瘘，一旦感染，细菌可不经过毛细血管过滤而直接进入体循环，易发生严重的败血症和中毒性休克。

◇胎儿骨骼逐渐发育，特别是胎头增大变硬，难以通过未扩张或扩张不全的宫颈而造成损伤。

并发症种类

◇子宫损伤
- ➤子宫破裂。
- ➤宫颈裂伤。

➢宫颈阴道段裂伤伴阴道穹隆严重裂伤。

◇胎盘滞留、胎盘残留、胎膜残留。

◇严重感染。

◇羊水栓塞　发病率高于足月妊娠，但病情不如足月时凶险。

早孕期并发症

流产的相关 "数字"

◇确诊的妊娠中有15% ～ 20%发生流产，其中80%发生在早孕期。

◇第一次妊娠，发生流产的概率为11% ～ 13%。

◇有一次自然流产史的再发流产的概率为13% ～ 17%。

◇两次流产后复发的风险达38%。

◇正常早孕期β-HCG＜5000mIU/ml时，β-HCG水平定量应该每48小时倍增。

◇当β-HCG达到约1800mIU/ml时，阴道超声可以显示妊娠囊。

◇根据LMP推算的孕周达7周时，经腹部超声可以看到胎囊和胎心搏动，β-HCG约＞20 000mIU/ml。

◇妊娠前9 ～ 10周的孕酮水平上升不明显的，呈脉冲式释放。一次单独的孕酮水平就能预测妊娠结局：＜5ng/ml可能与不良妊娠结局有关（如自然流产或异位妊娠），＞25ng/ml提示宫内妊娠存活。

◇妊娠8 ～ 13周看到胚胎，可利用简单公式，通过测量头臀长计算孕周：孕周＝头臀长（cm）＋6.5。

◇自然流产的概念是在妊娠28周之前自发性的妊娠丢失。

◇自然流产中至少一半是主要基因异常的结果，内因包括子宫畸形、子宫肌瘤、宫颈功能不全、黄体功能不良、多囊卵巢综合征等，外因有吸烟、饮酒、吸毒、暴露于放射线、感染和接触化学试剂等。

◇所有妊娠中有30%出现阴道出血，其中一半将流产，其余将继续存活，但与未出血的孕妇相比，并发症的发生和预后不良率增加。

◇妊娠9 ～ 10周，多普勒可听到胎心，但肥胖者或子宫后位者，可以直到末次月经后11 ～ 12周仍听不到胎心。

◇当超声下见到绒毛下血肿时，发生流产的可能性为30%（即使有胎心显示时）。

◇阴道出血的患者超声显示有胎心时，流产的可能性在2.1%（35岁以下）～ 16.1%（35岁以上），对此类患者应谨慎期待，支持患者继续妊娠的希望，但要解释目前没有阻止流产的治疗措施。

◇流产后应至少避孕3个月。

◇Rh阴性的孕妇发生任何原因导致的阴道出血都应该用50mg Rh免疫球蛋白。

流产的超声诊断标准

◇美国超声医师协会2013年发布的妊娠失败的4项诊断标准（准确率接近100%）：

➤头臀长＞7mm而无胎心搏动。

➤孕囊平均直径＞25mm，而未见胚胎。

➤检查出无卵黄囊的孕囊2周后仍不见胎心搏动。

➤检查出有卵黄囊的孕囊11天后仍不见胎心搏动。

◇英国皇家妇产科医师学会发布了新的流产诊断标准：空孕囊平均孕囊直径≥20mm或可见的胚胎头臀长≥6mm但没有胎心。

◇一项发表于BMJ的多中心回顾性研究分析检验该标准的可靠性，研究包括英国7家医院2845例女性。

◇初始超声诊断流产的有效标准

➤空孕囊平均孕囊直径≥25mm：特异性100%（364/364），95% CI 99.0%～100%。

➤胚胎头臀长≥7mm但没有胎心：特异性100%（110/110），95% CI 96.7%～100%。

➤在70天孕龄后，平均孕囊直径≥17mm但没有胚胎形成：特异性100%（907/907），95% CI 99.6%～100%。

➤在70天孕龄后，胚胎头臀长≥3mm但没有胎心：特异性100%（103/103），95% CI 96.5%～100%。

◇再次超声诊断流产的有效标准

➤两次间隔7天或更长时间的超声发现胚胎形成但没有胎心：特异性100%（478/478），95% CI 99.2%～100%。

➤妊娠没有胚胎，平均孕囊直径≥12 mm，间隔7天或更长时间的超声检查未能发现胎心：特异性100%（150/150），95% CI 97.6%～100%。

保胎药

黄体酮

◇注射液 20～60mg，肌内注射，1次/天。

◇黄体酮胶丸　100 ～ 200mg，口服，2次/天。

地屈孕酮

◇特点

> 具有与天然孕激素几乎一致的化学结构，对孕激素受体的选择性高，无雌激素和雄激素效应。

> 触发 PIBF（孕酮诱导的封闭因子）产生及胚胎的免疫保护机制。

> 不影响内源性孕激素的血浆水平，无产热效应。

> 对血压、糖耐量、肝功能、血脂及凝血功能无不良影响。

◇用法

> 先兆流产：40mg 顿服→10mg 每 8 小时 1 次至症状消失。

> 习惯性流产：10mg 2次/天至20周。

> 内源性孕激素不足致不孕：月经周期的第14 ～ 25天，10mg 1次/天至少6个周期。

烯丙雌醇

◇机制

> 孕激素替代作用。

> 增强绒毛活性，刺激内源性激素（包括雌三醇、孕二醇、HCG、HPL）显著升高，使胎盘功能正常化。

> 升高缩宫素酶浓度和活性。

◇用法

> 先兆流产：5mg，3次/天至症状消失。

> 习惯性流产：5 ～ 10mg 1次/天至危象期后1个月。

> 先兆早产：5 ～ 20mg 1次/天。

妊娠呕吐的并发症

◇水、电解质失衡。

◇酮症酸中毒。

◇神经系统异常　由维生素 B_1 缺乏引起，罕见。

> 周围神经病

✓ 对称性感觉、运动和反射功能损害。

✓ 肢体远端比近端更为明显。

✓ 髓鞘非炎症性变性，有/无疼痛症状。

> Wernicke 脑病

✓ 表现为眼肌麻痹、共济失调和精神障碍三联征。

✓ 通常有一定的次序：呕吐、眼颤、眼直肌麻痹、发热、共济失调和进行性精神障碍，最终精神错乱，甚至昏迷、死亡。

➤ Korsakoff综合征

✓ 退行性健忘、学习能力受损。

✓ 虚构也是其特征之一。

✓ 典型者警觉，反应好，行为无缺乏。

◇对于妊娠反应症状重、持续时间长或不符合普遍缓解规律者，应复查肝功能和肝炎指标等除外妊娠合并肝炎的可能。

反复自然流产 (recurrent spontaneous abortion, RSA)

定义

2次或2次以上20周以内胚胎停育或自然流产（限指临床妊娠，不含生化妊娠）。

◇早孕期自然流产的概率约为15%，而反复自然流产的概率为2% ~ 3%；有过3次以上流产病史，再发流产的概率为20% ~ 55%，但正常妊娠的概率仍接近60%。

RSA的常见病因

◇遗传因素

➤染色体异常。

➤单基因疾病：如地中海贫血、结节性硬化。

➤父母染色体异常：如罗伯逊易位或平衡易位。

◇免疫因素

➤同种异体免疫，母婴耐受性，机制复杂。

➤自身免疫性疾病：系统性红斑狼疮，产生抗磷脂抗体综合征。

系统性红斑狼疮（SLE），主要为抗磷脂抗体综合征导致胎盘内血栓形成，以中、晚期妊娠丢失为主。病情稳定、免疫抑制剂停药6个月以上，泼尼松每日用量不超过15mg时可妊娠。

➤自然杀伤（NK）细胞

◇生殖道异常 子宫畸形（最常见为鞍状子宫和子宫纵隔）占10% ~ 25%，子宫肌瘤（特别是黏膜下肌瘤），子宫内膜息肉，宫颈功能不全。

◇易栓症。

◇内分泌疾病

➤糖尿病。

➤PCOS及高雄激素血症。

➢ 黄体功能不足。

➢ 甲状腺功能异常。

◇电磁辐射 主要为低频电磁源，如微波炉、手机、电磁炉等的辐射。

◇心理因素。

◇其他 感染、吸烟（14～28支/日）、饮酒（2次/周，1盎司/次）（1盎司（OZ）≈0.032L）、母亲年龄。

针对染色体异常的诊断方法

◇流产胚胎染色体核型分析 行此项检查的目的是避免不必要的检查和治疗，如果此次妊娠胚胎为非整倍体，则下次正常妊娠的可能性极大。

◇夫妇双方染色体检查 RSA中3%～6%的胚胎父母（通常是女方）存在平衡的染色体重排，最常见的为相互易位或罗伯逊易位。罗伯逊易位生育可获得1/18正常核型孩，1/18罗伯逊易位孩，剩下的均为三体或单体型。但考虑到生化妊娠的问题，实际获得表观正常的孩子机会大于1/9。平衡易位父母可通过移植前诊断选择正常核型胚胎，但与自然受孕的实际妊娠成功率相比，无明显优势，考虑到诊断的价格昂贵，可以选择不做。并且，即使双方染色体正常，也不能保证妊娠的胚胎染色体正常！

高危人群包括

➢ 出现流产的年龄＜34岁。

➢ 流产次数≥3次。

➢ 无既往生产史。

➢ 家族史：兄弟姐妹中两次或两次以上流产史；任何一方的父母中两次或两次以上流产史。

◇再孕时，绒毛活检或羊膜腔穿刺 即使早期发现染色体异常（7.5%），新生儿真正发生染色体异常的概率仅为1/200。

一般性诊治建议

◇一次胚胎停育或自然流产为偶然事件，不需要特殊检查或治疗。

◇两次自然流产者，建议做超声、HSG排除生殖道畸形；MRI和宫腔镜相对昂贵和（或）有创。

◇三次或三次以上或有畸胎史的患者，可检测夫妇双方的染色体，携带染色体易位者，妊娠后需行绒毛活检或羊膜腔穿刺。

◇针对免疫相关、易栓倾向，可孕前使用小剂量阿司匹林（75mg/d），孕后加用低分子量肝素。

◇孕激素应用至12～16周或超声正常且超过前次流产孕周1～2周，首选地屈孕酮。

抗磷脂抗体综合征或易栓症与RSA

◇RSA的患者中5%～15%抗磷脂抗体阳性，无选择的产科患者中阳性率为2%～5%。

◇间隔至少6周两次阳性方可诊断，同时查抗磷脂抗体、抗β$_2$球蛋白和狼疮抗凝物。感染后可有一过性假阳性。

◇易栓症的筛查已有应用，但有利的证据尚不足。

叶酸与RSA

◇补充叶酸可减少20%～60%神经管畸形（NTD）的发生，还可减少先天性心脏病、唇腭裂、唐氏综合征及RSA的发生。

◇红细胞内叶酸才能真实反映体内叶酸的水平。

◇叶酸缺乏及有不良孕产史的妇女需服5mg/d的治疗量叶酸。

◇同型半胱氨酸在叶酸代谢异常的情况下可发生堆积，进而引起血栓性改变，与RSA有关。

◇重视亚临床甲状腺功能减退，尽早补充治疗。

◇小结（表5-4）。

表5-4　复发性自然流产病因及治疗

	病因	因果关系程度	相应治疗	疗效
染色体异常	父母亲染色体异常	强	植入前基因检测（PGD）	弱
	精子DNA断裂	中	精子分离	无证据
子宫异常	子宫畸形/粘连	弱-中	手术	—
激素异常	黄体功能不全	—	补充孕激素	—
	HCG基因多态性	弱-中	补充HCG	弱
	甲状腺自身免疫	强	左旋甲状腺素	弱
	多囊卵巢综合征	弱	减重；药物；手术	—
免疫学异常	子宫内膜免疫环境异常	新	地屈孕酮调节免疫	—
	自身抗体	中	激素，IVIg	弱
	NK细胞异常	弱-中	激素，IVIg	弱
	HLA-G异常表达	弱-中	激素，IVIg	弱
血栓倾向	遗传性	中	低分子量肝素，低剂量阿司匹林	弱

续表

	病因	因果关系程度	相应治疗	疗效
	获得性	强	低分子量肝素，低剂量阿司匹林	中
生活方式	乙醇	中	戒酒	—
	肥胖	弱-中	减重	弱

特殊的"宫内"异位妊娠

类型

◇宫颈妊娠。

◇宫角妊娠。

◇剖宫产瘢痕妊娠。

共同特点

一旦出血较凶险，易导致失血性休克，一般止血剂和宫缩剂难以奏效。

处理

◇不要盲动，做好介入栓塞和急诊手术的准备，充分交代风险。

◇非手术治疗可尝试胎囊局部或全身注射MTX。

◇清宫宜充分借助超声和腹腔镜监测功能。

◇必要时行局部病灶切除。

Section Six 相 关 问 题

东拉西扯的这一章，其实是对在校乃至实习期间所学全科知识结合专科需要的反刍。虽然分科的细化使各科会诊变得轻而易举和理所当然，但绝不是要我们变成筒状视野的"庖丁"。熟悉其他学科的基础常识往往是良好沟通和成功诊疗的开始……

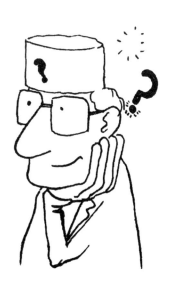

心脏科

心功能与心绞痛分级见表6-1，表6-2。

表6-1　美国纽约心脏病学会（NYHA）心功能分级

分级	描述
I	日常体力活动（如走路、上楼梯等）不引起症状，体力活动不受限制
II	日常体力活动可引起症状（如气短、胸痛等），体力活动轻度受限
III	低于日常体力活动即可引起症状，体力活动明显受限
IV	休息时也可引起症状，体力活动严重受限

表6-2　加拿大心血管病学会（CCS）心绞痛分级

分级	描述
I	日常活动不引起心绞痛，剧烈、快速、长时间的体力活动引起发作
II	日常体力活动轻度受限；快走，快速上楼梯，爬山，饭后、晨起后、情绪激动时、寒冷时走路或上楼梯引起发作；一般速度在一般条件下步行1km以上或登楼一层以上引起发作
III	日常体力活动明显受限；一般速度在一般条件下平地步行1km内或上一层楼即可引起发作
IV	任何体力活动均可引起心绞痛，甚至休息时也可发作

心力衰竭的诊治原则

诊断步骤（图6-1）

呼吸困难、颈静脉充盈、水肿等症状

↓

心电图、X线、CBC、生化、心肌酶、脑钠肽（BNP）/BNP前体的N末端

↓

超声心动图

图6-1　心力衰竭诊断步骤

脑钠肽（BNP）的意义

◇鉴别呼吸困难为心源性或肺源性。

◇与心力衰竭程度正相关。

◇指导预后。

治疗

◇急性期　镇静（吗啡）、利尿、扩血管，"适当"强心。

　　注：洋地黄能改善症状，减少住院次数但不改善病死率，目前不再追求"洋地黄化"的高剂量。

◇延缓进展、改善预后

> 血管紧张素酶抑制剂/血管紧张素Ⅱ受体阻滞剂。

> β受体阻滞剂。

> 醛固酮阻滞剂。

高血压的定义和分类

血压水平的定义和分类（表6-3）

表6-3　血压的定义和分类

类别	收缩压	舒张压
正常血压	＜120 mmHg	＜80mmHg
正常高值	120～139mmHg	80～89mmHg
1级高血压	140～159mmHg	90～99mmHg
2级高血压	160～179mmHg	100～109mmHg
3级高血压	≥180mmHg	≥110mmHg
单纯收缩期高血压	≥140mmHg	＜90mmHg

　　注：若患者的收缩压与舒张压分属不同的级别时，则以较高的分级为准

高血压危险分层（表6-4）

表6-4　高血压危险分层

其他危险因素和病史	收缩压130～139和（或）舒张压85～89mmHg	1级高血压	2级高血压	3级高血压
无		低危	中危	高危

续表

其他危险因素和病史	收缩压130～139 和（或）舒张压 85～89mmHg	1级 高血压	2级 高血压	3级 高血压
1～2个危险因素	低危	中危	中危	很高危
≥3个危险因素，或靶器官损害，或慢性肾脏病3期，无并发症糖尿病	中/高危	高危	高危	很高危
临床并发症，或慢性肾脏病≥4期，有并发症的糖尿病	高/很高危	很高危	很高危	很高危

高血压急症和亚急症

◇首先判断是否为高血压急症或亚急症；若为高血压急症，需立即处理，并积极联系ICU协助治疗。

➢ 高血压急症：血压短时间内严重升高［收缩压＞180mmHg和（或）舒张压＞120mmHg］，且伴靶器官损害；收缩压＞220mmHg和（或）舒张压＞120mmHg，无论是否伴靶器官损害均应按高血压急症处理。治疗：推荐静脉用降压药。

➢ 高血压亚急症：血压短时间内严重升高［收缩压＞180mmHg和（或）舒张压＞120mmHg］，但无靶器官损害。治疗：舌下含服短效降压药，如哌唑嗪0.5～1mg、卡托普利6.25～12.5mg。

➢ 靶器官受累表现：急性卒中（脑梗死、脑出血、蛛网膜下腔出血）、急性心力衰竭、急性冠脉综合征、急性主动脉夹层、高血压脑病、急性肾损伤。

特殊情况

◇恶性高血压

➢ 发病急骤，多见于青、中年。

➢ 血压持续升高，舒张压≥130mmHg。

➢ 伴有头痛、视物模糊、眼底出血、渗出、视盘水肿。

➢ 肾功能受损严重。

➢ 进展迅速，可死于肾衰竭、卒中和心力衰竭等。

◇老年性高血压

➢ 半数以上以收缩压升高为主。

➢ 靶器官心、脑、肾等并发症常见。

➢ 血压调节功能降低，易发生血压波动和直立性低血压。

◇子痫前期 降压目标≤160/100mmHg；伴靶器官损害者＜140/90mmHg，但不可低于130/80mmHg。药物首选拉贝洛尔、肼屈嗪。

常用降压药

口服降压药

◇利尿剂
  ➢ 噻嗪类：氢氯噻嗪。
  ➢ 保钾类：螺内酯。
  ➢ 祥利尿剂：呋塞米、托拉塞米、布美他尼。
◇钙通道阻滞剂 如硝苯地平。
◇血管紧张素转化酶抑制剂 如卡托普利。
◇血管紧张素Ⅱ受体阻滞剂 如氯沙坦。
◇β受体阻滞剂 如美托洛尔。
◇α受体阻滞剂 如哌唑嗪。

静脉降压药使用参考（表6-5）

表6-5 静脉用降压药

药物	剂量	起效	持续	调量间隔	副作用	特殊适应证
硝普钠 50mg ＋50ml 葡萄糖	0.5～10μg/（kg·min）（1.8～36ml/h）	即刻 ＜1 分钟	1～10 分钟	3～5分钟	氰化物蓄积；最大剂量＜10分钟；＞24～48小时需谨慎	大部分高血压急症适用；颅内压增高、蛛网膜下腔出血、肾功能不全慎用
硝酸甘油 50mg ＋40ml 生理盐水	5～100μg/min（0.3ml/h）	2～5 分钟	5～10 分钟	3～5分钟	头痛、心率增快、耐受	降压作用弱于硝普钠，适用于急性冠脉综合征（ACS）
艾司洛尔 5g （50ml）	首剂0.5mg/kg静脉注射1分钟→50～300μg/（kg·min）（1.8～10.8ml/h）	即刻	30分钟	4分钟调量幅度50μg/（kg·min）	心动过缓、心力衰竭、哮喘	主动脉夹层时首选；ACS（不合并心力衰竭）

续表

药物	剂量	起效	持续	调量间隔	副作用	特殊适应证
乌拉地尔100mg＋30ml生理盐水	首剂10～50mg缓慢静脉注射→初始速度2mg/min，维持泵速为9mg/min（4.5ml/h）	5分钟	—	—	血压下降过快	—

18导联心电图

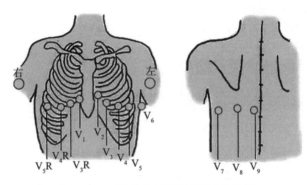

图6-2　18导联心电图胸导联具体位置

V_1.胸骨右缘第四肋间；V_2.胸骨左缘第四肋间；V_3. V_2与V_4中点；V_4. 左锁骨中线第5肋间；V_5～V_9.与V_4同一水平（V_5腋前线、V_6腋中线、V_7腋后线、V_8肩胛中线、V_9脊柱旁）；V_3R～V_5R.右胸相应的V_3～V_5位置

◇18导联心电图做法和12导联心电图类似，只是多出6个导联，分别是：

> 右胸导联：V_3R、V_4R、V_5R（右胸相应的V_3～V_5位置）。

> 左后胸壁导联：V_7、V_8、V_9（与V_4同一水平，依次为左侧第五肋间腋后线、肩胛下角线和脊柱旁）。

◇描图设定

> 速度：25mm/s。

> 电压：1mV。

呼吸科

呼吸衰竭

分类

◇低氧型呼吸衰竭（Ⅰ型）：动脉血氧分压（PaO_2）＜55mmHg。

◇高碳酸型呼吸衰竭（Ⅱ型）：动脉血二氧化碳分压（$PaCO_2$）＞50mmHg，且pH＜7.3；通常同时有低氧血症。

　　注：呼吸衰竭的判断标准是人为制定的。

常见的机制

　　通气不足、通气/血流比例失调、弥散障碍等。

呼吸衰竭对机体的影响

◇低氧血症、二氧化碳潴留和酸中毒共同损伤脑血管和脑细胞，导致肺源性脑病。

◇缺氧、肺动脉高压及心肌受损导致肺源性心脏病。

◇抑制呼吸。

◇合并肾功能不全。

◇合并消化功能障碍，直接或间接造成肝细胞损害。

◇电解质失衡。

处理要点

◇立即完善动脉血气分析。

◇氧疗（鼻导管、普通面罩、文丘里面罩、储氧面罩），必要时使用呼吸机。

◇结合病理生理特点加强监护。

急性呼吸窘迫综合征（acute respiratory distress syndrome，ARDS）

本质

　　肺内气体交换膜急性通透障碍——"介质伤"。

◇往往是多器官功能障碍综合征（MODS）中最先出现的器官功能障碍，在MODS发病过程中居重要甚至是决定性地位。

可见于

◇直接肺损伤因素　重度肺炎、肺挫伤、胃内容物吸入、有毒气体吸入、溺水等。

◇间接肺损伤因素　大面积烧伤、重症脑外伤、严重感染、重度创伤、休克、DIC、大量输血、体外循环、血液病治疗中、妊娠期高血压、羊水栓塞等。

诊断标准（2012年柏林标准）

◇急性起病　临床起病或呼吸困难加重1周内。

◇双肺浸润　无法用其他病因解释（如胸腔积液、肺不张、肺结节）。

◇肺水肿　无法用液体超负荷或充血性心力衰竭解释。

◇低氧血症　呼气末正压通气≥5cmH$_2$O条件下。

> 轻度：PaO$_2$/FiO$_2$ 200 ～ 300。

> 中度：PaO$_2$/FiO$_2$ 100 ～ 200。

> 重度：PaO$_2$/FiO$_2$ ＜100。

处理

◇积极治疗原发病。

◇机械通气　肺保护性通气策略：缩短机械通气时间，降低病死率→肺要"张"。

> 氧合目标：PaO$_2$ 60 ～ 65mmHg；SaO$_2$ 88% ～ 92%。

注："氧"本身也可能造成吸入伤。

◇其他

> 液体适度→肺要"干"。

> 物理治疗→肺要"动"。

翻身、早期离床、吸气训练、胸肺物理治疗（CPT）。

> 激素：不推荐常规使用。

> 早期肠内营养支持。

肺动脉高压（pulmonary hypertention）

定义

静息状态下肺动脉平均压（mPAP）≥25mmHg（右心导管测量）。

分级

根据静息肺动脉压（PAP）分级。

◇轻度　26 ～ 35mmHg。

◇中度　36 ～ 45mmHg。

◇重度　＞45mmHg。

➢ 重度肺动脉高压，首次接诊就需要交代猝死风险，并进行宣教，包括避免快速起立、避免剧烈咳嗽、保持大便通畅等。

按病因可分为5类（2015年欧洲心脏病学会/欧洲呼吸病学会指南）

◇动脉型肺动脉高压：主要累及肺小动脉，导致肺血管阻力增加，右心负荷增加，如特发性肺动脉高压、结缔组织病相关肺动脉高压。

◇左心疾病所致肺动脉高压。

◇肺病和（或）低氧所致肺动脉高压，如慢性阻塞性肺疾病、间质性肺病。

◇慢性血栓栓塞性肺动脉高压和其他肺动脉阻塞性疾病，如慢性血栓栓塞性肺动脉高压。

◇未明和（或）多因素所致肺动脉高压。

并发症

◇肺源性心脏病。

◇肺性脑病。

◇酸碱、电解质失衡。

◇心律失常。

◇休克等。

治疗

包括支持治疗（氧疗、利尿、抗凝、应用地高辛）和特异性药物（如硝苯地平、波生坦、西地那非等）。

肺栓塞（pulmonary embolism，PE）

◇包括肺血栓栓塞症、脂肪栓塞综合征、羊水栓塞、空气栓塞等。

◇对于有胸膜性胸痛、不能解释的呼吸困难、心动过速、低氧血症和低血压者，必须考虑到肺栓塞。

辅助检查

◇动脉血气分析：即使正常也不能排除肺栓塞。

◇X线检查。

◇心电图（ECG）。

◇D-二聚体：阴性预测的价值大；对于低度可疑者，若D-二聚体阴性，基本可除外肺栓塞。

◇超声心动图（UCG）。

◇下肢深静脉超声。

◇CT肺动脉血管造影（CTPA）：可联合CT静脉成像（CTV）；若影像学与临床怀疑一致，阳性及阴性预测值均＞95%。
◇V/Q显像。

治疗

◇普通肝素、低分子量肝素（1U/kg每12小时1次，皮下注射3～5天）和华法林（INR 2.0～3.0）。
◇溶栓。
◇下腔静脉滤网。

临床最重要的是早期识别肺栓塞，尤其是血流动力学不稳定的高危患者。

胸腔积液的性质鉴别

渗出液与漏出液的初步划分

◇相对密度　以1.018为界。
◇蛋白质含量　以30g/L为界。
◇细胞数　以500×10^6/L为界。

渗出液诊断标准（Light标准）

◇胸腔积液总蛋白/血清总蛋白＞0.5。
◇胸腔积液LDH/血清LDH＞0.6。
◇胸腔积液LDH＞2/3血清正常上限。

常见病因

◇漏出液　心力衰竭、缩窄性心包炎、肝硬化、肾病综合征、低白蛋白血症。
◇渗出液　肺部感染、恶性肿瘤、肺栓塞、结缔组织病、外伤、乳糜胸。

治疗

◇积极治疗原发病。
◇大量胸腔积液伴肺不张者，首次引流建议≤600ml，以免复张性肺水肿。
◇漏出性胸腔积液仅引起呼吸困难时才需抽出或引流。

动脉血气分析（arterial blood gas analysis）

指标和参考范围

◇pH　7.36～7.45。
◇动脉血氧分压（PaO_2）　80～100mmHg。
◇动脉血氧饱和度（SaO_2）　95%～98%。

◇动脉血二氧化碳分压（$PaCO_2$） 平均40（35～45）mmHg。

◇标准碳酸氢盐（SB） 平均24（22～27）mmol/L，一般不受呼吸的影响。

◇剩余碱（BE） 0±3mmol/L。

◇阴离子间隙（AG）＝Na^+－（Cl^-＋HCO_3^-） 8～16mmol/L。

> 高AG代谢性酸中毒以产生过多有机酸为特征，常见于乳酸酸中毒、尿毒症、酮症酸中毒。

> 正常AG代谢性酸中毒又称高氯性酸中毒，可由HCO_3^-减少（如腹泻）、酸排泄衰竭（如肾小管酸中毒）或过多使用含氯的酸（如盐酸精氨酸）引起。

判断酸碱失衡的步骤

◇确定原发酸碱紊乱（pH、$PaCO_2$、HCO_3^-）（表6-6）

表6-6　酸碱紊乱判断

	pH	$PaCO_2$	HCO_3^-
呼吸性酸中毒	＜7.40	＞40mmHg	—
呼吸性碱中毒	＞7.40	＜40mmHg	—
代谢性酸中毒	＜7.40	—	＜24mmol/L
代谢性碱中毒	＞7.40	—	＞24mmol/L

pH和$PaCO_2$：变化方向相同→代谢性，变化方向相反→呼吸性。

◇根据SB和BE判断有无代谢性酸碱失衡。

◇根据HCO_3^-和$PaCO_2$的变化趋势和程度，判断有无混合性酸碱失衡。

原发失衡代偿见表6-7。

表6-7　原发失衡代偿

原发失衡	预计代偿公式	代偿极限
呼吸性酸中毒	急性 $\Delta HCO_3^- = \Delta PaCO_2 \times 0.07 \pm 1.5$ 慢性 $\Delta HCO_3^- = \Delta PaCO_2 \times 0.35 \pm 5.58$	30mmol/L 45mmol/L
呼吸性碱中毒	急性 $\Delta HCO_3^- = \Delta PaCO_2 \times 0.2 \pm 2.5$ 慢性 $\Delta HCO_3^- = \Delta PaCO_2 \times 0.5 \pm 2.5$	18mmol/L 12mmol/L
代谢性酸中毒	$PaCO_2 = HCO_3^- \times 1.5 + 8 \pm 2$	10mmHg
代谢性碱中毒	$\Delta PaCO_2 = \Delta HCO_3^- \times 0.9 \pm 1.5$	55mmHg

◇计算阴离子间隙

◇根据PaO_2和SaO_2判断有无低氧血症。

严重酸碱紊乱对人体的影响（表6-8）

表6-8 严重酸碱紊乱对人体的影响

	严重酸中毒（pH＜7.2）	严重碱中毒（pH＞7.6）
循环系统	心肌收缩力下降，小动脉扩张 血压下降、心排血量下降 心律失常风险升高	小动脉收缩 冠状动脉血流下降 心律失常风险升高
呼吸系统	过度通气；呼吸肌疲劳	通气不足
代谢	高钾血症	低钾血症
神经系统	意识障碍	意识障碍；抽搐

肺功能评价

常用指标（表6-9）

◇FVC 用力肺活量。限制性或阻塞性通气功能障碍时可减小。

◇FEV_1 第1秒用力呼气量。阻塞性通气功能障碍时减小。

◇FEV_1/FVC 阻塞性通气功能障碍时减小，限制性通气功能障碍时不变或增加。

◇TLC 肺总量。限制性肺病时减小，肺气肿时增加。

◇DLCO 一氧化碳弥散量。间质性肺病、肺气肿或伴有肺毛细血管流量减少的肺病时减小。

表6-9 肺功能评价指标

名称	阻塞性	限制性	混合性
FVC（用力肺活量）	→或↓	↓	↓
FEV_1（第1秒用力呼气量，1秒量）	↓	↓	↓↓
FEV_1/FVC（1秒率）	↓	↑或→	↓
RV（残气量）	↑	↓或→	—
TLC（肺总量）	↑	↓	↓

妇科用途

主要是监测平阳霉素等对肺间质的损害，化疗前核对肺功能结果，如果弥散功能异常或较上次检测下降＞20%，则需要停药。

消化科

肝功能评价

"肝功能" ≠ 肝脏功能

◇真正意义的肝脏功能包括 合成功能（白蛋白、凝血因子）、排泄功能（胆红素）、解毒功能。

◇肝脏损伤指标 氨基转移酶（ALT、AST）、胆管酶 [ALP、谷氨酸转肽酶（GGT）]。

肝功能异常分类

◇肝细胞损伤型（氨基转移酶升高为主）、胆汁淤积型（胆管酶升高为主）、混合型。

◇孤立性胆红素升高（胆红素升高，但ALT、AST、ALP、PT、白蛋白均正常）。

常用肝功能指标的临床意义

◇ALT、AST升高是肝细胞受损的标志。ALT比AST更特异，AST还存在于心脏、骨骼肌、肾脏和脑等处。

◇Bil和ALP升高提示胆管性病变（淤胆、梗阻或硬化性胆管炎等）。

◇GGT与ALP同时升高，提示ALP特异地来自肝脏，否则ALP还存在于骨骼、肾脏、肠道和胎盘等处。

◇ALP升高的比例＞Bil，提示浸润性肝病（肺结核、结节病、真菌感染、淋巴瘤及转移瘤）。

◇胆酸升高：多见于肝硬化和妊娠期胆汁淤积症患者。

◇LDH：特异性较差，异常升高可见于心肺疾病、恶性肿瘤、骨折、中枢神经系统疾病、炎症、肝硬化、传染性单核细胞增多症、甲状腺功能减退、尿毒症、组织坏死、病毒血症、肠梗阻等。

◇直接胆红素（DBil）升高为主见于肝内/外胆道梗阻和几乎所有的急/慢性肝病。

◇间接胆红素（IBil）升高为主见于溶血等。

黄疸（jaundice）的鉴别诊断

黄疸的鉴别诊断见表6-10。

表6-10　黄疸的鉴别诊断

	溶血性	肝细胞性	梗阻性
临床表现	浅柠檬黄色，无瘙痒	浅黄至深黄色，瘙痒轻	暗黄到黄绿色，瘙痒重
TBil	↑	↑	↑
DBil	－	↑	↑↑
DBil/TBil	<15%～20%	>30%～40%	>50%～60%
尿胆红素	－	＋	＋＋
尿胆原	↑↑	↑	↓或－
ALT、AST	－	↑↑	可↑
ALP	－	↑	↑↑
GGT	－	↑	↑↑
PT	－	↑	↑
对维生素K反应	无	差	好
胆固醇	－	轻度变化	↑↑
白蛋白	－	↓	－

消化道出血

评估思路

是否为消化道出血、出血部位、出血量、有无活动性出血、病因（表6-11）。

表6-11　消化道出血

	上消化道出血	下消化道出血
临床表现	呕血和黑粪 失血性休克 贫血和血常规*升高 肠源性氮质血症	血便
辅助检查	胃镜 X线钡剂造影	结肠镜 乙状结肠镜 放射性核素造影 选择性血管造影

	上消化道出血	下消化道出血
止血措施	药物 质子泵抑制剂（PPI）：奥美拉唑 40mg 每 12 小时 1 次加入茂菲滴管；必要时80mg 加入茂菲滴管，随后8mg/h 静脉泵入，维持 72小时 生长抑素：首剂 250μg 静脉注射→250μg/h 持续泵入，可连用 2～5 天 输血支持 胃镜 手术	生长抑素 输血支持 内镜介入 动脉栓塞 手术

*血常规，即血象，一般指 WBC 和中性粒细胞

院内腹泻

◇通常是难辨梭状芽孢杆菌感染或由药物引起的。

◇导致腹泻的药物：抗生素，化疗药，免疫抑制剂，含钾、镁和山梨醇的药物，NSAID，抗心律失常药等。

辅助检查

◇粪便常规＋隐血试验。

◇粪便培养。

◇难辨梭菌毒素检测：敏感度 84%～100%，特异度 99%。

治疗

◇一般不用止泻药。

◇停用抗生素或化疗药。

◇注意水、电解质平衡。

◇治疗方案

➢轻中度：甲硝唑 500mg 3 次/天，口服，10 天。

➢重度、甲硝唑治疗无效或初次复发：万古霉素 0.125g 4 次/天，口服，10 天。

➢＞2 次复发：粪菌移植。

肾内科

尿液检查

相对密度

提示有效血容量，等渗为1.010。

pH

正常为4.5～8.0，尿路感染和代谢性碱中毒时呈碱性；代谢性酸中毒时呈酸性。

硝酸盐

革兰氏阴性杆菌感染时阳性。

血红蛋白和肌红蛋白

阳性提示溶血或横纹肌溶解。

酮体

见于酮症酸中毒、饥饿。

胆红素/尿胆原

见于DBil升高。

蛋白

◇＋　　0.3g/L。

◇＋＋　　0.3～1.0g/L。

◇＋＋＋　　1.0～3.0g/L。

◇＋＋＋＋　　3.0～5.0g/L。

葡萄糖

见于糖尿病或妊娠期。

镜检

◇异形红细胞和红细胞管型　见于肾小球肾炎。

◇白细胞管型　见于肾盂肾炎和间质性肾炎。

◇透明管型　肾前性，非特异。

◇蜡样管型　常见于慢性肾病。

尿沉渣

用于鉴别血尿的来源。

◇红细胞形态异常　则重点检查肾小球病变。

◇红细胞形态正常　则鉴别诊断上尿路和膀胱来源的病变。

肾功能异常的常见表现

◇少尿或无尿　24小时尿量少于400ml或100ml，见于肾小球病变和存在影响有效滤过压各种因素〔有效滤过压＝肾小球毛细血管血压－（血浆胶体渗透压＋囊内压）〕的情况。

◇多尿　24小时尿量多于2500ml，见于肾小管病变导致管球失衡的情况，常伴有尿液渗透压的改变。

◇蛋白尿　肾小球病变时，滤过膜的机械屏障和电荷屏障均遭到破坏，导致血浆蛋白漏出；妊娠高血压的蛋白尿源于肾小球毛细血管痉挛，缺血缺氧后毛细血管通透性增加，重者发生毛细血管内皮增生症，伴有脂质沉积。

◇糖尿　近球小管对糖和氨基酸的重吸收功能受损；糖尿病的糖尿系由血糖超过肾糖阈所致。

◇血尿　肾小球的机械屏障受损，红细胞由病变的滤过膜挤出而呈现异常形态，与下尿道来源的血尿可鉴别。

◇水、电解质和酸碱失衡　肾小管重吸收功能紊乱，常见高钾低钠、低钙高磷、低氯和代谢性酸中毒。

◇肾性水肿　基本机制是体内水钠潴留，肾小球病变和肾血容量不足可使肾素－血管紧张素－醛固酮系统活性代偿性增高；肾病综合征时低白蛋白血症也是加重水肿的重要因素。

◇肾性高血压　90%与水钠潴留相关，10%与肾素、血管紧张素增高有关；肾实质受损后，使产生和分泌对抗高血压的前列腺素和激肽等物质减少，则促进高血压发生。

◇肾性贫血　来自肾皮质的促红细胞生成素减少。

急性肾损伤（acute kidney injury，AKI）

定义

48小时内血肌酐升高≥0.3mg/dl（26.5μmol/L），或7天内血肌酐升高至≥基线值1.5倍，或持续≥6小时尿量<0.5ml/（kg·h）；常伴有水、电解质紊乱。

病因

◇肾前性 占55%～60%。

注：肾前性处理不好会变成肾实质性，其诊断常常是回顾性的，医生的责任是避免医源性加重肾损伤！

补液试验：20分钟内输入生理盐水250ml观察尿量。

◇肾实质性 占35%～40%。

> 肾血管性。

> 肾小球病变。

> 急性肾小管坏死（ATN）。

✓缺血性：大手术，如主动脉瘤；妇产科，如感染性流产、前置胎盘、胎盘早剥；创伤，如挤压综合征。

✓肾毒性：外源，重金属、氨基糖苷类和四环素类抗生素、两性霉素B、铂类抗肿瘤药、NSAID、造影剂等；内源，高血钙、高尿酸、血红蛋白尿。

> 肾间质性（AIN）。

◇肾后性 ＜5%。

死亡的主要原因

◇感染。

◇左心衰竭。

◇高钾血症。

◇代谢性酸中毒。

分级（表6-12）

表6-12 急性肾损伤分级

分级	RIFLE标准			AKIN标准	
	血肌酐（SCr）	估算肾小球滤过率（eGFR）下降	尿量	分期	SCr
风险	≥基线值1.5倍	＞25%	＜0.5ml/（kg·h）超过6小时	1	基线值1.5～1.9倍或ΔSCr≥0.3mg/dl
损伤	≥基线值2倍	＞50%	＜0.5ml/（kg·h）超过12小时	2	基线值2.0～2.9倍

	RIFLE标准			AKIN标准	
分级	血肌酐（SCr）	估算肾小球滤过率（eGFR）下降	尿量	分期	SCr
衰竭	≥基线值3倍或≥4mg/dl或ΔSCr≥0.5mg/dl	＞75%	＜0.3ml/（kg·h）超过24小时或无尿12小时	3	≥基线值3倍或≥4mg/dl或开始肾脏替代治疗或＜18岁者eGFR下降至＜35ml/（min·1.73m²）
功能丧失	肾功能完全损失（需肾脏替代治疗）＞4周				
终末期肾病	肾功能完全损失（需肾脏替代治疗）＞3月				

注：尿量标准为RIFLE和AKIN标准共同部分

◇0.3mg/dl≈26.5μmol/L，0.5mg/dl≈44.2μmol/L，4mg/dl≈353.6μmol/L。

治疗原则

　　预防最有意义。

◇病因治疗

　➤肾前性→补充容量。

　➤肾后性→解除梗阻：导尿管、D-J管、经皮肾盂造瘘。

　➤肾小球疾病→治疗原发病等。

　➤药物性→停用可疑药物。

◇控制水平衡

　➤入量＝前一日显性失液量＋500ml。

　➤体重下降＜1kg/d。

　➤利尿剂不改善预后。

　➤呋塞米维持泵入好于一次大剂量给药。

◇营养

　　35～50kcal/（kg·d）；低蛋白。

◇维持电解质平衡。

◇血液透析。

肾病综合征（nephrotic syndrome，NS）

◇不是独立疾病，是多种肾病引起的一组临床综合征。

"三高一低"

◇大量蛋白尿（≥3.5g/24h）。

◇低蛋白血症（白蛋白＜30g/L）。

◇明显的水肿。

◇高脂血症。

肾病综合征的分类和常见病因（表6-13）

表6-13　肾病综合征分类和常见病因

分类	儿童病因	青少年病因	中老年病因
原发	微小病变型肾病	系膜增生性肾小球肾炎 系膜毛细血管性肾小球肾炎 局灶性节段性肾小球硬化	膜性肾病
继发	过敏性紫癜肾炎 乙型肝炎相关性肾 　小球肾炎 先天性肾病综合征	系统性红斑狼疮肾炎 过敏性紫癜肾炎 乙型肝炎相关性肾小球肾炎	糖尿病肾病 肾淀粉样变性 骨髓瘤性肾病 淋巴瘤或实体肿瘤性肾病

并发症

◇感染

➤常见部位：呼吸道、泌尿系、皮肤。

➤导致肾病综合征复发和疗效不佳的主要原因之一。

◇血栓、栓塞并发症

➤部位：以肾静脉血栓最为常见，发生率10%～40%，3/4因病程呈慢性形成，临床并无症状；肺血栓、栓塞，下肢静脉、下腔静脉、冠状血管血栓和脑血管血栓也不少见。

➤是直接影响肾病综合征治疗效果和预后的重要原因。

➤当白蛋白低于20g/L时，应开始预防性抗凝治疗，同时可辅以抗血小板药物。

◇急性肾损伤　由肾间质高度水肿压迫肾小管及大量蛋白管型阻塞肾小管等所致。

◇蛋白质及脂肪代谢紊乱

> 营养不良，发育迟缓。
> 免疫球蛋白减少致机体免疫力低下，易感染。
> 金属结合蛋白丢失致微量元素缺乏。
> 内分泌素结合蛋白不足诱发内分泌紊乱（如低T_3综合征）。
> 药物结合蛋白减少影响药动学。
> 高脂血症促进血栓、栓塞和心血管并发症及肾病进展。

利尿的原则

不宜过快过猛，以免造成血容量不足、加重血液高黏倾向，诱发血栓、栓塞并发症。

◇利尿的目的在于消肿，除单用噻嗪类或袢利尿剂外，先用血浆、白蛋白提升胶体渗透压，随后加用呋塞米，往往可获得良好的效果。

> 血浆和白蛋白对伴有心脏病的患者应慎用，以免因血容量急性增多诱发心力衰竭。

◇ACEI和血管紧张素Ⅱ受体阻滞剂除能控制高血压外，还能降尿蛋白。

决定预后的因素

◇病因类型
> 微小病变型肾病、轻度系膜增生性肾小球肾炎——预后好。
> 早期膜性肾病——预后中等。
> 系膜毛细血管性肾小球肾炎——预后差。
> 局灶性节段性肾小球硬化。
> 重度系膜增生性肾小球肾炎。

◇临床因素　大量蛋白尿、高血压和高血脂控制不理想者预后差。

◇存在反复感染、血栓栓塞并发症者预后差。

肾脏替代治疗常识

治疗方式

血液透析（HD）、腹膜透析（PD）、肾移植。

指征

◇急诊透析指征（AEIOU）

> A（acid-base disturbance）：严重酸中毒（pH ＜ 7.2且$NaHCO_3$难以纠正时）。
> E（electrolyte disorder）：严重高钾血症（药物难以纠正时）。
> I（intoxications）：摄入肾毒性物质，如水杨酸、锂、乙二醇等。

➤ O（overload of volume）：水负荷过多，尤其是急性肺水肿利尿效果不佳时。

➤ U（uremia）：尿毒症相关症状，如脑病、心包炎。

◇慢性肾衰竭 eGFR＜15ml/（min·1.73m²）。

血透通路

深静脉导管（颈内静脉、股静脉）、带隧道带涤纶套导管（半永久置管）、动静脉瘘、人工血管。

血液科

贫血（anemia）

诊断标准

◇6个月至＜6岁：Hb＜110g/L。

◇6～14岁：Hb＜120g/L。

◇成年男性：Hb＜130g/L。

◇成年女性：Hb＜120g/L。

◇孕妇：Hb＜110g/L。

形态学分类（表6-14）

表6-14 贫血形态学分类

类型	平均红细胞体积（MCV）（fl）	红细胞平均血红蛋白浓度（MCHC）（%）	常见疾病
大细胞性	＞100	32～35	巨幼细胞性贫血（MA）、肝疾病
正常细胞性	80～100	32～35	再生障碍性贫血（AA）、溶血性贫血、骨髓病性贫血、急性失血性贫血、肾性贫血
小细胞低色素性	＜80	＜32	缺铁性贫血（IDA）

病因学分类

◇红细胞生成减少

➤ 造血干细胞增生和分化异常：再生障碍性贫血、骨髓增生异常综合征、甲状腺功能减退、肾性贫血。

➢骨髓被异常组织浸润：白血病、骨髓瘤、转移癌等。

➢细胞生成障碍

✓DNA合成障碍：巨幼细胞性贫血。

✓Hb合成障碍：缺铁性贫血。

◇红细胞破坏增多

➢红细胞外因素：免疫性、机械性、微血管病性、理化性溶血，脾亢。

➢红细胞内在缺陷：膜异常、酶异常、血红蛋白异常、卟啉代谢异常。

◇红细胞丢失过多　急、慢性失血。

严重度划分

◇轻度　Hb＞90g/L。

◇中度　Hb60～90g/L。

◇重度　Hb30～59g/L。

◇极重度　Hb＜30g/L。

辅助检查

◇血常规、网织红细胞检查。

◇外周血涂片检查。

◇血清铁、血清铁饱和度、总铁结合力、铁蛋白检查。

◇血清叶酸、红细胞叶酸、维生素B_{12}检查。

◇骨髓象（包括铁染色）。

◇溶血全套检查。

◇免疫学检查。

◇内分泌检查（包括甲状腺、垂体和肾上腺皮质功能检查等）。

◇粪便常规＋隐血试验。

脾亢 (hypersplenism)

临床特征

脾大、血细胞减少、骨髓增生。

脾大的原因

◇感染性疾病：病毒（肝炎病毒、巨细胞病毒）、真菌、寄生虫（疟原虫、血吸虫、弓形虫）、细菌（伤寒杆菌、布氏杆菌、结核杆菌）感染等。

◇免疫性疾病：系统性红斑狼疮、类风湿关节炎等。

◇淤血性疾病：充血性心力衰竭、肝硬化、门静脉或脾静脉血栓等。

◇血液系统疾病：溶血性贫血和各类白血病、淋巴瘤、骨髓增生性疾病等，造成的浸润性脾大。

◇脾脏疾病：脾淋巴瘤、囊肿及血管瘤等。

◇特发性脾大。

脾切除的指征

◇脾大造成明显压迫症状。

◇严重的溶血性贫血。

◇相当程度的血小板减少及出血症状。

◇粒细胞极度减少并伴有反复感染史。

出血性疾病的诊断试验

筛选试验

◇血管异常　出血时间（BT）、毛细血管脆性实验。

◇血小板异常　血小板计数。

◇凝血异常　凝血时间（CT）、活化部分凝血活酶时间（APTT）、凝血酶原时间（PT）、凝血酶原消耗时间（PCT）、凝血酶时间（TT）、纤维蛋白原（Fbg）检查等。

确诊试验

◇血管异常　毛细血管镜检查、内皮素测定等。

◇血小板异常　血小板形态、体积，血小板黏附、聚集功能，血小板相关抗体（PAIg）、血栓素测定等。

◇凝血异常　凝血功能及其纠正试验、凝血因子检测等。

◇抗凝异常　凝血酶-抗凝血酶复合物（TAT）、抗心磷脂抗体、狼疮抗凝物检查等。

◇纤溶异常　鱼精蛋白副凝（3P）试验，血/尿纤维蛋白原降解产物（FDP）、D-二聚体、纤溶酶原测定，组织型纤溶酶原活化剂（t-PA）检查等。

肝素和华法林

肝素主要用于近期发生的血栓性病变

◇普通肝素　以APTT作为监测指标调整剂量，APTT延长1.5～2倍为宜。

◇低分子量肝素（LMWH）

➢皮下注射生物利用度高（80%）。

> 半衰期较长（24小时）。
> 无须血液学监测。
> 较少引起血小板减少及出血。

◇使用肝素易出血的危险因素
> 2周内手术、创伤、卒中史。
> 溃疡病史、消化道出血病史。
> 血小板＜15×10⁹/L。
> 70岁以上。
> 肝功能不全。
> 尿毒症。
> 出血体质。
> 脑转移瘤。

华法林

◇香豆素类抗凝药，竞争性阻断维生素K_1依赖的凝血因子的生物合成。
◇主要用于血栓性疾病的预防及肝素抗凝治疗后的维持治疗，一般3个月到终身。
◇监测：INR在2～3为最佳。
◇需与肝素重叠3～5天，首剂5～7.5mg，直到INR＞2或达到目标水平再停用肝素。

用药注意

◇肾功能不全患者，可使用肝素或华法林，但低分子量肝素需减量（eGFR＜30ml/min）。
◇孕妇：肝素和低分子量肝素慎用；华法林可通过胎盘并致畸，禁用。

弥散性血管内凝血（disseminated intravascular coagulation，DIC）

◇在多种疾病基础上，致病因素激活凝血和纤溶系统，导致全身微血栓形成，凝血因子大量消耗并继发纤溶亢进，引起全身出血及微循环衰竭的临床综合征。
◇常见基础病因
> 感染：占31%～43%。
> 恶性肿瘤：占24%～34%。
> 病理产科：占4%～12%，包括过期流产、感染性流产、胎盘早剥、羊水栓塞、重度妊娠高血压综合征、子宫破裂等。

➤ 手术及创伤：占1%～5%。
➤ 医源性因素：占4%～8%，包括药物、手术、放/化疗等。
➤ 全身各系统重症疾病。

临床表现

休克、微血管栓塞、微血管病性溶血；出血（自发性、多部位）。
◇诊断（ISTH积分，表6-15） DIC诊断（≥5分）。

表6-15　ISTH积分

	0	1	2	3
血小板（10^9/L）	＞100	＜100	＜50	—
纤维蛋白降解产物（FDP）或 D-二聚体	无上升	—	中度上升	显著上升
PT延长（秒）	＜3	＞3但≤6	＞6	—
Fbg（g/L）	≥1	＜1	—	—

治疗原则

◇积极治疗原发病　最重要。
◇支持治疗　补充血小板及凝血因子，如新鲜全血或血浆、单采血小板、纤维蛋白原、凝血酶原复合物。
◇高凝期　抗凝治疗。

一例胎死宫内钳刮术中发生DIC的抢救实例

紧急措施
◇抑肽酶1万U＋生理盐水10ml经导管注入宫腔，局部作用抑制胎盘部位促DIC物质产生。
◇输血＋血浆＋血小板。
◇纤维蛋白原3g（69gtt/min）。
后期治疗
◇凝血酶原复合物300 U 12小时1次，静脉滴注，3天。
◇那屈肝素钙0.3ml，皮下注射，每8小时1次，应用3天。
◇抗生素。
◇补血药。

粒细胞缺乏合并发热

定义

中性粒细胞绝对值$< 0.5 \times 10^9$/L；单次体温$\geqslant 38.3℃$或$\geqslant 38.0℃$持续1小时以上。

病原学

◇革兰氏阴性菌为常见致病菌，近年来革兰氏阳性菌有增多趋势。

◇长时间粒细胞缺乏并使用广谱抗生素者，要考虑到真菌感染的可能。

诊治思路

◇查体：皮肤、咽部、肺部、肛周、静脉导管部位。

◇检查：血、尿、便培养，咽拭子、阴拭子、静脉导管取样培养；血常规、胸腹盆腔影像学检查等。

初始治疗

◇经验性抗生素治疗（均应包括抗假单胞菌抗生素）：头孢他啶、头孢吡肟、注射用亚胺培南西司他丁钠或美罗培南等。

◇必要时加用万古霉素

  ➢低血压、可疑导管相关性感染。

  ➢甲氧西林耐药的金黄色葡萄球菌（MRSA）感染。

  ➢严重黏膜炎。

  ➢血培养为革兰氏阳性球菌。

◇辅助粒细胞-集落刺激因子（G-CSF）。

◇对症降温避免直肠给药。

◇必要时加用抗真菌药。

免疫科

结缔组织病和风湿性疾病的概念

◇风湿性疾病（rheumatic diseases），简称风湿病，是一组以内科治疗为主的肌肉骨骼系统疾病，包括弥漫性结缔组织病（diffuse connective disease）及各种病因引起的关节、关节周围软组织（肌、肌腱、韧带等）的疾病。

◇弥漫性结缔组织病简称结缔组织病（CTD），是风湿病中的一大类，除慢性病程和肌肉关节病变外，还有以下特点。

- ➢属自身免疫病，分器官特异性和非器官特异性两大类。
- ➢以血管和结缔组织慢性炎症为病理基础。
- ➢病变累及多个系统。
- ➢同一疾病在不同患者的临床谱和预后差异大。
- ➢对糖皮质激素的治疗有一定反应。

◇风湿病的范畴和分类（表6-16）。

表6-16 风湿病分类

分类	主要疾病名称
弥漫性结缔组织病	SLE、RA、pSS、SSc、PM/DM、MCTD、血管炎病
脊柱关节病	AS、Reiter综合征、银屑病关节炎、炎性肠病关节炎
退行性变	OA
晶体性疾病	痛风、假性痛风
感染因子相关性疾病	反应性关节炎、风湿热
其他	纤维肌痛、周期性风湿、骨质疏松症、继发性关节/骨病

注：SLE.系统性红斑狼疮；RA.类风湿关节炎；pSS.原发性干燥综合征；SSc.系统性硬化病；PM/DM.多肌炎/皮肌炎；MCTD.混合性结缔组织病；AS.强直性脊柱炎；OA.骨性关节炎

常见弥漫性结缔组织病的特异性临床表现

◇SLE：颊部蝶形红斑，蛋白尿，溶血性贫血，血小板减少，多浆膜炎。

◇pSS：口、眼干，腮腺大，猖獗龋齿，肾小管性酸中毒，高球蛋白血症。

◇皮肌炎：上眼睑红肿，Gottron疹，颈部呈V形充血，肌无力。

◇SSc：雷诺现象，指端缺血性溃疡，硬指，皮肤肿硬失去弹性。

◇肉芽肿性多血管炎（GPA）：鞍鼻，肺迁移性浸润影或空洞。

◇大动脉炎：无脉。

◇贝赫切特综合征：口腔溃疡，外阴溃疡，针刺反应阳性。

自身抗体

◇抗核抗体（ANA）谱（表6-17）

表6-17　抗核抗体谱

ANA类型	相关抗体	代表疾病
均质型	抗ds-DNA抗体，抗组蛋白抗体	SLE、药物狼疮
斑点型	抗ENA抗体（抗Sm、抗U1RNP、抗SSA和SSB）	SLE、MCTD、SSc、新生儿狼疮
核仁型	抗Scl-70抗体	硬皮病
着丝点型	抗着丝点抗体	CREST综合征、PBC
周边型	抗ds-DNA抗体	SLE
胞浆型	线粒体抗体，抗Jo-1抗体	PBC、AIH、IBD、PM/DM

注：CREST综合征.系统硬皮病的亚型；PBC.原发性胆汁性肝硬化；SLE.系统性红斑狼疮；AIH.自身免疫性肝病；IBD.炎性肠病；PM/DM.多发性肌炎/皮肌炎

◇特异性抗体（阳性率）（表6-18）

表6-18　特异性抗体阳性率　　　　　　　　单位：%

抗体	RA	SLE	pSS	SSc	CREST	PM/DM	GPA
ANA	30～60	95～100	95	80～95	80～95	80～95	0～15
抗ds-DNA抗体	0～5	60	—	—	—	—	—
RF	72～85	20	75	25～33	25～33	33	50
抗Sm	—	10～25	—	—	—	—	—
抗SSA（抗Ro）	0～5	15～20	65～70	—	—	—	—
抗SSB（抗La）	0～2	5～20	60～70	—	—	—	—
抗Scl-70	—	—	—	1	50	—	—
抗着丝点抗体	—	—	—	1	80～95	—	—
抗Jo-1抗体	—	—	—	—	—	20～30	—
ANCA	—	0～1	—	—	—	—	93～96

注：ANCA.抗中性粒细胞胞质抗体，对小血管炎具有指示作用。无症状抗ds-DNA抗体阳性者，5年内80%转变为活动型疾病

红细胞沉降率异常

红细胞沉降率增快

◇贫血。

◇高脂血症。

◇妊娠。

◇室温高。

◇炎性疾病。

◇慢性肾衰竭。

◇肥胖。

◇肝素。

◇组织损伤。

◇高γ球蛋白血症。

◇单克隆丙种球蛋白血症。

红细胞沉降率减慢

◇镰刀形/球形/棘形/小红细胞贫血。

◇红细胞增多症。

◇胆盐。

◇放置＞2小时后检验。

◇室温低。

◇低纤维蛋白原血症。

◇充血性心力衰竭。

◇恶病质。

◇冷球蛋白血症。

系统性红斑狼疮

分类诊断标准（SLICC，2012）（表6-19）

◇①满足4条以上，至少包括1条临床标准和1条实验室标准。或②肾穿病理诊断狼疮肾炎同时ANA或抗ds-DNA阳性。

表6-19　系统性红斑狼疮分类诊断标准

标准	描述
临床标准	1.急性或亚急性皮疹 ● 急性皮疹：蝶形红斑、大疱性狼疮、中毒性表皮坏死松解症、光过敏 ● 亚急性皮疹：环形红斑、丘疹鳞屑性、多形红斑样 2.慢性皮疹：盘状红斑、疣状狼疮、狼疮脂膜炎、冻疮样狼疮、扁平苔藓 3.口腔或鼻腔溃疡 4.非瘢痕性脱发 5.关节炎：滑膜炎、关节痛、晨僵≥2个关节 6.浆膜炎：胸膜炎（37%）或胸腔积液，心包炎（29%）或心包积液 7.蛋白尿（＞0.5g/24h）或红细胞管型 8.无其他病因的癫痫或精神症状 9.溶血性贫血 10.白细胞减少（＜4000/mm^3）或淋巴细胞减少（＜1000/mm^3） 11.血小板减少（＜100 000/mm^3）
实验室标准	12.ANA阳性 13.抗ds-DNA抗体阳性 14.抗Sm阳性 15.抗磷脂抗体谱阳性 16.补体下降（C3、C4、CH50） 17.Coombs试验阳性且无溶血性贫血证据

注：此标准不是诊断标准，是分类诊断标准

活动性评分（SLEDAI积分，表6-20）

表6-20　系统性红斑狼疮活动性评分

积分	临床表现
8	癫痫发作：最近开始发作的，除外代谢、感染、药物所致
8	精神症状：严重紊乱干扰正常活动。除外尿毒症、药物影响
8	器质性脑病：智力的改变伴定向力、记忆力或其他智力功能的损害并出现反复不定的临床症状，至少同时有以下两项：感觉紊乱、不连贯的松散语言、失眠或白天瞌睡、精神运动性活动增强或减弱。除外代谢、感染、药物所致
8	视觉障碍：SLE视网膜病变，除外高血压、感染、药物所致

积分	临床表现
8	脑神经病变：累及脑神经新出现的感觉、运动神经病变
8	狼疮性头痛：严重持续性头痛，麻醉性镇痛药无效
8	脑血管意外：新出现的脑血管意外。应除外动脉硬化
8	脉管炎：溃疡、坏疽、有触痛的手指小结节、甲周碎片状梗死、出血或经活检、血管造影证实
4	关节炎：2个以上关节痛和炎性体征（压痛、肿胀、渗出）
4	肌炎：近端肌痛或无力伴肌酸激酶升高，或肌电图改变或活检证实
4	管型尿：血红蛋白、颗粒管型或红细胞管型
4	血尿：红细胞＞5/HP，除外结石、感染和其他原因
4	蛋白尿：＞0.5g/24h，新出现或近期升高
4	脓尿：白细胞＞5/HP，除外感染
2	脱发：新出现或复发的异常斑片状或弥散性脱发
2	新出现皮疹：新出现或复发的炎症性皮疹
2	黏膜溃疡：新出现或复发的口腔或鼻黏膜溃疡
2	胸膜炎：胸膜炎性胸痛伴胸膜摩擦音、渗出或胸膜肥厚
2	心包炎
2	低补体
2	抗ds-DNA抗体增加
1	发热：除外感染因素
1	血小板减少＜100×10^9/L
1	白细胞减少＜3×10^9/L

◇0～4分　基本无活动。
◇5～9分　轻度活动。
◇10～14分　中度活动。
◇≥15分　重度活动。

狼疮性肾病的活动性评分

◇活动性指数（AI）有：细胞增生；细胞浸润；纤维素样坏死，核碎裂；细胞性新月体；透明血栓，白金耳；小管间质单核细胞浸润。按轻、中、重分别记1、2、3分，最高总分为18分。

◇慢性指数（CI）：肾小球硬化；纤维性新月体；间质纤维化；小管萎缩。按轻、中、重分别记1、2、3分，最高总分为12分。

◇如活动性指数≥12分，是进展为肾衰竭的危险因素，应积极免疫干预；如慢性指数≥4分，多数将进入尿毒症期，提示预后欠佳。

疾病程度判断

◇轻型系统性红斑狼疮：病情稳定，靶器官功能稳定。

◇重型系统性红斑狼疮：重要脏器受累，狼疮危象。

抗磷脂抗体综合征（APS）

◇一种可单独发生或与其他自身免疫系统疾病合并发生的自身免疫病，以反复发作的动脉和（或）静脉血栓形成、低血小板血症、流产，尤其是妊娠后半期的胎死宫内为特征。

◇与蜕膜血管病变、胎盘梗死、胎儿宫内生长受限、过早发生子痫前期和反复胎死宫内密切相关。

◇目前采用的是2006年修订的Sapporo标准，即至少符合一项临床标准和一项实验室标准

> 临床标准

✓≥1次血栓形成：动脉、静脉或小血管血栓形成。

✓病态妊娠：①1次或以上不明原因≥10周非畸形死胎；②1次或以上妊娠34周以内由子痫、先兆子痫或胎盘功能不全造成非畸形早产；③连续3次不明原因10周以内的流产（排除母体解剖、激素异常及双亲染色体异常）。

> 实验室标准：一种或多种，两次以上阳性，相隔12周以上。

✓狼疮抗凝物：至少2次阳性，每次间隔至少12周。

✓抗心磷脂抗体（ACL）：>40GPL/MPL或>99百分位。

✓抗 β_2 糖蛋白-1抗体（抗 β_2-GP1）：>99百分位。

不同抗磷脂抗体的特点

◇抗心磷脂抗体　优点是阳性率最高；缺点是特异性较差（特别是低滴度和IgM型）；实验室内和实验室间差异较大。

◇抗 β_2 糖蛋白-1抗体　优点是特异性高于抗心磷脂抗体；有助于诊断可疑抗

磷脂抗体综合征（尤其是抗心磷脂抗体阴性患者）；与血栓形成及病态妊娠的相关性强于抗心磷脂抗体。缺点是缺乏国际通用单位；灵敏性低于抗心磷脂抗体。

◇狼疮抗凝物　优点是阳性率高，约50%的抗磷脂抗体综合征患者阳性；特异性高于抗心磷脂抗体；临床应用广泛；目前已有标准化指南（ISTH和CLSI）。缺点是20%～50%的抗磷脂抗体综合征患者阴性；不同实验室间及试剂间差异较大；检测步骤较为烦琐；受其他抗凝物干扰。

◇新的指标　抗磷脂酰丝氨酸/凝血酶原抗体。

治疗

早孕期使用小剂量肝素（7500～10 000U皮下注射2次/日）和小剂量阿司匹林（60～80mg/d）利益最大。

感染科

抗生素使用的16字箴言

有的放矢

根据感染部位和病原体，选择最合适的抗感染方案。

过犹不及

注意药物剂量、用法和疗程，根据肝肾功能调整。

知己知彼

熟悉抗生素的特点、不良反应和药物相互作用。

收放自如

广谱经验性治疗在病情稳定后，需结合病原学证据、药敏试验结果和疗效降阶梯，若治疗无效时需再次寻找病原学证据。

常用抗生素

常用抗生素种类及代表药

◇青霉素类

➤青霉素（B）：青霉素G。

➤苯氧青霉素（B）：青霉素V钾。

➤耐酶青霉素（B）：苯唑西林（新青Ⅱ）。

➢广谱青霉素（B）

 ✓氨苄西林/舒巴坦（优力新）。

 ✓阿莫西林/克拉维酸（安灭菌）。

 ✓哌拉西林/舒巴坦（特治星）。

➢主要作用于革兰氏阴性菌的青霉素（B）：美西林、替莫西林。

◇头孢菌素类（B）

➢第一代头孢：对革兰氏阳性菌的活性强，抗菌谱与广谱青霉素相同。

 ✓头孢氨苄（先锋IV）。

 ✓头孢唑林（先锋V）。

 ✓头孢拉定（先锋VI，泛捷复）。

➢第二代头孢：抗革兰氏阳性菌的活性与第一代相似或稍弱，抗革兰氏阴性菌的活性强于第一代。

 ✓头孢呋辛（西力欣、新福欣）。

 ✓头孢美唑（先锋美他醇）。

➢第三代头孢：抗革兰氏阴性菌的活性更强。

 ✓头孢噻肟（凯福隆）。

 ✓头孢哌酮/舒巴坦（舒普深）。

 ✓头孢他啶（复达欣）。

 ✓头孢曲松（罗氏芬）。

➢第四代头孢：抗革兰氏阴性菌活性与第三代相似，抗革兰氏阳性菌活性增强。

 ✓头孢吡肟（马斯平）。

◇其他β-内酰胺类

➢单环类（B）：氨曲南（君刻单）。

➢碳青霉烯类（C）：

 ✓亚胺培南/西司他丁（泰能）。

 ✓美罗培南（美平）。

➢氧头孢烯类（B）。

◇氨基糖苷类（D）

➢链霉素。

➢庆大霉素。

➢阿米卡星（丁胺卡那霉素）。

◇大环内酯类

➢红霉素（B）。

➢克拉霉素（C）。

➢阿奇霉素（希舒美）（B）。

◇四环素类（D）

➢四环素/多西环素/米诺环素。

◇酰胺醇类

➢氯霉素（C）。

◇林可霉素和克林霉素（B）

◇多肽类

➢万古霉素（稳可信）。

➢去甲万古霉素（万迅）。

常用化学合成抗菌药种类和代表药

◇氟喹诺酮类（C）：

➢诺氟沙星（氟哌酸）。

➢氧氟沙星（泰利必妥）。

➢环丙沙星（特美力）。

➢左氧氟沙星（利复星、可乐必妥）。

➢莫西沙星（拜复乐）。

◇磺胺类（C）：磺胺甲噁唑（新诺明，SMZ）；复方磺胺甲噁唑（SMZ/TMP）。

◇呋喃类（B）：呋喃唑酮（痢特灵）。

◇硝基咪唑类（B）：甲硝唑、替硝唑。

抗假单胞菌的抗生素

◇哌拉西林（哌拉西林＋舒巴坦）。

◇头孢他啶、头孢哌酮（头孢哌酮＋舒巴坦）、头孢噻肟、头孢吡肟。

◇亚胺培南、美洛培南。

◇阿米卡星。

◇环丙沙星。

抗超广谱β-内酰胺酶（ESBL）阳性菌的抗生素

◇亚胺培南、美洛培南。

◇加酶青霉素（哌拉西林＋舒巴坦、阿克西林＋克拉维酸）。

◇加酶头孢类（头孢哌酮＋舒巴坦）。

◇头孢美唑。

经验性治疗方案——"大万能"

◇方案组成　氟康唑＋万古霉素＋亚胺培南/酮他丁。

◇不能覆盖的病原体

➢病毒。

➢部分真菌。

➢支原体/衣原体。

➢军团菌。

➢嗜麦芽假单胞菌和多重耐药菌。

➢奴卡菌。

➢结核杆菌。

常用抗真菌抗生素的抗菌谱（表6-21）

表6-21　常用抗真菌抗生素的抗菌谱

	白色假丝酵母菌	光滑假丝酵母菌	近平滑假丝酵母菌	热带假丝酵母菌	克柔假丝酵母菌	肺孢子菌	烟曲霉	黄曲霉	毛曲霉
氟康唑	+	−	+	+	−	−	−	−	−
伊曲康唑	+	−	−	+	+	−	+	+	−
两性霉素B	+	+	+	+	+	−	+	+	+

细菌耐药监测

◇选择性压力即抗生素的应用形成耐药菌株。

◇耐药随多种因素而变

➢住院时间。

➢病房。

➢疾病。

➢国家和地区。

➢抗生素的使用习惯。

◇很少在血培养中污染的菌株：金黄色葡萄球菌、大肠埃希菌、铜绿假单胞菌、不动杆菌。

➢金黄色葡萄球菌，90%青霉素耐药，进而出现MRSA，甚至VRSA（万古霉素耐药的金黄色葡萄球菌），所幸后者极为少见。

➢大肠埃希菌：第三代头孢 30%～40%耐药，喹诺酮类60%～70%耐药。

◇防止耐药的关键

➢杜绝"手"传播细菌。

➢杜绝抗生素"滥用"。

乙型肝炎标志物

乙型肝炎标志物见表6-22。

表6-22　乙型肝炎标志物

HBsAg	抗HBs	HBeAg	抗HBe	抗HBc	抗HBc-IgM	提示
+	−	+	−	−	−	急性感染早期，复制活跃
+	−	+	−	+	+	急性或慢性肝炎，复制活跃
+	−	−	−	+	+	急性或慢性肝炎，复制减弱
+	−	−	+	+	+	急性或慢性肝炎，复制减弱
+	−	−	+	+	−	复制停止
−	−	−	−	+	+	HBsAg/抗HBs空白期，可能处于病毒平静携带中
−	−	−	−	+	−	既往感染未产生抗HBs
−	−	−	+	+	+	抗HBs出现前阶段，低度复制
−	+	−	+	+	−	感染恢复阶段
−	+	−	−	+	−	感染恢复阶段
+	+	+	−	+	+	不同亚型病毒再感染
+	−	−	−	−	−	乙型肝炎病毒DNA处于整合状态
−	+	−	−	−	−	病后或接种乙肝疫苗后获得性免疫
−	−	+	−	+	−	HBsAg变异的结果
+	+	−	+	−	−	HBsAg、HBeAg变异

结核病

◇为了寻找病原体证据，应连续3天清晨留痰液做抗酸染色和培养。

◇结核杆菌的标准培养时间为6～8周。

◇任何患者如有开放性肺结核病，应行呼吸道隔离以避免传染，并尽快转结核病院治疗。

◇所有新诊断的结核病病例均应在1个工作日内向当地疾控中心报告。

◇拟诊结核杆菌感染的患者，除外其他感染性疾病和肿瘤后，可行诊断性抗结核治疗。

◇4联抗结核：异烟肼、利福平、吡嗪酰胺和乙胺丁醇，治疗8～12周。

◇肺外结核是综合医院发热疾病中的重要临床问题

  ➤一般症状包括不规则发热、盗汗、食欲缺乏、体重下降等。

  ➤常可累及胃肠道、肝、脾、脑膜、脑、泌尿生殖和腹腔。

  ➤相关症状和体征，以及影像学检查有助于病变的定位。

  ➤常有结核病史或营养不良、过度劳累等。

  ➤结核菌素试验阳性，红细胞沉降率增快。

  ➤诊断依赖于组织活检或培养发现抗酸杆菌。

不明原因发热（FUO）

定义

体温＞38.3℃，持续3周以上，入院1周全面检查仍未明确病因。

病因

◇**感染**　占成人FUO的25%～40%，结核病（TB）和感染性心内膜炎（IE）是最常见的全身感染。潜伏性脓肿也是发热待查的常见原因之一，常见于骨、脾、肾、脑、肝、耳、皮肤和肛周。

◇**肿瘤**　占25%～40%，尤其是淋巴瘤及白血病，实体瘤中常见为肾癌和肝癌。

◇**自身免疫性疾病**　占10%～20%。

◇**其他**　药物热、伪热、DVT等。

辅助检查

◇详尽的病史和仔细的体格检查是诊断的关键。

◇反复血培养（至少3次，一般持续2周）。

◇胸部X线片、盆/腹腔CT、超声心动图等。

◇血涂片对排除肿瘤、疟疾等有益。

◇病理检查（骨髓、淋巴结、肝脾活检等）意义重大。

全身性感染

◇全身性感染可迅速导致死亡，是ICU患者死亡的重要原因之一。

定义

◇**全身性炎症反应综合征（SIRS）**　具备以下2点或2点以上即可诊断。

- ➤ 体温＞38℃或＜36℃。
- ➤ 心率＞90次/分。
- ➤ 呼吸频率＞20次/分。
- ➤ 白细胞＞12 000/dl或＜4000/dl，或不成熟白细胞＞10%。
- ◇全身性感染　SIRS＋血培养阳性。
- ◇重症全身性感染　伴器官衰竭、低灌注［酸中毒、少尿和（或）意识障碍等］和（或）低血压。

感染性休克

- ◇常见于血流感染、胆系感染、弥漫性腹膜炎、感染性流产等。
- ◇临床表现
  - ➤ 休克早期：神志尚清，但烦躁、焦虑、面色/皮肤苍白、口唇/甲床轻微发绀、肢端湿冷、心率增快、血压偏低、脉压小、尿量减少。
  - ➤ 休克发展期：烦躁、意识不清、呼吸浅快、肢温下降、心音低钝、脉细数无力、血压下降、少尿或无尿。
  - ➤ 休克晚期：出现DIC和心、肺、脑、肾重要脏器衰竭。

初步治疗

- ◇早期应用广谱抗生素，之前先留取血培养。
- ◇积极扩容，使平均动脉压＞65mmHg。
- ◇使用血管活性物质，首选去甲肾上腺素。
- ◇早期营养支持。
- ◇血糖维持在7.5～9.6mmol/L，明显可降低死亡率。
- ◇感染性休克者可考虑糖皮质激素治疗。

内分泌科

糖尿病

诊断标准

　　典型糖尿病症状（烦渴多饮、多尿、多食、不明原因的体重下降）加上以下任意一条。
- ◇随机血糖≥11.1mmoL/L（200mg/dl）。
- ◇空腹血糖≥7.0mmol/L（126mg/dl）。
- ◇OGTT后2小时血糖≥11.1mmol/L（200mg/dl）。

◇无典型糖尿病症状者，需改日复查确认。

分型

◇四种类型：1型糖尿病（T1DM）（免疫介导性、特发性）、2型糖尿病（T2DM）、妊娠期糖尿病、其他特殊类型糖尿病。
◇妊娠期糖尿病：妊娠期初次发现任何程度的糖耐量减低（IGT）或糖尿病，不包括原来已有糖尿病而现在合并妊娠者。
◇1型和2型糖尿病的区别（表6-23）。

表6-23　1型和2型糖尿病的区别

	1型糖尿病	2型糖尿病
发病机制	胰岛B细胞破坏	胰岛素抵抗
发病年龄	年轻	年老
酮症倾向	有	无
体型	消瘦	肥胖
治疗	胰岛素	口服药或胰岛素

临床表现

◇"三多一少"代谢紊乱综合征。
◇急性并发症
➢酮症酸中毒（DKA）、高血糖高渗综合征（HHS）。
➢乳酸酸中毒。
➢感染。
◇慢性并发症
➢大血管粥样硬化。
➢微血管病变
✓肾病。
✓视网膜病变。
✓心肌病。
➢神经病变。
➢眼的其他病变：黄斑病、白内障、青光眼等。
➢糖尿病足。

降糖药

◇口服降糖药

➤ 促进胰岛素分泌剂

   ✓ 磺脲类（SUs）。

   第一代：甲苯磺丁脲、氯磺丁脲。

   第二代：格列本脲。

   ✓ 非磺脲类。

➤ 双胍类：二甲双胍。

➤ α葡萄糖苷酶抑制剂（AGI）：阿卡波糖。

➤ 胰岛素增敏剂：格列酮类。

◇ 胰岛素

  ➤ 适应证

   ✓ T1DM。

   ✓ 酮症酸中毒、高渗性昏迷、乳酸酸中毒伴高血糖。

   ✓ 合并重症感染、消耗性疾病、视网膜病变、肾病、神经病变、急性心肌梗死、卒中。

   ✓ 围术期。

   ✓ 妊娠和分娩。

   ✓ T2DM经饮食和口服降糖药控制不理想。

   ✓ 全胰腺切除。

  ➤ 种类

   ✓ 短效。

   ✓ 中效。

   ✓ 长效。

   ✓ 混合制剂。

低血糖的处理

◇ 予20g快速吸收的糖类（果汁200ml或4块糖）。

◇ 若禁食禁水 "零口服"，给予25ml 50%葡萄糖静脉注射。

◇ 每15分钟监测血糖一次，直到>100mg/dl。

◇ 基础胰岛素酌情减量。

糖尿病围术期补液原则

◇ 围术期血糖管理的要点在于控制高血糖，避免低血糖，维持血糖平稳。

◇ 因禁食、降糖方案未及时调整或降糖治疗中断等因素造成的血糖波动比稳定的高血糖危害更大。

◇ 胰岛素是围术期唯一安全的降糖药物。

> 磺脲类和格列奈类药物可造成低血糖，术前至少停用24小时。
> 二甲双胍有引起乳酸酸中毒的风险，肾功能不全者术前停用24～48小时。
> 无须禁食、水的短小局部麻醉手术可保留口服降糖药。

围术期血糖目标

7.8～10.0mmol/L，不建议控制过严；正常饮食的患者建议餐前血糖≤7.8mmol/L（140mg/dl），餐后血糖≤10.0mmol/L（180mg/dl）。
◇高龄、有严重合并症、频繁发作低血糖的患者，血糖目标值可适当放宽。
◇原则上，血糖最高不宜超过13.9mmol/L（250mg/dl）。

胰岛素入液方案

◇血糖＞16.7mmol/L（300mg/dl），生理盐水＋胰岛素（4～6U/h）
◇血糖11.1～16.7mmol/L（200～300mg/dl），糖：胰岛素＝（2～3）：1
◇血糖＜11.1mmol/L（200mg/dl），糖：胰岛素＝（4～6）：1
◇输液中血糖在180mg/dl左右为宜。

胰岛素泵入方案

◇常规胰岛素50IU＋生理盐水50ml静脉泵入。
◇起始速度：前提血糖＞10mmol/L。
> 之前饮食控制或胰岛素用量＜30IU/d，1.0IU/h。
> 胰岛素用量＞30IU/d，1.5IU/h。
◇调节速度
> 血糖为6.7～10mmol/L，维持原滴速。
> 血糖为10～13.9mmol/L，增加0.5IU/h。
> 血糖＞13.9mmol/L，增加0.5IU/h并给予5IU常规胰岛素负荷量。
> 血糖为4.4～6.7mmol/L，减少0.5IU/h。
> 血糖＜4.4mmol/L，停止输注。

甲状腺功能异常

甲状腺功能亢进

怕热，多汗，易饿，纳亢，心慌，手抖，便溏，消瘦，激动，失眠。眼症：上眼睑挛缩，凝视，畏光，流泪，刺痛，活动障碍，复视，角膜溃疡等；胫前区黏液性水肿，杵状指。
◇T_3、T_4分泌过多综合征——"一高、三亢、三颤、两低下、四改变"
> 高代谢。

> ➢ 神经、消化、心血管系统亢进。
> ➢ 舌、手、眼颤。
> ➢ 运动、生殖系统功能低下。
> ➢ 内分泌、血液、泌尿、皮肤系统改变。

◇ 甲状腺肿

◇ 眼征

> ➢ 眼裂宽，少瞬目。
> ➢ 上眼睑挛缩，下看时不随转动。
> ➢ 内聚不良。
> ➢ 向上看前额皮肤不皱。

◇ 特殊临床表现

> ➢ 甲状腺功能亢进性心脏病。
> ➢ 局限性黏液性水肿。
> ➢ 指端粗厚。
> ➢ 甲状腺危象：多见于感染，应激或 ^{131}I 治疗早期。表现为高热、脉快、神情焦虑、烦躁不安、大汗淋漓，时有恶心、呕吐、腹泻，大量失水而虚脱、休克或嗜睡，谵妄、昏迷。
> ➢ 淡漠型甲状腺功能亢进。
> ➢ T_3 型甲状腺功能亢进。
> ➢ T_4 型甲状腺功能亢进。

甲状腺功能减退

畏寒，食欲缺乏，嗜睡，表情淡漠，动作慢，智力低下，心动过缓，血压偏低，便秘，伴有嗓粗，月经紊乱，水肿，面色苍白，毛发脱落，耳聋，黏液性水肿，心脏肥大，心包积液等。

呆小病

体温低，食欲缺乏，便秘，智力差，爱哭吵，活动少，四肢短粗，骨龄延迟，面部水肿，囟门迟闭，鼻塌，唇厚，舌大，流涎等。

垂体瘤

一组从垂体前叶或后叶及颅咽管上皮残余细胞发生的肿瘤。

< 10mm 的称微腺瘤。

临床表现

◇ 压迫垂体及周围组织的综合征

> ➢ 高催乳素血症（压迫正常组织，阻抑门静脉血供，催乳素释放抑制因子

下降），催乳素＞100～200ng/ml，闭经→泌乳→不育；阳痿。
> 神经纤维刺激征（压迫侵蚀硬脑膜或蝶鞍隔膜或牵引血管外神经纤维）。
> 头痛。
> 视神经，视交叉压迫症。
> 视野缺损，视力减退，眼底改变（视神经色淡，乳头萎缩）。
> 下丘脑综合征。
> 肥胖，尿崩，嗜睡，多食/厌食，性发育迟缓/早熟。
> 海绵窦综合征：第Ⅲ、Ⅳ、Ⅴ、Ⅵ对脑神经受压。
> 脑脊液鼻漏。
◇激素分泌异常。
◇垂体卒中　瘤内出血，引起剧烈头痛伴垂体前叶功能突然下降或视力视野急性减退，甚至失明。

治疗

◇药物：溴隐亭；可有恶心、呕吐、头晕、低血压等不良反应，建议睡前或与食物同服。
◇手术。
◇放射治疗。

骨质疏松症 (osteoporosis, OP)

诊断

◇低骨量：与同性别峰值骨量相比，-1SD≥骨密度（BMD）≥-2.5SD。
◇骨质疏松：BMD≤-2.5SD。
◇严重骨质疏松：骨质疏松伴一处或多处自发性骨折。

分类

◇原发性
　　Ⅰ型：绝经后。
　　Ⅱ型：老年性。
◇继发性
> 内分泌性。
> 血液性。
> 结缔组织病。
> 成骨不全。
> Ehlers-Danlos综合征。
> 马方综合征。

> 维生素C缺乏病（坏血病）。
> 药物：糖皮质激素、肝素、抗惊厥药、GnRHa、MTX、环孢素等。
> 制动。
> 肾病。
> 营养性疾病和胃肠疾病。
> 其他。

特殊治疗

◇雌激素和选择性雌激素受体调节剂。

◇雄激素。

◇降钙素：为骨吸收的抑制剂。

◇双膦酸盐。

糖皮质激素（glucocorticoids）

◇由肾上腺分泌，受垂体分泌的促肾上腺皮质激素（ACTH）调节。

◇正常人体内主要为皮质醇（cortisol），又称氢化可的松（hydrocortisone），健康成人每天分泌量为15～25mg。

◇人工合成的糖皮质激素在天然结构基础上做了改造，使其与激素受体的结合力增强数倍；与血浆皮质激素结合球蛋白（CBG）结合少而游离部分增多；半衰期延长，作用更持久；抗炎或免疫抑制作用更强，而水钠潴留不良反应减轻。

药理作用

◇抗炎作用　抑制感染性和非感染性炎症反应，抑制趋化作用，减少炎症介质，增加抗炎介质，减轻纤维化、粘连及瘢痕形成。

◇免疫抑制作用
> 抑制巨噬细胞对抗原的吞噬和处理。
> 抑制细胞介导的免疫反应和迟发性过敏反应。
> 减少免疫细胞的数量，降低免疫球蛋白与细胞表面受体的结合能力。
> 抑制白介素的合成和释放。
> 抑制免疫复合物通过基底膜，减少补体成分及免疫球蛋白浓度。

◇抗休克
> 扩张血管，增强心肌收缩力。
> 降低血管对某些缩血管活性物质的敏感性，改善微循环。
> 稳定溶酶体膜，提高机体对细菌内毒素的耐受力。

◇其他

> 刺激骨髓造血，提高红细胞和血红蛋白的含量。
> 改变粒细胞在骨髓和外周血中的相对比例，使外周血粒细胞数增多。
> 大剂量升血小板，提高纤维蛋白原浓度，缩短凝血时间。
> 提高中枢兴奋性。
> 增加胃酸和胃蛋白酶分泌，提高消化能力。

副作用的受累器官

◇肾上腺　萎缩。
◇代谢　糖尿病、库欣综合征、脂代谢异常。
◇心血管系统　高血压、血栓形成、血管炎。
◇消化系统　消化性溃疡、消化道出血、胰腺炎。
◇中枢神经系统　行为、认知、情绪改变。
◇免疫系统　广泛抑制、潜在病毒激活。
◇骨骼肌肉系统　骨质疏松和骨坏死、肌肉萎缩、生长停滞。
◇肾脏　排钾、保钠。
◇皮肤　痤疮、青斑、毛细血管扩张、多毛、伤口愈合延迟。
◇眼　青光眼、白内障。

副作用严重程度的分类（表6-24）

表6-24　糖皮质激素副作用严重程度

轻度	器官受损	危及生命
皮肤	骨质疏松、坏死	免疫抑制导致感染
库欣综合征	高血压	消化道出血
精神症状	糖尿病	
	青光眼	

用药的注意事项

◇患者更易感染或掩盖感染，应特别注意监测和抗生素的使用。
◇用药期间定期监测血压、体重、血糖、电解质、粪便隐血，并行眼科检查。
◇长期大剂量应用，需监测骨密度。
◇长期使用应同时补充钙剂、维生素D或使用双膦酸盐等。
◇长期用药（4～6周，取决于用量）后，骤然减量或停药可出现乏力、困倦、食欲缺乏、周身不适等症状，为"激素撤停综合征"。

妊娠期用药分类

D类（妊娠1～3个月，口腔裂）、C类。

等效剂量（表6-25）

表6-25 糖皮质激素等效剂量

药物名称	抗炎强度	水钠潴留强度	等效剂量（mg）
短效（$t_{1/2}$＜12小时）			
可的松（需肝代谢）	0.8	0.8	25
氢化可的松	1	1	20
中效（$t_{1/2}$ 12～36小时）			
泼尼松（需肝代谢）	4	0.8	5
泼尼松龙	4	0.8	5
甲泼尼松	5	0.5	4
长效（$t_{1/2}$＞36小时）			
地塞米松	20～30	0	0.75
倍他米松	25～30	0	0.6

注：免疫抑制强度，甲泼尼松＞地塞米松＞泼尼松＞氢化可的松＞可的松，相对比例为11：2.2：0.6：1：0。

基本用法

◇冲击剂量 甲泼尼松＞1000mg＋5%葡萄糖250ml 静脉滴注3天，用于心、脑、肾脏器受累，严重溶血、血小板和（或）白细胞减少。

◇大剂量 泼尼松＞40mg/d。

◇中剂量 泼尼松30～40mg/d。

◇小剂量 泼尼松＜15mg/d。

◇维持量 泼尼松＜7.5mg/d 通常无副作用。

神经内科

意识障碍分级及昏迷评分

意识障碍分级见表6-26。

表6-26 意识障碍分级

分级	对疼痛反应	唤醒反应	无意识自发动作	腱反射	光反射	生命体征
嗜睡（somnolence）	明显	呼唤	+	+	+	稳定
昏睡（stupor）	迟钝	大声呼唤	+	+	+	稳定
昏迷（coma）						
浅昏迷	+	−	可有	+	+	无变化
中昏迷	重刺激+	−	很少	−	迟钝	轻度变化
深昏迷	−	−	−	−	−	显著变化

◇Glasgow 昏迷评分量表（表6-27）：记 EnVnMn，气管插管记 EnVTMn（最高10分），评分＜8分者需考虑控制气道。

表6-27 Glasgow昏迷评分量表

睁眼（E）	计分	语言（V）	计分	运动（M）	计分
自主睁眼	4	逻辑正常	5	遵嘱运动	6
声音刺激睁眼	3	含混不清	4	疼痛定位	5
疼痛刺激睁眼	2	词语不连续	3	疼痛回避	4
无睁眼	1	难以理解	2	肌肉屈曲	3
		无发音	1	肌肉伸展	2
				无动作	1

脑死亡（brain death）

◇所有的脑功能不可逆终止是诊断脑死亡的必备条件。

➤无反应：对感觉输入无反应，包括疼痛和语言。

➤脑干反射消失：瞳孔对光反射、角膜反射及咽反射消失，不能诱发眼球运动。

➤呼吸反应缺失：将 PCO_2 升至 60mmHg，同时经气管内插管给纯氧（窒息试验）仍无通气功能。

眩晕（vertigo）的分类与鉴别

◇眩晕是指对自身平衡觉和空间位象觉感知错误，感受自身或外界物体旋转、升降和倾斜等。

◇头晕（dizziness）仅表现为头重脚轻、站立或行走不稳，无自身或外界物体运动或旋转感。

分类

◇系统性眩晕　由前庭系统病变引起，可伴眼球震颤、平衡及听力障碍等。

> 周围性（真性）眩晕：由前庭感受器和内听道内前庭神经颅外段病变引起。

> 中枢性（假性）眩晕：前庭神经颅内段、前庭神经核、皮质及小脑前庭代表区病变所致。

◇非系统性眩晕　由全身系统性疾病，如眼部疾病、贫血或血液病、心功能不全、感染、中毒及神经功能失调等引起。无眩晕感和眼球震颤，通常不伴有恶心、呕吐。

周围性和中枢性眩晕的鉴别（表6-28）

表6-28　周围性和中枢性眩晕的鉴别

临床特点	周围性眩晕	中枢性眩晕
眩晕的特点	突发，持续时间短（数十分、数小时、数天）	持续时间长（数周、数月至数年），较周围性眩晕轻
发作与体位的关系	头位或体位改变可加重，闭目不减轻	与改变头位或体位无关，闭目减轻
眼球震颤	水平性或旋转性，无垂直性，向健侧注视时眼球震颤加重	眼球震颤粗大和持续
平衡障碍	站立不稳、左右摇摆	站立不稳，向一侧倾斜
自主神经症状	伴恶心、呕吐、出汗等	不明显
耳鸣和听力下降	有	无
脑损害表现	无	可有，如头痛、颅内压增高、脑神经损害、瘫痪和痫性发作等
病变	内耳眩晕症（梅尼埃病）、迷路炎、中耳炎和前庭神经元炎等	椎-基底动脉供血不足，小脑、脑干及第四脑室肿瘤、听神经瘤，颅内高压症和癫痫等

晕厥（syncope）

◇晕厥是大脑半球或脑干血供减少，导致一过性意识丧失伴姿势性张力丧失综合征；其特点为迅速出现、持续时间短，并可自行完全恢复。

分类

◇心源性晕厥　心律失常、心肌缺血、结构异常（瓣膜病、心肌病、心房黏液瘤、心脏压塞）。

◇脑源性晕厥　可引起平衡障碍，通常表现眩晕和晕厥两种症状。

◇其他晕厥

　➢哭泣性晕厥（情感反应）。

　➢过度换气综合征。

　➢低血糖性晕厥。

　➢严重贫血性晕厥。

◇反射性晕厥　由血压调节、心率反射弧功能障碍及自主神经功能不全导致血压急剧下降、心排血量突然减少所致。包括血管迷走性、情境性和颈动脉窦晕厥。

◇直立性晕厥　自主神经功能不全、药物、容量不足。

临床特点

◇前驱期　10秒到1分钟，倦怠、头重脚轻、恶心、面色苍白、出汗、流涎、心悸、视物模糊等。

◇发作期　数秒至数十秒，眼前发黑、意识丧失而跌倒，伴面色苍白、大汗、血压下降、脉弱、心动过缓、瞳孔散大，可有尿失禁，偶有强直和阵挛，神经系统检查无阳性体征。

◇恢复期　平卧后意识迅速（数秒到数分钟）恢复，可遗留紧张、头晕、头痛、恶心、面色苍白、出汗、无力和便意感。不留后遗症。

治疗

重要的是明确病因，治疗原发病，避免诱因。

痫性发作

◇痫性发作是脑神经元过度异常同步放电导致的短暂的神经功能异常。

◇癫痫（epilepsy）是慢性反复发作性短暂脑功能失调综合征，以脑神经元异常放电引起反复痫性发作为特征。

◇癫痫持续状态：临床实用操作定义为全面性惊厥发作超过5分钟，或者非惊厥性发作或部分性发作持续超过15分钟，或者5～30分钟两次发作，间歇期意识未完全恢复。

常见病因（ABCDE）（表6-29）

表6-29　痫性发作常见病因

病因	描述
A（alcohol withdraw）	酒精戒断
B（brain abnormalities）	脑肿瘤、外伤、感染、免疫病、皮质发育障碍 神经系统遗传代谢病、神经系统变性病等
C（cerebral vascular diseases）	脑血管病（出血性、缺血性、脑血管畸形）
D（drugs）	青霉素、喹诺酮类、链霉素、两性霉素、异烟肼 茶碱或氨茶碱 利多卡因、吩噻嗪类、哌替啶、可卡因
E（electrolytes & other metabolics）	低钠、低钙、低镁、低血糖、低氧 肝衰竭、肾衰竭 中毒（一氧化碳、重金属）、维生素B_{12}缺乏 恶性高血压、Wernicke脑病、甲状旁腺功能减退

最能提示痫性发作的两个病史特点

◇局灶性痫性发作的先兆。

◇全面性强直-阵挛发作后意识模糊状态。

癫痫发作与晕厥的鉴别要点（表6-30）

表6-30　癫痫发作与晕厥的鉴别要点

临床特征	癫痫发作	晕厥
先兆症状	无或短（数秒）	可较长（数十秒）
发作与体位关系	无关	通常发生在站立位
发作时间	白天或夜间，睡眠时较多	白天较多
发作时皮肤颜色	青紫或正常	苍白
肢体抽动伴尿失禁或舌咬伤	常见	少见
发作后意识模糊	常见，高度提示癫痫发作	无或少见
神经系统定位体征	可有	无
心血管异常	无	常有
发作间期脑电图异常	常有	罕见

典型的痫性发作分三期

◇强直期：突然意识丧失，大叫一声而倒地，全身骨骼肌强直性收缩，角弓
反张，上臂内收前旋，下肢伸直及足内翻。呼吸暂停，面色青紫，眼球上
翻。持续10～30秒后，肢端出现细微震颤。

◇阵挛期：肌肉交替收缩与松弛，呈一张一弛交替抽动，频率逐渐变慢，松
弛时间逐渐延长，本期持续30～60秒或更长。

　　注：上述两期可发生舌咬伤，并伴有心率加快、血压升高、瞳孔散大和
光反射消失等自主神经改变，Babinski征呈阳性。

◇痉挛后期：短暂的强直痉挛后全身肌肉松弛，可发生尿失禁。呼吸首先恢
复，心率、血压和瞳孔随之恢复。意识模糊通常持续数分钟。

◇癫痫发作治疗的重点是控制发作，长时间（＞30秒）可引起不可逆性脑
损伤。

◇紧急处理：地西泮10～20mg静脉缓慢注射。

抽搐（tic）和惊厥（convulsion）

◇抽搐和惊厥均属于不随意运动。

◇抽搐是指全身或局部成群骨骼肌非自主地抽动或强烈收缩，常可引起关节
运动和强直。当肌群收缩表现为强直性和阵挛性时称惊厥。

◇惊厥的抽搐一般为全身性、对称性，伴或不伴有意识丧失。

◇癫痫大发作与惊厥的概念相同，但其他的小发作则不称为惊厥。

与妇产科相关的外科基础

无菌术（asepsis）

◇无菌术是外科的基础，不规范的操作等于没做。

◇无菌术的内容包括灭菌、消毒法、操作规范及管理制度。

概念上的差别

◇灭菌　杀灭一切活的微生物。

◇消毒　杀灭病原微生物（不包括芽孢等）。

灭菌的物理方法

◇高温　应用最广。

◇紫外线　主要用于空气灭菌。

◇电离辐射　常用于药品制备和一次性医用物品的灭菌。

高压蒸汽法的条件（下排气式）

◇104.0～137.3kPa（15～20lbf/m^2）。

◇121～126℃。

◇30分钟。

　　预真空式则压力、温度更高，灭菌时间得以缩短。

◇煮沸法：100℃ 15～20分钟，芽孢需1小时以上。

化学消毒剂的效能分类

◇高效　戊二醛、过氧乙酸、过氧化氢、二溴海因、二氧化氯等含氯消毒剂。

◇中效　碘酒、乙醇、碘伏等。

◇低效　胍类、季胺盐类。

易得的灭菌/消毒液

◇10%甲醛液：20～30分钟，可用于树脂、塑料、有机玻璃等器具消毒。

◇70%乙醇：30分钟。

◇1：1000氯己定溶液：30分钟。

◇手术区皮肤消毒范围应包括切口周围15cm的区域。

◇清洁伤口，消毒自内向外，感染伤口和肛周、会阴术野，则应由外向内。

医疗废物的分类及处理原则

分类

◇感染性废物　携带病原微生物，具有引发感染性疾病传播危险的医疗废物。

◇病理性废物　诊疗过程中产生的人体废物和医学实验动物尸体等。

◇损伤性废物　能够刺伤和割伤人体的医用锐器废物。

◇化学性废物　具有毒性、腐蚀性、易燃易爆性的废弃化学物品。

◇药物性废物　过期、淘汰、变质或被污染的废弃药品。

◇放射性废物

　　液态：放射性药品残液、患者排泄物、清洗液等。

　　固态：放射污染的器具、放射污染后的废弃物等。

处理

　　参照《医疗废物管理条例》。

◇必须建立医疗废物登记制度，专人负责。医疗废物与生活垃圾分类收集、暂存和密闭运送。

◇收集废物的器具应有统一标识，锐器放入密闭、防刺、防渗的容器内；高度污染的废物应放入密闭、防渗的器具内（黄色）。

◇运送人员要有防护措施，将分类分装的废物按规定时间和指定路线运送到暂存场所，不得渗漏、遗撒而污染环境。

◇消毒液的处理原则：含氯消毒液可直接入下水道；2%戊二醛须与25%氨水中和后再入下水道。

有内科合并症的手术患者的术前准备

◇详细询问病史，发现高危因素，积极寻求会诊。

◇纠正严重的低蛋白血症和贫血，使白蛋白＞30g/L，Hb＞80g/L。

◇近期卒中史者，择期手术应至少推迟2周，最好6周以上。

◇合并心血管疾病者，完善UCG等特殊检查，尽早请内科和麻醉科会诊。

➢高血压：＜160/100mmHg可不做特殊处理。

➢心肌梗死：6个月内避免择期手术，如为限期手术，至少等待6～12周。

➢充血性心力衰竭：改善心功能，避免过度利尿（直立性低血压）。

◇慢性阻塞性肺疾病、吸烟、年老和肥胖的患者要重点评价肺功能，指导戒烟，最好在术前8周开始。

◇急性呼吸道感染者，应推迟择期手术至治愈后1～2周。

◇哮喘患者术前可以短期应用糖皮质激素等。

◇血栓栓塞发作后第一个月内，应避免择期手术。

接受抗凝治疗者

◇口服华法林　当INR≤1.5时，手术通常较安全；术前提前停用使近4天INR达1.5左右。

◇肝素　术前6小时停用，术后12小时开始酌情应用。

◇肠溶阿司匹林　需术前一周停药。

有关手术伤口

分类

根据手术部位有无细菌污染或感染分为以下几类。

◇清洁切口（Ⅰ类切口）　手术未进入炎症区，未进入呼吸道及泌尿生殖道，以及闭合性创伤手术符合上述条件者。

◇清洁-污染切口（Ⅱ类切口）　手术进入呼吸道及泌尿生殖道但无明显污染，如无感染且顺利完成的胆道、胃肠道、阴道、口咽部手术。

◇污染切口（Ⅲ类切口） 新鲜开放性创伤手术；手术进入急性炎症但未化脓区域；胃肠道内容物有明显溢出污染；无菌技术有明显缺陷（如紧急开胸心脏按压）者。

◇严重污染–感染切口（Ⅳ类切口） 有失活组织的陈旧创伤手术；已有临床感染或者脏器穿孔的手术。

伤口愈合的分类

◇甲级愈合 愈合良好，无不良反应。

◇乙级愈合 愈合处有炎症反应，如血肿、硬结、血肿、积液等，但未化脓。

◇丙级愈合 切口化脓，需要切开引流等处理。

影响伤口愈合的因素

◇全身因素 营养状态、糖尿病、肾上腺激素、供氧、贫血、内分泌因素等。

◇局部因素 局部温度、血供、创伤、感染、血肿形成等。

◇技术因素 无菌术、结扎、缝合、引流等。

手术引流管的种类和用途

◇"蘑菇头"状导尿管 用于膀胱造瘘、胃造瘘和胆囊造瘘等。

◇T形管 用于胆道手术或妇科阴道残端引流。

◇普通橡胶引流管 用于盆、腹腔手术引流。

◇硅胶引流管 用于胸腔和颅脑等引流。

◇香烟引流管 用于组织引流。

◇引流皮片 用于切口引流。

有关术中出血

术中出血分类

◇创面渗血 弥漫的毛细血管出血，看不到明显的出血点。

◇活动性出血 有肉眼可见的动静脉出血点。

◇大量出血 较大的血管出血或较多的血管同时出血，很快导致血压变化。

术中出血的处理办法

◇化学方法 包括应用血管收缩剂、凝血酶、苯酚与乙醇（阑尾残端处理）、可吸收明胶海绵、可吸收胶原、微纤维胶原止血剂、氧化纤维素、速即纱、高分子黏合剂等。

◇机械方法 包括压迫、填塞、止血钳夹闭、结扎、缝合、应用特殊金属

　　夹、止血带止血、骨蜡止血等。
◇物理方法　包括冷冻、应用热盐水、电烙、应用高频电刀、双极电凝、应
　　用激光、应用氩气刀、应用超声刀和微波等。

术中出血量的估测方法

◇根据30cm²的干纱布饱和含量约30ml估算。
◇纱布称重比差法。
◇Hb法：Hb每下降10g/L，约失血400ml。

临床麻醉（anesthesia）方法分类

◇全身麻醉（general A.）
　➤吸入性全身麻醉（inhalation A.）。
　➤静脉全身麻醉（intravenous A.）。
◇局部麻醉（local A.）
　➤表面麻醉（surface A.）。
　➤局部浸润麻醉（local infiltration A.）。
　➤区域麻醉（regional block）。
　➤神经阻滞（nerve block）。
◇椎管内麻醉（intrathecal block）
　➤蛛网膜下腔阻滞（腰麻）（spinal block）。
　➤硬脊膜外腔阻滞（epidural block）。
　➤腰麻-硬膜外腔联合阻滞（combined spinal-epidural block，CSE）。
　➤骶管阻滞（caudal block）。
◇复合麻醉（combined A.）。
◇基础麻醉（basal A.）。

常接触的麻醉用药

吸入麻醉药

◇氧化亚氮（N_2O）　与其他药复用于麻醉维持。
◇地氟醚等　麻醉诱导和维持。

静脉麻醉药

◇硫贲妥钠（thiopental sodium）　全身麻醉手术、短小手术、控制惊厥。
◇氯胺酮（ketamine）　全身麻醉诱导。
◇丙泊酚（普鲁泊福，异丙酚，propofol）　门诊手术（人工流产等）。

肌肉松弛药

◇除极肌松药　琥珀胆碱（司可林，scoline）用于全身麻醉气管插管。
◇非除极肌松药　筒箭毒碱（tubocurarine）；如泮库溴铵。

麻醉辅助用药

◇地西泮（安定，diazepam）　镇静、抗焦虑、催眠、抗惊厥。
◇咪达唑仑（咪唑安定，midazolam）　镇静、催眠、降低肌张力。
◇异丙嗪（非那根，promethazine）　镇静、抗组胺。
◇哌替啶（度冷丁，pethidine）　镇静、催眠、解除平滑肌痉挛。
　　　D＋P＝哌替啶50mg＋异丙嗪25mg，4～6小时可重复。
◇氟哌利多（氟哌啶，droperidol）　神经安定、镇吐。
◇吗啡（morphine）　镇痛5～10mg皮下注射或肌内注射。
◇芬太尼（fentanyl）　镇痛，强于吗啡75～125倍。

麻醉的并发症

全身麻醉的并发症

◇反流与误吸：产科和小儿手术发生率高。
◇呼吸道梗阻。
◇通气量不足：CO_2潴留和（或）低氧血症。
◇低氧血症：吸空气时，$SO_2 < 90\%$，$PaO_2 < 60mmHg$。
　　　吸纯氧时，$SO_2 < 90\%$，$PaO_2 < 90mmHg$。
◇低血压：收缩压下降超过基础值30%，或绝对值＜80mmHg。
◇高血压：收缩压上升超过基础值30%，或绝对值＞100mmHg。
◇心律失常。
◇高热、惊厥、抽搐。

椎管内麻醉的并发症（表6-31）

表6-31　腰麻与硬膜外麻醉并发症比较

	腰麻	硬膜外麻醉
特点	起效快、镇痛完善；肌肉松弛；作用时间为2～3小时	可调控节段性麻醉平面，满足长时间手术的需要
术中并发症	血压、心率下降 呼吸抑制 恶心、呕吐	全脊髓麻醉 局部麻醉药毒性反应 同腰麻

续表

	腰麻	硬膜外麻醉
术后 并发症	头痛3%～30% 尿潴留 化脓性脑脊膜炎 罕见的神经并发症 脑神经麻痹 粘连性蛛网膜炎 马尾丛综合征	神经损伤 硬膜外血肿2%～6%，截瘫1： 　20 000 脊髓前动脉综合征 硬膜外脓肿 导管拔出困难或折断

术后镇痛

分类

◇阿片类

➤吗啡 10mg 肌内注射或皮下注射。

➤哌替啶50mg＋异丙嗪25mg。

◇非阿片类

➤曲马多 100mg 肌内注射＋200mg 维持静脉滴注

➤NSAID：双氯芬酸 25mg 口服或布洛芬 300mg 口服。

途径

◇硬膜外镇痛　拔管前注入吗啡2mg。

　　不良反应如下。

➤恶心、呕吐。

➤皮肤瘙痒。

➤尿潴留。

➤呼吸抑制。

◇患者自控镇痛（patient controlled analgesia，PCA）

➤静脉泵（PCIA）。

➤硬膜外泵（PCEA）。

手术后并发症

术后出血

引流量增加、尿量减少、出血、失血性休克体征。

术后发热

◇非感染性发热
> 手术反应热：一般不超过术后4天，<38.5℃。
> 血肿形成。
> 输液、输血反应。
> 药物热。
> DVT。
> 脱水热：多见于小儿患者。

◇感染性发热。

低体温

感染

◇上呼吸道感染。
◇肺炎、肺不张。
◇伤口感染。
◇尿路感染。
◇腹腔脓肿。
◇盆腔感染性血栓静脉炎。
◇与静脉输液通道相关的感染。
◇真菌感染。

切口裂开

手术部位感染

手术部位感染（surgical site infection，SSI）的定义

◇SSI是指围术期（个别情况在围术期以后）发生在切口或手术深部器官或腔隙的感染，如切口感染、腹膜炎。

◇SSI约占全部医院感染的15%，占外科患者医院感染的35% ～ 40%。

◇SSI的概念比"伤口感染"要宽，因为它包含了手术曾经涉及的器官和腔隙的感染。

◇SSI的概念比"手术后感染"的概念要窄且具体，因为它不包括那些发生在手术后不同时期，与手术操作没有直接关系的感染，如肺炎、尿路感染等。

诊断标准

◇切口浅部感染　术后30天内发生、仅累及皮肤及皮下组织的感染，并至少

具备下述情况之一者。

> 切口浅层有脓性分泌物。
> 切口浅层分泌物培养出致病菌。
> 具有下列症状之一：疼痛或压痛，局部红、肿、热，医师将切口开放。
> 外科医师诊断为切口浅部感染。

   缝线脓点及戳孔周围有分泌物不列为手术部位感染。

◇切口深部感染　术后30天内（有人工植入物如人工心脏瓣膜、人工血管、人工关节、大块人工修补材料等则术后1年内）发生、累及切口深部筋膜及肌层的感染，并至少具备下述情况之一者。

> 从切口深部流出脓液。
> 切口深部自行裂开或由医师主动打开，细菌培养阳性且具备下列症状体征之一：体温＞38℃，局部疼痛或压痛。
> 临床或经手术或病理组织学或影像学诊断发现切口深部有脓肿。
> 外科医师诊断为切口深部感染。

   感染同时累及切口浅部及深部者，应诊断为深部感染。

◇器官/腔隙感染　术后30天内（如有人工植入物则术后1年内）、发生在手术曾涉及部位的器官或腔隙的感染，通过手术打开或其他处理，并至少具备以下情况之一者。

> 放置于器官/腔隙的引流管有脓性引流物。
> 器官/腔隙的液体或组织培养有致病菌。
> 经手术或病理组织学或影像学诊断器官/腔隙有脓肿。
> 外科医师诊断为器官/腔隙感染。

与手术切口分类的相关性

   按上述方法分类，不同切口的感染率有显著不同，确切分类一般在手术后做出，但外科医生在术前应进行预测，作为决定是否需要预防性使用抗生素的重要依据。

◇清洁切口感染发生率为1%。
◇清洁－污染切口为7%。
◇污染切口为20%。
◇严重污染－感染切口为40%。

细菌学

◇最常见的病原菌是葡萄球菌（金黄色葡萄球菌和凝固酶阴性葡萄球菌）。
◇其次是肠道杆菌科细菌（大肠埃希菌、肠杆菌属、克雷伯菌属等）。
◇SSI的病原菌可以是内源性或外源性的。

◇大多数是内源性的,即来自患者本身的皮肤、黏膜及空腔脏器内的细菌。

◇皮肤携带的致病菌多数是革兰氏阳性球菌。

◇在会阴及腹股沟区,皮肤常被粪便污染而带有革兰氏阴性杆菌及厌氧菌。

◇手术切开胃肠道、胆道、尿道、女性生殖道时,典型的SSI致病菌是革兰氏阴性肠道杆菌。

◇在结直肠和阴道还有厌氧菌(主要是脆弱类杆菌),它们是这些部位器官/腔隙感染的主要病原菌。

◇在任何部位,手术切口感染大多由葡萄球菌引起。

预防性抗生素的应用需求

◇抗生素对SSI的预防作用无可置疑,但并非所有手术都需要。

◇无须使用抗生素:大多数Ⅰ类即清洁切口手术,如头、颈、躯干、四肢的体表手术,无人工植入物的腹股沟疝修补术、甲状腺腺瘤切除术、乳腺纤维腺瘤切除术等。

预防性抗生素的适应证

◇Ⅱ类清洁-污染切口及部分Ⅲ类(污染)切口手术,主要是进入胃肠道(从口咽部开始)、呼吸道、女性生殖道的手术。

◇使用人工材料或人工装置的手术,如心脏人工瓣膜置换术、人工血管移植术、人工关节置换术、腹壁切口疝大块人工材料修补术。

◇清洁大手术,手术时间长,创伤较大,或涉及重要器官、一旦感染后果严重者,如开颅手术、心脏和大血管手术、门体静脉分流术或断流术、脾切除术、眼内手术等。

◇患者有感染高危因素如高龄(＞70岁)、糖尿病、免疫功能低下(尤其是接受器官移植者)、营养不良等。

◇经监测认定在病区内某种致病菌所致SSI发病率异常增高时,除追究原因外应针对性预防用药。

◇已有严重污染的多数Ⅲ类切口及Ⅳ类切口手术(如陈旧开放创伤、消化道穿孔等),以及术前已存在细菌性感染,如化脓性腹膜炎、气性坏疽等,应根据需要在手术前后应用抗菌药物,不属于预防用药范畴。

预防性抗生素的选择

◇选择抗生素时要根据手术种类的常见病原菌、切口类别和患者有无易感因素等综合考虑。

◇原则上应选择相对广谱,效果肯定,杀菌剂而非抑菌剂、安全及价格相对低廉的抗菌药物。

◇头孢菌素是最符合上述条件的。

◇进入腹腔、盆腔空腔脏器的手术，主要感染病原菌是革兰氏阴性杆菌，则多使用第二代头孢菌素如头孢呋辛。

◇复杂、易引起感染的大手术可用第三代头孢菌素如头孢他啶、头孢噻肟。

◇下消化道手术、涉及阴道的妇产科手术多有厌氧菌污染，须同时覆盖厌氧菌，一般是在第二、三代头孢菌素基础上加用针对厌氧菌的甲硝唑。

◇不同地区和医院SSI病原菌的分布及其耐药状况存在差异，选择预防药物时应充分考虑各自的特点。

◇患者对青霉素过敏不宜使用头孢菌素时，针对葡萄球菌、链球菌可用克林霉素，针对革兰氏阴性杆菌可用氨曲南，大多两者联合应用。

◇氨基糖苷类抗生素具有耳、肾毒性，不是理想的预防药物。但因其价廉易得，在我国耐药情况不严重的基层医院，在密切监控防止不良反应的情况下，仍有一定的实用价值。

◇万古霉素一般不作为预防用药，除非有特殊适应证，如已证明有MRSA所致的SSI流行时。

◇喹诺酮类在国内滥用造成恶果，革兰氏阴性杆菌耐药率高，一般不宜作为预防用药，除非药物敏感试验证明有效。

◇下消化道手术除术中预防用药外。术前一日要分次口服不被吸收或少被吸收的肠道抗菌药物（如新霉素、庆大霉素、红霉素），并用口服泻剂或灌肠清洁肠道。不主张术前连用数日。

预防性抗生素的应用方法

◇给药的时机极为关键，应在切开皮肤（黏膜）前30分钟（麻醉诱导时）开始给药，以保证在发生细菌污染之前血清及组织中的药物已达到有效浓度（> MIC 90）。不应在病房给药，而应在手术室给药。

◇应静脉给药，30分钟内滴完，不宜放在大瓶液体内慢慢滴入，否则达不到有效浓度。

◇血清和组织内抗菌药物有效浓度必须能够覆盖手术全过程。常用的头孢菌素血清半衰期为1～2小时，因此，如手术延长到3小时以上，或失血量超过1500ml，应补充一次剂量，必要时还可用第三次。如果选用半衰期长达7～8小时的头孢曲松，则无须追加剂量。

◇一般应短程使用，择期手术结束后不必再用。若患者有明显感染高危因素，或应用人工植入物，或术前已发生细菌污染（如开放性创伤）时，可再用一次或数次到24小时，特殊情况可以延长到48小时。连续用药多日甚至用到拆线是没有必要的，并不能进一步降低SSI发生率。

◇手术中发现已存在细菌性感染，手术后应继续用药直至感染消除。

其他预防措施

◇尚有较多因素能影响SSI发生率，须采取综合预防措施。

◇尽量缩短手术前住院时间，减少医院内固有致病菌定植于患者的机会。

◇做好手术前准备工作，使患者处于最佳状态，如控制糖尿病、改善营养不良状况、积极治疗原有感染等。

◇传统的术前一日剃毛已证明是外科领域中的一个误区。剃毛后细菌会在表皮创面上定植，成倍地增加SSI的发生机会。在毛发稀疏部位无须剃毛。在毛发稠密区可以剪毛或用电动剃刀去毛。必须用剃刀剃毛时（如开颅手术），应在手术开始前在手术室即时剃毛。

◇严格遵守手术中的无菌原则，细致操作，爱护组织，彻底止血。切口的感染与失活组织多，残留异物、血块、死腔等关系密切。

◇可放可不放的引流物尽量不放，能用密闭式引流的不用开放式引流，不起作用的引流物尽早拔除。长时间放置引流物不是持续应用预防性抗菌药物的指征。

◇局部用生理盐水冲洗创腔或伤口有助于清除血块、异物碎屑和残存细菌，但抗生素溶液冲洗创腔或伤口并无确切预防效果，不予提倡。

术后尿潴留

原因

◇尿道
  ➢张力异常。
  ➢括约肌异常。
  ➢角度异常。
  ➢炎性水肿。
  ➢神经性。
◇膀胱
  ➢器质性
    ✓宫旁切除较宽，如宫颈癌根治术。
    ✓损伤。
  ➢动力性　麻醉、疼痛等。

危害

◇漏尿。
◇感染。

诊断

◇病史　术后卧床，输液，流食，约4小时应该排尿；有尿意，解不出。

　　　注：正常情况下，膀胱存尿约300ml有尿意；500ml辗转不安；800ml膀胱肌尚能收缩。

◇测残余尿　＞100ml。

◇超声检查　200ml以内，准确率较高，±8ml；200ml以上，残余量越大越不准确。

术后预防性抗凝

识别DVT的高危因素

◇危险因素1分：年龄41～60岁；既往术后DVT史；DVT/PE家族史；下肢肿胀/溃疡/静脉曲张；充血性心力衰竭/心肌梗死；伴瘫痪的卒中；炎性肠炎；中心静脉置管；卧床＞12小时；全身麻醉＞2小时。

◇危险因素2分：年龄61～70岁；既往特特发性DVT；大手术；恶性肿瘤；多发外伤；伴瘫痪的脊髓损伤。

◇危险因素3分：年龄70岁以上；既往PE史；易栓症。

禁忌证

　　出血倾向，肥胖（体重＞120kg）。

抗凝方案

　　术后12～24小时开始，持续2周。

◇低危（0分）　早期下床活动。

◇中危（1～2分）　小剂量普通肝素（LDUH）5000U每12小时1次或LMWH或连续压迫装置（SCD）。

◇高危（3～4分）　LDUH 5000U每8小时1次或LMWH或连续压迫装置SCD。

◇极高危（＞4分）　LMWH、华法林或静脉泵注肝素。

　　妇科手术一般用依诺肝素钠40mg皮下注射，每日1次。

　　华法林：滴定至INR＝2～3。

　　IV肝素：滴定至APTT达正常高限（≤35秒）。

体液失衡

临床处理的基本原则

◇即刻实验室检查

> 血、尿常规，肝肾功能，血糖。
> 血清电解质。
> 动脉血气分析。

◇分析原发病

◇首要措施

> 维持循环。
> 纠正缺氧。
> 纠正严重的酸碱失衡。
> 纠正高血钾。

◇细胞外液丧失量达体重的5%以上，可出现低血容量性休克征象。

术后水、电解质紊乱的特点

◇脱水：术前、术中蓄积损失＋入量不足＋皮肤和肺的非显性丢失（600～1000ml/d）。

◇入量过多：术后24～48小时为相对少尿期，第一个24小时内平均尿量为1000ml，为代偿性"水潴留"，但水过多的危险比理论上低。

◇低钾血症

> 由于醛固酮增加、创伤使细胞内钾外移、体内钾动员使尿排钾增多，如术后不注意补钾，容易发生低钾血症。
> 如有胃肠液丢失则加重低钾。
> 脱水的患者血液浓缩，可掩盖实际存在的低钾。

◇乳酸酸中毒：低血压、心力衰竭、休克、缺氧、糖尿病、静脉高营养导致无氧代谢增加。

◇呕吐、胃肠减压、低血钾时可出现代谢性碱中毒。

◇术后醛固酮分泌增多，导致钠潴留，可持续3～4天，补钠不需很多，每天500ml即可。

代谢性酸中毒的主要病因

◇碱性消化液丢失过多，如腹泻、肠/胆/胰瘘。

◇酸性物质增多

> 循环衰竭，组织缺血缺氧，导致乳酸酸中毒。
> 糖尿病导致酮症酸中毒。

◇肾功能不全。

代谢性碱中毒的主要病因

◇胃液丢失过多，如呕吐、胃肠减压。

◇碱性物质摄入过多，如$NaCO_3$、库存血。

◇低钾。

◇利尿剂：呋塞米、依他尼酸。

围绕"钠"的体液失衡（表6-32）

表6-32　低钠血症与高钠血症

	低钠血症（＜130mmol/L）	高钠血症（＞145mmol/L）
低血容量	补充生理盐水 最大纠正速度8～10mmol（L·d） 有症状时1～2mmol/L/h	予1/4～1/2张盐水 最大纠正速度10mmol/（L·d）
正常血容量	有症状时给予3%NaCl＋呋塞米 无症状时限制液量1L/d	饮水或给予5%葡萄糖注射液
高血容量	限水1.0～1.5L/d 呋塞米，不常用高渗盐 必要时可急诊透析	5%葡萄糖 呋塞米0.5～1mg/kg
陷阱	纠正太快可导致永久性中枢脑桥脱髓鞘疾病，软瘫、构音障碍、吞咽困难、步态异常等	纠正过快可引起脑水肿

补钠量（g）＝（目标钠浓度－实测钠浓度）×体重（kg）×0.5÷17。

围绕"钾"的体液失衡（表6-33）

表6-33　低钾血症与高钾血症

	低钾血症	高钾血症
血钾浓度	＜3.5mmol/L	＞5.5mmol/L
症状	肌无力、抽搐、肠梗阻	心搏骤停可为首发
心电图	T波低平、U波、心律不齐、ST段压低	T波高尖、PR延长伴P波消失，QRS增宽，心室颤动
治疗	先查血肌酐，见尿补钾 补镁（必要而重要！） 补钾至4.0mmol/L左右	心电监护 稳定心肌细胞：10%葡萄糖酸钙10～20ml缓慢推注 暂时治疗：10%葡萄糖500ml＋胰岛素10～16U静脉滴注 去钾治疗：呋塞米40～160mg静脉滴注或透析

注：口服补钾单次最大剂量40mEq；静脉补钾，浓度＜3g/L；速度外周静脉＜10mEq/h，中心静脉＜20mEq/h；血钾降低，意味着细胞内钾已丢失，补钾10天左右才能使细胞内外液再达平衡，补钾不可操之过急

外科营养摘要

◇正常成人一般每日所需能量约为1800kcal。

◇手术和感染情况下呈高代谢和分解代谢特征，严重创伤或感染时，能量需求可增加100% ～ 200%。

◇无并发症的手术，术后的分解期一般维持3 ～ 7天，呈负氮平衡。

➢氮平衡＝24小时摄入氮量－24小时总氮丢失量。

24小时摄入氮量＝蛋白质摄入量（g）÷6.25。

24小时总氮丢失量＝24小时尿素氮（g）＋3（尿、肺、皮肤排氮）＋ n（大便次数）（g）。

➢氮平衡-5 ～ -10，为轻度营养不良；-10 ～ -15，为中度营养不良；＞-15，为重度营养不良。

◇基础能量消耗量（BEE）

BEE（kcal）＝665＋（9.6×W＋1.7×H－4.7×A）。

W，体重（kg）；H，身高（cm）；A，年龄（岁）。

◇营养需要量在口服提供时为1.2×BEE，静脉营养时为1.5×BEE。

◇不提倡高热量营养，会增加肝脏负担。

◇在患者长时间无法或情况不允许进食的情况下，需采用全胃肠道外营养（TPN）。

➢每日热量按30 ～ 35kcal/kg计算，40%由脂肪供给，蛋白质每日补充1.5 ～ 2g/kg。

➢氮（g）和热量（kcal）之比为1:（100 ～ 200）。

➢含有适量的电解质、维生素和微量元素。

➢钾和氮的比例为5mmol:1g；镁和氮的比例为1mmol:1g；磷为每1000kcal供给5 ～ 8mmol。

➢氨基酸和葡萄糖应同时滴注，以保证氨基酸能为机体所更好利用，而不被作为热量来源。

➢应补充脂肪乳剂。

➢补充胰岛素防止高浓度葡萄糖导致高血糖，开始几天可按1:（8 ～ 10），过几日后可减少至1:（12 ～ 15）。

➢氨基酸应含有全部必需和半必需氨基酸，还要有一定量的非必需氨基酸，必需和非必需氨基酸的比例为1:2。

◇给药和输血应在周围静脉进行。

多器官功能障碍综合征（multiple organ dysfunction syndrome，MODS）

◇急性疾病过程中两个或两个以上的器官或系统同时或序贯发生功能障碍。

◇发病基础是全身炎症反应综合征，也可由非感染疾病诱发。

◇常见外科基本情况，也是预防的"关键"。

> ➤感染引起脓毒血症。
>
> ➤创伤、手术引起失血、失水。
>
> ➤休克、复苏后。
>
> ➤大面积组织或器官缺血－再灌注。
>
> ➤合并脏器坏死或感染的急腹症。
>
> ➤输血、输液、药物或机械通气。
>
> ➤高危人群：老年人，心、肝、肾慢性病患者，糖尿病患者，免疫功能低下者等。

◇构成：ARDS、急性肾衰竭、急性肝衰竭、DIC。

心、肺、脑复苏（cardiopulmonary cerebral resuscitation，CPCR）

三个阶段

◇初期复苏（basic life support，BLS）。

◇后期复苏（advanced support，ALS）。

◇复苏后治疗（post-resuscitation treatment，PRT）。

BLS

◇A　airway，保持呼吸道通畅。

◇B　breathing，有效人工呼吸。

◇C　circulation，建立有效的人工循环。

　　　心脏按压的位置：胸骨上2/3与下1/3交界处。

　　　程度：胸骨下陷5～6cm。

　　　频率：100～120次/分。

　　　按压与通气比例：30∶2。

ALS

◇气道管理。

◇呼吸机应用。

◇监测：呼吸、循环、肾功能。

◇药物治疗：肾上腺素、阿托品、氯化钙、利多卡因、碳酸氢钠。

◇体液治疗。

◇电除颤、起搏。

◇PRT：以防治MODS和缺氧性脑损伤为主要内容。

来自辅助科室的帮助

超声诊断与妇科临床

◇B超乃模拟图像，不可偏听偏信。

◇B超的临界强度为240mW/cm^2，超过此限度则对生物体有害。现常用机器设计为≤100 mW/cm^2，对8周内的胚胎是否有害尚无定论，建议无病理情况下，8周内最好不做。

◇阴道超声在停经35天后即可诊断早孕。

◇盐水超声有助于确认宫腔占位，辨别黏膜下肌瘤和息肉。

子宫测量

◇长度不包括宫颈（到解剖学内口）。

◇宽/厚度并非子宫最宽处，而是距宫底1～2cm处的横切径，此层面看不到输卵管根部。

◇B超检测卵泡发育的要点：连续、专人、多周期监测，同步子宫内膜检测，结合BBT、宫颈黏液和血清LH测定。

◇彩超应能扫描髂内/外动脉、子宫动脉和卵巢动脉；阻抗低提示有瘘存在。

◇根据盆腔血流判断恶性肿瘤，准确率87%。

> ➢ 局部血流丰富。

> ➢ 血管分布杂乱。

> ➢ 流速在30U以上。

◇子宫肌腺症的超声影像：宫体增大，呈球形或后壁增厚，内膜线前移，肌层回声增强，不均匀，可见＜5mm的无回声区。

◇巧克力囊肿：圆或椭圆形，张力大（区别于假囊），囊壁厚（＜0.2cm），内壁不光滑，内部无回声中可见点状腔回声，囊肿与子宫粘连紧密。

◇子宫内膜：超声对内膜病变的敏感度为91%。

> ➢ 生理期

> > ✓ 卵泡期（7.86±2.15）mm。

> > ✓ 黄体期（10.4±2.32）mm。

✓ 平均（9.14±1.56）mm。

➢ 绝经后≥5mm，应做组织学检查，无论有无症状，阳性率30%。

◇ B超对子宫内膜癌肌层浸润深度的诊断意义重大，浅肌层浸润的诊断准确率约60%，深肌层浸润的准确率为100%。

与妇产科相关的影像学检查

◇ 胸部X线正、侧位检查乃手术前的常规检查项目。

◇ 滋养细胞疾病需行胸部X线或CT排除或监测肺及胸膜的病变。

◇ 立、卧位腹平片用于诊断和监测肠梗阻。

子宫输卵管造影

◇ 术前应做碘过敏试验。

◇ 用于诊断

➢ 不孕。

➢ 结核病。

➢ 生殖道畸形。

◇ 阅片过程：宫颈→宫腔→输卵管（长度-屈度-粗细-漏出）→盆腔（淋巴结-其他强回声）→24小时后片（涂抹是否均匀-消退有无延迟）。

注：诊断结核病，最好有背景片。

◇ MRI对先天性生殖道畸形和直肠阴道隔病变的术前评估有特殊意义，可酌情选用。

◇ 核素肾血流图已成为监测肿瘤化疗患者肾功能变化的常规手段。

◇ PET对于肿瘤复发病例的复发瘤定位有着不可取代的敏感性和准确性。

注意事项

◇ X线可破坏有丝分裂，引起染色体、酶和代谢等异常。CT的放射性强于X线，妊娠期内应避免使用。

◇ MRI的能量低，是CT的1/1010，对机体几乎无损害。3个月以上妊娠无影响，早孕期尚无人使用。

◇ 核素具电离辐射效应，孕妇应避免使用。

放射介入技术能帮我们解决的问题

◇ 血管造影诊断滋养细胞肿瘤。

◇ 子宫、宫颈和肝脏等肿瘤的局部灌注化疗和栓塞。

◇ 动脉栓塞治疗出血性疾病。

◇ 穿刺和引流盆腹腔内囊肿或脓肿。

◇盆腹腔肿块的经皮活检。
◇诊断和治疗盆腔淤血综合征。
◇选择性输卵管造影术和瘘管造影术。
◇子宫肌瘤的栓塞治疗。
◇输卵管药物粘堵绝育术。
◇经皮肾造瘘（用于经膀胱镜放置输尿管导管失败的病例）。
◇将鼻饲管放置于空肠上段。
◇胃造瘘。

物理医学在妇产科的用途

常用的物理学治疗方法

◇热疗法　局部热敷、温热水坐浴。
◇电疗法
　➤超短波。
　➤厘米波。
　➤毫米波。
　➤共鸣火花电。
　➤感应电。
　➤调制中频电。
◇光疗法
　➤紫外线。
　➤红外线。
　➤激光。
◇磁疗法。
◇水浴疗法。

妇科适应证

◇前庭大腺炎。
◇外阴血肿。
◇盆腔炎。
◇产后排尿无力。
◇痛经。
◇外阴白色病变。
◇围绝经期综合征。
◇伤口感染。

不可或缺的供给站——输血科

成分输血

◇大力提倡成分输血。

成分输血的优点

◇高纯度、高效价、体积小。

◇副作用小

> ➤输血反应小，包括发热反应、过敏反应、溶血反应、输血相关宿主抗移植物反应、急性肺损伤、输血后紫癜等。

> ➤循环超负荷以及酸中毒危险性降低。

> ➤血源性感染危险性降低。

◇节约血源。

◇经济方便。

成分输血的适应证

◇全血

> ➤急性失血超过总血容量的30%。

> ➤体外循环手术。

> ➤新生儿溶血需换血。

◇红细胞

> ➤浓缩红细胞：贫血血红蛋白＜80g/L。

> ➤洗涤红细胞：适用于对血浆蛋白或补体敏感或合并高钾血症和肾功能不全的贫血者。

> ➤少白细胞红细胞：适用于器官移植前后。

> ➤冰冻红细胞：与洗涤红细胞相同；也用于自体输血。

◇浓缩白细胞　适用于中性粒细胞＜0.5×10^9/L并发感染，抗生素＋G-CSF无效者。

◇浓缩血小板　每袋单采血小板理论上能提升血小板（$1 \sim 2$）×10^9/L。

> ➤围术期：应将血小板提升至80×10^9/L以上。

> ➤非围术期：一般＜20×10^9/L才考虑输血小板，应结合有无凝血功能障碍、感染和出血部位等。

◇血浆　用于补充凝血因子、肝病和DIC等治疗。

扩容、营养支持、低蛋白血症、免疫缺陷和全血重建是反指征。

自体输血

储血式

◇4℃液态保存　术前4周，自体取血200～400ml。
◇冷冻保存　每月取血400ml，血浆、红细胞分别保存。

稀释式

手术当日术前输液中取血1000～1500ml，术中再回输，常用于卵巢癌或宫颈癌等大手术。

术中回收式

术野失血经洗血细胞机（Cell Saver）洗涤浓缩后回输。常用于异位妊娠病例。

禁忌证：出血＞6小时；大量溶血；恶性肿瘤和败血症等。

相关眼科常识

高血压性视网膜病变的特点

慢性高血压病的视网膜病变分四级

◇Ⅰ级　视网膜小动脉反光带增宽、管径不规则，动静脉交叉处压迹虽不明显，但透过动脉管壁看不到深面的静脉管柱。
◇Ⅱ级　动脉光带加宽，呈铜丝或银丝状外观，动静脉交叉处压迹明显，深面的静脉血管有改变，视网膜可见硬性渗出或线状小出血。
◇Ⅲ级　动脉管径明显变细，视网膜水肿，可见棉絮斑及片状出血。
◇Ⅳ级　Ⅲ级＋视盘水肿。

急性高血压病

如妊娠期高血压、恶性高血压、嗜铬细胞瘤，特点是视网膜和脉络膜血管同时代偿失调。

◇视网膜普遍水肿，动脉显著缩窄，眼底可见多处片状出血及大片状棉絮斑及视盘水肿。
◇脉络膜毛细血管大量液体渗漏，同时影响到其浅面的视网膜色素上皮的屏障功能，因而产生浆液性视网膜脱离。

糖尿病的眼部并发症

◇球结膜毛细血管扩张。

◇角膜感觉减退。

◇虹膜睫状体炎。

◇白内障。

◇晶状体屈光度变化。

◇眼球运动神经麻痹。

◇视神经病变。

◇视网膜病变。

> ➤病理基础：毛细血管周细胞内皮细胞损伤。

> ➤分型及分期标准。

>> ✓单纯型

>>> ■Ⅰ期有微动脉瘤或并有小出血点。

>>> ■Ⅱ期有黄白色"硬性渗出"或并有出血斑。

>>> ■Ⅲ期有白色"棉絮斑"或并有出血斑。

>> ✓增殖型

>>> ■Ⅳ期眼底有新生血管和（或）玻璃体出血。

>>> ■Ⅴ期眼底有新生血管和（或）纤维增殖。

>>> ■Ⅵ期Ⅴ期伴牵引性视网膜脱离。

◇虹膜病变。

◇新生血管性青光眼。

早产儿的眼病风险

◇早产儿视网膜病变以往称晶状体纤维增生症，几乎全发生在出生体重
＜1500g，并曾在出生后10天内接受过高浓度氧气治疗的早产儿。

◇可引起牵引性视网膜脱离或继发性青光眼，最终导致眼球萎缩。

预防措施

◇减少或间歇供氧。

◇反复检查眼底。

几种主要致盲的眼病

◇白内障。

◇角膜病。

◇青光眼。

◇沙眼。

◇眼外伤和职业性眼病。

◇遗传性眼病。

◇糖尿病性视网膜病变。

夜班备忘

医疗风险处理的五个C

◇同情（compassion）。

◇交流（communication）。

◇称职（competence）。

◇记录（charting）。

◇坦诚（confession）。

解热药

◇洛索洛芬　30 ～ 60mg口服。

◇对乙酰氨基酚　650mg口服。

◇吲哚美辛栓　1/3 ～ 1/2（100mg/栓）置肛。

◇赖氨匹林粉针　500mg静脉用。

➢注意补液！

止血药

维生素K_1注射液

◇适用于

➢阻塞性黄疸、胆瘘或慢性腹泻伴出血。

➢新生儿尤其是早产儿自然出血症。

➢抗凝血剂或水杨酸类过量。

◇用法　成人10 ～ 20mg肌内注射；新生儿5mg肌内注射。

氨甲环酸

◇机制　抗纤维蛋白溶酶。

◇用法　1g稀释为10ml加入茂菲滴管和入100ml生理盐水中静脉滴注。

1.0 ～ 2.0g 2 ～ 3次/日口服。

血凝酶

◇机制　蝮蛇蛇毒提取的酶性止血剂。

◇用法　1 ～ 2kU 入壶或肌内注射或皮下注射；可局部用药。

◇药动学　静脉注射后5 ～ 10分钟起效，维持24小时；肌内注射或皮下注射后20 ～ 30分钟起效，维持48小时。

卡络磺钠

◇剂型

> 粉针：20mg/支。

> 口服：肾上腺色腙片，2.5mg/片。

◇适用于　血管因素的出血。

◇用法　60 ～ 80mg 入100ml氯化钠溶液中静脉滴注 8 ～ 12小时，可重复。

人凝血酶原复合物

◇成分　400IU/瓶，含Ⅸ因子400IU、Ⅱ因子400IU、Ⅶ因子100IU和Ⅹ因子400IU，复溶后20ml。

◇适用于

> 凝血因子缺乏。

> 抗凝剂过量，维生素K缺乏症。

> 肝病凝血功能障碍。

> 凝血酶原时间延长。

> 逆转华法林诱导的出血。

◇用法　400IU 静脉滴注（先慢后略加快，1小时左右滴完）。

镇静催眠药

◇地西泮　2.5 ～ 5mg睡前服；10mg肌内注射或入100ml生理盐水中静脉滴注

◇艾司唑仑　1 ～ 2mg睡前服。

◇苯巴比妥　30 ～ 90mg 睡前服；抗惊厥：0.1 ～ 0.2g肌内注射，4 ～ 6小时可重复。

◇水合氯醛　10% 10ml 口服或10% 15 ～ 20ml稀释1 ～ 2倍灌肠。

止吐药

◇甲氧氯普胺　10mg加入茂菲滴管或5 ～ 10mg口服3次/日。

◇昂丹司琼 4 ～ 8mg加入茂菲滴管或4 ～ 8mg口服2 ～ 3次/日。

◇格拉司琼 3 ～ 6mg加入茂菲滴管。

止泻药

◇整肠生（地衣芽孢杆菌）500mg口服，3次/日。

◇乳酶生1500 ～ 2250mg口服，3次/日。

◇蒙脱石（思密达）3g口服。

导泻药

◇甘油灌肠剂（开塞露）42.75% 110ml或50% 20ml。

◇50%MgSO₄40ml口服。

◇20%甘露醇 250ml口服。

◇复方聚乙二醇电解质2 ～ 3袋化冲剂口服。

◇酚酞200mg口服。

◇乳果糖15ml口服2次/日。

利尿剂

常用利尿剂如下（表6-34）。

表6-34 利尿剂

利尿剂	作用部位	作用机制	利钠效能（%）
甘露醇	近端肾曲小管	渗透性利尿	5
乙酰唑胺	近端肾曲小管	碳酸酐酶抑制剂	5
呋塞米	远端肾小管直部（亨利氏袢升支粗段）	阻止钠、钾、氯离子的共同转运	15 ～ 25
氢氯噻嗪	远端肾曲小管	阻止电中性NaCl重吸收	5 ～ 10
螺内酯	集合管	醛固酮拮抗剂	2 ～ 3，保钾

呋塞米

◇用法 20mg静脉用药或口服，4 ～ 6小时可加倍追加。

◇注意事项

➤对于单纯少尿的患者，使用呋塞米前应评估血容量和血浆渗透压是否满足肾灌注的条件。

➤对于使用肾毒性药物化疗的患者，化疗当日尽量避免使用呋塞米，以免加重肾损害。

➤过度利尿应注意监测水、电解质平衡。

常用辅助胃药

解痉药

◇颠茄　10mg口服。

◇阿托品　0.5～1mg肌内注射

◇山莨菪碱（654-2）　10mg口服或肌内注射。

抑酸剂

◇组胺受体拮抗剂

　➤西咪替丁注射液：200mg加入茂菲滴管。

　➤法莫替丁：20mg口服或加入茂菲滴管。

◇质子泵抑制剂

　➤奥美拉唑：40mg加入茂菲滴管。

胃黏膜保护剂

◇磷酸铝：20g口服3次/日。

促胃肠动力药

◇甲氧氯普安。

◇多潘立酮：10mg口服3次/日，餐前0.5小时服。

◇莫沙必利：5mg口服2次/日。

◇西甲硅油：1.2g/30ml，2～4ml口服3次/日。

必备操作技能

胃管的放置与维护

◇知情同意书签字。

◇备齐用品：胃管、液状石蜡、胃弯盘、纱布、20ml注射器、饮用温水、引流带或负压吸引器。

◇清理鼻腔，选择较大一侧鼻孔置管。

◇测量患者鼻孔至耳垂至剑突下的曲线距离，预知胃管置入的适宜深度。

◇协助患者取坐位，实在难以配合则取斜坡坐位或侧卧于床边，有活动假牙应先取出。

◇将胃管前段涂液状石蜡，经鼻腔缓慢置入咽后壁，过后鼻孔处患者感一过性不适。

◇指导患者配合吞咽，或预先含口水，借吞咽时机迅速将胃管下送通过食管开口，此为"第二关口"，应检查胃管有无在口腔内盘转。

◇确认胃管已顺利通过食管开口，指导患者吞咽进一步将胃管送至预计深度，一般在55～70cm为宜，如有胃内容物流出，或注射器注入适当液体后能回抽出等量的液体则提示胃管位置无误，接引流即可。

◇将胃管固定于鼻部，结束操作。

◇下医嘱：保留胃管长期开放，计量，每2小时通一次（护士负责维护）。

腹腔穿刺术

◇知情同意书签字。

◇并发症：感染（腹膜炎）、出血、脏器损伤、肾功能不全、低血压（晕厥或休克）、电解质紊乱、腹水持续渗漏等。

◇备齐用品：腹穿包、引流带、局部麻醉药、标本瓶、无菌手套等。

◇嘱患者排空膀胱，斜坡卧位。

◇一般选择左侧脐与髂前上棘连线外1/3处，必要时可B超定位。

◇消毒铺巾，局部麻醉至腹膜层。

◇置入腹穿针，缓慢抽出腹水。

◇内科建议首次放腹水不宜超过1L，之后每次不宜超过3～5L。妇产科操作一般较大胆，首次放腹水就可达3～5L，应注意术中补液和术后监测，尤其是血性腹水者则更需警惕。

◇术后应包腹带，卧床休息至少12小时。

胸腔穿刺术

◇知情同意书签字。

◇并发症：感染、出血、气/血胸、复张性肺水肿、纵隔摆动、误穿肝/脾等。

◇备齐用品：胸穿包、局部麻醉药、标本瓶、无菌手套等；如需留置胸腔导管需准备单腔或双腔深静脉导管、缝合包。

◇嘱患者面向椅背俯坐，必要时行血氧监测。

◇一般经B超定位选择穿刺点。

◇消毒铺巾。

◇局部麻醉和胸穿针均沿肋骨上缘进针，避免损伤肋下缘的血管和神经。

◇抽液不可过多过快，以免发生负压性肺水肿。以诊断为目的，抽液 50～100ml；以减压为目的，首次不宜超过600ml，之后每次不宜超过 1000ml。

◇拔出胸穿针后，应鼓励患者深吸气和憋气，以减少气胸机会。

注意事项

◇近期无胸腔穿刺史，术中抽出气泡或患者出现低血压、呼吸窘迫等，应立即停止操作，拔针并行胸部X线检查。

◇穿刺中患者应避免咳嗽和转动。如果出现连续咳嗽或虚脱现象，应立即停止并抽出穿刺针。让患者平卧，必要时皮下注射1∶1000肾上腺素 0.3～0.5ml。

◇胸腔内注药时应先回抽少许胸腔积液确保针头在胸腔内再注入药品。

腰椎穿刺术

◇知情同意书签字。

◇并发症：感染、出血、头痛、腰疝等。

相对禁忌证

◇颅内压明显升高（头痛、视盘水肿等）。

◇邻近穿刺部位感染。

◇血小板＜60×10^9/L。

◇备齐用品：腰穿包、颅内压测量仪、局部麻醉药、标本瓶、无菌手套等。

◇嘱患者去枕、侧卧位、屈颈屈膝、双手抱膝，腰部尽量与床板垂直，必要时可在床上垫硬板。

◇常选择第3、4腰间隙为穿刺点（两侧髂嵴连线和脊嵴线交点为第3腰间隙）。

◇消毒铺巾，局部麻醉至棘突韧带。

◇进针：一手固定穿刺点皮肤，一手持针，从棘间隙与脊柱呈垂直方向缓慢进针，穿过横韧带及硬脊膜时常有落空感，此时拔出针芯可见脑脊液流出。

◇脑脊液正常压力为80～180mmH$_2$O。

◇术后去枕平卧6小时，如坐起头晕仍需卧床数小时。

注意事项

◇穿刺过程中如果出现脑疝症状（如瞳孔散大、意识不清、呼吸深慢或病理呼吸）应立即停止放液，并向椎管内注入生理盐水10～20ml，或静脉快速滴注20%甘露醇250ml，如无改善则需行脑室穿刺等其他抢救方案。

◇针对颅内压升高者，术后应着重观察意识、呼吸、脉搏、血压、瞳孔和呼吸运动等变化，以警惕可能的并发症：脑疝、颅内或椎管内占位病变的压迫症状加重、低颅内压综合征。

骨髓穿刺及骨髓活检

◇知情同意书签字。

◇并发症：出血、感染、肿瘤播散。

◇相对禁忌证（无绝对禁忌，但如下情况需谨慎）

➢严重出血性疾病：如严重血友病、DIC等。

➢穿刺处皮肤异常：感染或创伤。

◇备齐用品：骨髓穿刺针、骨髓活检针、无菌敷料、治疗包、载玻片、甲醛溶液、25ml注射器、5ml注射器、无菌手套等。

◇嘱患者取俯卧位或侧卧位（髂后上棘），取仰卧位（髂前上棘）。

定位

◇髂前上棘：髂前上棘后1～2cm。

◇髂后上棘：骶椎两侧，臀部上方突出部位（下有平坦的骨质）。

◇消毒铺巾，"米"字形多点麻醉，加强骨膜麻醉。

◇骨髓穿刺：执穿刺针垂直于皮肤进针至骨膜，固定后退出针芯，连接注射器抽吸0.2～0.5ml骨髓血涂片，可继续抽骨髓液送其他检查。

◇骨髓活检（非一次性活检针）：使用活检针穿刺至皮质骨，固定后连接活检针上的接柱，继续向前进针15～20mm，反方向退针，取出活检组织。

标本制备

◇骨髓液涂片　推片一端蘸取少许骨髓液，成30°～45°角置于载玻片一端，沿玻片的全长快速将其均匀铺开，片尾形成富含骨髓小粒的羽状边缘。

◇活检滚片　将新鲜的活检样本置于2张载玻片中间压住，来回滚动。

◇注意事项　抽吸骨髓前应将25ml注射器预先抽空气5ml，以便观察是否抽出骨髓。

后穹隆穿刺术

◇知情同意书签字。

◇并发症：感染、出血、损伤脏器等。

◇备齐用品：后穹隆穿刺包、5ml注射器、标本瓶、无菌手套等。

◇嘱患者取膀胱截石位，上半身抬高更佳。

◇消毒会阴和阴道，铺孔巾，放窥具。

◇消毒宫颈，钳夹上提宫颈后唇，显露后穹隆，再次消毒。

◇5ml空针刺入后穹隆，保持负压后退，可有液体抽出，观察性状以帮助诊断。

◇抽出穿刺针后，以纱球压迫穿刺点数十秒即可。

附　录

附录A: 妇产科常用名词中英文对照

◇AAGL Amerian Association of Gynecologic Laparoscopists 美国妇科腹腔镜医师协会

◇AIS androgen insensitivity syndrome 雄激素不敏感综合征

◇APS antiphospholipid antibody syndrome 抗磷脂抗体综合征

◇ARDS acute respiratory distress syndrome 急性呼吸窘迫综合征

◇ART assisted reproductive technology 辅助生殖技术

◇ASA American Society of Anesthesiologists 美国麻醉医师协会

◇AUB abnormal uterine bleeding 异常子宫出血

◇BBT basal body temperature 基础体温

◇BPP biophysical profile 生物物理相评分

◇BTB breakthrough bleeding 突破性出血

◇BV bacterial vaginosis 细菌性阴道病

◇CAH congenital adrenal cortical hyperplasia 先天性肾上腺皮质增生

◇CEFM continuous electronic fetal heart rate monitoring 连续胎儿电子监护

◇CEMS central electronic monitoring system 中央电子监控系统

◇CIN cervical intraepithelial neoplasia 宫颈上皮内瘤变

◇CISH classical intrafascial supracervical hysterectomy 经典筋膜内宫颈上子宫切除术

◇CKC cold-knife conization 冷刀锥切

◇COH controlled ovarian hyperstimulation 控制性超促排卵

◇CPP chronic pelvic pain 慢性盆腔痛

◇DIC disseminated intravascular coagulation 弥散性血管内凝血

◇DIE deep infiltrating endometriosis 深部浸润型子宫内膜异位症

◇DSD disorders of sex differentiation 性分化异常

◇DVT deep vein thrombosis 深静脉血栓

◇EFI endometriosis fertility index 子宫内膜异位症生育指数

◇EIN endometrial intraepithelial neoplasia 子宫内膜瘤样病变

◇ERAS enhanced recovery after surgery 加速康复外科

◇EUA examination under anesthesia 麻醉下的盆腔检查

◇fFN fetal fibronectin 胎儿纤连蛋白

◇FGR fetal growth restriction 胎儿生长受限

◇FIGO International Federation of Gynecology and Obstetrics 国际妇产科联盟

◇FISH fluorescence in situ hybridization 荧光原位杂交

◇FSB fetal scalp blood sampling 胎儿头皮血样检查

◇FUI functional urinary incontinence 功能性尿失禁

◇GIFT gamete intra fallopian transfer 配子输卵管内移植

◇GnRH gonadotropin-releasing hormone 促性腺激素释放激素

◇GnRHa GnRH-analogues 促性腺激素释放激素类似物

◇GSI genuine stress incontinence 真性压力性尿失禁

◇GTD gestational trophoblastic disease 妊娠滋养细胞疾病

◇GTT gestational trophoblastic tumor 妊娠滋养细胞肿瘤

◇HC2 hybrid capture Ⅱ 第二代杂交捕获试验

◇HELLP hemolysis，elevated liver enzymes，low platelet count 溶血、肝酶升高和血小板减少

◇HMB heavy menstrual bleeding 月经过多

◇HOCS hereditary ovarian cancer syndrome 遗传性卵巢癌综合征

◇HP heterotopic pregnancy 多部位妊娠

◇HPV human papilloma virus 人乳头瘤病毒

◇HRT hormone replace therapy 激素替代治疗

◇ICC invasive cervical carcinoma 宫颈浸润癌宫颈浸润癌

◇ICP intrahepatic cholestasis of pregnancy 妊娠肝内胆汁淤积症

◇ICS International Continence Society 国际尿控学会

◇ICSI intracytoplasmic sperm injection 卵胞质内单精子注射

◇IFH intrafascial hysterectomy 筋膜内子宫切除术

◇IMB intermenstrual bleeding 经间期出血

◇IUD intrauterine device 宫内节育器

◇IUGA International Urogynecological Association 国际妇科泌尿学会

◇IUI intrauterine insemination 配子宫腔内移植

◇IVF-ET in vitro fertilization-embryo transplantation 体外受精 – 配子移植

◇IVS intravaginal sling plasty 经阴道悬吊带术

◇LART laparoscopy-assisted radical trachelectomy 腹腔镜辅助根治性子宫颈切除术

◇LAVH laparoscopy-assisted vaginal hysterectomy 腹腔镜辅助下阴式子宫切除术

◇LEEP loop electrosurgical excision procedure 电圈切除术（环状电挖术）

◇LESS laparoendoscopic single-site surgery 单孔腹腔镜手术

◇LH laparoscopic hysterectomy 腹腔镜子宫切除术

◇LSH laparoscopic supracervical hysterectomy 腹腔镜次全或宫颈上子宫切除术

◇LSG lymphoscintigraphy 淋巴闪烁造影

◇LUFS luteinized unruptured follicle syndrome 黄素化未破裂卵泡综合征

◇LUNA laparoscopic uterine Nerve Ablation 腹腔镜下子宫骶骨神经横断术

◇LVRT laparoscopic vaginal radical trachelectomy 腹腔镜下联合阴式根治性子宫颈切除

◇LZD Laser Zona Drilling 激光透明带打孔

◇MDR multidrug resistance gene 多药耐药基因

◇MEA Microwave Endometrial Ablation 微波子宫内膜去除术

◇MHT menopausal hormone therapy 绝经激素治疗

◇MUI mixed urinary incontinence 混合性尿失禁

◇NACT neoadjuvant chemotherapy 新辅助 / 先期化疗

◇NOTES natural orifice transluminal endoscopic surgery 经自然腔道内镜手术

◇NST non-stress test 无应激试验

◇OCT oxytocin challenge test 缩宫素激惹试验

◇OEM ovarian endometriosis 卵巢型子宫内膜异位症

◇OHSS ovarian hyperstimulation syndrome 卵巢过度刺激综合征

◇OUI overflow urinary incontinence 充溢性尿失禁

◇PALM-COEIN＝Polyp（息肉），Adenomyonsis（腺肌病），leiomyoma（平滑肌瘤），Malignancyand Hyperplasia（子宫内膜癌或癌前病变），Coagulopathy（凝血功能异常），Ovulatory dysfunction（排卵功能障碍），Endometical（内膜源性因素），Itrogenic（医源性因素），Not yet classified（尚未归类）。总体称PALM-COEIN异常子宫出血病因学分类法

◇PCA patient controlled analgesia 患者自控镇痛

◇PCEA patient controlled epidural analgesia 患者自控硬膜外镇痛

◇PCOS polycystic ovary syndrome 多囊卵巢综合征

◇PCSD previous cesarean scar defect 剖宫产瘢痕憩室

◇PE pulmonary embolism 肺栓塞

◇PFME pelvic floor muscle exercise 盆底肌肉锻炼

◇PGD/PGS preimplatantion genetic diagnosis/screening 植入前遗传学诊断 / 筛查

◇PID pelvic inflammatory diseases 盆腔炎性病变

◇PMS premenstrual tension syndrome 经前紧张征

◇POF premature ovarian failure 卵巢早衰

◇POI primary ovarian insufficiency 原发性卵巢功能不全

◇POP pelvic organ prolapse 盆腔脏器脱垂

◇POP-Q the pelvic organ prolapse quantitative examination 盆腔脏器脱垂的定量评估分类法

◇POR   poor ovarian response 卵巢低反应

◇PSN presacral neurectomy 骶前神经切除术

◇PSTT placental site trophoblastic tumor 胎盘部位滋养细胞肿瘤

◇PUBS percutaneous umbilical blood sampling 经皮脐血穿刺

◇PZD partial Zona dissection 透明带部分切割

◇RAH radical abdominal hysterectomy 根治性子宫切除术

◇REA Resectoscopic endometrial ablation 宫腔镜切除性内膜去除术

◇RLH radical laparoscopic hysterectomy 根治性腹腔镜子宫切除术

◇ROS residual ovary syndrome 残存卵巢综合征

◇RSA recurrent spontaneous abortion 反复自然流产

◇RT radical trachelectomy 根治性宫颈切除术

◇RTI reproductive tract infection 生殖道感染

◇RVEM recto vaginal endometriosis 直肠阴道隔子宫内膜异位症

◇RVH radical vaginal hysterectomy 阴式根治性子宫切除术

◇RVVC recurrent vulvovaginal candidiasis 复发性外阴阴道假丝酵母菌病

◇SLN sentinel lymph node 前哨淋巴结

◇SPARC superior approach 湿必克悬吊术

◇SSLF sacrospinous ligament fixation 骶棘韧带固定术

◇STAH   subtotal abdominal hysterectomy 部分子宫切除术

◇STI sexually transmitted infection 性传播感染

◇STRAW stages of reproductive aging workshop 生殖衰老分期研究组

◇STUMP smooth muscle tumor of uncertain malignant potential 恶性潜能不肯定的平滑肌瘤

◇SUI stress urinary incontinence 压力性尿失禁

◇TAH total abdominal hysterectomy 全子宫切除术

◇TBS the Bethesda system 宫颈细胞学分类系统

◇TCRE transcervical resection of endometrium 宫腔镜下子宫内膜切除术

◇THL transvaginal hydrolaparoscopy 经阴道注水腹腔镜检查

◇TLH total laparoscopic hysterectomy 全部经腹腔镜子宫切除术

◇TOT transobturator tape 经闭孔悬吊带术

◇TVH total vaginal hysterectomy 阴式全子宫切除术

◇TVL total vaginal length 阴道总长度

◇TVT tension-free vaginal tape无张力尿道中段悬吊术

◇UI urinary incontinence 尿失禁

◇URPS urogynecology and reconstructive pelvic surgery 妇科泌尿学与盆底重建外科

◇UUI urge urinary incontinence 急迫性尿失禁

◇UVJ urethrovesical junction 膀胱尿道连接部

◇V（A）IN vulvar intraepithelial neoplasia 阴道上皮瘤样病变

◇VALH vaginal-assisted laparoscopic hysterectomy阴式辅助的腹腔镜子宫切除术

◇VVC vulvovaginal candidiasis 外阴阴道假丝酵母菌病

◇ZIFT zygote intra fallopian transfer 合子输卵管内移植

附录B: 常用产科数据表

表B-1　5～12周的胎囊大小

孕周	均值（cm）	范围（cm）	2标准差 cm
5	1.97	0.9～3.2	0.765
6	2.39	1.1～3.7	0.778
7	2.99	1.3～5.3	0.986
8	3.23	1.5～6.5	1.12
9	3.78	2.0～7.9	1.28
10	4.72	2.2～7.6	1.52
11	5.18	3.2～7.4	1.37
12	5.77	3.6～8.0	1.19

表B-2　头臀长与孕周

头臀长（cm）	孕周	头臀长（cm）	孕周
0.2	5.7	1.3	7.5
0.4	6.1	1.6	8.0
0.6	6.4	2.0	8.6
0.8	6.7	2.5	9.2
1.0	7.2	3.0	9.9

头臀长（cm）	孕周	头臀长（cm）	孕周
3.5	10.4	6.0	12.5
4.0	10.9	6.5	12.8
4.5	11.3	7.0	13.2
5.0	11.7	8.0	14.0
5.5	12.1		

表 B-3 双顶径

孕周	-2标准差（cm）	均值（cm）	+2标准差（cm）
14	2.5	2.8	3.2
15	2.8	3.2	3.6
16	3.1	3.5	3.9
17	3.3	3.8	4.3
18	3.6	4.2	4.6
19	3.9	4.5	5.0
20	4.2	4.8	5.4
21	4.5	5.1	5.7
22	4.8	5.5	6.0
23	5.1	5.8	6.4
24	5.4	6.1	6.7
25	5.7	6.4	7.0
26	6.0	6.7	7.3
27	6.3	7.0	7.6
28	6.6	7.3	7.9
29	6.8	7.5	8.2
30	7.1	7.8	8.5
31	7.3	8.0	8.7
32	7.6	8.3	9.0
33	7.8	8.5	9.2
34	8.0	8.7	9.4
35	8.2	8.9	9.6
36	8.4	9.1	9.8

续表

孕周	−2标准差（cm）	均值（cm）	＋2标准差（cm）
37	8.6	9.4	9.9
38	8.7	9.5	10.0
39	8.9	9.5	10.1
40	9.0	9.6	10.2

表B-4 股骨长

孕周	−2标准差（cm）	均值（cm）	＋2标准差（cm）
14	1.2	1.5	1.8
15	1.5	1.9	2.2
16	1.8	2.2	2.5
17	2.1	2.5	2.8
18	2.4	2.8	3.2
19	2.7	3.1	3.5
20	3.0	3.4	3.8
21	3.3	3.7	4.1
22	3.6	4.0	4.4
23	3.8	4.2	4.7
24	4.1	4.5	5.0
25	4.3	4.8	5.2
26	4.6	5.0	5.5
27	4.8	5.3	5.7
28	5.0	5.5	6.0
29	5.2	5.7	6.2
30	5.5	6.0	6.5
31	5.7	6.2	6.7
32	5.8	6.4	6.9
33	6.0	6.6	7.1
34	6.2	6.8	7.3
35	6.4	7.0	7.5
36	6.5	7.1	7.7
37	6.7	7.3	7.9

孕周	-2标准差（cm）	均值（cm）	＋2标准差（cm）
38	6.9	7.5	8.1
39	7.0	7.6	8.3
40	7.1	7.8	8.4

表B-5　胎儿腹围

孕周	-2标准差（cm）	均值（cm）	＋2标准差（cm）
20	14.0	15.5	17.0
21	15.1	16.7	18.4
22	16.1	17.9	19.7
23	17.7	19.1	21.0
24	18.1	20.2	22.3
25	19.1	21.3	23.5
26	20.0	22.3	24.7
27	21.4	23.4	25.9
28	21.7	24.4	27.0
29	22.6	25.3	28.1
30	23.4	26.2	29.1
31	24.2	27.1	30.1
32	24.9	28.0	31.1
33	25.7	28.8	32.0
34	26.4	29.6	32.9
35	27.0	30.4	33.7
36	27.5	31.1	34.5
37	28.3	31.8	35.3
38	28.9	32.4	36.0
39	29.4	33.1	36.7
40	30.0	33.7	37.4
41	30.4	34.2	38.0
42	30.9	34.7	38.5

表B-6 不同胎龄新生儿出生体重   单位：g

胎龄	均值	第3百分位	第10百分位	第90百分位	第97百分位
28	1389	923	972	1799	2071
29	1475	963	1057	2034	2323
30	1715	1044	1175	2255	2563
31	1943	1158	1321	2464	2775
32	1970	1299	1488	2660	2968
33	2133	1461	1670	2843	3142
34	2363	1635	1860	3013	3299
35	2560	1815	2051	3169	3442
36	2708	1995	2233	3312	3572
37	2922	2166	2413	3442	3690
38	3806	2322	2569	3558	3798
39	3197	2457	2701	3660	3899
40	3277	2562	2802	3749	3993
41	3347	2632	2865	3824	4083
42	3382	2659	2884	3885	4170

表B-7 双胎妊娠胎儿体重   单位：g

孕周	第5百分位	第25百分位	第50百分位	第75百分位
16	132	141	154	189
17	173	194	215	239
18	214	248	276	289
19	223	253	300	333
20	232	259	324	378
21	275	355	432	482
22	319	452	540	586
23	347	497	598	684
24	376	543	656	783
25	549	677	793	916
26	722	812	931	1049
27	755	978	1087	1193
28	789	1145	1244	1337

续表

孕周	第5百分位	第25百分位	第50百分位	第75百分位
29	900	1266	1395	1509
30	1011	1387	1546	1682
31	1198	1532	1393	1875
32	1385	1677	1840	2068
33	1491	1771	2032	2334
34	1597	1866	2224	2601
35	1703	2093	2427	2716
36	1809	2321	2631	2832
37	2239	2540	2824	3035
38	2669	2760	3017	3239

表 B-8 双顶径和腹围计算胎儿体重

单位：g

前后径+横径	10.38	11.47	12.11	12.47	13.38	14.01	14.65	15.29	15.92	16.5	17	17.84	18.47	19.11	19.75	20.38	21.02	21.66	22.3	22.93	23.57	24.2	24.84
双顶径 / 腹围	17	18	19	20	21	22	23	24	25	26	27	28	29	30	31	32	33	34	35	36	37	38	39.4
5.0	434	468	505	545	587	633	683	737	794	857	924	996	1074	1159	1249	1347	1453	1567	1689	1822	1965	2119	2285
5.2	459	495	533	574	618	666	717	772	832	896	965	1039	1119	1206	1299	1389	1506	1623	1748	1882	2027	2183	2352
5.4	486	522	562	605	650	700	753	810	871	937	1008	1084	1166	1255	1350	1452	1562	1680	1808	1945	2092	2250	2421
5.6	513	552	593	637	684	735	790	849	912	980	1053	1131	1215	1306	1403	1507	1620	1740	1870	2009	2158	2319	2492
5.8	543	583	625	671	720	773	829	890	955	1025	1100	1180	1266	1359	1458	1565	1679	1802	1934	2075	2227	2390	2565
6.0	574	615	659	707	758	812	870	933	1000	1072	1149	1231	1319	1414	1516	1625	1741	1866	2001	2144	2298	2463	2640
6.2	607	650	696	745	797	853	913	978	1047	1121	1200	1284	1375	1472	1576	1687	1803	1933	2069	2215	2371	2539	2718
6.4	642	686	734	784	839	897	959	1025	1096	1172	1253	1340	1433	1532	1638	1751	1872	2002	2140	2289	2447	2616	2797
6.6	678	725	774	826	882	942	1006	1075	1148	1226	1309	1398	1493	1594	1702	1818	1941	2073	2214	2364	2525	2696	2880
6.8	717	765	816	870	928	990	1056	1127	1202	1282	1367	1458	1555	1659	1769	1887	2013	2147	2290	2443	2605	2779	2964
7.0	758	808	861	917	977	1041	1109	1181	1258	1340	1428	1521	1621	1726	1839	1959	2087	2224	2369	2524	2688	2864	3051
7.2	802	853	908	966	1028	1094	1164	1238	1317	1402	1491	1587	1689	1797	1912	2034	2164	2302	2450	2607	2774	2952	3141
7.4	848	901	958	1018	1081	1149	1221	1298	1379	1466	1558	1656	1759	1870	1987	2112	2244	2385	2534	2693	2862	3042	3233
7.6	896	952	1010	1072	1138	1208	1282	1361	1444	1533	1627	1727	1833	1946	2065	2192	2327	2470	2622	2783	2954	3135	3328
7.8	948	1005	1065	1129	1197	1269	1346	1426	1512	1603	1700	1802	1910	2025	2147	2276	2413	2558	2712	2875	3048	3231	3425

腹围	17 10.38	18 11.47	19 12.11	20 12.47	21 13.38	22 14.01	23 14.65	24 15.29	25 15.92	26 16.5	27 17	28 17.84	29 18.47	30 19.11	31 19.75	32 20.38	33 21.02	34 21.66	35 22.3	36 22.93	37 23.57	38 24.2	39.4 24.84
8.0	1002	1061	1124	1190	1260	1334	1412	1495	1583	1677	1775	1880	1990	2107	2231	2363	2502	2649	2805	2970	3145	3330	3526
8.2	1060	1121	1185	1256	1326	1402	1482	1568	1658	1753	1854	1961	2074	2193	2319	2453	2594	2743	2901	3068	3245	3432	3629
8.4	1120	1183	1250	1320	1395	1473	1556	1643	1736	1834	1937	2046	2161	2282	1411	2547	2690	2841	3001	3170	3348	3537	3736
8.6	1185	1250	1318	1391	1467	1548	1633	1723	1818	1918	2023	2134	2252	2375	1506	2644	2789	2942	3104	3275	3455	3645	3845
8.8	1252	1320	1391	1465	1544	1627	1714	1806	1903	2005	2143	2227	2346	2472	1605	2745	2892	3047	3211	3383	3565	3756	3958
9.0	1324	1394	1467	1544	1624	1710	1799	1893	1993	2097	2207	2323	2445	2573	2707	2849	2999	3156	3321	3495	3679	3871	4074
9.2	1400	1472	1547	1626	1709	1797	1888	1985	2087	2193	2305	2423	2547	2677	2814	2958	3109	3268	3435	3611	3793	3990	4194
9.4	1480	1554	1632	1713	1798	1888	1962	2081	2185	2294	2408	2528	2654	2786	2925	3071	3224	3385	3554	3731	3917	4112	4317
9.6	1565	1641	1721	1805	1892	1984	2080	2182	2287	2399	2501	2637	2765	2900	3041	3188	3343	3505	3676	3854	4041	4238	4444
9.8	1655	1733	1815	1901	1991	2085	2184	2287	2395	2508	2627	2751	2881	3018	3160	3310	3466	3630	3802	3982	4170	4367	4579
10.0	1750	1830	1915	2003	2095	2191	2292	2398	2508	2623	2744	2870	3002	3141	3285	3436	3594	3760	3933	4114	4303	4501	4708

前后 ＋ 横径

双顶径

表 B-9　脐动脉血流收缩期/舒张期比值（$\bar{x}\pm s$）

孕周	S/D值
24	4.0±1.8
25	3.8±1.7
26	3.8±1.8
27	3.7±1.6
28	3.8±1.9
29	3.4±1.5
30	3.2±1.6
31	3.3±1.4
32	3.0±1.4
33	2.9±1.3
34	2.8±1.2
35	2.6±1.4
36	2.5±1.3
37	2.4±1.3
38	2.3±1.1
39	2.3±0.9
40	2.2±0.8

表 B-10　Bishop宫颈成熟度评分法

评分	判定指标				
	宫口开大（cm）	宫颈管消退（%）（未消退时是2～3cm）	先露位置（平棘＝0）	宫颈硬度	宫口位置
0	0	0～30	-3	硬	朝后
1	1～2	40～50	-2	中	居中
2	3～4	60～70	-1，0	软	朝前
3	≥5	≥80	＋1，＋2	—	—

附录C: 常用血清HCG数据表

表C-1　正常妊娠血清HCG的变化

单位: mU/ml

HCG水平	≤40天(60例)	49~50天(111例)	51~60天(69例)	61~70天(33例)	71~80天(13例)	81~90天(10例)	13~16周(21例)	17~20周(21例)	21~24周(35例)	25~28周(54例)	29~32周(60例)	33~36周(64例)	37~40周(41例)	41~42周(18例)
5%低界	600	1200	3900	9750	7250	7500	8500	3300	4900	3700	4600	6550	3150	1175
中位数	13 375	22 500	50 000	65 000	97 500	77 500	41 000	29 500	15 500	14 000	16 500	28 600	14 000	14 000
95%高界	75 000	110 000	200 000	145 000	210 000	200 000	150 000	200 000	48 000	55 000	76 000	115 000	92 500	44 500
测定范围	250~195 000	190~200 000	1050~270 000	1250~160 000	7250~210 000	7500~200 000	8500~150 000	3300~200 000	1200~130 000	3250~115 000	3050~85 000	3250~195 000	2700~105 000	1175~44 500

表 C-2　正常分娩后 HCG 的变化

分娩后天数	1 ~ 2	3 ~ 4	5 ~ 6	7 ~ 8
5% 低界（mU/ml）	70	66	< 12.5	19.5
中位数（mU/ml）	950	260	49	41
95% 高界（mU/ml）	5750	2450	330	140
测定范围（mU/ml）	47 ~ 10000	65 ~ 2450	12.5 ~ 330	19.5 ~ 140
例数	32	29	28	12

表 C-3　人工流产后 HCG 的变化

单位：mU/ml

HCG 水平	1 ~ 5 天 （23 例）	6 ~ 10 天 （13 例）	11 ~ 15 天 （35 例）	16 ~ 20 天 （51 例）
5% 低界	< 12.5	< 12.5	< 12.5	< 12.5
中位数	1500.0	230.0	92.5	57.5
95% 高界	46500.0	3250.0	490.0	205.0
测定范围	< 12.5 ~ 46500.0	< 12.5 ~ 3250.0	< 12.5 ~ 775.0	< 12.5 ~ 260.0

附录D：子宫内膜异位症分期标准

表 D-1　美国生育协会制定的子宫内膜异位症的修订分期

病灶大小		< 1cm	1 ~ 3cm	> 3cm	得分
腹膜	浅表	1	2	4	
	深部	2	4	6	
卵巢　右	浅表	1	2	4	
	深部	4	16	20	
左	浅表	1	2	4	
	深部	4	16	20	
粘连包裹		< 1/3	1/3 ~ 2/3	> 2/3	得分

续表

		病灶大小	＜1cm	1～3cm	＞3cm	得分
卵巢	右	膜状	1	2	4	
		致密	4	8	16	
	左	膜状	1	2	4	
		致密	4	8	16	
输卵管	右	膜状	1	2	4	
		致密	4*	8*	16	
	左	膜状	1	2	4	
		致密	4*	8*	16	
直肠子宫陷凹封闭	部分			4		
	完全			40		
评分总计						

附录E：生殖道脱垂与损伤性疾病分度

表 E-1　子宫脱垂的临床分度（"两病"科研协作组，1981年）

分度		内容
Ⅰ度	轻型	宫颈外口距处女膜缘＜4cm，未达处女膜缘
	重型	宫颈已达处女膜缘，阴道口可见子宫颈
Ⅱ度	轻型	宫颈脱出阴道口，宫体仍在阴道内
	重型	部分宫体脱出阴道口
Ⅲ度		宫颈及宫体全部脱出于阴道口外

表 E-2　阴道前壁脱垂的临床分度

分度	内容
Ⅰ度	阴道前壁形成球状物，向下突出，达处女膜缘，但仍在阴道口内
Ⅱ度	阴道壁展平或消失，部分阴道前壁突出于阴道口外
Ⅲ度	阴道前壁全部脱出于阴道口外，只能伴随Ⅱ度以上的子宫脱垂存在

表E-3　盆腔脏器脱垂分度（POP-Q分类法）

分度	内容
0	没有脱垂。Aa，Ap，Ba，Bp都在-3cm。C点在TVL和-（TVL-2cm）之间
I	脱垂最远处在处女膜内，距离处女膜＞1cm处
II	脱垂最远处在处女膜边缘的1cm内，不论在处女膜内还是外
III	脱垂最远处在处女膜外，距离处女膜边缘＞1cm但＜2cm，并＜TVL
IV	阴道完全或几乎完全脱垂。脱垂最远处超过阴道总长度-2cm（TVL-2cm）

表E-4　指示点

指示点	内容描述	范围（cm）
Aa	距处女膜3cm的阴道前壁处	-3，+3
Ba	阴道前壁脱出离处女膜最远处	-3，+TVL
C	宫颈或子宫切除的阴道残端	±TVL
D	后穹隆（没有切除子宫者）	±TVL或空缺（子宫切除后）
Ap	距处女膜3cm的阴道后壁处	-3，+3
Bp	阴道后壁脱出离处女膜最远处	-3，+TVL

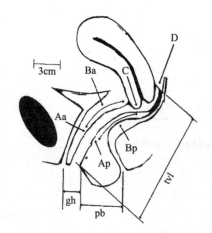

前壁 Aa	前壁 Ba	宫颈或穹隆 C
生殖裂隙 gh	会阴体 pb	整体阴道长度 TVL
后壁 Ap	后壁 Bp	后穹隆 D

图E-1　指示点

表E-5　会阴裂伤的临床分度

分度	内容
Ⅰ度	会阴部皮肤及阴道入口黏膜撕裂,未达肌层,一般出血不多
Ⅱ度	裂伤已达会阴体肌层、累及阴道后壁黏膜,甚至阴道后壁两侧沟向上撕裂,使原解剖结构不易辨认,出血较多
Ⅲ度	肛门外括约肌已断裂,甚至阴道直肠隔及部分直肠前壁有裂伤,出血不一定多

表E-6　美国的4级分类系统

撕裂程度		描述
Ⅰ度		阴道黏膜或会阴体浅表撕裂
Ⅱ度		阴道黏膜和(或)会阴皮肤及深部皮下组织撕裂
Ⅲ度	不完全	Ⅱ度撕裂及肛门括约肌包膜及部分肛门括约肌撕裂
	完全	上述状况及肛门括约肌完全撕裂
Ⅳ度		累及直肠黏膜裂伤在内的完全性Ⅲ度撕裂

附录F: 压力性尿失禁的分度

表F-1　压力性尿失禁的分度

分度	描述
轻度	发生在咳嗽和打喷嚏时,至少每周发作2次
中度	发生在日常活动中
重度	发生在站立位时

附录G: 常见妇科恶性肿瘤评分系统

表G-1　妊娠滋养细胞肿瘤的临床分期标准（宋氏/FIGO,2000）

期别	定义
Ⅰ	病变局限于子宫
Ⅱ	病变超出子宫但局限于生殖器官

续表

期别	定义
Ⅱa（宋）	转移至宫旁组织或附件
Ⅱb（宋）	转移至阴道
Ⅲ	病变转移至肺，伴或不伴有生殖道转移
Ⅲa（宋）	转移瘤直径＜3cm或片状阴影不超过一侧肺的一半
Ⅲb（宋）	肺转移灶超过上述范围
Ⅳ	病变转移至脑、肝、肠、肾等其他器官

表G-2　妊娠滋养细胞肿瘤的预后评分

预后因素	0分	1分	2分	4分
年龄（岁）	≤39	＞39		
末次妊娠	葡萄胎	流产	足月产	
妊娠终止至化疗开始的间隔（月数）	＜4	4～6	7～12	≥13
HCG（mU/ml）	＜10^3	10^3～10^4	10^4～10^5	＞10^5
肿瘤最大直径（cm）	＜3	3～4	＞5	
转移部位	脾、肾	胃肠道	脑、肝	
转移瘤数目*		1～4	4～8	＞8
曾否化疗			单药化疗	多药化疗

*肺内＞3cm的肿瘤计数或肺内转移瘤计数以胸片所见计算

　　为了分期和指定预后评分，先用罗马数字Ⅰ、Ⅱ、Ⅲ、Ⅳ对患者的诊断进行分期，然后用阿拉伯数字表示所有实际危险因素的记分总数，用冒号将两者隔开，例如Ⅱ期：4分，Ⅳ期：9分。0～6分为低危组；≥7分为高危组。

附录H: 常用妇科内分泌数据表

表H-1　青春期第二性征发育的Marshall和Tanner分期

分期	乳房	阴毛
Ⅰ期（青春前期）	仅有乳头突出	无阴毛
Ⅱ期	乳腺萌出期：乳房和乳头呈小丘隆起，乳晕直径增大。平均年龄9.8岁	阴毛稀少，长，有色素的毛发主要出现在大阴唇。平均年龄10.5岁

续表

分期	乳房	阴毛
Ⅲ期	乳房、乳头和乳晕进一步增大；乳房乳晕无分离。平均年龄11.2岁	阴毛增粗，色加深，开始卷曲，范围蔓延至阴阜。平均年龄11.4岁
Ⅳ期	乳晕和乳头高出乳房形成第二小丘。平均年龄12.1岁	阴毛成年型，阴毛丰富；但范围较小。平均年龄12.0岁
Ⅴ期	乳晕小丘退缩与乳头平；乳房呈一个丘。平均年龄14.6岁	阴毛量及分布呈成年型。平均年龄13.7岁

表H-2　外阴男性化的Prader分型

分型	描述
Ⅰ	阴蒂稍大，阴道与尿道口正常
Ⅱ	阴蒂较大，阴道口为漏斗形，但阴道和尿道口仍分开
Ⅲ	阴蒂显著增大，阴道与尿道开口于一个共同的尿生殖窦
Ⅳ	阴蒂显著增大似阴茎，阴茎基底部为尿生殖窦开口，类似尿道下裂，生殖隆起大部分融合
Ⅴ	阴蒂似男性阴茎，尿道口在阴茎头部，生殖隆起完全融合，阴囊内无性腺，常被误认为是有隐睾的男性

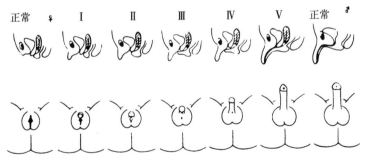

图H-1　Prader女性外生殖器男性化的分型

表H-3 毛发的Ferriman-Gallway评分标准

部位	评分	定义
上唇	1	外侧毛少许
	2	外侧小胡须
	3	胡须从外向内延伸一半
	4	胡须延伸至中线
下唇	1	少许散在的毛
	2	分散的毛有小积聚
	3	完全覆盖，轻
	4	完全覆盖，重
胸	1	乳晕周围的毛
	2	另加中线的毛
	3	上述区域融合覆盖3/4
	4	完全覆盖
背上部	1	少许散在的毛
	2	较多但仍分散
	3	完全覆盖，轻
	4	完全覆盖，重
背下部	1	骶部一簇毛
	2	一些横向延伸
	3	覆盖3/4
	4	完全覆盖
上腹部	1	少许中线毛
	2	较多但仍在中线
	3	覆盖一般
	4	完全覆盖
下腹部	1	少许中线毛
	2	一条中线毛
	3	一条带状中线毛
	4	倒V形生长
臀部	1	稀疏未超过1/4
	2	较多但未完全覆盖
	3	完全覆盖，轻
	4	完全覆盖，重
大腿	1、2、3、4	同臀部

表 H-4　评价围绝经期综合征严重程度的 Kupperman 评分表

症状	基本分	0分	1分	2分	3分
潮热及出汗	4	无	＜3次/天	3～9次/天	＞9次/天
感觉障碍	2	无	偶有	中	重
失眠	2	无	偶有	经常，服催眠药有效	影响工作学习
易激动	2	无	偶有	经常，能克制	经常，不能克制
抑郁及疑心	1	无	偶有	经常，能克制	失去生活信念
头晕	1	无	偶有	经常，不影响生活	影响生活
疲乏	1	无	偶有	上四楼困难	日常生活受限
肌肉关节痛	1	无	偶有	经常，能忍受	功能障碍
头痛	1	无	偶有	经常，能忍受	需治疗
心悸	1	无	偶有	经常，不影响生活	需治疗
皮肤蚁行感	1	无	偶有	经常，能忍受	需治疗
阴道干	1	无	轻	中	重

表 H-5　妇科内分泌激素测定正常参考值

项目	卵泡期	排卵期	黄体期	绝经期
FSH（IU/L）	3.8～15.2	9.9～32.1	—	28.0～130.0
LH（IU/L）	1.6～9.7	13.0～63.0	—	
PRL（mU/L）		82～490		
E_2（pg/ml）	35.4～245	190～476	27.2～299	8.9～40.3
T（nmol/L）		0.9～2.9		
孕激素（nmol/L）	1.1～4.1	—	11.0～56.0	—
硫酸脱氢表雄酮（DHEA-S）（µg/dl）		23～415		

附录I: 精液分析正常参考值

1. 精液量＞1.5ml。

2.精子总数≥$3.9×10^7$/一次射精。

3.精子密度≥$1.5×10^7$/ml。

4.总活力＞40%。

5.前向运动≥32%。

6.存活率（活精子）≥58%。

7.正常形态≥4%。

8.液化时间＜60分钟。

9.pH 7.0～8.0。

凡不属上述范围均为异常，其中：密度＜$1.5×10^7$/ml为少精；a＋b＜32%为弱精。